U0264881

中药材彩色

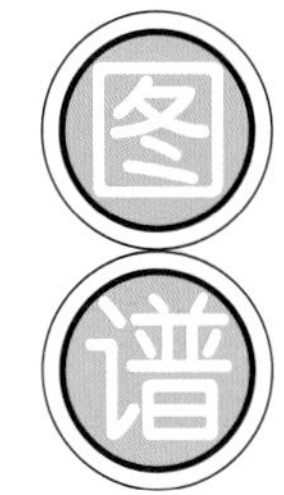

主编
王绪前／陈科力

副主编（按姓氏笔画排序）
刘先琼／曹　艳／彭晓红

编委（按姓氏笔画排序）
王绪前／刘先琼／李　芳／杨　柳
陈科力／曹　艳／彭晓红／喻小明

中国医药科技出版社

内容提要

《中药材彩色图谱》收录较常用、功效较明确的中草药400多种，按照药材的功能分类编排，每种中药材按来源、处方用名、产地采收、性味特征、功效应用、用量用法、使用注意、实用验方的顺序阐述，并配有精美、清晰的药材实物彩图。《中药材彩色图谱》非常适合临床医师、中医药专业学生、中草药爱好者学习和收藏。

图书在版编目（CIP）数据

中药材彩色图谱 / 王绪前，陈科力主编．—北京：中国医药科技出版社，2015.5

ISBN 978-7-5067-7307-2

Ⅰ.①中…　Ⅱ.①王…　②陈…　Ⅲ.①中药材－图谱　Ⅳ.① R282-64

中国版本图书馆 CIP 数据核字 (2015) 第 037719 号

中药材彩色图谱

美术编辑　陈君杞

版式设计　大隐设计

出版　中国医药科技出版社

地址　北京市海淀区文慧园北路甲 22 号

邮编　100082

电话　发行：010-62227427　邮购：010-62236938

网址　www.cmstp.com

规格　880×1230mm $^{1}/_{32}$

印张　21 $^{3}/_{4}$

字数　474 千字

版次　2015 年 5 月第 1 版

印次　2017 年 5 月第 2 次印刷

印刷　北京盛通印刷股份有限公司

经销　全国各地新华书店

书号　ISBN 978-7-5067-7307-2

定价　98.00 元

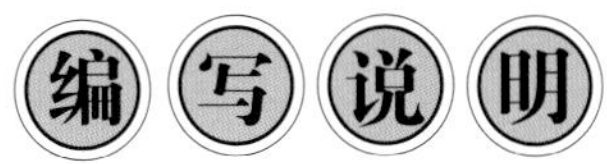

编写说明

本书在编写过程中，为紧密结合，突出中药临床应用的特点，按照以下九个栏目进行编写。

【图片和标注】书中每味中药都附有1～2张其饮片或药材的图片。由于有些中药常来源于多种植物而有多种饮片商品，如川贝母就有松贝、青贝和炉贝等商品；还有些中药在较广地区有流行的地方习惯用药，如在很多地区习惯使用菥蓂（苏败酱）代替中药败酱草使用。对这样一些来源复杂的中药，除了在【来源】和【性状特征】中明确加以说明外，为避免混淆，对其图片进行了特别标注。

【药材来源】中药材是以中医理论为指导，按中医治疗原则使用的药材。本栏目将药材按照原植物、原动物的科属及所应用的药材部位进行编写。

【处方用名】根据中医所使用的处方名称予以列举。这一栏目，在现在出版的各种中药书中多无记载。为便于读者能更好熟知药物一药多名，一名多药，正确使用药物，将常用处方用名进行了列举。

【产地采收】中国幅员辽阔，药物产地分布广泛，产地强调道地药材，是指应用历史悠久，品种优良，产量宏丰，疗效显著，具有明显地域特色的中药材。表述中一般略举两处。中药品质的好坏，决定于有效物质含量的多少。既要考虑有效成分含量，又要兼顾产量。采收则结合药材的最佳时节介绍。植物类药材其有效成分高峰期是最适采收期，此栏目详述同种药用植物在同一产地最适宜采收期以及同种药用植物在不同产地最适宜的采收期。

【性状特征】是指药材所有特征的总和，有的是药材形态结构特征，有的是生理特征等。性状特征既是中药材传统的鉴定特征，同时也是质量标准。性状特征与道地药材、内在化学成分、疗效具有密切的关系。此栏目重点介绍该药材的质量标准。

【药性特点】主要包括性味、毒性、归经。在各种版本中药书籍中，对于此栏目各书所用术语并不相同，如五版、六版教材用的是【性味归经】，新一版规划教材用的是【药性】，张廷模主编之新一版七年制规划教材用的是【主要性能】，同样是张廷模主编的自考教材（一）用的是【性味归经】，雷载权、张廷模主编的《中华临床中药学》用的是【性能】。本书使用【药性特点】，这样更恰当一些。

【功效应用】在各种版本的中药学教材中是将功效、应用笼统的列举，再对药物的适应证进行笼统的介绍，作者认为这不便于读者在临床上应用，也不能很好地解释药物的特点，因此作者将中药功效术语与适应病证连写，即一个功效对应一个相应的适应证。并一律先谈适应证，再进行解释，这和现在常用的教材、中药书的编写方法是不同的。

【用量用法】将用量放在前，以突出中医不传之密在于量。这里要说明的是由于每个人的经验、体会不同，对于药物的使用剂量有很大的区别，因此本书所述剂量只能作为临床用药参考，不能作为用药的依据。由于国家药典规定了药物剂量，并有剂量这一栏目，故本书也按照药典所述列举了剂量，如果从临床的使用来看，剂量是不应该进行硬性规定的，而只能说“参考剂量”才比较妥当。关于用法，对于一些特殊用法进行了介绍，若常用方法多从略。

【使用注意】简单围绕该药物在应用方面的注意事项进行解说。

【实用验方】围绕该药材在临床上的应用，列举实用的单验方，便于读者应用。所选方子尽量简便廉。每一味药物选用 5 ~ 10 方。

本书收录了常见、常用的500多种中药，每种中药均配有药材实物彩图，并附有简、便、廉、验的实用验方，非常值得学习和收藏。但囿于编者水平，错漏之处在所难免，敬请广大读者及同行批评指正。

王绪前

2015 年 1 月

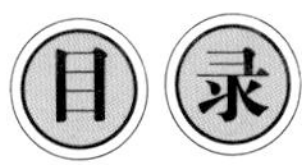

第一章 解表药

第二章 清热药

第三章　泻下药

第四章　祛风湿药

第五章　化湿药

第六章　利水渗湿药

第七章　温里药

第八章　理气药

第九章　消食药

第十章　驱虫药

第十一章　止血药

第十二章 活血化瘀药

第十三章 化痰止咳平喘药

第十四章　安神药

第十五章　平肝息风药

第十六章　开窍药

第十七章　补虚药

第十八章　收涩药

第十九章　涌吐药

第二十章　外用药

药名索引

第一章 解表药

凡以发散表邪、解除表证为主要作用的药物，称为解表药，亦称发表药。

其主要作用是发散表邪。部分药物还具有透疹、利水消肿、消散痈肿、祛风胜湿等功效。根据解表药的药性及功效主治差异，可分为发散风寒药及发散风热药两类。解表药主要适用于外感表证。症见恶寒发热、头痛、身痛、无汗或有汗不畅、脉浮等。部分药物用于麻疹透发不畅，水肿或疮疡初期兼有表证以及风湿痹痛等证。

1 麻黄 Máhuáng

【药材来源】为麻黄科植物草麻黄、中麻黄或木贼麻黄的草质茎。

【处方用名】麻黄、麻黄绒、净麻黄、炙麻黄。

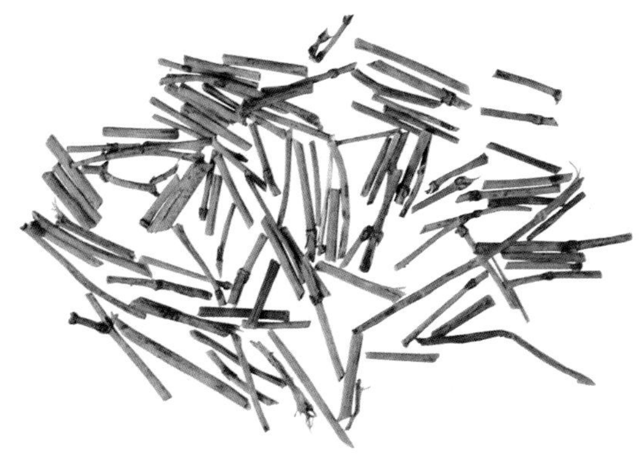

【产地采收】主产于河北、山西等地。秋季采割绿色的草质茎，晒干，除去木质茎、残根及杂质，切段。

【性状特征】呈细长圆柱形，少分枝。节明显，节上有膜质鳞叶。体轻，质脆，易折断。断面略呈纤维性，髓部红棕色。气微香，味涩、微苦。以药材干燥、茎粗、淡绿色、内心充实、味苦略辛为佳。

【药性特点】辛、微苦，温。归肺、膀胱经。

【功效应用】

1. 发散风寒：用于外感风寒所致恶寒发热、无汗、头痛、身痛、脉浮紧等，常与桂枝配伍，以增强发汗力量，如麻黄汤。其发汗作用很强，性温而散寒，为发汗解表之要药。

2. 宣肺平喘：用于肺气壅遏所致喘咳，多配杏仁，如三拗汤；若外寒内饮，气喘咳嗽，痰多清稀者，常配干姜、细辛等同用，如小青龙汤；若肺热喘咳，可配石膏等同用，如麻杏石甘汤。其宣畅肺气，乃治疗喘咳要药。

3. 利水消肿：用于水肿兼有表证者，常配白术、生姜等，如越婢加术汤。其辛散，在上有开宣肺气之功，在下又能走膀胱而利水，能宣能降是其特点。

4. 散寒通滞：用于风湿痹痛及阴疽，痰核等证。

【用量用法】3 ~ 10克。生麻黄发汗力强，解表多用；炙麻黄发汗力缓，喘咳多用。

【使用注意】

1. 不宜过量使用，因本品发汗力强。

2. 表虚自汗或素体阳虚以及喘咳由于肾不纳气者均应忌用。

【实用验方】

1. 感受风寒：麻黄 10 克，煮水去渣，入米及豉，为稀粥，食粥，厚覆取汗。

2. 风湿痹痛：麻黄、桂心为末，每次 5 克，加酒小火熬，每次 1 匙，取汗出为度。避风。

3. 荨麻疹：麻黄、甘草各 6 克，桂枝、杭芍、杏仁各 10 克，生姜 3 片，红枣 5 枚。水煎服，每日 1 剂，早晚分服。

4. 风湿痹痛，一身尽疼：麻黄 10 克，甘草 5 克，薏苡仁 30 克，杏仁 10 克，水煎服。

5. 感冒风邪，鼻塞声重，语音不出：麻黄 5 克，杏仁 15 克、甘草 10 克，为粗末，每次 5 克，直接泡水饮服。

2 桂枝 Guìzhī

【药材来源】本品为樟科植物肉桂的干燥嫩枝。

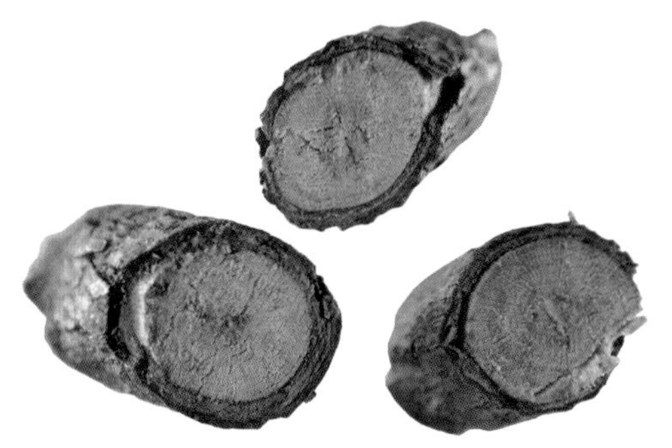

【处方用名】桂枝、川桂枝、桂枝尖、嫩桂枝。

【产地采收】主产于广西、广东等地。3 ~ 7月割下嫩枝。以幼嫩、色棕红、气香者为佳。

【性状特征】本品呈长圆柱形，多分枝。表面红棕色至棕色，有纵棱线、细皱纹及小疙瘩状的叶痕、枝痕和芽痕，皮孔点状。质硬而脆，易折断。切面皮部红棕色，木部黄白色至浅黄棕色，髓部略呈方形。有特异香气，味甜、微辛，皮部味较浓。

【药性特点】辛、甘，温。归肺、心、膀胱经。

【功效应用】

1. 发散风寒：用于外感风寒所致发热，恶寒，无汗或有汗而不畅等证。桂枝不论表实无汗，表虚有汗及阳虚受寒者，均可使用。表实无汗，常配麻黄同用，以增强发汗之力，如麻黄汤。若风寒表虚，营卫不和而自汗出，则配白芍同用，如桂枝汤。发汗作用较麻黄缓和。

2. 温通经脉：用于血寒经闭，月经不调，痛经及癥瘕等证，如温经汤。治风寒痹证，以上肢及肩臂痹痛多用。

3. 通阳化气：用于心阳不振，心脉瘀阻，胸痹疼痛，如枳实薤白桂枝汤；治脾阳不运，水湿内停之痰饮、眩晕，其与白术、茯苓等药同用，如苓桂术甘汤；

若膀胱气化不行，小便不利，水肿等证，常与茯苓、泽泻等配伍同用，如五苓散。

【用量用法】3～10克。水煎服。

【使用注意】温热病，阴虚阳盛及血热妄行诸证均忌用。孕妇及月经过多者慎用。

【实用验方】

1. 子宫肌瘤：桂枝、茯苓、牡丹皮、桃仁、赤芍药各等分，研末之，炼蜜为丸，每次5克，每日3次。

2. 胃脘冷痛，四肢酸疼：桂枝10克，甘草6克，大枣15克，芍药20克，生姜10克，将上药煎水后，加饴糖30克。内服。

3. 风湿性关节炎：桂枝12克，附子10克，生姜15克，大枣15克，甘草6克，水煎服。

4. 诸肢节疼痛，身体虚弱，脚肿如脱，头眩短气：桂枝10克，芍药15克，甘草5克，麻黄10克，白术15克，知母10克，防风12克，制附子10克。上九味，水煎服。

5. 胸中痞塞，胃脘胀逆，胸痛：桂枝、生姜各10克，枳实15克，水煎服。

6. 老年慢性气管炎：麻黄、细辛各30克，桂枝50克，葱头150克，共为末，每次5克，泡服。

7. 冻疮初起未破溃者：桂枝50克，干姜40克，附子20克，上药水煎取汁泡手、足，以能忍受，不烫伤皮肤为度，药渣保留，以便下次连同旧汤复煎使用。每次大约浸洗10～15分钟。也可用荆芥50克，苏叶、桂枝各30克，去渣取液，兑适量温开水，浸泡脚部20～30分钟。

8. 胸痹，心中痞气，气结在胸，胸满：枳实10克，厚朴10克，薤白20克，桂枝10克，瓜蒌15克，煎汤服。

9. 胃脘冷痛，四肢酸疼：桂枝10克，甘草6克，大枣15克，芍药20克，生姜10克，将上药煎水后，加饴糖30克。内服。

10. 发汗过多，其人叉手自冒心，心下悸欲得按：桂枝15克，甘草10克，水煎服。

3 香薷 Xiāngrú

【药材来源】为唇形科多年生草本植物石香薷的地上部分。野生者习称"青香薷"，栽培者习称"江香薷"。

【处方用名】香薷、陈香薷。

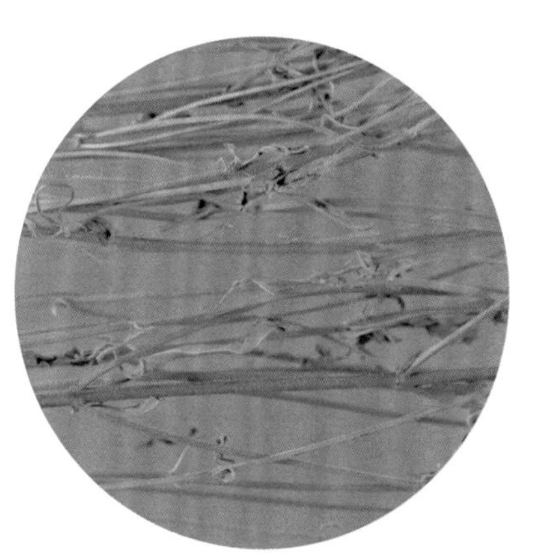

【产地采收】青香薷主产于广西、湖南等地。江香薷主产于江西，为栽培品，产量大而质量佳。夏、秋二季茎叶茂盛时采割。

【性状特征】本品长 30 ～ 50 厘米，基部紫红色，上部黄绿色或淡黄色，全体密被白色茸毛。茎方柱形；直径 1 ～ 2 毫米，节明显，节间长 4 ～ 7 厘米；质脆，易折断。叶对生，多皱缩或脱落，叶片展平后呈长卵形或披针形，暗绿色或黄绿色，边缘有疏锯齿。穗状花序顶生及腋生，苞片宽卵形，脱落或残存；花萼宿存，钟状，淡紫红色或灰绿色，先端 5 裂，密被茸毛。小坚果近圆球形，具网纹，网间隙下凹呈浅凹状。气清香而浓，味微辛而凉。

【药性特点】辛，微温。归肺、胃、膀胱经。

【功效应用】

1. 发散风寒：用于暑季外感所致恶寒发热、头痛身重、无汗、苔腻，或恶心呕吐、腹泻者，以夏季多用。李时珍说："香薷乃夏月解表之药，如冬月之用麻黄。”本品能散风寒，但力量较弱，又因为味道不好闻，其实应用并不多。

2. 化湿解暑： 用于夏季贪凉、饮冷或感受暑湿而致畏寒、发热、头痛、无汗或腹痛、吐泻等证，常配厚朴、扁豆等同用，如香薷饮。本品芳香，外祛暑邪而解表，内化湿浊而和中，为祛暑解表要药，主治阴暑证。

3. 利水消肿： 用于水肿兼有外感表证的风水水肿，常与白术同用，如薷术丸。其利水消肿作用与麻黄相似，既可发汗以散肌表水湿，又可宣肺气启上源以通畅水道。主要因其能散表邪，故可以用于腰以上病证。

【用量用法】 3 ~ 10克。本品煎汤宜冷服，若热服恐致吐逆。

【使用注意】 暑热，表虚多汗者忌用。

【实用验方】

1. 暑月卧湿当风，发热头痛，体痛： 香薷、厚朴、白扁豆等量，研末，每服15克，煎水饮服。

2. 通身水肿： 香薷煎水去渣，加白术末，和丸梧子大，米饮下，每服5克。

3. 鼻衄不止： 香薷研末，每次3克。

4. 口中臭气： 香薷1把，煎汁含之。

5. 上吐下泻： 香薷水煎服。

4 紫苏 Zǐsū

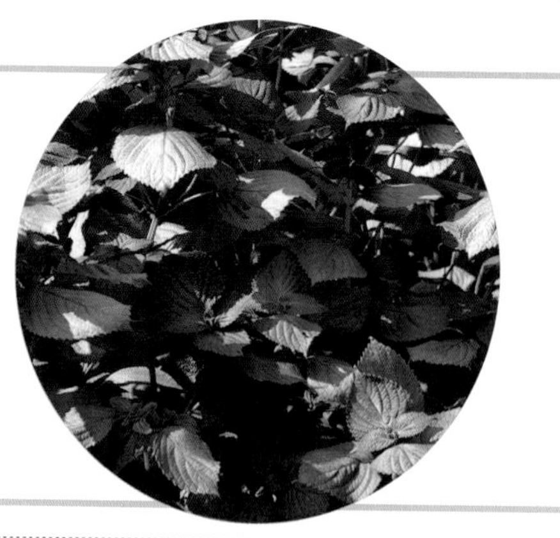

【药材来源】 本品为唇形科植物紫苏的干燥叶和茎。

【处方用名】 紫苏、苏叶、苏梗。

【产地采收】主产于江苏、浙江等地。夏季枝叶茂盛花序刚长出时采收。以叶大、色紫、不碎、香气浓、无枝梗、无杂质者为佳。

【性状特征】本品叶片多皱缩卷曲、碎破，完整者展平后呈卵圆形。先端长尖或急尖，基部圆形或宽楔形，边缘具圆锯齿。两面紫色或上表面绿色，下表面紫色，疏生灰白色毛，下表面有多数凹点状的腺鳞。叶柄紫色或紫绿色。质脆。带嫩枝者，枝紫绿色，断面中部有髓。气清香，味微辛。

【药性特点】辛，温。归肺、脾、胃经。

【功效应用】

1. 发散风寒：用于风寒表证兼气滞之胸脘满闷，恶心呕逆者，常配香附、陈皮同用，如香苏散；若风寒表证，兼见咳喘痰多者，常与化痰止咳药同用，如杏苏散。本品性温散寒，解表之力较为缓和，轻证可单用。

2. 行气宽中：用于中焦气机郁滞之胸闷不舒，恶心呕吐等证，常配半夏、陈皮等；还可用治七情郁结，痰凝气滞之梅核气，常

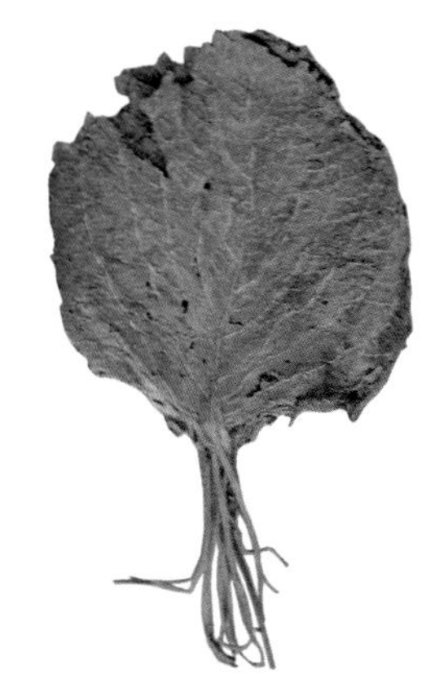

与化痰行气之半夏、厚朴等同用，如半夏厚朴汤。因其行气又能安胎，治疗妊娠恶阻气滞而胎动不安之证，常配砂仁、陈皮等同用。

3. 解鱼蟹毒：用于因食鱼蟹中毒所致之吐泻，腹痛，可单用或配生姜煎服。

【用量用法】3 ~ 10克。紫苏分紫苏叶与紫苏梗，紫苏叶发汗力较强；紫苏梗长于行气宽中安胎。

【使用注意】表虚有汗及温热病者慎用。

【实用验方】

1. 感冒风寒：紫苏叶10克，葱须3个，或配生姜5克，水煎服。

2. 风寒咳嗽：紫苏叶10克，杏仁10克，陈皮10克，水煎服。

3. **胃寒呕吐：**紫苏10克，生姜20克，藿香6克，水煎服。

4. **胸闷：**紫苏10克，香附10克，泡水服。

5. **喘咳多痰：**苏子10克，白芥子10，莱菔子10，煎水代茶饮。

6. **鱼蟹中毒：**紫苏煮汁频频饮。

7. **咳嗽，气管炎：**紫苏30克，煎水，取汁，泡人参5克，饮汁，食人参。

8. **气滞胎动不安：**紫苏叶10克，陈皮、砂仁6克，水煎服。

9. **寻常疣：**将疣及周围皮肤消毒，取洗净之鲜紫苏叶擦摩患部，每次15分钟，局部充血后剪去疣体，纱布包扎。

10. **呕吐呃逆：**紫苏叶3克，黄连1.5克，水煎或开水泡服。

5 生姜 Shēngjiāng

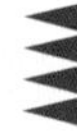

【**药材来源**】为姜科植物姜的新鲜根茎。

【**处方用名**】生姜、嫩生姜。

【**产地采收**】全国各地均产。以块大、丰满、质嫩者为佳。

【**性状特征**】根茎呈不规则块状，略扁，具指状分枝，长4 ~ 18厘米，厚1 ~ 3厘米。表面黄褐色或灰棕色，有环节，分枝顶端有茎痕或芽。质脆，易折断，断面浅黄色，内皮层环纹明显，维管束散在。气香特异，味辛辣。

【**药性特点**】辛，温。归肺、胃经。

【**功效应用**】

1. **发散风寒：**用于外感风寒所致发热恶寒，咳嗽等证，常配荆芥、防风等，如荆防败毒散；

治外感轻证，可单用煎汤或加红糖调服。还可作预防感冒之用，亦可作为发汗解表剂中的辅助药，如桂枝汤。本品作用温和，一般不作解表主要药物。

2. 温胃止呕：用于胃寒呕吐，单用即有效，经配伍后可治多种呕吐，热呕者，可配竹茹、黄连等；若虚呕者，可配党参、甘草等；若痰饮呕吐，常与半夏同用，既可增强和中之呕之效，又可降低半夏的毒副作用，如小半夏汤。对胃寒呕吐最为适合。为“呕家圣药”。

3. 解毒：用于过食鱼蟹所致呕吐，腹痛等，烹调鱼蟹时，加用生姜以解毒。若误服半夏、天南星中毒，见喉舌麻痹者，可用生姜煎汤饮服。

【用量用法】3 ~ 10 克，或 2 ~ 4 片。煎服，急救昏厥捣汁服，可用 10 ~ 20 克。生姜汁长于止呕和急救昏厥，冲服或鼻饲，每次 3 ~ 10 滴。

【使用注意】热盛及阴虚内热者忌服。

【实用验方】

1. 胃寒呕吐：生姜 30 克，水煎服。或生姜汁加适量开水冲服。或生姜、陈皮各 10 克，红糖适量，水煎服。

2. 斑秃、白癜风：生姜擦患处，每日 2 次，反复使用。

3. 小儿遗尿：将老姜捣烂，浸泡在白酒中，睡前以酒擦肚脐以下正中线处，连用 5 天。

4. 手脱皮：生姜 30 克，切片，用酒 120 克浸泡，涂擦局部，一日 2 次。

5. 失眠：用布包裹切碎的生姜放在床头，闻生姜香味。

6. 百虫入耳：姜汁少许滴耳。

7. 久咳：生姜 10 克，蜂蜜 5 克，水浓煎服，每日 3 次。

8. 呕吐：鲜生姜 20 克，入水中煮，去姜，加入大枣 5 枚、粳米 100 克，煮成粥食用。或生姜 15 克（或生姜汁 30 ~ 60 毫升），半夏 12 克，水煎服。

9. 牙痒：将生姜捣烂咬在牙上。另外用大葱、大蒜亦可。

10. 风寒骨痛，关节疼痛，患部冷感：生姜、葱白等量，捣烂，炒热，布包敷患处。

6 荆芥 Jīngjiè

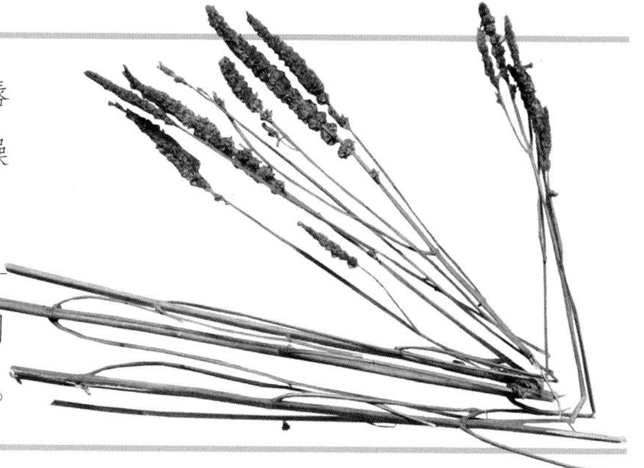

【药材来源】本品为唇形科植物荆芥的干燥地上部分。

【处方用名】荆芥、荆芥穗、炒荆芥、荆芥炭。

【产地采收】主产于湖北、江苏等地。多为栽培。夏、秋季花开到顶、花穗绿色时采收。

【性状特征】本品茎呈方柱形，上部有分枝，表面淡黄绿色或淡紫红色，被短绒毛；体轻、质脆，断面类白色。穗状轮伞花序顶生，花冠多脱落，叶对生多已脱落，小坚果棕褐色，气芳香，味微涩而辛凉。

【药性特点】辛，微温。归肺，肝经。

【功效应用】

1. **发散风寒：**用于风寒表证之头痛，身痛，配防风、羌活等，如荆防败毒散；治风热感冒，配薄荷、金银花等，如银翘散。本品药性平和，微温不燥，芳香轻扬，长于疏散风邪。

2. **止痒：**用于皮肤瘙痒，常与蝉蜕、防风等药同用，如消风散。本品因能祛风，其止痒效果好。

3. **透散疹毒：**用于麻疹透发不畅，常配薄荷、蝉蜕等同用。其透散疹毒，可直接促使疹毒外透，其祛风解表之效，亦有助于透疹。

4. **止血：**用于吐衄、便血、崩漏等，多配合其他止血药同用。止血须炒炭应用。

此外，还可促使疮肿消散，用于疮肿初起而有表证者，常与防风、金银花等同用。

【用量用法】3 ~ 10克。不宜久煎。荆芥穗发汗之力大于荆芥。无汗生用，有汗炒用，止血炒炭用。

【使用注意】肝风内动，麻疹已透，疮疡已溃者均忌用。本品在古代本草中以“假苏”为正名。

【实用验方】

1. 头项强痛：取荆芥穗作枕，及铺床下，立春日去之。

2. 风热头痛：荆芥穗、石膏等分，为末，每服5克，茶调下。

3. 鼻衄：荆芥焙，研末，每次5克，服。

4. 吐血不止：荆芥连根洗，

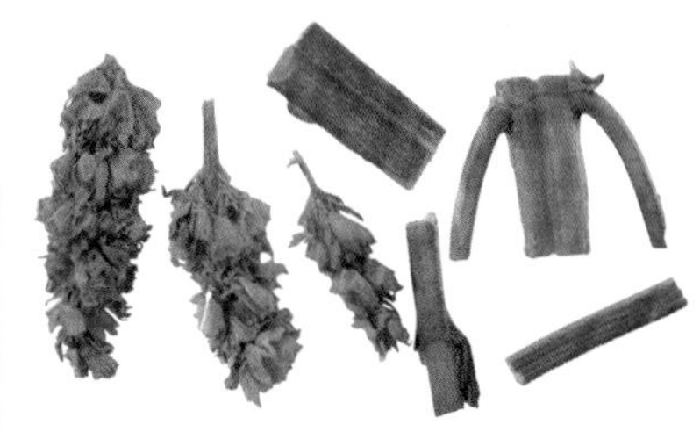

捣汁半盏服。干穗为末亦可。或用荆芥穗为末，生地黄汁调服5克。

5. 痔漏肿痛：荆芥煮汤，日日洗之。

6. 大便下血：用荆芥炒为末，每次用米饮服5克。或用荆芥10克，槐花5克，同炒紫为末，清茶送下。

7. 脱肛，子宫脱出：荆芥、皂角等分，煎汤洗。

7 防风 Fángfēng

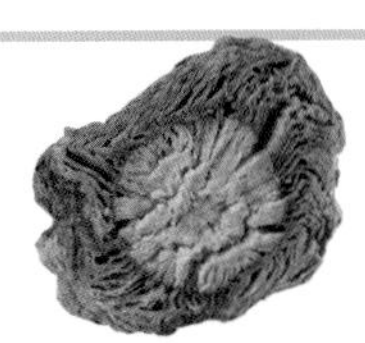

【药材来源】本品为伞形科植物防风的干燥根。

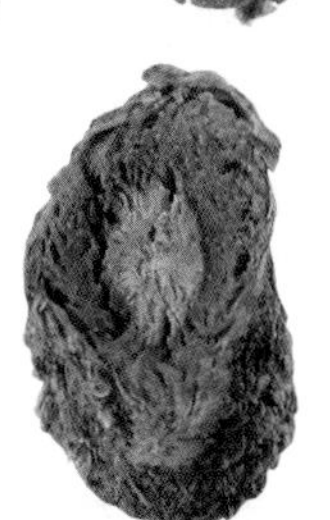

【处方用名】防风、北防风、关防风、防风炭。

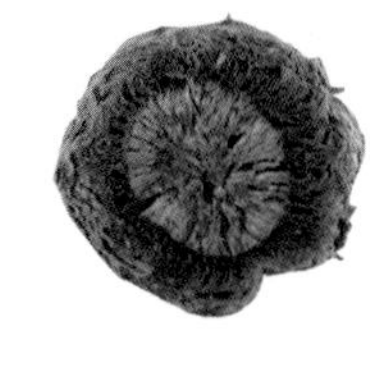

【产地采收】主产于东北及内蒙古东部。本品在春、秋二季植株未抽薹前挖取。已抽薹的根老质硬，称为“公防风”，不能药用。

【性状特征】呈圆锥形或长圆柱形，下部渐细，表面灰黄色或灰褐色；顶端钝尖，根头部多有密集的细环节状如蚯蚓，习称“蚯蚓头”或“旗杆顶”，细环节上带有部分黄色纤维状毛须，细环节之下多纵皱纹并有横长皮孔及点状突起的须根痕；体轻，质松，易折断；断面中间有黄色圆心（木质部），心外围有棕色环（形成层），最外层淡黄棕色（皮部），散生黄棕色油点，有裂隙，习称“菊花心”；有特异香气。

【药性特点】辛、甘，微温。归膀胱、肝、脾经。

【功效应用】

1. **发散风寒**：用于风寒表证，如头痛，身痛，常配荆芥、羌活等药同用，如荆防败毒散；亦可用于风热表证。因其发散作用温和，亦用于肌表不固，汗出者，常配黄芪、白术同用，如玉屏风散。其辛而微温，甘缓不峻不燥，故前人称为“风药中润剂”。

2. **止痒**：用于风邪闭郁肌表而致皮肤瘙痒，常与薄荷、蝉蜕等同用；若瘙痒属血虚风燥，常与当归、生地等养血润燥药同用。主要取其祛风之功。

3. **胜湿止痛**：用于风湿寒痹，肢节疼痛、筋脉挛急者，常配羌活、姜黄等药同用，如蠲痹汤。本品善祛全身风寒湿邪，但作用较平和。

4. **祛风止痉**：用于破伤风及内风所致项背强急，口噤，手足痉挛，角弓反张，四肢抽搐，常配天南星、白附子同用，如玉真散。本品祛风作用好。

此外，炒炭又能止泻，用治腹痛、泄泻等证，配以陈皮、白芍等，如痛泻要方。

【用量用法】3 ~ 10克。

【使用注意】血虚痉挛及阴虚火旺头痛者忌用。

【实用验方】

1. **偏正头风，痛不可忍者**：防风、白芷为细末，炼蜜和丸，清茶送服，每次8克。

2. **破伤风**：防风、天南星等

分，研细末，如破伤以药敷贴疮口，如牙关紧闭，角弓反张，每次 6 克，灌服。

3. 自汗：防风、黄芪各 20 克，白术 40 克，研末每次 10 克，水煎服。

4. 妇女崩中：防风蜜丸，每次 6 克，内服，亦可煎水服。

5. 砷中毒：防风 10 克，绿豆 20 克，甘草 20 克，红糖适量，水煎服。

6. 霉菌性阴道炎：防风、大戟、艾叶各 15 克，水煎，熏洗，每日 1 次。

7. 老人大肠秘涩：防风、枳壳麸炒各 30 克，甘草 15 克，为末，饭前服。

8. 盗汗：防风 15 克，川芎 10 克，人参 6 克。为细末，每服 8 克，临卧米饮调下。

9. 面神经麻痹：将全蜈蚣两条研成细末，用防风 30 克煎水送服，每日 1 剂，晚饭后服，病程长者加当归、川芎，儿童酌减。药后避风寒。10 日为 1 疗程，治疗 1 ~ 2 疗程。

8 羌活 Qiānghuó

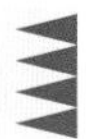

【药材来源】本品为伞形科植物羌活或宽叶羌活的干燥根茎及根。

【处方用名】羌活，川羌活。

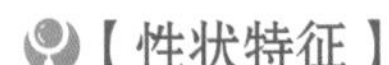

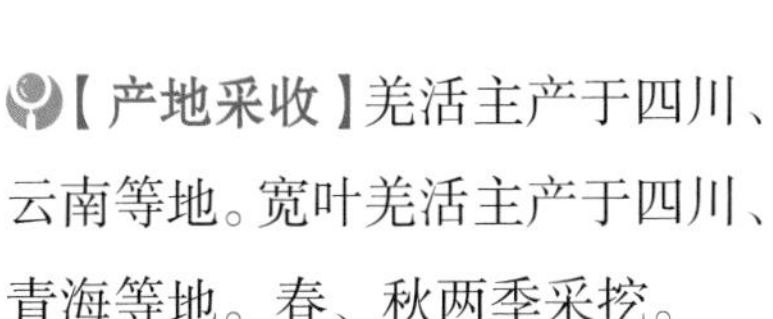

【产地采收】羌活主产于四川、云南等地。宽叶羌活主产于四川、青海等地。春、秋两季采挖。

【性状特征】

1. 蚕羌：为略弯曲的根茎，环节紧密似蚕。表面棕褐色至棕黑色，有点状根痕及棕色破碎鳞片，体轻，质脆，易折断，断面不平坦，皮部可见黄色分泌腔，习称“朱砂点”，木质部黄白色，髓部黄色至黄棕色。气香。

2. 竹节羌：根茎环节疏生似竹节状者。

3. 宽叶羌活：为根和根茎，按药材形态分为“大头羌”和“条羌”。根茎类圆柱形，顶端具茎基及叶鞘残基，根类圆锥形；表面棕褐色，近根茎处有较密的环纹，习称“条羌”。有的根茎粗大，不规则结节状，顶端具数个茎基，根较细，习称“大头羌”。质松脆，易折断。气味较淡。

4. 饮片：为不规则类圆形厚片，表面棕黄色，断面可见黄棕色朱砂点，木部黄白色，髓部黄色或黄棕色，有放射状裂隙，周边棕褐色至褐色。体松质脆。气香，味微苦而辛。

均以条粗，外皮棕褐色，断面朱砂点多，香气浓郁者为佳。生用。

【药性特点】辛、苦，温。归肺、膀胱经。

【功效应用】

1. 发散风寒：用于外感风寒挟湿，症见恶寒发热，无汗，头痛项强，肢体酸痛较重者，可配伍防风、细辛等同用，如九味羌活汤。本品辛燥，气味雄烈，长于止痛，外感表证以疼痛较重者常选用。

2. 祛风胜湿：用于上半身风寒湿痹、肩臂肢节疼痛者，如蠲痹汤。尤以除头项肩臂之痛见长，力量较强。若头风痛，常配防风、藁本等同用，如羌活胜湿汤。因性质燥烈，不宜大量。

【用量用法】3 ~ 10克。

【使用注意】血虚痹证、阴虚外感、表虚汗出者均忌用。用量过多，易致呕吐，脾胃虚弱者不宜服。

【实用验方】

1. 头痛：羌活为末，每服10克，酒、水各一盏，煎服。

2. 子宫脱垂：羌活10克煎酒服。

3. 妊娠浮肿：羌活、萝卜子同炒香，只取羌活为末。每服3克，温酒调下，一日1服，二日

2 服，三日 3 服。

4. 关节疼痛： 独活、羌活、松节等分，用酒煮过，每日空腹饮 1 杯。

5. 太阳穴头痛： 羌活、防风、红豆等分，为末，吹鼻。

9 藁本 Gǎoběn

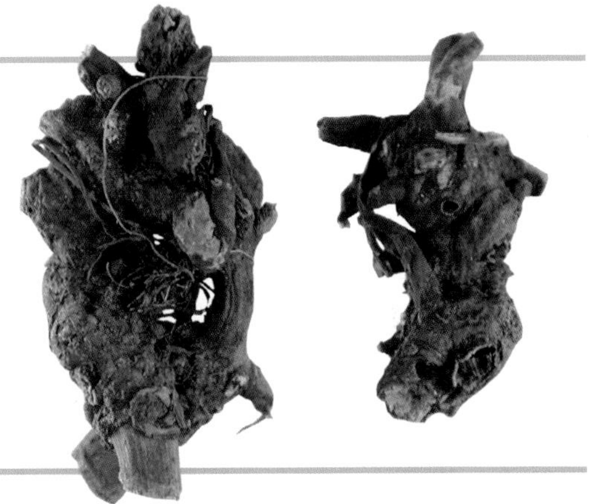

【药材来源】本品为伞形科植物藁本或辽藁本的干燥根茎及根。

【处方用名】藁本。

【产地采收】藁本主产于陕西、甘肃等地。辽藁本主产于辽宁、吉林等地。秋季茎叶枯萎或次春出苗时采挖。

【性状特征】

1. 藁本： 根茎呈不规则的结节状圆柱形，稍扭曲，有分枝；表面棕褐色或暗棕色，粗糙，有纵皱纹；上侧残留数个凹陷的圆形茎基，下侧有多数点状突起的根痕和残根；体轻，质较硬，易折断；断面黄色或黄白色，呈纤维状；气芳香，味苦、辛、微麻。

2. 辽藁本： 根茎体形较小，呈不规则的柱状或团块状；根茎上的圆形孔眼不明显，有多数细长而弯曲的根；气味稍淡。

3. 藁本饮片： 呈不规则的椭圆形，外皮呈棕褐色或黑棕色；切面淡黄色或黄白色。

4. 辽藁本饮片： 外皮呈灰棕色至暗棕色，粗糙；切面略呈纤维性，黄白色至浅棕色。

均以身干，整齐，气香浓者为佳。生用。

【药性特点】辛，温。归肺经。

【功效应用】

1. **发散风寒**：用于风寒感冒轻证。本品功用与羌活相似，发散力弱，药力逊于羌活，常与羌活相须为用。长于达巅顶以发散风寒湿邪，尤为治疗巅顶头痛要药。

2. **祛风胜湿**：用于风湿肢节疼痛之证，常配川芎、羌活等，如羌活胜湿汤。作用弱于羌活。

【用量用法】3 ~ 10克。

【使用注意】阴血亏虚、肝阳上亢、火热内盛之头痛者忌服。

【实用验方】

1. **头油、头屑多**：藁本、白芷等分，为末，夜擦旦梳，垢自去也。

2. **小儿疥癣**：藁本煎汤浴之，并以浣衣。

3. **头痛、巅顶痛**：藁本、川芎、细辛、葱头，各10克。煎服。

4. **一切风偏正头痛，鼻塞脑闷，遍身疮癣，手足顽麻**：川芎、细辛、白芷、甘草、藁本各等分，研末，为丸，每服5克，食后薄荷茶嚼下。

5. **胃痉挛、腹痛**：藁本10克，苍术10克，水煎服。

6. **疥癣**：藁本煎汤浴之，及用浣衣。

7. **皮肤瘙痒**：藁本、白芷等量，煎水外洗。

10 白芷 Báizhǐ

【药材来源】本品为伞形科植物白芷或杭白芷的干燥根。药材依次称为“白芷”和“杭白芷”。

【处方用名】白芷、香白芷。

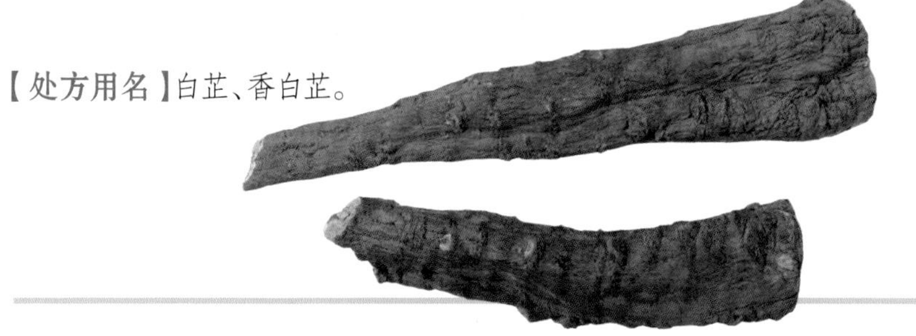

【产地采收】白芷产于河南长葛、禹县者习称“禹白芷”，产于河北安国者习称“祁白芷”。杭白芷产于浙江、福建等地，习称“杭白芷”和“川白芷”。夏、秋二季叶黄时采挖，除去须根及泥沙，晒干或低温干燥。

【性状特征】

1. 白芷：根圆锥形，表面灰黄色至黄棕色，可见皮孔样横向突起散生，习称“疙瘩丁”。质硬，断面灰白色，显粉性，皮部散有多数棕色油点（分泌腔），形成层环圆形，木质部约占断面的1/3。气香浓烈。

2. 杭白芷：横向皮孔样突起多四纵行排列，全根呈类圆锥形而具四纵棱，形成层环略呈方形，木质部约占断面的1/2。

3. 白芷片：圆形或类圆形片，外皮灰黄或淡棕色。切面白色或灰白色，粉性而光滑，形成层显棕色环，环外散布多数油点。

以条粗壮，体重，粉性足，香气浓郁者为佳。生用。

【药性特点】辛，温。归肺、胃经。

【功效应用】

1. 发散风寒：用于外感风寒头痛或伴有鼻塞，流涕之证，常与羌活、细辛等药配伍，如九味羌活汤。本品温散，发散风寒之力较为温和。

2. 祛风止痛：用于头痛，眉棱骨痛属风寒者，单用有效，如都梁丸。亦可配川芎等，如川芎茶调散。本品有“阳明引经药”之称，尤对于前额、眉棱骨疼痛以及牙龈肿痛者多用。

3. 宣通鼻窍：用于鼻塞不通，浊涕不止，前额疼痛等，为治鼻渊要药，可配苍耳子、辛夷等。

其芳香以通窍，为治头面诸疾常用药。

4. 活血排脓：用于疮疡肿痛，可配金银花、穿山甲等同用，如仙方活命饮。若属乳痈初起，可配蒲公英、瓜蒌等同用。白芷能促使痈疡消散或溃破。

5. 燥湿止带：用于寒湿白带，常配白术、茯苓等同用；如属湿热带下，可配黄柏、车前子等同用。因本品芳香温燥，有除湿作用，但以寒湿带下多用。

此外，还有解蛇毒或止痒的作用，可治毒蛇咬伤及皮肤风湿瘙痒证。

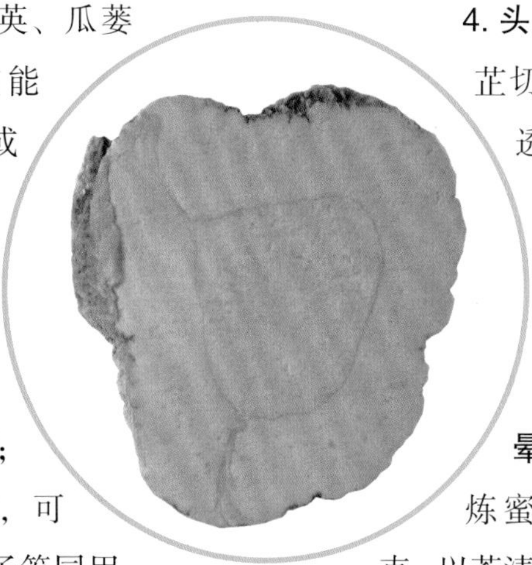

【用量用法】3 ～ 10 克。

【使用注意】血虚有热，阴虚火旺之头痛者忌用。痈疽已溃，脓出通畅者慎用。

【实用验方】

1. 风寒流涕：香白芷 20 克，荆芥穗 2 克，为末，以茶送服，每次 3 克。

2. 风寒感冒：白芷末，姜汁调，涂太阳穴，乃食热葱粥取汗。

3. 小儿身热：白芷煮汤浴之，取汗避风。

4. 头面诸风：香白芷切，以萝卜汁浸透，日干为末，每服 5 克，白汤下。或以白芷吹鼻。

5. 头风眩晕：白芷研粉，炼蜜为丸，每服 3 克，以茶清或荆芥汤化下。

6. 眉棱骨痛：白芷、片芩酒炒等分，为末。每服 5 克，茶清调下。

7. 口齿气臭：白芷为末，每服 3 克。

8. 鼻衄不止：白芷末，涂山根，立止。

9. 痔漏：香白芷为末。每服 4 克，米饮下。并煎汤熏洗。

10. 乳痈初起：白芷、贝母各等量，为末，每服 5 克。

11 细辛

Xìxīn 

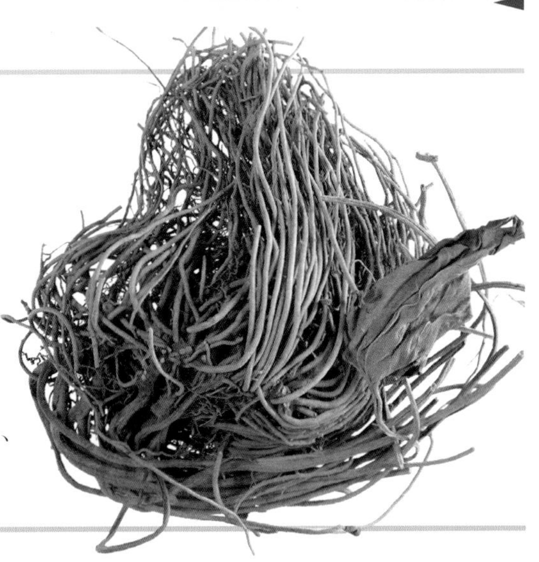

【药材来源】本品为马兜铃科植物北细辛、汉城细辛或华细辛的干燥全草。前二种习称“辽细辛”。

【处方用名】细辛、北细辛、辽细辛。

【产地采收】

前两种习称“辽细辛”，主产于东北地区；华细辛主产于陕西、河南等地。夏季或初秋采挖。

【性状特征】

1. 北细辛：常卷缩成团。根茎横生呈不规则圆柱形，具短分枝；表面灰棕色，粗糙，有环形的节，分枝顶端有碗状的茎痕。根细长，密生节上；表面灰黄色，平滑或具纵皱纹，有须根及须根痕。基生叶1～3，具长柄，表面淡绿色，光滑；叶片多破碎，完整者心形至肾状心形，全缘，先端急尖，基部深心形。有的可见花，多皱缩，钟形，暗紫色，花被顶裂片由基部反卷与花被筒几全部相贴。果实半球形。气辛香，味辛辣、麻舌。

2. 华细辛：根茎长5～20厘米，直径0.1～0.2厘米，节间长0.2～1厘米。基生叶1～2，叶片较薄，心形，先端渐尖。花被裂片开展。果实近球形。气味较弱。

以根灰黄，叶绿，干燥，味辛辣而麻舌者为佳。生用。

【药性特点】辛，温。有小毒。归肺、肾经。

【功效应用】

1. **发散风寒**：用于外感风寒，头身疼痛较甚者，常与羌活、防风等同用，如九味羌活汤、川芎茶调散；若见鼻塞流涕者，常配伍白芷、苍耳子等通鼻窍药同用；如对于阳虚外感，表里俱寒，症见恶寒无汗、发热脉沉者，常与附子、麻黄同用，如麻黄附子细辛汤。本品性温而烈，辛散力较强。

2. **祛风止痛**：用于多种疼痛，尤以头痛连齿者作用好。若治牙痛，属寒者，可配白芷；属热者，配石膏同用，为治疗牙痛的要药；治风湿痹痛，常配独活、防风等同用，如独活寄生汤。

3. **宣通鼻窍**：用于鼻病及头痛，常与白芷、辛夷等药同用。其辛散温通，芳香透达，既能散风邪，又能通鼻窍及止头痛。为治鼻渊良药。

4. **温肺化饮**：用于外感风寒，痰饮内停，症见恶寒发热、无汗、喘咳、痰多清稀者，常与发散风寒、温肺止咳的麻黄、干姜等同用，如小青龙汤；若寒痰停饮犯肺、咳嗽胸满、气逆喘急者，与茯苓、干姜等药同用，如苓甘五味姜辛汤。其特点是外散风寒，内化痰饮。

【用量用法】1.5 ~ 3 克。散剂每次服 0.5 ~ 1 克。

【使用注意】阴虚阳亢头痛，肺热咳喘者忌用。用量不宜过大。反藜芦。

【实用验方】

1. **鼻塞，不闻香臭**：细辛（去苗叶）、瓜蒂各 0.3 克，捣为散，以少许吹鼻中。

2. **头痛**：雄黄、细辛等分，同研匀，左边疼吹右鼻，右边疼吹左鼻。

3. **神经性皮炎**：鲜细辛适量，洗净，捣烂成糊状，涂患处，每日 2 次。

4. **小儿口疮**：细辛末，醋调，贴脐上。

5. **牙痛久不瘥**：细辛（去苗叶）、荜茇各等分，粗捣筛，泡水服。

6. **鼻渊鼻塞、流涕、头痛**：细辛、白芷、苍耳子、辛夷、鹅不食草等量，共研末，吹鼻。

7. **口臭**：细辛、炙甘草、肉桂各等量，研末，每次调服 1 克。

12 苍耳子 Cāngěrzǐ

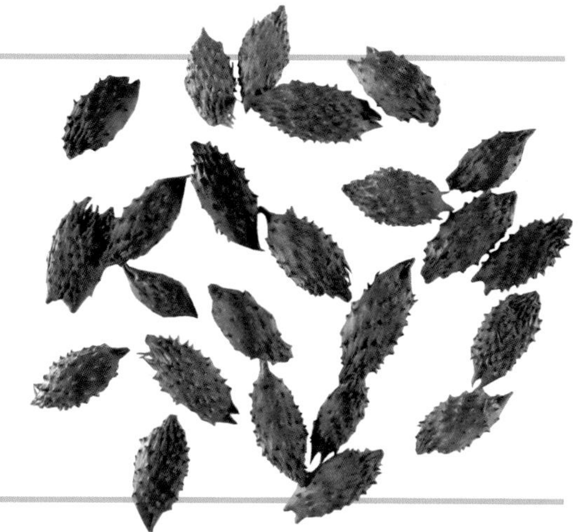

【药材来源】本品为菊科植物苍耳的干燥成熟带总苞的果实。

【处方用名】苍耳子、炒苍耳子。

【产地采收】全国各地均产。秋季果实成熟时采收。干燥，除去梗、叶等杂质。以粒大，饱满，色棕黄者为佳。

【性状特征】本品呈纺锤形或卵圆形。表面黄棕色或黄绿色，全体有钩刺，顶端有2枚较粗的刺，分离或相连，基部有果梗痕。质硬而韧，横切面中央有纵隔膜，2室，各有1枚瘦果。瘦果略呈纺锤形，一面较平坦，顶端具1突起的花柱基，果皮薄，灰黑色，具纵纹。种皮膜质，浅灰色，子叶2，有油性。气微，味微苦。

【药性特点】辛、苦，温。归肺经。有毒。

【功效应用】

1. **发散风寒**：用于外感风寒，症见头身疼痛，鼻塞流涕者，常与羌活、白芷等同用。其发散风寒力弱，一般风寒感冒病证不多用，但因长于通鼻窍，兼能止痛。若感冒兼有鼻病者为宜。

2. **宣通鼻窍**：用于鼻塞不通，浊涕不止，难辨香臭，前额痛之证，效果好。若外感风寒，兼见鼻塞不通，多与辛夷、白芷等药同用。

3. **祛风除湿**：用于风湿痹痛，关节疼痛，四肢拘挛等。因本品祛风，亦用于风疹瘙痒。

【用量用法】3 ~ 10克。或入丸散剂。炒后碾去刺用，利于有效成分煎出，并可降低毒性。

【使用注意】血虚头痛者不宜用。不可过量。苍耳全株均有毒，以果实毒性最强。毒性成分为苍耳苷，炒后可使其蛋白质变性，凝固在细胞中不易溶出而降低其毒性。

【实用验方】

1. 大腹水肿，小便不利：苍耳子灰、葶苈末等分。每服5克，日2次。

2. 牙齿痛肿：苍耳子煮水，热含之，冷即吐去，吐后复含。用茎叶亦可，或入盐少许。

3. 牙痛：苍耳子、玄参各15克，水煎服。

4. 牙痛：苍耳子6克，鸡蛋1个，苍耳子焙黄去掉壳，研为细末，与鸡蛋和匀，不放油盐，炒熟食之，每日1次，连用3剂。

5. 鼻渊流涕：苍耳子炒研为末，每服5克。

6. 嗜酒不已：苍耳子炒，投酒中饮之，即不嗜酒。

7. 急、慢性鼻炎：苍耳子30 ~ 40个，捶破，加麻油30克，文火煮开，去苍耳，待冷后，装瓶备用，以棉签蘸药液涂鼻腔，每日2 ~ 3次，两周为1疗程。

8. 下肢溃疡：苍耳子60 ~ 120克，炒黄研末，加入生猪板油120 ~ 180克，共捣如泥糊状，洗净疮面，擦干后涂药糊。

9. 寻常疣、扁平疣：苍耳子10克，浸泡于75%乙醇50毫升内，密闭7日后，用棉球蘸药液涂抹患处，每日数次。寻常疣用药10日、扁平疣用药7日。

10. 急性乳腺炎：用苍耳子7 ~ 8粒，放于碗内，倒入烧开的黄豆汁1碗，喝汤。

13 辛夷 Xīnyí

【药材来源】本品为木兰科植物望春花、玉兰或武当玉兰的干燥花蕾。

【处方用名】辛夷、辛夷花、木笔花。

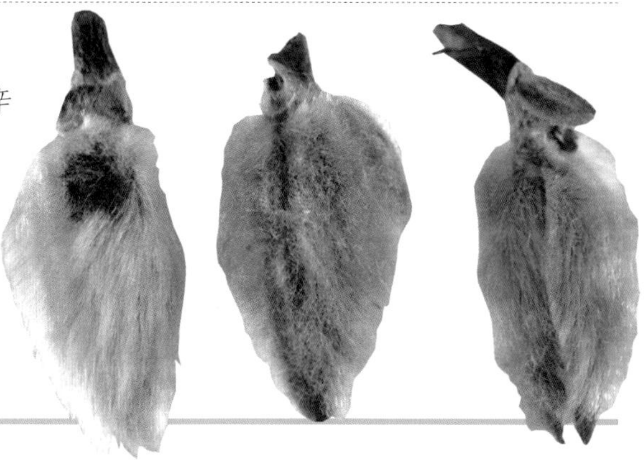

【产地采收】

主产于河南、安徽等地。冬末春初花未开放时采收。

【性状特征】

1. 望春玉兰：花蕾长卵形，似毛笔头，长1.2～2.5厘米，直径0.8～1.5厘米，基部常具木质短梗，长约5毫米，梗上有类白色点状皮孔。苞片2～3层，每层2片，两层苞片间有小鳞芽，苞片外表面密被灰白色或灰绿色长茸毛，内表面棕褐色，无毛。花被片9，3轮，棕褐色，外轮花被片条形，约为内两轮长的1/4，呈萼片状；雄蕊多数，螺旋状着生于花托下部，花丝扁平，花药线形；雌蕊多数，螺旋状着生于花托上部。体轻，质脆。气芳香，味辛凉而稍苦。

2. 玉兰：花蕾长1.5～3厘米，直径1～1.5厘米，基部枝梗较粗壮，皮孔浅棕色。苞片外表面密被灰白色或灰绿色茸毛。花被片9，内外轮无显著差异。

3. 武当玉兰：花蕾长3～4厘米，直径1～2厘米，枝梗粗壮，皮孔红棕色。苞片外表面密被淡黄色或淡黄绿色茸毛，有的外层苞片茸毛已脱落，呈黑褐色。花被片10～15，内外轮无显著差异。三种药材均以花蕾大、未开放、色黄绿、无枝梗者为佳。

【药性特点】辛，温。归肺、胃经。

【功效应用】

1. 发散风寒：用于外感兼有鼻塞，流涕等证者。治外感风寒，肺窍郁闭，恶寒发热，鼻塞头痛，常与苍耳子、白芷等药同用。风热感冒而鼻塞头痛者，于疏散风热药中，酌加本品，以增强通鼻窍及散表邪之力，但解表力弱。

2. 宣通鼻窍：用于鼻渊，鼻塞流涕，不闻香臭。其芳香通窍，性善上达，为治多种鼻病、头痛的要药。

【用量用法】3 ~ 10克。入汤剂宜包煎。

【使用注意】鼻病因于阴虚火旺者忌服。

【实用验方】

1. 鼻炎：辛夷10克，鸡蛋3个，同煮，吃蛋饮汤。

2. 鼻炎：辛夷4份，鹅不食草1份，用水浸泡4 ~ 8小时，取蒸馏液水，滴鼻。

3. 鼻塞，鼻渊：辛夷15克，苍耳子8克，白芷20克，薄荷叶2克，研细末，每次服3克，亦可绵裹塞鼻。

4. 鼻塞不知香臭：皂角、辛夷、石菖蒲各等分，研末，绵裹塞鼻中。

5. 鼻炎：细辛、白芷、辛夷、鹅不食草各等分，研末，麻油调，以棉签沾药塞鼻，每晚1次。

14 葱白 Cōngbái

【药材来源】为百合科植物葱近根部的鳞茎。

【处方用名】葱白。

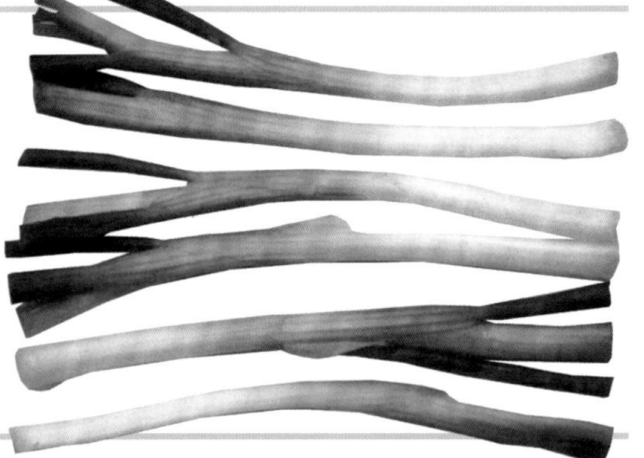

【产地采收】我国各地均有种植，随时可采。采挖后，切去须根及叶，剥去外膜，鲜用。

【性状特征】须根丛生，白色。

鳞茎圆柱形，先端稍肥大，鳞叶成层，白色，上具白色纵纹。叶基生，圆柱形，中空，长约45厘米，径1.5 ~厘米，先端尖，绿色，具纵纹；叶鞘浅绿色。

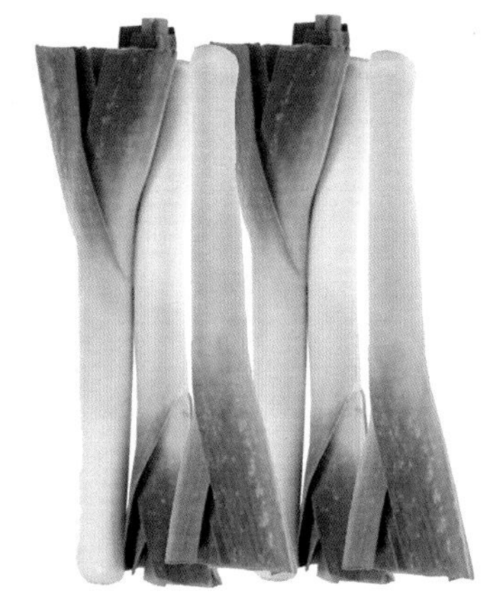

【药性特点】辛，温。归肺、胃经。

【功效应用】

1. 发散风寒：用于风寒感冒，恶寒发热之轻证。可单用，亦可与淡豆豉同用，如葱豉汤。本品辛温不燥烈，发汗不峻猛，药力较弱。

2. 散寒通阳：用于阴盛格阳，脉微欲绝，面赤，下利，腹痛，常与附子、干姜同用，以回阳救逆，如白通汤。亦可单用捣烂，外敷脐部，再施温熨，治阴寒腹痛及寒凝气阻，膀胱气化不行的小便不通。

此外，葱白外敷有通络下乳，可治乳汁郁滞不下，乳房胀痛，以及疮痈肿毒。

【用量用法】3 ~ 10克。煎服。外用适量。

【实用验方】

1. 风寒感冒之头痛鼻塞：葱白15克切碎，沸水泡，趁热饮。

2. 胃痛，胃酸过多，消化不良：葱白捣烂，调以红糖，蒸熟食用。

3. 乳痈，疮肿：葱白捣烂，外敷。

4. 小便不通，小腹胀痛：葱白、田螺等量，一同捣烂烘热贴于脐下。

5. 鼻衄：鲜葱叶1根，剖开以干净棉球放葱叶内膜蘸汁，使葱叶渗湿棉球，塞入出血鼻孔。

6. 动脉硬化：葱白适量，煮粥吃。

7. 无名肿毒：细香葱头和蜂蜜共捣绒，包敷。

8. 扭伤肿痛不消：葱白、面粉、栀子各适量，混合捣绒，贴敷。

15 鹅不食草 Ebùshícǎo

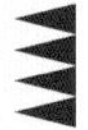

【药材来源】为菊科植物鹅不食草的干燥全草。

【处方用名】鹅不食草、石胡荽。

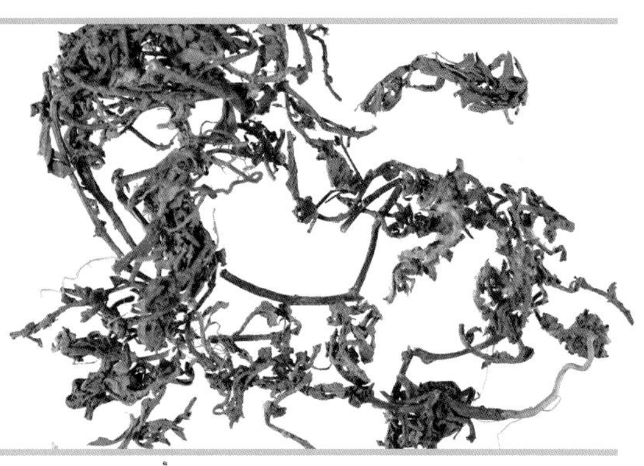

【产地采收】我国南北多数地区均有分布。5 ~ 6月采集，洗去泥沙。

【性状特征】全草扭集成团。须根纤细，淡黄色；茎细，多分枝，质脆，易折断，断面黄白色。叶小，近无柄；叶片多皱缩或破碎，完整者展平后呈匙形，表面灰绿色或棕褐色，边缘有3 ~ 5个齿。头状花序黄色或黄褐色。气微香，久闻有刺激感，味苦；微辛。以色灰绿、刺激性气强者为佳。

【药性特点】辛，温。归肺、肝经。

【功效应用】

1. **发散风寒**：用于外感风寒而见鼻塞、流涕、头痛者，可与细辛、白芷、苍耳子等药配伍。其辛散温通，但药力较弱，一般风寒感冒较少选用。因其长于通鼻窍，故主要以鼻塞者多用。

2. **宣通鼻窍**：用于鼻渊鼻塞、头痛。若鼻塞不通属于风寒所致者，可配伍苍耳子、辛夷、白芷等同用。经鼻腔给药，单用有效。

3. **止咳**：用于咳嗽痰多，可配伍麻黄、细辛、百部等同用。

4. **解毒**：用于疮痈肿毒，力量较弱。可以鲜品捣敷局部，治疗蛇伤肿痛。

【用量用法】6 ~ 10克。煎服。外用适量。

【实用验方】

1. 伤风头痛、鼻塞，目翳： 鹅不食草(鲜或干均可)搓揉，嗅其气，即打喷嚏，每日2次。

2. 寒痰喘息： 鲜鹅不食草取汁，和酒兑服。

3. 鼻涕多： 鲜鹅不食草捣烂，塞鼻孔内。

4. 胬肉攀睛： 鲜鹅不食草捣烂，取汁煮沸澄清，加梅片少许调匀，点入眼内。

5. 过敏性鼻炎，慢性鼻炎： 鹅不食草研末，加少许冰片，再加入适量10%凡士林软膏，涂鼻黏膜，连用3～4次。

6. 眼球水晶体破坏而失明： 备甜酒酿大半碗，青皮鸭蛋1枚，不可打破或凿孔，以利器在壳上刮成数道浅沟，以鹅不食草（干品约50克，鲜品加倍）铺匀盖于蛋壳上，每晨煮饭时，置饭锅上蒸熟，去鹅不食草，空腹服蛋与酒酿，过20分钟再进食，初服时，会有微微腹痛，连服20日以上。

7. 痧胀腹痛： 鹅不食草捣碎，鼻闻。

8. 疳积腹泻： 鲜鹅不食草10克，水煎服。

9. 跌打损伤肿痛： 鹅不食草适量，捣烂，敷患处。

10. 牛皮癣： 鹅不食草捣涂。

16 胡荽 Húsuī

【药材来源】为伞形科植物芫荽的全草或果实。果实称“芫荽子”或“胡荽子”。

【处方用名】胡荽、芫荽、香菜。

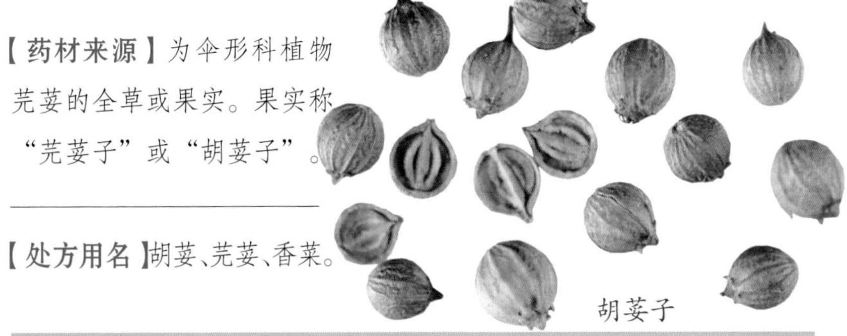

胡荽子

【产地采收】我国各地均有种植。八月果实成熟时连根挖起，去净泥土。

【性状特征】多卷缩成团，茎、叶枯绿，干燥茎直径约1毫米，叶多脱落或破碎，完整的叶一至二回羽状分裂。根呈须状或长圆锥形，表面类白色。具浓烈的特殊香气，味淡微涩。

【药性特点】辛，温。归肺、胃经。

【功效应用】

1. **发散风寒**：用于风寒感冒，恶寒发热者。因其发汗解表之力较弱，故临床少用。

2. **透发疹毒**：用于风寒束表，疹发不畅，或疹出而又复隐者，可单用煎汤局部熏洗，或配伍荆芥、薄荷等同用。

3. **开胃消食**：用于饮食乏味，胃纳不佳。其气味芳香，能增进食欲，可作食品食用。

【用量用法】3～10克。煎服。外用适量。

【使用注意】热毒壅盛而疹出不畅者忌服。

【实用验方】

1. **风寒感冒，恶寒发热，无汗或麻疹初起疹毒不透**：芫荽煎汤，喝汤或熏洗。

2. **风寒感冒，头痛鼻塞**：芫荽、生姜、苏叶各适量，水煎服。

3. **流感**：香菜50克，黄豆15克，一起煮汤，食豆喝汤。

4. **寒咳、痰多泡沫**：香菜1把，干姜15克，苦杏仁3克，煎水1碗，内服。

5. **脱肛**：香菜100克，切碎熏洗患处。

6. **产后无乳**：香菜煎汤饮服。

7. **麻疹**：将新鲜香菜擦身体前胸和后背，先擦胸部，再擦后背，以擦出红点为宜。

8. **胃病**：取新鲜香菜洗净捣烂取汁或再加入白萝卜汁，顿服。

9. **呕恶少食，或食欲不佳者**：鲜胡荽120克，切段，熟食油、酱油、食盐、醋拌匀，佐餐食。

10. **小儿痘疹，欲令速出**：芫荽200克，酒煎，搽全身。或趁热熏鼻。

17 柽柳 Chēngliǔ

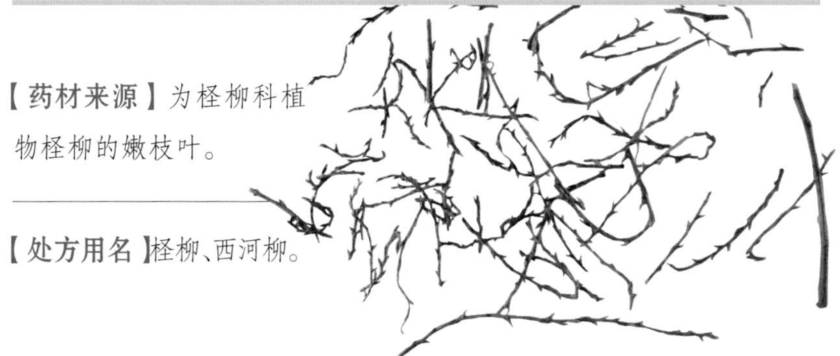

【药材来源】为柽柳科植物柽柳的嫩枝叶。

【处方用名】柽柳、西河柳。

【产地采收】全国各地均有分布，野生或栽培。5～6月花未开时割取细嫩枝叶，阴干。

【性状特征】干燥的枝梗呈圆柱形，嫩枝直径不及1.5毫米，表面灰绿色，生有许多互生的鳞片状的小叶。质脆，易折断。粗梗直径约3毫米，表面红褐色，叶片常脱落而残留叶基呈突起状。粗梗的横切面黄白色，木质部占绝大部分，有明显的年轮，皮部与木质部极易分离，中央有髓。气微弱，味淡。以色绿、质嫩、无杂质者为佳。

【药性特点】辛，平。归肺、胃、心经。

【功效应用】

1. **发散风寒**：用于表邪外束，恶寒发热，因作用弱，临床少用。

2. **透疹止痒**：用于麻疹初起，疹出不畅，或疹毒内陷，常配牛蒡子、蝉衣等同用，如竹叶柳蒡汤。亦可煎汤熏洗。煎汤沐浴治风疹瘙痒，可配防风、荆芥等同用。

3. **祛风除湿**：用于风湿痹证，肢节疼痛，可与羌活、独活、秦艽等同用，作用不强。

【用量用法】3～10克。煎服。外用适量。

【使用注意】麻疹已透者不宜

使用。用量过大易致心烦、呕吐。

【实用验方】

1. **腹中痞积：**柽柳煎汤服。

2. **饮酒多致病：**柽柳晒干为末，每服 3 克，温酒调下。

3. **感冒，发热，头痛：**柽柳、薄荷各 10 克，绿豆衣 10 克，生姜 3 克，煎服。

4. **慢性气管炎：**鲜柽柳 100 克（干者减半），白矾 2 克，水煎 2 次，药液混合，早晚分服。

5. **痧疹发不出，烦闷，躁乱：**西河柳叶，风干为末。水调 10 克，内服。

6. **斑疹不出：**西河柳叶、樱桃核，煎汤洗之。

7. **各种风疾：**柽柳切细，加荆芥以水煮，澄清后，再加白蜜、竹沥，每服 1 小碗，一日 3 次。

8. **急性迁延性肾炎，慢性肾炎：**西河柳 30 克，加水 300 ~ 400 毫升，煎至 200 毫升，分 2 次空腹温服，每日 1 剂。15 天为 1 个疗程，连服 2 ~ 4 个疗程，服用期间停用其他药物，忌食辛辣、盐等发性之物。

18 薄荷 Bòhé

【药材来源】本品为唇形科植物薄荷的干燥地上部分。

【处方用名】薄荷、薄荷叶、薄荷梗、苏薄荷。

【产地采收】主产于江苏、浙江等地。夏、秋二季茎叶茂盛或花开至三轮时采割。

【性状特征】茎方柱形，有对

生分枝；表面紫棕色或淡绿色，棱角处具茸毛，节间长 2 ~ 5 厘米；质脆，断面白色，髓部中空。叶对生，有短柄；叶片皱缩卷曲，完整叶片展平后呈披针形、卵状披针形、长圆状披针形或椭圆形，边缘在基部以上疏生粗大的牙齿状锯齿，侧脉 5 ~ 6 对；上表面深绿色，下表面灰绿色，两面均有柔毛，下表面在扩大镜下可见凹点状腺鳞。茎上部常有腋生的轮伞花序，花萼钟状，先端 5 齿裂，萼齿狭三角状钻形，微被柔毛；花冠多数存在，淡紫色。揉搓后有特殊香气，味辛、凉。以叶多，色深绿，味清凉，香气浓者为佳。生用。

【药性特点】辛，凉。归肺、肝经。

【攻效应用】

1. 疏散风热：用于风热表证或温病初起，邪在卫分，发热，微恶风寒，头痛等证，常与金银花、连翘等同用，如银翘散。其辛散之性较强，芳香透邪，为疏散风热要药，具有较强的发汗作用。

2. 清利头目：用于风热上攻所致的头痛，目赤多泪，咽喉肿痛，常配菊花、牛蒡子等同用。其芳香通窍，轻扬升浮，疏散上焦风热，清头目而利咽喉。

3. 透疹止痒：用于麻疹透发不畅，常与荆芥、蝉蜕等同用。治皮肤瘙痒可以其煎水外洗。

4. 疏肝解郁：用于肝郁气滞所致胸闷，胁痛，月经不调等证，常配柴胡、白芍等同用，如逍遥散。

此外，本品芳香，兼能化湿和中，可用治夏令感受暑湿秽浊之气，脘腹胀痛，呕吐泄泻。

【用量用法】3 ~ 6 克，入汤剂不宜久煎。薄荷叶长于发汗解表，薄荷梗偏于行气和中。

【使用注意】表虚有汗，阴虚发热者忌用。

【实用验方】

1. 瘙痒：薄荷、蝉蜕等分，为末。每温酒调服 3 克。

2. 衄血不止：薄荷汁滴之，或以干者水煮，绵裹塞鼻。

3. 水入耳中：薄荷汁滴入。

4. 蜂虿螫伤：薄荷叶挼贴之。

5. 火毒生疮：用薄荷煎汁

频涂。

6. **语言謇涩**：薄荷自然汁，和白蜜、姜汁擦之。

7. **眼弦赤烂**：薄荷，以生姜汁浸1宿，晒干为末。每用3克，沸汤泡洗。

19 牛蒡子 Niúbàngzǐ

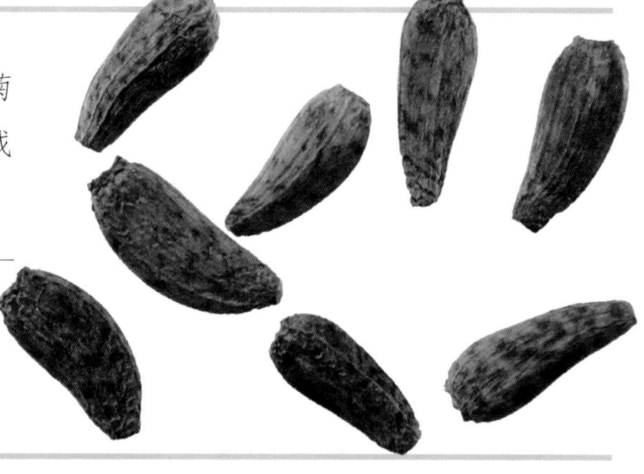

【药材来源】本品为菊科植物牛蒡的干燥成熟果实。

【处方用名】牛蒡子、牛子、大力子、鼠粘子。

【产地采收】主产于东北地区。秋季果实成熟时采收。

【性状特征】本品呈长倒卵形，略扁，微弯曲。表面灰褐色，带紫黑色斑点，有数条纵棱，通常中间1～2条较明显。顶端钝圆，稍宽，顶面有圆环，中间具点状花柱残迹；基部略窄，着生面色较淡。果皮较硬，子叶2，淡黄白色，富油性。气微，味苦后微辛而稍麻舌。以粒大，饱满，色灰褐者为佳。生用或炒用。

【药性特点】辛、苦，寒，归肺、胃经。

【功效应用】

1. **疏散风热**：用于风热表证，或温病初起，发热，咽喉肿痛等证，常与薄荷、金银花等同用，如银翘散；治风热咳嗽，痰多不畅者，常与桑叶、桔梗等同用。本品发散之力不及薄荷。

2. **透疹止痒**：用于热毒内盛而致麻疹不透或透而复隐者，常与薄荷、蝉蜕等同用。也用于皮肤瘙痒。

3. 利咽散结：用于风热或热毒所致咽喉肿痛，常配薄荷、桔梗等。其清利咽喉作用不强。

4. 清热解毒：用于头面部热毒病证，如疮疡肿痛、痄腮，常配连翘、板蓝根等同用，如普济消毒饮。

5. 润肠通便：用于火毒内结所致大便不通，可与清热、泻下通便药同用。因其富含油脂，能濡润大肠，通导大便。

【用量用法】3 ~ 10 克。炒用可使其苦寒及滑肠之性略减。

【使用注意】脾虚便溏者慎用。

【实用验方】

1. 风热浮肿，咽喉闭塞：牛蒡子半生半熟，为末，热酒送服 4 克。

2. 痰厥头痛：牛蒡子炒、旋覆花等分，为末。腊茶清服 4 克，日 2 服。

3. 头痛连睛：牛蒡子、石膏等分，为末，茶清调服。

4. 咽膈不利：牛蒡子微炒、荆芥穗各 50 克，炙甘草 25 克，为末，食后汤服 5 克，当缓缓取效。

5. 喉痹肿痛：牛蒡子 15 克，桔梗 10 克，粉甘草节 5 克，水煎服。

6. 风热瘾疹：牛蒡子炒、浮萍等分，以薄荷汤服 5 克，日 2 服。

7. 风龋牙痛：牛蒡子炒，煎水含嗽，吐之。

8. 妇人吹乳：牛蒡子 3 克，麝香少许，温酒细吞下。

9. 蛇蝎蛊毒：牛蒡子，煮汁服。

10. 咽喉肿痛：牛蒡子、板蓝根、桔梗、薄荷、甘草各 10 克。水煎服。

20 蝉蜕 Chántuì

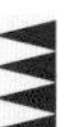

【药材来源】本品为蝉科昆虫黑蚱的若虫羽化时脱落的皮壳。

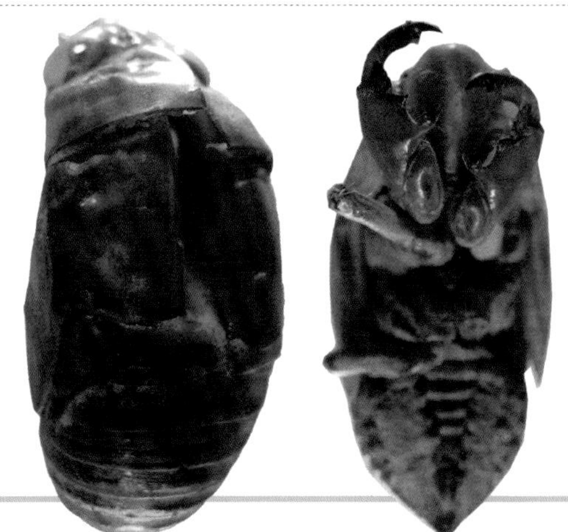

【处方用名】蝉蜕、蝉壳、蝉衣、虫衣、虫蜕。

【产地采收】主产于山东、河北等地。夏、秋两季拾取。

【性状特征】本品略呈椭圆形而弯曲。表面黄棕色，半透明，有光泽。头部有丝状触角1对，多已断落，复眼突出。额部先端突出，口吻发达，上唇宽短，下唇伸长成管状。胸部背面呈十字形裂开，裂口向内卷曲，脊背两旁具小翅2对；腹面有足3对，被黄棕色细毛。腹部钝圆，共9节。体轻，中空，易碎。气微，味淡。以体轻，完整，色黄亮者为佳。生用。

【药性特点】甘，寒。归肺、肝经。

【功效应用】

1. **疏散风热**：用于外感风热，发热咳嗽以及温病初起，常配薄荷、连翘等同用。其疏散作用较弱，一般作解表药用之很少。

2. **透疹止痒**：用于风热外束，麻疹不透，可与牛蒡子、升麻等散风透疹药同用；治风热束表之皮肤瘙痒，常与荆芥、防风等药同用，如消风散。

3. **祛风解痉**：用于小儿惊风及破伤风、小儿夜啼等，单用即可，或与全蝎等配伍使用。其既可祛外风，又能息内风。

4. **退翳明目**：用于肝经风热所致目赤肿痛，眼生翳障，常配菊花，草决明等同用。

5. **利咽开音**：用于风热或肺热所致的声音嘶哑，咽喉肿痛，可与薄荷、牛蒡子等同用。本品乃开音要药。

【用量用法】3 ~ 10 克。治破伤风用量宜大，常用至 15 ~ 30 克。

【使用注意】有“主妇人生子不下”的记载，故孕妇当慎用。

【实用验方】

1. **声音嘶哑：** 蝉蜕、胖大海不拘量，泡水服。

2. **皮肤瘙痒：** 蝉蜕、薄荷各等量，煎水洗。

3. **小儿夜啼：** 蝉蜕、薄荷 1 克，朱砂 0.1 克，研末，令儿吮少许。或用蝉蜕研末，煎，用钩藤汤调下。

4. **聤耳出脓：** 蝉蜕焙存性，研末，入少许麝香，绵裹塞之。

5. **慢性荨麻疹：** 蝉蜕（炒焦）2 份，刺蒺藜 1 份，研末，蜂蜜适量，炼蜜为丸，每次 10 克，每日服 2 ~ 3 次，温开水送下。

6. **破伤风：** 蝉蜕去头、足，焙干研细，每次 10 克，日 3 服。再用蝉蜕研为末，加葱汁调匀，涂破处，流出恶水。

7. **疔疮毒肿：** 用蝉蜕炒为末，蜜水调服 3 克。

21 桑叶 Sāngyè

【药材来源】为桑科植物桑的叶。

【处方用名】桑叶、冬桑叶、霜桑叶、炙桑叶。

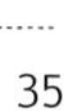

【产地采收】我国各地均有野生或栽培。以安徽、浙江等南方育蚕区产量较大。初霜后采收。以叶片完整，大而厚，色黄绿，质扎手者为佳。

【性状特征】药材多皱缩、破碎。完整的叶片有柄，展平后呈卵形或宽卵形，上表面黄绿色或浅黄棕色，下表面色较浅，叶脉突起，小脉网状，脉上被疏毛，叶脉具簇毛。气淡，味微苦涩。

【药性特点】苦、甘，寒。归肺、肝经。

【功效应用】

1. 疏散风热： 用于外感风热或温邪犯肺所致发热，咳嗽，咽痒等证，常配菊花、薄荷等同用，如桑菊饮。亦用于肺热及燥热伤肺之咳嗽，咳血，常配杏仁、沙参等同用，如桑杏汤、清燥救肺汤。本品疏散风热作用较为缓和。

2. 清肝明目： 用于风热或肝火上炎所致之目赤肿痛，视物昏花等证，常配菊花、决明子等同用；治疗肝阴不足，视力减退，可配黑芝麻同用，如桑麻丸。

3. 平抑肝阳： 用于肝阳上亢所致眩晕，头痛，烦躁易怒等，常与菊花、白芍等同用。本品清肝兼能平肝，作用不强。

【用量用法】6 ~ 12 克。清肝热宜生用，清肺热宜炙用。

【实用验方】

1. 风眼下泪： 腊月不落桑叶，煎汤日日温洗，或加入芒硝。

2. 肝阴不足，眼目昏花，咳久不愈，肌肤甲错，麻痹不仁： 桑叶 500 克，黑芝麻 200 克，熬浓汁，和白蜜 500 克，炼至滴水成珠，入桑叶末为丸，每服 10 克，空腹服。

3. 头目眩晕： 桑叶 10 克，菊花 10 克，枸杞子 15 克，决明子 6 克，水煎代茶饮。

4. 青盲： 取青桑叶焙干研细，煎汁乘热洗目，坚持必效。

5. 头发不长： 桑叶、麻叶煮淘米水洗头。

22 菊花 Júhuā

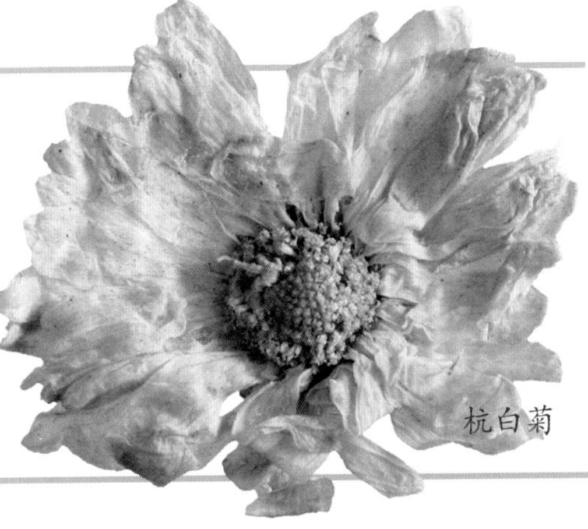
杭白菊

【药材来源】本品为菊科植物菊的干燥头状花序。

【处方用名】菊花、黄菊花、杭菊花、白菊花、甘菊花。

【产地采收】主产于浙江、安徽、河南等地。药材按产地和加工方法不同，为“亳菊”、“滁菊”、“贡菊”、“杭菊”等，以亳菊和滁菊品质最优。由于花的颜色不同，又有黄菊花和白菊花之分。

【性状特征】

1. 杭菊： 碟形或扁球形，直径 2.5 ~ 4 厘米，常数个相连成片。舌状花类白色或黄色，平展或微折叠，彼此粘连，通常无腺点；管状花多数，外露。

2. 贡菊： 扁球形或不规则球形，直径 1.5 ~ 2.5 厘米。舌状花白色或类白色，斜升，上部反折，边缘稍内卷而皱缩，通常无腺点；管状花少，外露。

3. 滁菊： 呈不规则球形或扁球形，直径 1.5 ~ 2.5 厘米，舌状花类白色，不规则扭曲，内卷，边缘皱缩，有时可见淡褐色腺点；管状花大多隐藏。

4. 亳菊： 呈倒圆锥形或圆筒形，直径 1.5 ~ 3 厘米，多离散。总苞碟状，3 ~ 4 层，舌状花数层，散生金黄色腺点，管状花顶端 5 齿裂，体轻，质柔润，气清香，味甘微苦。

均以花朵完整，颜色新鲜，气清香，少梗叶者为佳。

【药性特点】甘、苦、辛，微寒。归肺、肝经。

【功效应用】

1. 疏散风热： 用于外感风热或温邪犯肺发热，咳嗽，常与桑叶相须为用，如桑菊饮。其性能功用与桑叶相似，善治头面部疾患，作用缓和。

2. 清肝明目： 用于风热或肝火上炎所致的目赤肿痛，视物昏花，常配蝉蜕、草决明等同用；若系肝阴不足，眼目昏花，以白菊花入药为佳，多配枸杞子、地黄等，如杞菊地黄丸。其善清肝热，为明目要药。

3. 平抑肝阳： 用于肝阳上亢所致的眩晕，头痛，烦躁易怒，常配白芍、钩藤等同用。若肝火上攻以及肝经热盛、热极动风者，可与清肝热、息肝风药同用，如羚角钩藤汤。

4. 清热解毒： 用于热毒痈肿，常与金银花、连翘等清热解毒药同用。内服与外敷均宜，但作用较弱。以夏季热病多用。亦可单用泡水饮，预防痱子。

【用量用法】6 ~ 15 克。黄菊花偏于疏风清热，白菊花偏于清肝明目。

【实用验方】

1. 高血压： 将菊花 20 克，山楂片 10 克加水适量煎半小时后，捞去药渣，加入粳米 50 克，煮成粥，加红糖适量食用。

2. 急性结膜炎： 黄菊花，蒲公英各 15 克，水煎服。每日 2 次，连服数日。

3. 高血压以及因高血压引起的头晕目眩耳鸣： 菊花与猪瘦肉煮汤喝。

4. 感冒、高血压： 决明子 15 克，鲜菊花 30 克，水煮 30 分钟后去渣，加糯米 150 克，一起煮粥食用。

5. 目赤肿痛： 菊花 15 克，白蒺藜 15 克，木贼 15 克，蝉蜕 6 克。水煎服。

6. 血虚眩晕头痛： 菊花、当归、旋覆花、荆芥穗各等分，为末，每服 3 克，用葱白、茶末煎汤，食前温服。

7. 偏正头痛： 菊花、石膏、川芎等量，为末。每服 10 克，茶清调下。

8. 头痛、目赤、烦躁： 用大米熬粥，待煮好后加入白菊花

25克煮15分钟。分早晚2次食。

9. 感冒： 黄菊花、紫花地丁各10克，煎汁饮用。或用菊花30克，金银花20克，桑叶15克，以沸水冲泡代茶饮。

10. 养肝、明目、健脑、延缓衰老： 菊花与糯米、酒曲酿制成菊花酒，饮用。

23 蔓荆子 Mànjīngzǐ

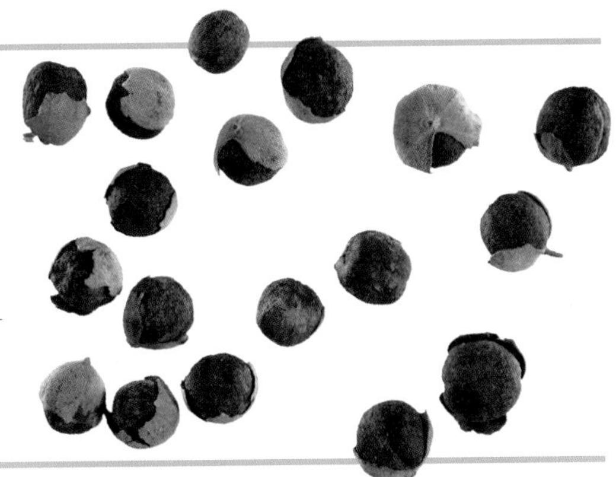

【药材来源】 本品为马鞭草科植物单叶蔓荆或蔓荆的干燥成熟果实。

【处方用名】 蔓荆子。

【产地采收】 单叶蔓荆主产于山东、江西等地；蔓荆主产于广东、广西等地。秋季果实成熟时采收。以粒大，饱满，具灰白色粉霜，气辛香者为佳。

【性状特征】 本品呈球形，直径4～6毫米。表面灰黑色或黑褐色，被灰白色粉霜状茸毛，有纵向浅沟4条，顶端微凹，基部有灰白色宿萼及短果梗。萼长为果实的1/3～2/3，5齿裂，其中2裂较深，密被茸毛。体轻，质坚韧，不易破碎。横切面可见4室，每室有种子1枚。气特异而芳香，味淡、微辛。

【药性特点】 苦、辛，微寒。归膀胱、肝、胃经。

【功效应用】

1. 疏散风热： 用于风热表证，症见头昏，头痛轻证者，可配伍薄荷、菊花等，如菊花茶调散。若风邪上攻之偏头痛，又常与川芎、白芷等祛风止痛药同用。本品解表之力较弱，多只作辅助药。

2. **清利头目**：用于风热上攻，目赤肿痛，目昏多泪者，常与菊花、刺蒺藜等祛风明目药同用；若治疗中气不足，清阳不升，耳鸣耳聋，可与补气升阳药黄芪、升麻等同用，如益气聪明汤。本品性善走上，俗有诸子皆降，唯蔓荆子独升之说。

此外，还可用治风湿痹痛，如羌活胜湿汤。

【用量用法】3～10克。水煎服。

【使用注意】凡头痛、目赤肿痛，因于阴虚有火者慎用。

【实用验方】

1. **外感风热所致头昏头痛及偏头痛**：蔓荆子200克，用酒500克浸瓶中，7日后，每次徐饮10～15毫升，每日3次。

2. **面部粉刺**：蔓荆子碾末调雪花膏，每天早晚涂之。

3. **眉毛脱落**：蔓荆子200克，微炒，研末，以醋调和，每天晚睡前涂在眉上。

4. **头痛**：蔓荆子6克，水煎常服，或加石楠叶10克，煎汤代茶。或川芎3克，蔓荆子3克，共研细末，每日1剂，分3次服。

5. **子宫脱垂**：升麻15克（研末），鸡蛋1个。将鸡蛋顶端钻1黄豆大小的圆孔，把药末放入蛋内搅匀，密封，将蒸熟鸡蛋去壳内服，每天1次，7日为1疗程。

24 柴胡 Cháihú

【药材来源】本品为伞形科植物柴胡或狭叶柴胡的干燥根。前者习称“北柴胡”，后者习称“南柴胡”、“红柴胡”。分别习称“北柴胡”及“南柴胡”。

【处方用名】北柴胡（硬柴胡）、南柴胡（软柴胡）、醋炒柴胡、竹叶柴胡。

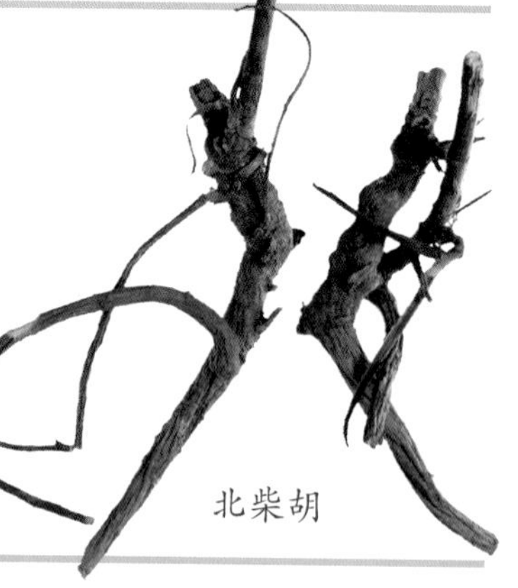

北柴胡

【产地采收】北柴胡主产于河北、河南等地；南柴胡主产于湖北、四川等地。一般认为北柴胡入药为佳。春、秋二季采挖。均以条粗长，须根少者为佳。

【性状特征】

1. 南柴胡： 根较细，多不分枝，根头顶端密被纤维状叶基残余。表面红棕色或黑棕色，靠近根头处多具明显的横向疣状突起。质稍软，易折断，断面略平坦，具败油气。

北柴胡

2. 北柴胡： 呈圆锥形，常有分枝，顶端常有残留的茎基，或短纤维状的叶基。表面黑褐色或浅棕色。质硬而韧，不易折断，断面呈片状纤维性，皮部浅棕色，木部黄白色。气微香，味微苦。

饮片为圆形、类圆形、长圆形或不规则的片状，有的呈段片；切面淡黄色，皮部薄，呈棕色或棕黄色，木部宽广，呈黄色，年长者强烈木化呈数层环状；周边棕褐色或黄棕色，有纵皱纹、支根痕及点状突起的皮孔。体轻，质硬，不易折断；气微香，味微苦。

3. 醋柴胡饮片： 形如柴胡片，色泽加深，具醋气。

【药性特点】苦、微辛，微寒。归肝、胆经。

【功效应用】

1. 解表退热： 用于外感表证发热，无论风热、风寒，皆可使用。治风热表证，发热，头痛等证，可与菊花、薄荷等同用；治伤寒邪在少阳，寒热往来，胸胁苦满，口苦咽干，目眩，用之尤宜，常与黄芩同用，如小柴胡汤。本品性升散而疏泄，有较好的退热作用，乃治少阳病证之要药。

2. 升举阳气： 用于气虚下陷所致内脏下垂，如胃下垂，脱肛，子宫下垂以及久泻等证，常配黄芪、升麻等同用，如补中益气汤。本品升提作用好。

3. **疏肝解郁**：用于肝气郁滞致胸胁或少腹胀痛，情志抑郁，妇女月经失调，痛经等证，常配香附、白芍等同用，如柴胡疏肝散。若肝郁血虚，脾失健运，妇女月经不调，乳房胀痛，胁肋作痛，配伍当归、白芍等同用，如逍遥散。

此外，还可退热截疟，治疗疟疾。

【用量用法】3 ~ 10克。解表退热宜生用，疏肝解郁宜醋炙，升阳可生用或酒炙用。

【使用注意】柴胡其性升散，故阴虚阳亢，肝风内动，阴亏津少，阴虚火旺者慎用。

【实用验方】

1. **盗汗往来寒热**：柴胡、胡黄连等份，研末，每次8克，温服。

2. **积热下痢**：柴胡、黄芩等份，半酒半水，煮，浸冷服。

3. **子宫脱垂**：柴胡5克，升麻6克，炒枳实15克，党参15克，煎水服。

4. **疟疾**：柴胡、青蒿、酒炒常山各10克，煎服。

5. **慢性肝炎**：柴胡、当归、赤芍、白芍、生白术、茯苓、生麦芽、炙鳖甲、陈皮、生甘草、夏枯草、败酱草各10克，煎服，一日1次。方中炙鳖甲亦可研末吞服。

6. **急性胆囊炎**：柴胡、大黄各12克，黄芩、枳实、川楝子、延胡索各10克，黄连6克，水煎服。

25 升麻 Shēngmá

【药材来源】本品为毛茛科植物大三叶升麻、兴安升麻或升麻的干燥根茎。药材依次称关升麻、北升麻、西升麻。

【处方用名】升麻、绿升麻、炙升麻。

【产地采收】主产于辽宁、吉林等地。秋季采挖。均以体大，质坚，外皮黑褐色，断面黄绿色，无须根者为佳。

【性状特征】

1. 关升麻：药材呈不规则长方状，多短分枝或结节状；表面暗棕色或黑棕色，有时皮部脱落而露出网状的筋脉，上侧有多个大型茎基，两侧及下侧有少数细根断痕；质坚硬而轻，断面黄白色，皮部菲薄，木部呈放射状或网状条纹(纵切面)，髓朽蚀成空洞。气微，味微苦。

2. 北升麻：药材与关升麻类似，但多分枝，多结节，多空洞窟窿；折断面不平，纤维性，如网状，微带绿色，有“绿升麻”之称；气微，味微苦、涩。

3. 西升麻(川升麻)：药材呈不规则块状，形如鸡骨，分枝极多，大小悬殊；表面灰棕色，茎基痕有空洞，洞壁断面有放射状沟纹；体轻而坚硬，不易折断；断面带灰绿色，有网状沟纹。

4. 升麻片：为不规则薄片，表面黄白色至淡棕黑色，有裂隙，纤维性，皮部很薄，中心有放射状网纹，髓部有空洞，质脆。

5. 蜜升麻：形如升麻片，黄棕色或棕褐色，味甜。

6. 升麻炭：形如升麻片，表面黑色，折断面黑褐色。

【药性特点】甘、辛，微寒。归肺、脾、胃、大肠经。

【功效应用】

1. 疏散风热：用于外感发热，不论风寒、风热，均可使用。因具有升散特性，且发表力弱，解表方中不作主药。

2. 透发疹毒：用治麻疹初起，外有风热，内有热毒，疹点透发不畅，常与葛根相须为用，如升麻葛根汤。

3. 升举阳气：用于中气不

足，气虚下陷，症见脘腹重坠作胀，久泻脱肛，胃下垂，子宫下垂，肾下垂等脏器脱垂，多与黄芪、柴胡等药同用，如补中益气汤。本品升提作用好，能引脾胃清阳之气上升。

4. 清热解毒：用于热毒所致口疮等多种病证，常配黄连、石膏同用，如清胃散。本品尤善清解阳明热毒，凡头面部热毒疾患为首选。

【用量用法】3 ~ 6克。发表透疹、清热解毒宜生用；升阳举陷宜炙用。

【使用注意】热盛火炎，阴虚阳浮，麻疹已透及喘满气逆者皆忌用。

【实用验方】

1. 多涎症：升麻、茯苓、桂枝、白术、生姜各12克，党参、黄芪各15克。水煎服，每日1剂，5天为1疗程。

2. 过敏性紫癜：升麻15克，鳖甲30克，当归10克，甘草12克。水煎取汁，每日1剂。

3. 低血压：炙升麻10克，红参15克，炒白术10克，炙黄芪30克，当归10克，大枣3枚。水煎服，每日1剂，分3次服，连服15天。

4. 偏头痛：升麻18克，生地15克，黄连10克，黄芩5克。水煎服，每日1剂。

5. 腮腺炎：生石膏30克，白蚤休、葛根各15克，天花粉、黄芩、牛蒡子、板蓝根、连翘、升麻、桔梗各10克，甘草5克。水煎服，每天1剂。

6. 腹泻：升麻15克，党参8克，茯苓5克，山药5克，白扁豆10克。水煎服，每日1次。分3次服，3剂即可治愈。

26 葛根 Gěgēn

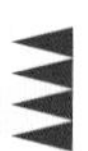

【药材来源】本品来源于豆科植物野葛的干燥根，称葛根。豆科植物甘葛藤的根，称粉葛。

【处方用名】葛根、粉葛根、煨葛根。

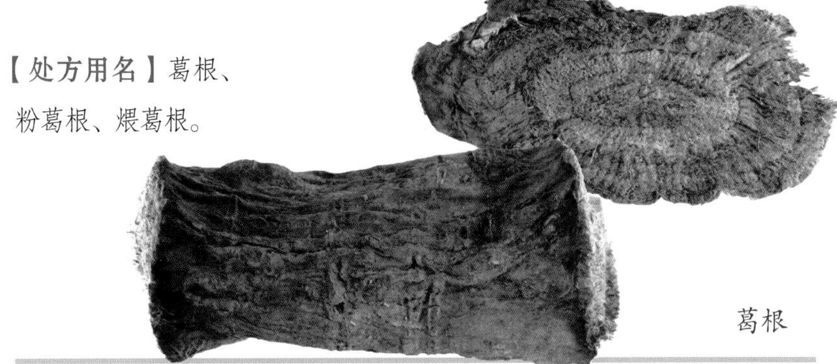

葛根

【产地采收】主产于湖南、河南等地。秋、冬二季采挖。

【性状特征】

1. 葛根：根呈纵切的长方形厚片或小方块，长 5 ~ 35 厘米，厚 0.5 ~ 1 厘米；外皮淡棕色，有纵皱纹，粗糙；切面黄白色，纹理不明显；质韧，纤维性强；气微，味微甜。

2. 粉葛：呈纵切的长方形厚片。表面黄白色。体重，质硬，富粉性。横切面可见纤维形成的浅棕色同心性环纹。

3. 炒葛根：形如生葛根片，表面微黄色、米黄色或深黄色。

【药性特点】辛、甘，凉、归肺、胃经。

【功效应用】

1. 疏散风热：用于外感表证发热，无论风寒、风热，均可选用。外感表证，症见项背强痛者，更为适宜，如葛根汤、桂枝加葛根汤。

2. 生津止渴：用于热病口渴，或阴液不足以及气阴两虚之口渴等。本品升发清阳，能生津。

3. 透发麻疹：用于疹出不畅，常配升麻等同用，如升麻葛根汤，尤以兼有津伤口渴者为宜。

4. 升阳止泻：用于脾虚泄泻，常配党参、白术等同用，如七味白术散。治疗湿热泻痢，常配黄连、黄芩等，如葛根芩连汤。本品可鼓舞脾胃清阳之气上升，以治疗泻痢。

【用量用法】6 ~ 15 克。解表退热、透疹、生津宜生用，升阳止泻宜煨用。

【实用验方】

1. **酒醉不醒**：葛根汁饮服，或葛花泡茶服。

2. **麻疹**：葛根3克，升麻3克，白芍3克，甘草3克，水煎服。每日3次。

3. **痢疾**：葛根15克，黄连6克，黄芩10克，甘草6克，水煎服。每日3次。

4. **项强**：葛根10克，水煎服，每日3次。

5. **突发性耳聋**：葛根10克，水煎服，每日3次。

6. **烦躁热渴**：葛根120克，煮粥食。

7. **小儿热渴不止**：葛根15克，水煎服。

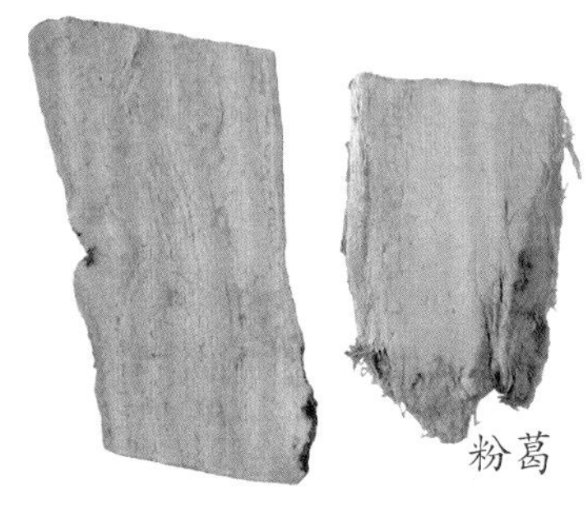
粉葛

8. **消渴，多尿**：葛根研粉，加入粳米中煮食。

9. **冠心病心绞痛**：葛根30～60克，红花、桃仁、郁金各15克，日服2次，20天为1疗程。

10. **预防酒醉**：葛花，泡水代茶饮，边饮酒边喝葛花茶。也可以用鲜葛根取汁饮。

27 淡豆豉 Dàndòuchǐ

【药材来源】为豆科植物大豆成熟种子的发酵加工品。

【处方用名】淡豆豉、豆豉。

【产地采收】全国各地均产。以色黑，附有膜状物者为佳。

【性状特征】本品呈椭圆形，略扁，长0.6～1厘米，直径0.5～0.7厘米。表面黑色，皱缩不平。质柔软，断面棕黑色。气香，味微甘。

【药性特点】苦、辛，凉。归肺、胃经。

【功效应用】

疏散风热：用于感冒病证，无论风寒、风热表证，皆可使用。用治风热感冒，或温病初起，发热，微恶风寒，头痛口渴，咽痛等证，常与金银花、连翘等同用，如银翘散。若风寒感冒初起，恶寒发热，无汗，头痛，鼻塞等，常配葱白，如葱豉汤。亦用于外感热病，邪热内郁胸中，心中懊憹，烦热不眠，如栀子豉汤。本品略有发散作用，作用平和。

【用量用法】6～12克。煎服。

【使用注意】淡豆豉的传统加工炮制方法有两种，其一用青蒿、桑叶等为辅料加工者，苦、辛，凉，偏于疏散表邪，宣发郁热。其二用麻黄、苏叶等为辅料加工者，辛、苦，偏温，用治风寒感冒头痛。

【实用验方】

1. 感冒发热头痛：淡豆豉10克，大葱15克，生姜10克，煎汤服，取汗为度。

2. 断奶乳胀：豆豉200克，水煎饮服，再煎洗乳房。

3. 丹毒，脓疮，黄水出：将豆豉炒焦，为末，油调敷之。

4. 小便不通：连根葱1根，生姜1片，淡豆豉5克，盐2匙。同研捶作饼，烘热，饼掩脐中，以厚棉絮系定，良久气通自利，不然再换。

5. 风寒咳嗽：葱白5～10节，淡豆豉10克，苏梗或陈皮3克，共煎取汁，调入红糖适量内服。

28 浮萍 Fúpíng

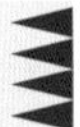

【药材来源】为浮萍科草本植物紫萍的干燥全草。

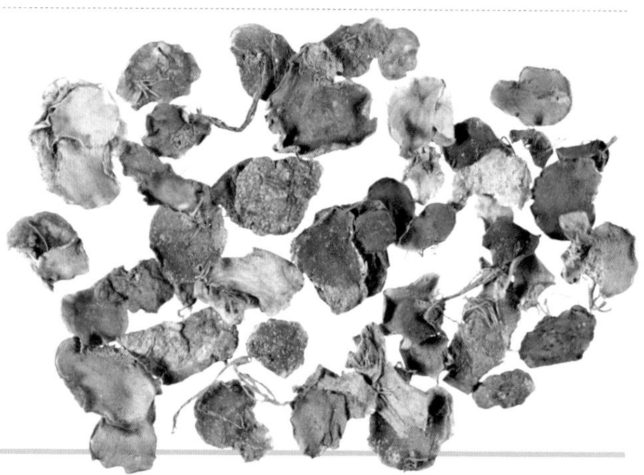

【处方用名】浮萍、紫背浮萍。

【产地采收】全国各地池沼均产，以湖北、江苏等省产量大。6 ~ 9 月采收，除去杂质，晒干。

【性状特征】本品为扁平叶状体，呈卵形或卵圆形，长径 2 ~ 5 毫米。上表面淡绿色至灰绿色，偏侧有 1 小凹陷，边缘整齐或微卷曲。下表面紫绿色至紫棕色，着生数条须根。体轻，手捻易碎。气微，味淡。

【药性特点】辛，寒。归肺、膀胱经。

【功效应用】

1. 疏散风热：用于风热感冒，发热无汗等证，可与薄荷、连翘等同用。若风寒感冒，恶寒无汗，可与麻黄、荆芥等同用。本品质轻上浮，发汗力量较强。

2. 透疹止痒：用于麻疹初起，疹出不畅，常与薄荷、牛蒡子等同用。

3. 祛风止痒：用于风邪郁闭肌表，风疹瘙痒以及其他皮肤瘙痒。偏于风热者，多与蝉蜕、牛蒡子等同用；偏于风寒者，多与防风、荆芥等药同用。

4. 利尿消肿：用于水肿尿少兼风热表证者为宜，可单用，或与麻黄、连翘等同用。其上可开宣肺气而发汗透邪，下可通调水道而利尿消肿。

【用量用法】3 ~ 10 克。煎服。外用适量，煎汤浸洗。

【使用注意】表虚自汗者不宜使用。

【实用验方】

1. 皮肤风热，遍身瘾疹：牛蒡子、浮萍等分，为末，以薄荷煎汤调下。

2. 急性肾炎水肿：浮萍 50 克，黑豆 25 克，水煎服。

3. 鼻衄不止：干浮萍研末，吹入鼻中。

4. 荨麻疹：浮萍、胡麻、皂刺、白蒺藜、海桐皮各 15 克。水煎服。

5. 消渴：干浮萍、天花粉等分，研末，以人乳汁糊丸，每次 10 克，每日 3 次。

29 木贼 Mùzéi

【药材来源】为木贼科植物木贼的干燥地上部分。

【处方用名】木贼、木贼草。

【产地采收】主产于黑龙江、吉林等省区。

【性状特征】茎呈长管状，不分枝。长 40 ~ 60 厘米，直径约 6 毫米。表面灰绿色或黄绿色，有 18 ~ 30 条细纵棱，平直排列，棱脊上有 2 行细小的疣状突起，触之稍挂手。节上着生鳞片状合生的筒状叶鞘，叶鞘基部和先端具 2 圈棕黑色较宽的环。鞘片背面有 2 条棱脊及 1 条浅沟。质脆，易折断，断面中空。边缘有 20 ~ 30 个小空腔，排列成环状，内有白色或浅绿色的薄瓤。气微，味微涩，嚼之有沙粒感。

【药性特点】甘、苦，平。归肺、肝经。

【功效应用】

1. 疏散风热：用于风热上攻于目所致目赤肿痛，多泪，可与蝉蜕、菊花等同用。本品较少用于风热感冒，力量不强。

2. 退翳明目：用于肝热视物昏花，目生翳障，可与决明子、菊花等清肝明目药配伍。

此外兼有止血作用，但药力薄弱，较少单独使用，宜与其它止血药配伍治疗肠风下血，可与槐角、荆芥等同用。

【用量用法】3 ~ 10克。

【实用验方】

1. 目昏多泪：木贼草、茅苍术各等量，共为细末，每次口服6克，一日2次，以淡茶水调服。

2. 扁平疣：木贼草以水煎，外洗疣局部，日3次，擦洗到局部微红或微痛。

3. 脱肛历年不愈：木贼烧存性，为末，掺肛门上。

4. 两眼无神，眼睑下垂：木贼草15克、桃仁20克，水煎后取药汁加蜂蜜制成浴液洗脸。

5. 皮肤粗糙，小疖、粉刺：木贼15克、芦荟20克，水煎后取药汁加牛奶制成浴液洗浴。

6. 经常鼻出血：木贼煎浓，洗鼻孔。

7. 大便泻血不止，肠痔下血多年不止：木贼20克，水煎温服，一日1服。或木贼烧存性，为末，掺肛门上。

8. 月经过多：木贼微炒，每次10克，水煎温服，每日服1次。

第二章 清热药

凡性属寒凉，以清解里热为主要作用，主治里热病证的药物，称为清热药。其主要作用是清泄里热。根据清热药的药性特点及功效主治差异以及热邪有深浅、脏腑部位的不同，可分为清热泻火药、清热燥湿药、清热解毒药、清热凉血药和清退虚热药五类。主要适用于里热证。症见身热、面红、口渴饮冷、尿赤、疮疡、舌红、苔黄、脉数等。

1 石膏 Shígāo

【药材来源】为含水硫酸钙纤维状结晶聚合体的矿石。

【处方用名】生石膏、石膏。

【产地采收】主产于湖北、甘肃等地。随时可采挖。以块大、色白、质松、半透明、纵断面如丝者为佳。

【性状特征】本品为纤维状集合体，呈长块状、板块状或不规则状。白色、灰白色或淡黄色，有的半透明。体重，质软，纵断面有绢丝样光泽。气微，味淡。以色白、块大、质松脆、纵断面如丝、无夹层、无杂石者为佳。

【药性特点】辛、甘，大寒。归肺、胃经。

【功效应用】

1. **清热泻火**：用于温热病热入气分的实热证，症见高热，汗出，心烦，口渴，脉洪大有力等，常与知母相须为用，如白虎汤。若热毒壅盛，气血两燔所致之高热，发斑等，配黄连、生地等以气血两清，如清瘟败毒饮。本品性大寒，泻火力强，乃治疗热病高热之要药，为清解之品。

2. **清肺胃热**：用于肺热壅盛之气急喘促，喘咳痰稠者，配麻黄、杏仁等同用，如麻黄杏仁甘草石膏汤；若胃火上炎，牙龈红肿疼痛，或牙龈出血，或口疮，头痛，配知母、牛膝等，如玉女煎。

【用量用法】15 ~ 60克，宜打碎入煎。内服宜生用。

【使用注意】虚寒证忌用。

【实用验方】

1. **嘴唇干裂**：煅石膏50克，研细粉，加蜂蜜50克，冰片3克，搅匀装瓶备用。每日涂患处2 ~ 3次。一般3 ~ 4天即可治愈。

2. **胃火牙痛**：石膏研末，用醋糊成丸，如绿豆大小，每次吞服10丸，每日3次。

3. **心烦头痛**：石膏150克，先煮，取其汁与粳米80克同煮成粥食用。

4. **口渴舌燥**：石膏180克，乌梅20枚，水煎煮，每日1服，分2次服。

5. **水火烫伤**：煅石膏研末，外撒患处。

6. **痰热而喘**：石膏200克，炙甘草50克，研末，每次10克，每日3次。

7. **神经性头痛**：生石膏90克，生姜60克，将石膏研细末，用生姜捣烂如饼状，敷于痛处，以巾裹之，1小时后除去。

8. **烫火烂疮**：煅石膏研末，撒敷。

9. **痔瘘**：煅石膏500克，冰片5克，共为细末，撒敷。

10. **湿疹**：煅石膏、青黛、黄柏、五倍子等份为末，外擦。

2 知母 Zhīmǔ

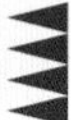

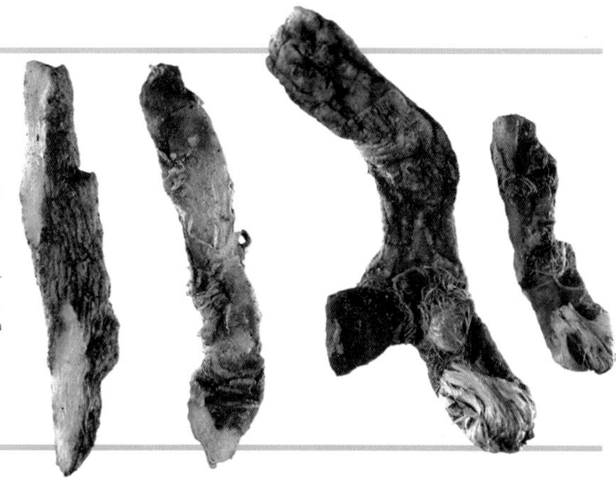

【药材来源】本品为百合科植物知母的干燥根茎。

【处方用名】知母、肥知母、毛知母、知母肉。

【产地采收】主产于河北、山西等地。春秋二季采挖入药。除去须根及泥沙，晒干，习称“毛知母”；除去外皮，晒干，习称“光知母”（知母肉）。

【性状特征】

1. **毛知母：**呈扁条状，一端有浅黄色的茎叶残基，表面黄棕色至棕色，上面有一凹沟，具紧密排列的环状节，节上密生黄棕色的残存叶基，由两侧向根茎上方长；下面隆起而略皱缩，并有凹陷或突起的点状根痕；质硬，易折断，断面黄白色；气微，味甜、略苦，嚼之黏性。

2. **光知母：**外皮大部已除去；表面黄白色或淡黄棕色，有扭曲的纵沟。有的残留少数毛须状叶基及下陷的点状须根痕。

3. **知母饮片：**为不规则的类圆形厚片，表面黄白色，周边黄棕色至棕色，或黄白色。

4. **盐知母：**形如知母片，色泽加深，味微咸。

【药性特点】苦、甘，寒。归肺、胃、肾经。

【功效应用】

1. **清热泻火：**用于温热病热入气分的实热证，症见高热、汗出、心烦、口渴、脉洪大等，常配石膏相须为用，如白虎汤。

2. **清肺胃热**：用于肺热咳嗽，

痰黄粘稠，常与清化热痰药同用；若阴虚燥咳，宜与养阴润燥药配伍；若胃热口渴，与石膏、麦冬等药同用，如玉女煎；若消渴病，常与山药、黄芪等同用，如玉液汤。

3. **滋阴润燥：**用于阴虚火旺所致骨蒸潮热，盗汗，遗精，心烦等，配黄柏、熟地等，如知柏地黄丸。其善于退虚热，泻肾火以达到坚阴之目的。

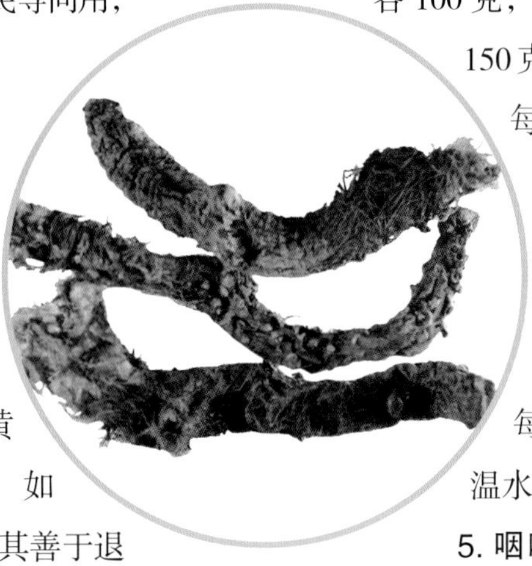

【用量用法】5～15克。用盐水炒者，加强其入肾的作用。

【使用注意】虚寒证不宜。因其性寒滋润，脾虚便溏者尤应忌用。

【实用验方】

1. **梦泄遗精：**知母10克，黄柏10克，滑石30克。上为末，白水和丸，空腹温酒盐汤送下。

2. **久嗽气急：**知母、杏仁、莱菔子各等量，水煎服。或为末，加糊为丸，姜汤下，以绝病根。

3. **阴虚火旺，骨蒸潮热，盗汗，咳嗽，咯血，烦热易饥，足膝疼热：**炒黄柏、酒炒知母各100克，熟地黄、龟板各150克，上为末，蜜丸，每次10克，内服。

4. **膀胱积热：**知母、黄柏、黄连各等分。研末，水泛丸，每次6克，食前温水送下。

5. **咽喉干涩而痛，吞咽不利，朝轻暮重，伴有腰酸腿软，耳鸣、失眠、盗汗、手足心热等：**知母12克，黄柏10克，生地30克，山药15克，丹皮10克，茯苓12克，山茱萸12克，泽泻12克，何首乌15克，女贞子12克，每日1剂，水煎服，每日2次。

6. **消渴：**生山药15克，生黄50克，知母10克，生鸡内金10克，葛根15克，五味子10克，天花粉15克，水煎服。

7. **紫癜：**醋磨知母涂搽。

8. **甲疽**：知母烧存性，研末敷患处。

9. **邪热内盛，齿牙干燥，烦渴引饮**：知母10克，石膏30克，麦门冬15克，甘草10克，红参10克，水煎服。

10. **久嗽气急**：知母、杏仁等分，同煎服。另以莱菔子、杏仁等分为末 加米糊做成丸子，每服10克。

3 芦根 Lúgēn

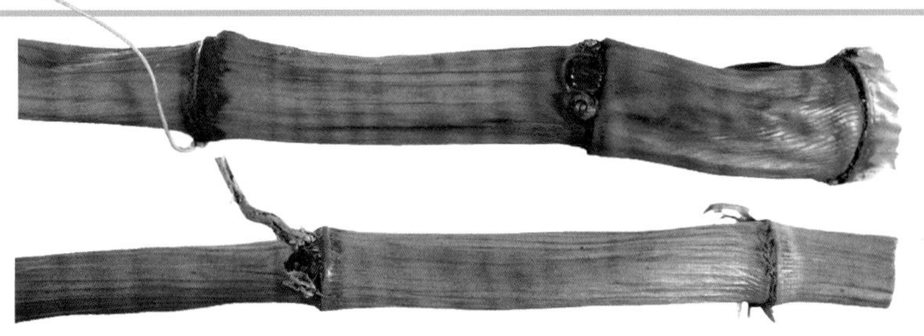

【药材来源】本品为禾本科植物芦苇的新鲜或干燥根茎。

【处方用名】芦根、鲜芦根。

【产地采收】

全国各地均产。春末、夏初及秋季采挖。以条粗壮，表面黄白色，有光泽，无须根，体轻质韧，不易折断者为佳。

【性状特征】

1. **鲜芦根**：呈长圆柱形，有的略扁，长短不一。表面黄白色，有光泽，外皮疏松可剥离，节呈环状，有残根及芽痕。体轻，质韧，不易折断。切断面黄白色，中空，有小孔排列成环。无臭，味甘。

2. **干芦根**：呈扁圆柱形。节处较硬，节间有纵皱纹。

【药性特点】甘，寒。归肺、胃经。

【功效应用】

1. **清热生津**：用于气分热证所致发热，汗出，烦渴，常与麦冬汁、藕汁等药配伍，如五汁饮。若温热毒邪壅于肺胃之小儿痘疹，透发不畅者，可用芦根清肺胃，生津液，促使痘疹透发。本品入气分，作用缓和，无恋邪之弊，多作辅助药。

2. 清泻肺热：用于肺热、痰热咳嗽，咯痰黄稠，以及风热感冒咳嗽，其与金银花、桑叶等配伍，如银翘散、桑菊饮。

3. 清胃止呕：用于胃热伤津之口渴多饮；或胃热上逆之呕逆。本品善清胃热，作用平和。

4. 祛痰排脓：用于肺痈咳吐脓血，胸痛，痰涎腥臭等，可配冬瓜仁、薏苡仁等同用，如苇茎汤。

5. 利尿：用于湿热淋证及湿热水肿，多与其他利尿通淋药或利水退肿药同用。本品性走下，作用较平和。

【用量用法】15 ~ 30 克，鲜品 30 ~ 60 克；或捣取汁服。

【使用注意】虚寒证慎用。

【实用验方】

1. 烦闷吐逆，食少：芦根 50 克，水煎服。

2. 伤寒后呕哕反胃，或干呕不食：生芦根 30 克，竹茹 20 克，粳米 20 克，生姜 10 克，水煎服。

3. 食鱼蟹中毒，面肿，烦乱：芦根汁，多饮良。

4. 牙龈出血：芦根水煎，代茶饮。

5. 百日咳：将鲜芦根 50 克，竹茹 10 克，加适量清水同煮，去渣取汁，加入粳米 60 克煮粥，粥将成时加生姜 2 片，稍煮片刻食用。

6. 肺脓疡：干芦根 300 克，文火煎两次，取汁分 3 次服完。

7. 温热病后，余热未尽，胸脘微闷，知饥不食：佩兰叶、藿香叶、薄荷叶、鲜荷叶、枇杷叶各 10 克，芦根 30 克。加水煎汤，加白糖调味饮。

8. 肺热咳嗽，痰黄稠，咽干口渴：鲜芦根 500 克，竹茹 15 克，煎水取汁，入粳米 100 克煮粥，米近熟时下生姜同煮至米熟，去姜食粥。

9. 温热病发热、烦渴：石膏 30 克，鲜芦根 60 克，煎水取汁，入粳米 100 克加水煮粥食。

4 天花粉 Tiānhuāfěn

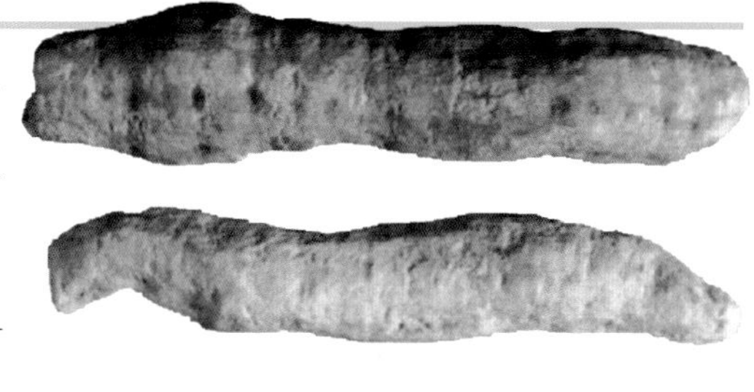

【药材来源】本品为葫芦科植物栝楼及双边栝楼的干燥根。

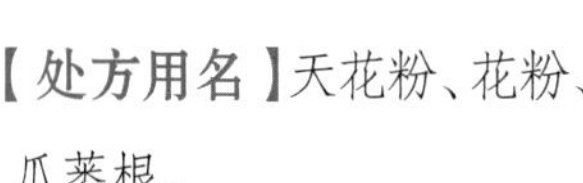

【处方用名】天花粉、花粉、瓜蒌根。

【产地采收】主产于河南、山东等地。秋冬二季采挖。以质坚实，断面白色或淡黄色，富粉性者为佳。

【性状特征】

1. 药材：呈不规则圆柱形，纺锤形或瓣块状，表面黄白色或淡棕黄色，有纵皱纹、细根痕及略凹陷的横长皮孔；有黄棕色外皮残留；质坚实，断面白色或淡黄色，富粉性，横切面可见黄色导管孔，略呈放射状排列；纵切面可见黄色条纹状导管；无臭，味微苦。

2. 饮片：外皮黄白色，未去净粗皮的显棕色斑痕，质坚实，切面白色，富粉性，有黄色筋脉点，略呈放射状排列。

【药性特点】甘、微苦，微寒。归肺、胃经。

【功效应用】

1. 清热生津：用于温热病气分热盛伤津口渴者，常与石膏、知母等药同用。若胃热口渴，消渴，可单用。治消渴病，与黄芪、山药等药同用，如玉液汤。

2. 清泻肺热：用于燥热伤肺，干咳或痰少而粘，或痰中带血等证，常与清肺润燥及养肺阴药沙参、麦冬等同用，如沙参麦冬汤。

3. 活血排脓：用于热毒炽

盛，瘀血阻滞之疮疡红肿热痛者，内服、外敷均可，治疮痈脓成难溃者，配伍金银花、白芷等，如仙方活命饮。本品可促使脓液排除，未成脓者可使之消散，已成脓者可使之排脓。亦用于跌打损伤肿痛。

【用量用法】10 ~ 15 克。外用适量。

【使用注意】虚寒证忌用。不宜与乌头类药材同用。

【实用验方】

1. **消渴，口干舌燥：**天花粉15克、生姜10克，麦冬10克、芦根30克，茅根30克，水煎服。

2. **痈未溃：**天花粉、赤小豆等分，为末，醋调涂之。

3. **跌打损伤，胸膛疼痛难忍，咳嗽多年不止：**天花粉研粉，每服6克。

4. **产后吹乳，肿硬疼痛：**天花粉、乳香等份为末，温酒调下，每服5克。

5. **乳头溃疡：**天花粉，研末，鸡蛋清调敷。

6. **糖尿病及肺热咳嗽：**天花粉30克，煎后去渣，取汁，再入粳米100克煮作粥，任意食用。

7. **消渴饮水多，身体消瘦：**天花粉、黄连各30克，茯苓、当归各15克，上药研末，炼蜜为丸，如梧桐子大。每服30丸，茅根煎汤下。

8. **痈肿疮毒：**天花粉研末，醋调后，外敷。亦可以配伍赤小豆同用。

9. **虚热咳嗽：**天花粉50克、人参10克，为末，每次3克，以米汤送服。

5 淡竹叶 Dànzhúyè

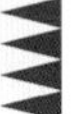

【药材来源】本品为禾本科植物淡竹叶的干燥茎叶。

【处方用名】淡竹叶。

【产地采收】主产于浙江、江苏等地。夏末未抽花穗时割取。以色青绿、叶大、梗少，无根及花穗，体轻，质柔韧者为佳。

【性状特征】茎圆柱形，表面淡黄绿色，有节，节上抱有叶鞘，断面中空。叶多皱缩卷曲，叶片被针形，表面浅绿色或黄绿色，叶脉平行，具横行小脉，形成长方形的网格状，下表面尤为明显。叶鞘长约5厘米，开裂，外具纵条纹，沿叶鞘边缘有白色长柔毛。体轻，质柔韧。气微，味淡。以叶大、色绿、不带根及花穗者为佳。

【药性特点】甘、淡，寒。归心、小肠、胃经。

【功效应用】

1. 清心除烦：用于热病心胸烦热，舌尖红赤，口舌生疮；亦用于气分实热之高热、汗出、烦渴等证。对胃热津伤所致的口渴，牙龈肿痛亦可使用。也用于外感风热，或热病余热未尽者，配金银花、芦根等同用。其清热作用缓和，轻证多用。

2. 清热利尿：用于心火亢盛，热邪下移所致小便赤涩、尿道灼痛等证。

【用量用法】5 ~ 15克。

【使用注意】虚寒证忌用。

【实用验方】

1. **热病烦渴**：淡竹叶30克，白茅根30克，金银花12克。水煎服。

2. **小儿夜啼**：淡竹叶、车前子（布包）、生地各10克，蝉蜕、甘草节、黄芩各5克，煎服。

3. **尿血**：淡竹叶、白茅根各30克，水煎服，每日1剂。

4. **血淋，小便涩痛**：淡竹叶30克，生地15克，生藕节30克。煎汤服，日2次。

5. **口腔炎，牙周炎，扁桃体炎**：淡竹叶30～60克，紫花地丁、夏枯草各15克，薄荷10克，水煎服。

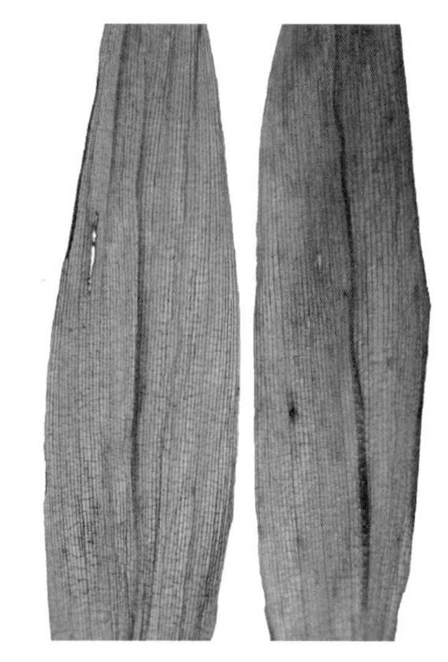

6. **牙齿出血**：淡竹叶煎浓汁含漱。

7. **脱肛不收**：淡竹叶煎浓汁热洗。

6 竹叶 Zhúyè

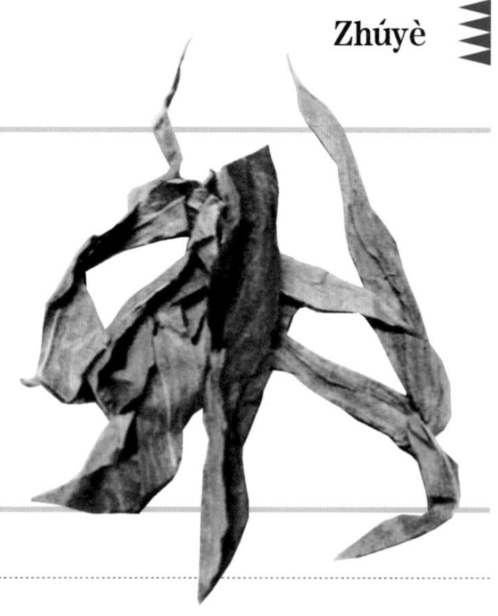

【药材来源】为禾本科木本植物淡竹的叶。其卷而未放的幼叶，称竹叶卷心。

【处方用名】竹叶。

【产地采收】产于长江流域各省。随时可采，宜用鲜品。

【性状特征】本品长 25 ~ 75 厘米。茎呈圆柱形，有节，表面淡黄绿色，断面中空。叶鞘开裂。叶片披针形，有的皱缩卷曲，长 5 ~ 20 厘米，宽 1 ~ 3.5 厘米；表面浅绿色或黄绿色。叶脉平行，具横行小脉，形成长方形的网格状，下表面尤为明显。体轻，质柔韧。气微，味淡。

【药性特点】甘、淡，寒。归心、胃、小肠经。

【功效应用】

1. 清热除烦：用于热病伤津，烦热口渴，常配石膏、知母等同用，如清瘟败毒饮。若配人参、麦冬等，可治热病后期，余热未清，气津两伤之证，如竹叶石膏汤。并能凉散上焦风热，配金银花、连翘等，可用治外感风热，烦热口渴，如银翘散。

2. 利尿通淋：用于心火上炎之口舌生疮，或心热下移于小肠之小便短赤涩痛，常配木通、生地黄等同用，如导赤散。其上清心火，下利小便。

竹叶卷心清心泻火作用更强，用于温病热陷心包，神昏谵语之证，常配莲子心、连翘心等同用。

【用量用法】6 ~ 15 克；鲜品 15 ~ 30 克。

【使用注意】阴虚火旺，骨蒸潮热者忌用。

【实用验方】

1. 头疮、耳疮、疥癣：苦竹叶烧灰，调猪胆涂搽。

2. 口舌糜烂：竹叶 30 克，车前草 15 克，甘草 3 克，水煎服。

3. 水痘：竹叶、蒲公英各 10 克，金银花 15 克，水煎服。

4. 火热牙痛、牙龈溃烂：竹叶 50 克，生姜 5 克，食盐 2 克，生石膏 30 克，水煎，药液频频含咽。

5. 发热、惊风：竹叶、灯心、麦冬各 6 克，乌豆 15 克，竹心 20 条，柿饼 1 块，水煎服。

6. 发热心烦口渴：竹叶 10 ~ 15 克，水煎服。

7. 血淋、小便疼痛：竹叶、生藕节各 30 克，生地 15 克，水煎服，每日 2 次。

8. 尿血：竹叶 12 克，鲜茅根 30 克，仙鹤草 15 克，水煎服。

9. 尿路感染：竹叶 12 ~ 15 克，忍冬藤、凤尾草各 30 克，或灯心草 10 克，水煎服，每日 1 剂。

10. 肺炎高热咳嗽：竹叶 30 克，麦冬 15 克，水煎，冲蜜服，日 2 ~ 3 次。

7 栀子 Zhīzǐ

【药材来源】本品为茜草科植物栀子的干燥成熟果实。

【处方用名】栀子、生栀子、栀子炭、山栀子。

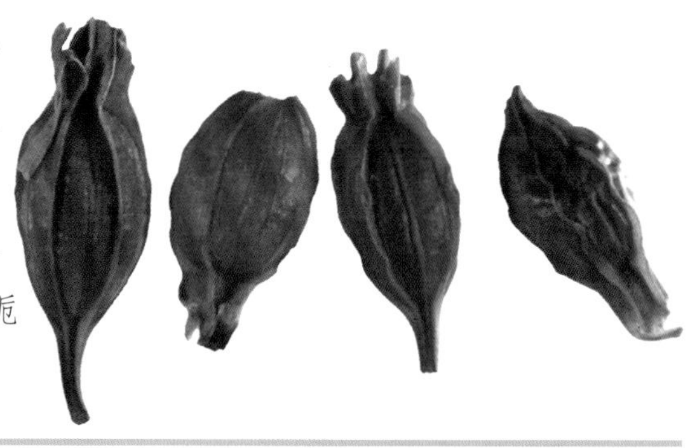

【产地采收】主产于长江以南各地。9 ~ 11 月采收成熟果实。以个小、完整、皮薄、饱满、色红黄者为佳。

【性状特征】果实呈倒卵形、椭圆形或长椭圆形，表面红棕色或红黄色，微有光泽，有翅状纵棱 6 ~ 8 条，每二翅棱间有纵脉 1 条，先端有暗黄绿色残存宿萼，先端有 6 ~ 8 条长形裂片，多碎断，果实基部收缩成果柄状，末端有圆形果柄痕。果皮薄而脆，内表面鲜黄色或红黄色。有光泽，具隆起的假隔膜 2 ~ 3 条。折断面鲜黄色，种子多数，扁椭圆形或扁矩圆形，聚成球状团块，棕红色，表面有细而密的凹入小点；胚乳角质；胚长形，具心形子叶 2 片。气微，味微酸苦。以皮薄、饱满、色红黄者为佳。

【药性特点】苦，寒。归心、肝、胃、肺经。

【功效应用】

1. 泻火除烦：用于热病烦热，

躁扰不宁，睡眠不安等，配淡豆豉，如栀子豉汤。症重者，若高热烦躁，神昏谵语，可与黄连、黄芩等药配伍同用，如清瘟败毒饮。若肝郁火热之口苦目赤等，配黄芩、龙胆草等，如龙胆泻肝汤。

2. 清热解毒：用于多种热毒病证，如疮疡肿痛，常与黄连、黄芩等同用，如黄连解毒汤。

3. 凉血止血：用于血热妄行之吐血、衄血、咯血及尿血等，配侧柏叶、茜草等，如十灰散。

4. 清利湿热：用于肝胆湿热郁结不解所致黄疸，配茵陈、大黄同用，如茵陈蒿汤；若膀胱湿热所致之小便短赤涩痛，淋沥不尽等，配车前子、瞿麦等，如八正散。

【用量用法】5 ~ 15克。生用偏于清热；炒用降低苦寒之性，炒炭专于凉血止血。外用适量。

【使用注意】虚寒证不宜。脾虚便溏者忌用。

【实用验方】

1. 暑疖：栀子粉适量，入新鲜马齿苋中捣烂调匀，敷于患处，干后即换，不拘次数。

2. 带状疱疹：取栀子粉20克，延胡索粉10克，冰片2克，凡士林100克，调匀外涂，每日2次。

3. 毛囊炎：栀子粉、穿心莲粉各15克，冰片2克，凡士林100克，调匀外涂，每日2次。

4. 肛周脓肿：栀子50克（研碎），大黄、芒硝、连翘、五倍子各30克，煎水适量，趁热先熏后洗坐浴。每日2次，每次20 ~ 30分钟。

5. 结节性红斑，灼热疼痛：栀子粉20克，赤芍粉10克，凡士林100克，调匀外涂，每日两次。

6. 烧伤：局部肌肤发红，灼热疼痛：栀子适量研碎，煎水待凉，湿敷患处，5 ~ 10分钟更换1次，或有热痛感即敷。

7. 软组织挫伤，关节附近软组织挫伤后，局部红肿疼痛，或肤色青紫：栀子粉适量，用食醋或凉茶外涂患处，干后即换。

8 夏枯草

Xiàkūcǎo

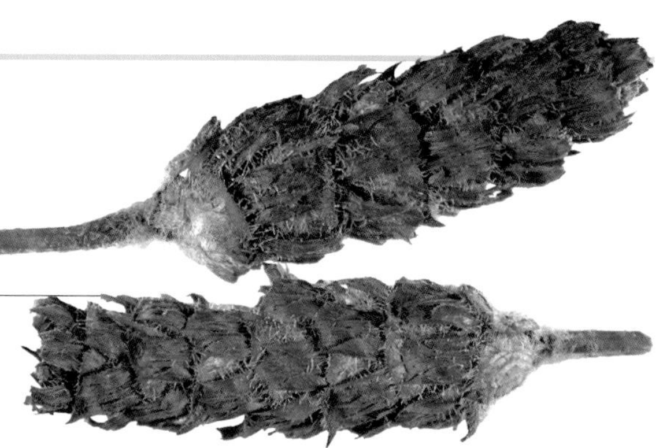

【药材来源】为唇形科植物夏枯草的干燥果穗。

【处方用名】夏枯草、夏枯球。

【产地采收】为我国各地均产。夏季果穗半枯时采收。以穗大，色棕红、摇之作响，体轻柔，不易破裂者为佳。

【性状特征】本品呈棒状，略扁，长 1.5 ~ 8 厘米，直径 0.8 ~ 1.5 厘米，淡棕色至棕红色。全穗由数轮至 10 数轮宿萼与苞片组成，每轮有对生苞片 2 片，呈扇形，先端尖尾状，脉纹明显，外表面有白毛。每一苞片内有花 3 朵，花冠多已脱落，宿萼二唇形，内有小坚果 4 枚，卵圆形，棕色，尖端有白色突起。体轻。气微，味淡。

【药性特点】苦、辛，寒。归肝经。

【功效应用】

1. **清肝明目**：用于肝火上炎，症见目赤肿痛，羞明流泪，头痛眩晕等证，可单用；若与菊花、决明子等清肝明目药配伍，则疗效更佳。治肝虚目珠疼痛，入夜加剧者，可与滋养肝阴、肝血之品同用。

2. **散结消肿**：用于肝郁化火，灼津为痰，痰火郁结而致瘰疬，瘿瘤，乳癖等，多与消痰散结药配伍。以单味煎汤熬膏，内服外敷均可。无论瘰疬已溃未溃，都可使用。

【用量用法】10 ~ 15 克。可单用熬膏长期服用。

【使用注意】虚寒证慎用。

【实用验方】

1. **肝虚目痛，冷泪不止，羞明畏光**：夏枯草、香附子等量，共研为末，每次服5克，茶汤调下。

2. **汗斑白点**：夏枯草煎成浓汁，每天洗患处。

3. **瘰疬不问已溃未溃，或日久成漏**：夏枯草煎水，日日饮之。

4. **瘰疬（颈部淋巴结核），淋巴结炎**：夏枯草30克，玄参15克，牡蛎20克，浙贝母15克，水煎服。每日1剂。

5. **乳痈初起**：夏枯草、蒲公英各等分，酒煎服，或作丸亦可。

6. **赤白带下**：夏枯草花，阴干为末，每服3克，食前米饮送下。

7. **眼赤暴痛**：夏枯草15克，菊花15克，桑叶15克，水煎服。

8. **头目眩晕**：夏枯草60克，冰糖15克，开水冲炖，饭后服。

9. **肺结核**：夏枯草1000克，加水3000毫升，煎煮，取汁，再浓缩至500毫升，加糖适量成膏（蜂蜜亦可）。每次15毫升，日服3次，三个月为1疗程。

10. **目珠疼痛，夜则加剧**：夏枯草15克，香附15克，微炒共研细末，清茶调服。

9 决明子 Juémíngzǐ

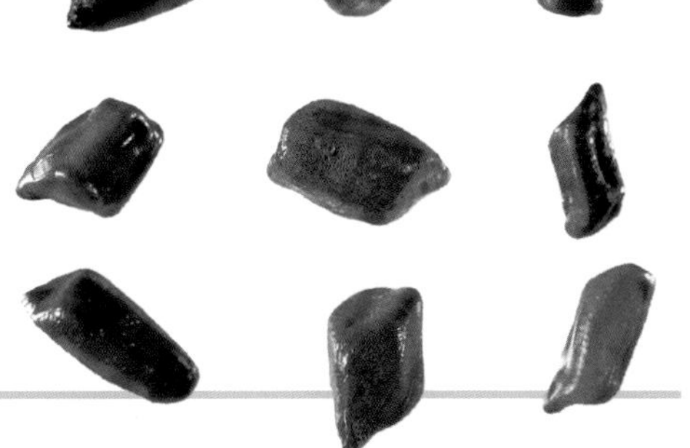

【药材来源】本品为豆科植物决明或小决明的干燥成熟种子。

【处方用名】决明子、草决明。

【产地采收】我国各地均有栽种。秋季果实成熟时采收。以颗粒饱满、色绿棕者为佳。

【性状特征】决明略呈菱方形

或短圆柱形，两端平行倾斜，长3～7毫米。表面绿棕色或暗棕色，平滑有光泽。一端较平坦，另端斜尖，背腹面各有1条突起的棱线，棱线两侧各有1条斜向对称而色较浅的线形凹纹。质坚硬，不易破碎。种皮薄，子叶2，黄色，呈“S”形折曲并重叠。气微，味微苦。

小决明呈短圆柱形，较小，长3～5厘米。表面菱线两侧各有一条宽广的浅黄棕色带。

【药性特点】苦、甘，微寒。归肝、大肠经。

【功效应用】

1. 清肝明目：用于风热目疾、肝虚目疾、肝火目疾等证。治肝火上攻，目赤肿痛，羞明多泪或目生翳膜等证，常配车前子、青葙子等同用。治风热目疾，常配菊花、蔓荆子。治肝虚失养，视物昏暗等证，常配枸杞子、菟丝子等。亦可用于肝阳上亢所致头晕目眩等证。其善于清肝热，乃治目疾要药。

2. 润肠通便：用于肠燥便秘，习惯性便秘等。目赤肿痛而兼有便秘者用之尤为适宜。其富含油脂，润燥滑肠，尤宜于老年人肠燥便秘。

【用量用法】10～15克。入煎剂久煎可使结合型蒽醌类成分破坏而通便之力减弱，故治便秘证不宜久煎，并以生品为宜。入丸、散剂更佳。

【使用注意】虚寒证，尤其是脾虚便溏者忌用。

【实用验方】

1. 急性结膜炎：决明子、菊花各10克，蔓荆子、木贼各6克，水煎服。

2. 目赤肿痛：决明子炒研，茶调，敷两太阳穴，干则换药，此方还可治头风热痛。

3. 青盲：决明子500克，地肤子150克，研细末，米糊为丸，每次9克，每日2次，米汤或温开水吞服。

4. 失明，眼无其它病患：决明子研碎，煮稀粥饮服。

5. 高血压病：决明子15克，炒黄，水煎代茶饮。每次亦可捣成粗粉，加糖泡开水服。

6. 高血压病：决明子15克，

夏枯草10克，水煎，连服1个月。

7. 高血压、高脂血症、大便秘结、视物模糊：决明子、绿茶各5克，入沸水浸泡3～5分钟后即可饮服。随饮随续水，直到味淡为止。或用决明子10～15克，放入砂锅内炒至微有香气，取出，待冷后与菊花10克，煎汁，去渣取汁，放入粳米50克，煮粥，粥将熟时，加入冰糖，再煮1～2沸即可食。

8. 高血压、脑血栓、前列腺增生，习惯性便秘：炒决明子10～15克，蜂蜜20～30克。将决明子捣碎，加水300～400毫升煎煮10分钟，冲入蜂蜜搅匀服用，早晚分服。

9. 便秘：决明子15克，火麻仁、郁李仁、瓜蒌仁各10克，水煎服。

10. 肥胖：决明子泡水饮服。每日15克。

10 谷精草 Gǔjīngcǎo

【药材来源】本品为谷精草科植物谷精草的干燥带花茎的头状花序。

【处方用名】谷精草。

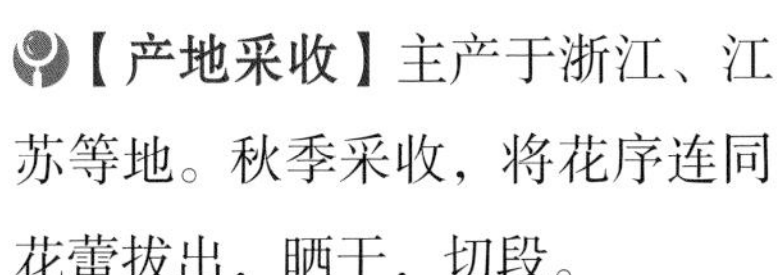

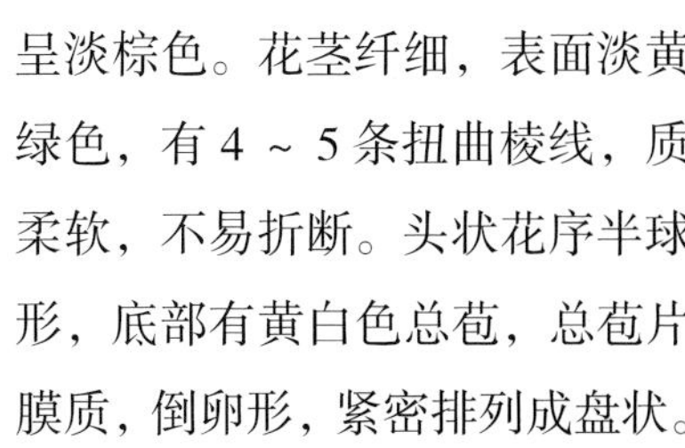

【产地采收】主产于浙江、江苏等地。秋季采收，将花序连同花蕾拔出，晒干，切段。

【性状特征】本品为带有花茎的头状花序，多扎成小把。全体呈淡棕色。花茎纤细，表面淡黄绿色，有4～5条扭曲棱线，质柔软，不易折断。头状花序半球形，底部有黄白色总苞，总苞片膜质，倒卵形，紧密排列成盘状。

小花数十朵，灰白色，排列甚密，表面附有白粉。用手搓碎花序，可见多数黑色花药及细小灰绿色未成熟的果实。气微，味淡。以花序珠大而紧、色灰白，花茎短、色黄绿者为佳。

【药性特点】辛、甘，平。归肝、肺经。

【功效应用】

1. **疏散风热**：用于风热上攻所致头风头痛，目赤，羞明多泪，常配决明子、龙胆草等。其轻浮升散，可疏散头面风热。

2. **退翳明目**：用于肝热或风热所致翳膜遮睛，视物昏花，可配薄荷、菊花、桑叶等同用。

【用量用法】5 ~ 10克。煎服。

【实用验方】

1. **头痛**：谷精草、地龙、乳香，为末，以纸裹筒烧烟，熏鼻。

2. **鼻衄，终日不止，心神烦闷**：谷精草，研为末，每服5克。

3. **目中翳膜**：谷精草、防风，等分为末，米汤冲服，甚验。

4. **偏正头痛**：谷精草为末，用白面调摊纸上，贴痛处，干则换。

5. **风热目翳，或夜晚视物不清**：谷精草煎水服。

11 密蒙花 Mìménghuā

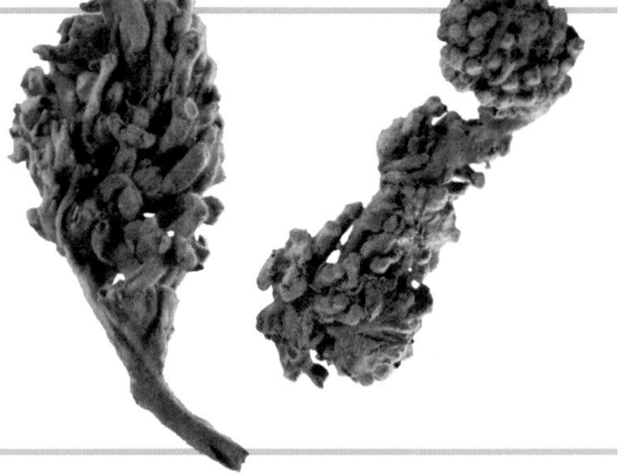

【药材来源】本品为马钱科植物密蒙花的干燥花蕾和花序。

【处方用名】密蒙花。

【产地采收】主产于湖北、四川等地。春季采收，晒干。

【性状特征】本品为多数花蕾密集而成的花序小分枝，呈不规则团块，表面灰黄色或棕黄色，密被茸毛。单个花蕾呈短棒状，上端略膨大，花萼钟状，先端4齿裂；花冠筒状，与萼等长或稍长，先端4裂；花冠内表面紫棕色，毛茸极稀疏。质柔软。气微香，味微辛、苦。以花蕾排列紧密、色灰褐、有细毛茸、质柔软者为佳。

【药性特点】甘，微寒。归肝、胆经。

【功效应用】

1. **清泻肝热：** 用于肝火上炎之目赤肿痛，常配菊花、青葙子同用；若风火上攻，羞明多泪，多配木贼、石决明同用。本品清肝热作用较平和。

2. **退翳明目：** 用于肝虚有热兼有肝血不足所致目暗干涩、视物昏花，翳膜遮睛，多配菟丝子、菊花等同用。本品既能清肝，又能养肝。

【用法用量】10 ~ 15克。煎服。

【实用验方】

1. **两眼昏暗，眵泪羞明，视物不明，偏头痛：** 密蒙花、石决明、木贼、刺蒺藜、羌活、菊花各等分，为细末，每服3克，腊茶清调下，食后，日2服。

2. **眼目障翳：** 密蒙花、黄柏各等量，为末，炼蜜和丸，每服5克。

3. **眼羞明，视物不清：** 密蒙花、羌活、菊花、蔓荆子、青葙子、木贼、石决明、刺蒺藜、枸杞子，各等分，为末，每服10克，清茶送下。

4. **眼袋明显：** 密蒙花泡水饮服。

5. **降血糖：** 黄芪30克、苍术10克，玄参15克，黄连5克，肉桂5克，密蒙花15克，益母草20克，乌梅10克，女贞子15克，共为丸剂，每次5克。

12 青葙子 Qīngxiāngzǐ

【药材来源】为苋科植物青葙的干燥成熟种子。

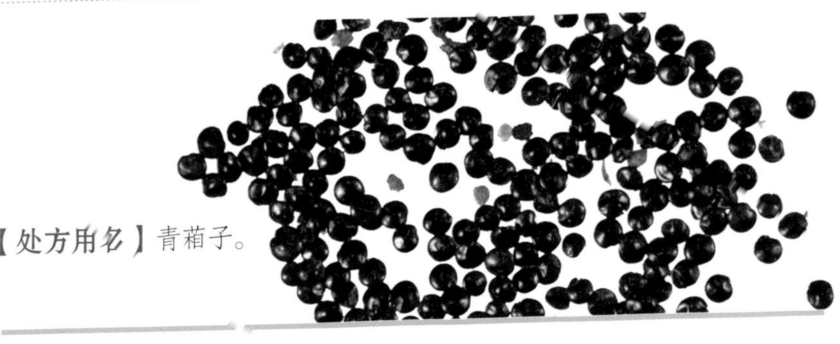
【处方用名】青葙子。

【产地采收】产于我国中部及南部各省。秋季果实成熟时采割植株或摘取果穗，晒干，收集种子，去除杂质。

【性状特征】药材呈扁圆形，少数呈圆肾形，直径1～1.5毫米。表面黑色或红黑色，光亮，中间微隆起，侧边微凹处有种脐。种皮薄而脆。无臭，无味。

【药性特点】苦，微寒。归肝、脾经。

【功效应用】

1. **清泻肝火**：用于肝火上炎所致头痛、目赤肿痛，眩晕、烦躁不寐，可配石决明、夏枯草等药用。其清肝热作用较强。

2. **退翳明目**：用于肝火上炎所致眼生翳膜，视物昏花等。若肝虚血热之视物昏花，配生地黄、决明子等。若肝肾亏损，目昏干涩，配菟丝子、肉苁蓉等。本品苦寒清降，功专清泻肝经实火以明目。

【用法用量】10～15克。煎服。

【使用注意】本品有扩散瞳孔作用，青光眼患者禁用。

【实用验方】

1. **风热泪眼**：青葙子15克，鸡肝炖服。

2. **夜盲，目翳**：青葙子15克，乌枣30克，开水冲炖，饭前服。

3. **鼻衄出血不止**：青葙子汁灌鼻中。

4. **头风痛**：青葙子15克，煎水服。

5. **脱发**：蔓荆子、青葙子、附子等量，碎头发灰适量，将以上药切碎研细，用酒浸渍，蜜封后装入瓷罐中，半月余，将药取出，用乌鸡脂调和。先洗头发，然后将药涂于头发中。

13 黄芩 Huángqín

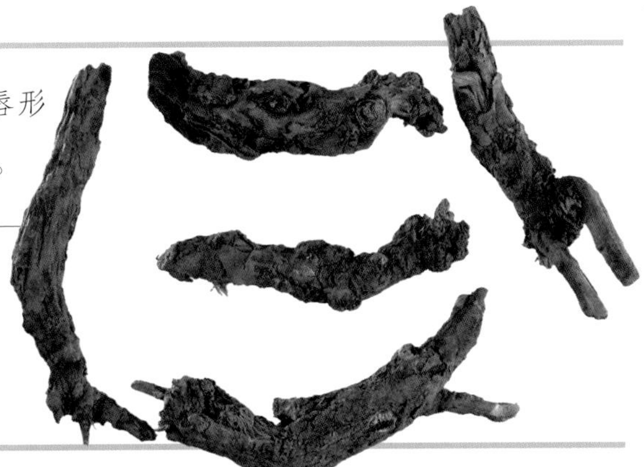

【药材来源】本品为唇形科植物黄芩的干燥根。

【处方用名】黄芩、条芩、子芩、酒芩、枯芩、片芩、黄芩炭。

【产地采收】主产于河北、山西等地。春秋二季采挖。以条长、质坚实、色黄者为佳。

【性状特征】

1. **黄芩**：呈圆锥形，多扭曲，表面棕黄色或深黄色，顶端有茎痕或残留茎基，上部较粗糙，有扭曲的纵皱或不规则网纹，下部有顺纹和细皱，具侧根痕。质硬而脆，易折断，断面黄色，中间红棕色；老根中间呈暗棕色或棕黑色，枯朽状或已成空洞。气微，味苦。

2. **黄芩饮片**：呈长条形、类圆形或不规则形薄片。外表面黄棕色至棕褐色，切面黄棕色或黄绿色，具放射状纹理，中间红棕色或呈棕黑色枯朽状。周边棕黄色或深黄色，具纵向皱纹或不规则网纹与疣状根痕。

3. **酒黄芩**：形如黄芩片，外表棕褐色，切面黄棕色，略带焦斑，中心部分有的呈棕色。略有酒气。

4. **黄芩炭**：形如黄芩片，表面黑褐色，断面中心棕黄色。

【药性特点】苦，寒。归肺、胃、胆、大肠经。

【功效应用】

1. **清热燥湿**：用于湿温，暑湿，淋证，泻痢，黄疸等多种湿热病证。若湿热蕴结，湿热郁阻气分，身热不扬、胸脘痞闷、恶心呕吐，舌苔黄腻等，与滑石、通草等同用，如黄芩滑石汤。若湿热郁阻少阳胆经，与茯苓、陈皮等药同用，如蒿芩清胆汤。治湿热泻痢，可配黄连同用，如葛根黄芩黄连汤、芍药汤。

2. 泻火解毒：用于痈肿疮毒，热病高热，常配黄连等同用，如黄连解毒汤，亦用于热毒壅盛咽喉肿痛，多与山豆根、桔梗等配伍。本品解毒作用好。

3. 清泻肺热：用于肺热壅遏，咳嗽痰黄等证，单用有效。若与清泻肺热药或止咳、化痰药胆南星、瓜蒌配伍，则可增强其作用，如清气化痰丸。本品尤善清肺火。

4. 清热止血：用于热盛迫血妄行所致的吐血，衄血，便血，尿血及崩漏等，单用有效。取其止血需炒炭。

5. 清热安胎：用于妊娠热盛，下扰血海，迫血妄行，或热伤胎气而胎漏下血，胎动不安呕吐者。

【用量用法】5 ~ 15 克。生用清热燥湿力强，安胎多炒用；止血炒炭用；酒炒，取其上行而清肺热。

【使用注意】虚寒证忌用。

【实用验方】

1. 眉眶痛因于风热与痰：黄芩（酒浸，炒）、白芷等分为末，茶清调服，每次 6 克。

2. 丹毒：黄芩研末，水调敷之。

3. 胎动不安：炒白术、炒黄芩、神曲等分，上为末，每次 6 克，内服。

4. 吐血衄血，或发或止：黄芩研末，内服，每次 10 克。

5. 痢疾：黄芩、黄连、黄柏等量研末，为丸，内服，每次 10 克。

14 黄连 Huánglián

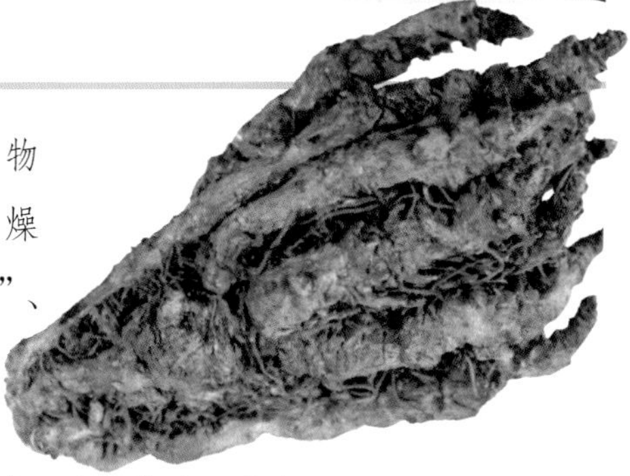

【药材来源】本品为毛茛科植物黄连、三角叶黄连或云连的干燥根茎，3种药材依次称为“味连”、“雅连”、“云连”。

【处方用名】黄连、川黄连、川连、鸡爪黄连、雅连。

【产地采收】黄连主产于四川、湖北，三角叶黄连主产于四川洪雅、峨眉，云连主产于云南等地。秋季采挖。以粗壮、坚实、断面红黄色者为佳。

【性状特征】

1. **味连：**多分枝，集聚成簇，形如鸡爪。表面有不规则结节状隆起及须根或须根痕，部分节间平滑，习称“过桥”，上部残留棕色鳞叶或叶柄残基。断面皮部暗棕，木部金黄色，有放射状纹理，中央髓部红棕色。气微，味极苦。

2. **雅连：**多单枝，“过桥”较长，顶端有少许残茎。

3. **云连：**多单枝，较细小。折断面较平坦。

【药性特点】苦，寒。归心、胃、大肠、肝经。

【功效应用】

1. **清热燥湿：**用于湿热泻痢，湿疹，湿疮，尤[illegible]治痢之功显著，为治痢[illegible]药，如香连丸、葛根黄芩黄连汤、白头翁汤。本品苦寒之性重，尤长于祛中焦湿热，力胜于黄芩、黄柏等同类功效相近的药物。

2. **泻火解毒：**用于火毒上攻痈肿疮毒、咽喉肿痛及口舌生疮等，温热病之高热心烦、神昏谵语等，配黄柏、栀子等，如黄连解毒汤。亦用于火盛迫血妄行之吐血，衄血等，配大黄、黄芩等，如泻心汤。本品尤善治热毒病证。

3. 清胃止呕：用于胃火炽盛所致的多种病证。治胃热呕吐，牙龈红肿，出血等，常配石膏、升麻等药同用，如清胃散；若为肝火横逆犯胃之呕吐吞酸，可配吴茱萸，如左金丸。其清胃热作用较强。

4. 清心除烦：用于心火亢盛之烦躁不眠，配黄芩、阿胶等，如黄连阿胶汤。

【用量用法】2 ~ 10克。生用清热力较强，炒用能降低其苦寒性，姜汁炙多用于清胃止呕，酒炙多用于上焦热证。外用适量。

【使用注意】虚寒证忌用。本品苦燥性较强，过用久服易伤脾胃及阴津。

【实用验方】

1. 口舌生疮：黄连以酒煎，时含呷之。

2. 目赤肿痛：黄连煎水，洗眼。

3. 痈疽肿毒，已溃未溃皆可用：黄连、槟榔等份，为末，以鸡蛋清调搽之。

4. 痢疾：黄连2份，木香1份，共为末，蜜为丸，或水泛丸，每次3克，每日3次。或用香连丸（药肆有售）内服。

5. 滴虫性阴道炎：黄连浓煎水，用吸管或注射器取黄连水冲洗阴道，每日1次。

6. 萎缩性鼻炎：黄连3克，煎汁1酒杯，大蒜1瓣，捣烂，混合搅汁，滴鼻，每日3 ~ 5次。

7. 火烫伤：黄连研末，以植物油调，外搽。

8. 化脓性中耳炎：黄连3克，加入3%硼酸溶液100毫升中，浸泡2小时，蒸沸过滤2次，以溶液滴耳，每日3 ~ 4次。

9. 湿疹：黄连粉1份，蓖麻油3份，调成混悬液，涂患部。

10. 胃热呕逆，妊娠呕吐：黄连、紫苏叶各2克，煎水缓缓咽下。

15 黄柏 Huángbó

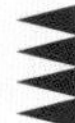

【药材来源】本品为芸香科植物黄檗或黄皮树的干燥树皮，依次称为"关黄柏"、"黄柏(川黄柏)"。

【处方用名】黄柏、关黄柏、川黄柏。

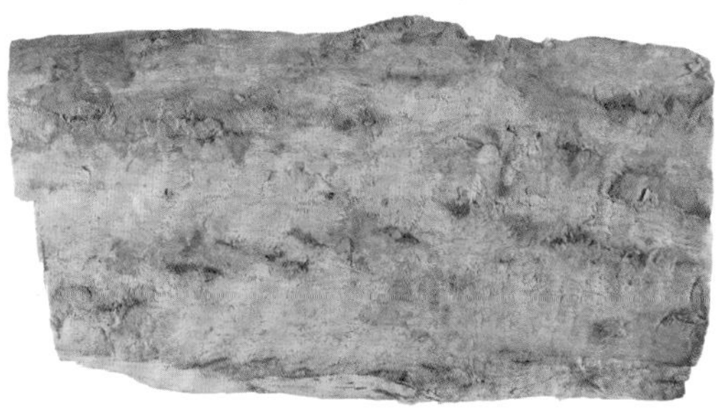

关黄柏

【产地采收】关黄柏主产于辽宁、吉林等地；川黄柏主产于四川、贵州等地。

【性状特征】

1. **关黄柏**：树皮呈板片状，略弯曲，长宽不一，外表面黄绿或淡黄棕色，平滑，残留栓皮呈灰棕色或灰白色，稍有弹性。内表面暗黄色或浅黄棕色，有细密的纵行纹理。体轻，质硬脆，断面绿黄色或淡黄色，皮层部位颗粒状，韧皮部纤维状，呈裂片状分层。气微，味极苦，嚼之有黏性。

2. **川黄柏**：树皮呈浅槽状或板片状，略弯曲，长宽不一，厚3～7毫米。外表面黄褐色或黄棕色，较平坦，具纵沟纹，有横生皮孔，残存栓皮厚，灰褐色，无弹性；内表面暗黄色或淡棕色，具细密的纵棱纹。体轻，质硬，断面皮层部位略呈颗粒状，韧皮部纤维状，呈裂片状分层，鲜黄色。气微，味极苦，嚼之有黏性。

均以皮厚、断面色黄者为佳。

【药性特点】苦，寒。归肾、膀胱、大肠经。

【功效应用】

1. **清热燥湿**：用于黄疸，痢疾，淋证，带下，湿疹，湿疮等。治湿热黄疸，与栀子同用，如栀子柏皮汤；治湿热痢疾，配伍黄连、白头翁等，如白头翁汤；治湿热下注所致的妇女带下黄浊臭秽，阴痒，阴肿，配车前子、山药等，如易黄汤；若下部湿疹、湿疮，或足膝红肿热痛，下肢痿弱等证，常与苍术同用，如二妙散。其以清除下焦湿热见长。

2. 泻火解毒：用于痈肿疮毒，又常与黄连、黄芩同用，如黄连解毒汤。亦用于热病高热，神昏谵语等。本品解毒作用与黄连相似，力稍逊。

3. 清退虚热：用于肾阴不足，虚火上炎，五心烦热，潮热盗汗，遗精等证，且常与知母相须为用，如知柏地黄丸。本品走下焦，其长于泻肾火，降火以坚阴。

【用量用法】6 ~ 10克，外用适量。生用清热燥湿，泻火解毒；盐水炙清泻肾火，清退虚热。

【使用注意】虚寒证忌用，过用久服易伤脾胃。

【实用验方】

1. 口腔溃疡：黄柏15克，青黛9克，干姜10克，为一日量，共研极细末，外搽口腔黏膜处，每日2 ~ 3次。

2. 中耳炎：露蜂房30克，

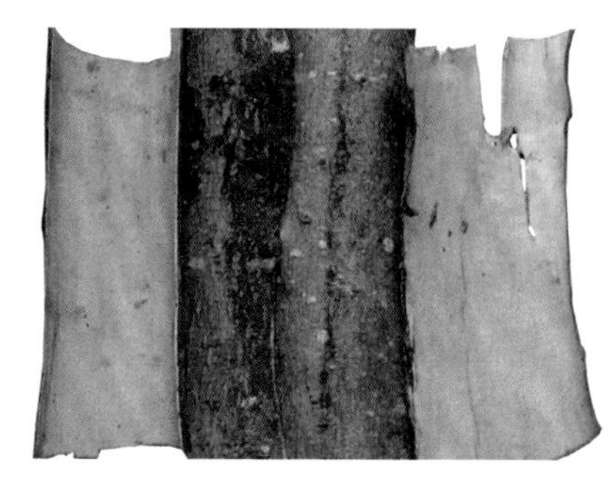

黄柏（焙）15克，枯矾10克共研细末混均，用双氧水洗净脓液，将药末吹入耳内，每日两次。

3. 外阴瘙痒：黄柏20克，蛇床子15克，地肤子20克，水煎至1000毫升，过滤后加枯矾30克，擦洗或浸浴，每次15 ~ 20分钟，每日2次。

4. 关节炎：黄柏、苍术各15克，水煎，每日1剂，分早晚2次服用。

5. 足癣：黄柏、炉甘石、煅石膏、赤石脂各等份，共研细末，用麻油调药末至糊状，敷于患处，每日换药1次。

6. 疮疡：黄柏研末，先用生理盐水清洗患处，再以麻油调药末涂于患处，每日2次。

7. 结膜炎：黄柏30克，野菊花15克，加开水250毫升，浸泡2小时后，用纱布过滤，外敷或洗涤患眼，每日两次。

8. 脱发：黄柏、当归各60克，侧柏叶、桑椹子各12克，焙干研细末，蜂蜜为丸，如梧桐子大，每次10克，早晚各服1次，20天为1疗程。

9. 痢疾：黄柏50克，黄连10克，共研细末混匀，水泛为丸。每次6克，每日服2次。

16 龙胆 Lóngdǎn

【药材来源】为龙胆科多年生草本植物龙胆、三花龙胆、条叶龙胆或坚龙胆的根及根茎。前三种习称龙胆，后一种习称坚龙胆。

龙胆

【处方用名】龙胆、龙胆草、胆草。

【产地采收】全国各地均产，以东北产量较大。秋季采挖。

【性状特征】

龙胆根茎：呈不规则块状，表面暗灰棕色。上端有茎痕，周围和下端着生很多细长的根。根细长圆柱形，质脆易折断，木质部色较淡，有5～8个木质部束环状排列，习称筋脉点。气微，味甚苦。以色黄或色黄棕者为佳。

坚龙胆：根茎呈不规则结节状，上有残基1至数个。根表面黄棕色或红棕色，略呈角质状，无横纹，有脱落灰白色膜质筒状物。质坚脆，易折断，断面皮部黄棕色，木部黄白色，易与皮部分离。

【药性特点】苦，寒。归肝、胆、胃、膀胱经。

【功效应用】

1. 清热燥湿：用于黄疸，带下，阴痒阴肿，淋证等肝胆或下焦湿热病证。治湿热黄疸，多与茵陈蒿、栀子等清热利湿退黄药同用。治湿热下注，阴痒阴肿，妇女带下黄臭，男子阴囊湿痒肿痛及湿疹瘙痒，常与黄柏、苦参等清热燥湿药同用，还可煎汤外洗。也用于湿热所致的胁痛、耳肿流脓等。

2. 清泻肝胆： 用于肝火上炎的头痛，头晕，目赤，耳肿，或肝火内盛的胁痛、口苦等证，如龙胆泻肝汤、当归龙荟丸。

【用量用法】 2 ~ 6 克。外用适量。

【使用注意】 虚寒证忌用。胃气虚者服之多呕，脾气虚者服之多泻，故脾胃虚弱者忌用。另外，龙胆草不宜大量或长期使用。

【实用验方】

1. 眼睛干涩: 生龙胆(捣汁)，黄连（浸汁），混合后，点眼。

2. 目赤肿痛： 龙胆草 15 ~ 30 克，捣汁服。或龙胆草 15 ~ 30 克，水煎，冲红糖服，渣捣烂贴眼。

3. 腮腺炎： 龙胆草、鸭跖草各适量，加红糖共捣烂，贴患处。

4. 妇女乳痛： 龙胆草、蒲公英、灯笼草各适量，共捣烂，贴患处。

5. 带状疱疹： 龙胆草 30 克，丹参 15 克，川芎 10 克。水煎服，每日 1 剂，早晚分 2 次服。

17 苦参 Kǔshēn

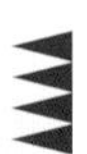

【药材来源】 本品为豆科植物苦参的干燥根。

【处方用名】 苦参。

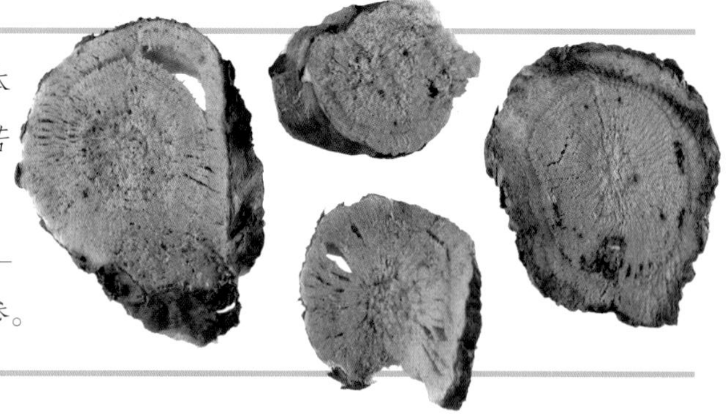

【产地采收】全国各地均产。春秋二季采挖。以条匀、断面色黄白者为佳。

【性状特征】

本品呈长圆柱形，下部常有分枝，长 10 ~ 30 厘米，直径 1 ~ 2 厘米。表面灰棕色或棕黄色，具纵皱纹及横长皮孔，外皮薄，多破裂反卷，易剥落，剥落处显黄色，光滑。质硬，不易折断，断面纤维性；切片厚 3 ~ 6 毫米；切面黄白色，具放射状纹理及裂隙，有的可见同心性环纹。气微，味极苦。

【药性特点】苦，寒。归肝、胆、胃、大肠、膀胱经。

【功效应用】

1. 清热燥湿：用于湿热蕴结之黄疸，带下，湿疹，湿疮，可配伍黄柏、地肤子等同用，内服与外用皆宜。对湿热下注所致的痔疮疼痛，大便下血，小便不利，阴囊湿肿等，亦多选用。

2. 杀虫止痒：用于疥癣，湿疹，脓疱疮及阴部瘙痒证，可单用或配枯矾、黄柏、蛇床子等同用，一般外用可煎汤外洗。

3. 清热利尿：用于湿热蕴结之小便淋涩热痛等，配石韦、蒲公英等同用。

【用量用法】3 ~ 6 克。外用适量。皮肤病使用本品，多煎汤熏洗，或煎水坐浴。

【使用注意】虚寒证忌用。本品苦寒易败胃伤津，不宜过用。反藜芦。

【实用验方】

1. 大肠脱肛：苦参、五倍子、陈壁土等分，煎汤洗之，以木贼末敷之。

2. 痢疾：将苦参浓煎服。

3. 皮肤瘙痒异常，妇女阴痒：苦参不拘量，煎水外洗。

4. 下部疮肿：苦参不拘量，外洗。

5. 烫火伤：苦参研末，香油调搽。

6. 抑郁型精神分裂症：苦参 15 克，水煎服。

7. 阴道滴虫：苦参、百部各 30 克，煎水熏洗。

8. 黄疸，尿赤：苦参 12 克，龙胆草 6 克，栀子 10 克，水煎服。

9. 鼻中生疮：苦参，研末涂

之，或以水浸，塞鼻亦可。

10. 湿疹、湿疮： 单用苦参煎水外洗有效，或配黄柏、蛇床子煎水外洗。

18 白鲜皮 Báixiānpí

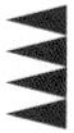

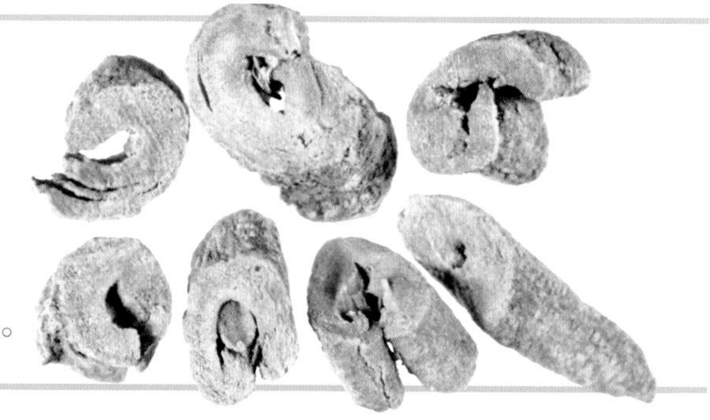

【药材来源】为芸香科植物白鲜干燥根皮。

【处方用名】白鲜皮。

【产地采收】主产于辽宁、河北等地。春、秋二季采挖根部，除去泥沙及粗皮，剥取根皮，切片。

【性状特征】本品呈卷筒状，长5～15厘米，直径1～2厘米，厚0.2～0.5厘米。外表面灰白色或淡灰黄色，具细纵皱纹及细根痕，常有突起的颗粒状小点；内表面类白色，有细纵纹。质脆，折断时有粉尘飞扬，断面不平坦，略呈层片状，剥去外层，迎光可见闪烁的小亮点。有羊膻气，味微苦。

【药性特点】苦，寒。归脾、胃、膀胱经。

【功效应用】

1. 清热燥湿： 用于湿热蕴蒸之黄疸，尿赤，常配茵陈等药用；若湿热疮毒，肌肤溃烂，黄水淋漓者，可配苦参、地肤子等，煎汤内服、外洗。

2. 祛风解毒： 用于风湿热痹，关节红肿热痛者，常配苍术、薏苡仁等药用；若湿疹，疥癣，可外用煎水洗。李时珍认为乃“诸黄风痹要药”。

【用量用法】5～10克。外用适量。

【使用注意】脾胃虚寒者慎用。

【实用验方】

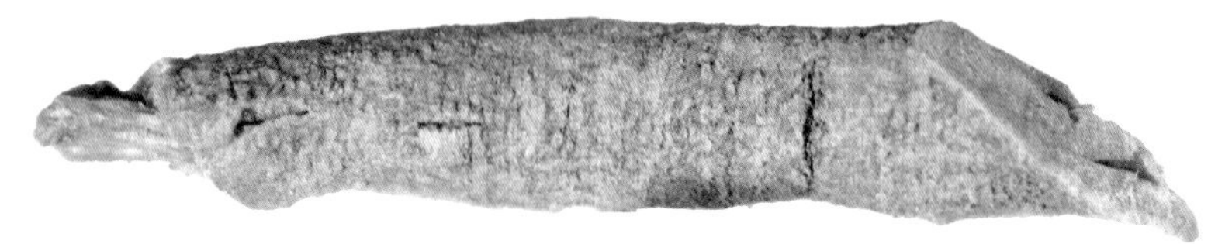

1. 面部黄褐斑、扁平疣： 白鲜皮10克，加清水煎煮30分钟左右，取汁服用。

2. 湿疹： 白鲜皮9克，地肤子10克，黄柏8克，一同放入砂锅中，水煎30分钟，取汁服用。

3. 黄水疮： 白鲜皮30克，黄柏15克，百部15克，蒲公英15克，生大黄15克，金银花15克，紫花地丁15克，煎水，取药液外搽。

4. 鹅掌风： 白鲜皮、蛇床子、苦参各40克，百部、当归各20克，将上药放入锅中，煎取药液，熏洗患处。

5. 扁平疣： 白鲜皮、板蓝根、苦参、红花各10克，地肤子、枯矾各20克，蝉蜕30克，70%的乙醇500毫升，将几味药物混合研为粉末，与乙醇调和均匀，放入容器中密封1周即可。每日不拘时涂抹于患处。

19 秦皮 Qínpí

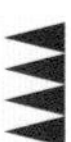

【药材来源】秦皮为木犀科植物苦枥白蜡树、白蜡树、尖叶白蜡树、宿柱白蜡树的干燥枝皮或干皮。

【处方用名】秦皮。

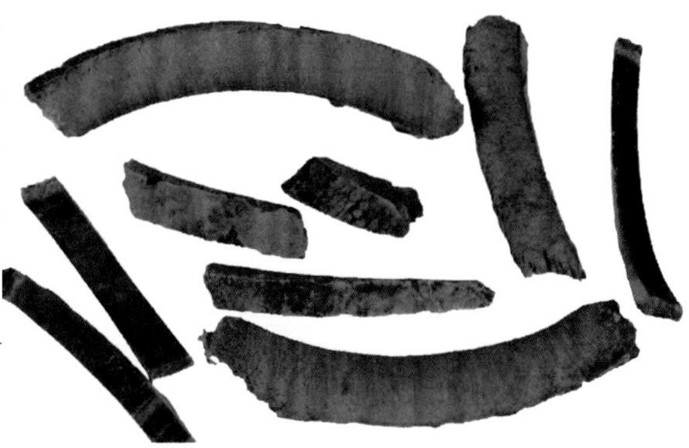

【产地采收】产于吉林、辽宁等地。春、秋二季剥取，晒干。

【性状特征】枝皮呈卷筒状或槽状。外表面灰白色、灰棕色至黑棕色或相间呈斑状，平坦或稍粗糙，并有灰白色圆点状皮孔及细斜皱纹，有的具分枝痕；内表面黄白色或棕色，平滑。质硬而脆，断面纤维性，黄白色。无臭，味苦。干皮为长条状块片。外表面灰棕色，有红棕色圆形或横长的皮孔及龟裂状沟纹。质坚硬，断面纤维性较强。

【药性特点】苦、涩，寒。归肝、胆、大肠经。

【功效应用】

1. **燥湿止痢**：用于湿热泻痢，里急后重，常配白头翁、黄连等同用，如白头翁汤；若湿热下注带下，可配黄柏、地肤子等同用。本品略具收涩之性，治痢不作为主要药物。

2. **清热明目**：用于肝经郁火所致目赤肿痛、目生翳膜，可单用煎水洗眼；或配他药煎服，作用不强。

【用量用法】6～12克。煎服。外用适量，煎洗患处。

【使用注意】脾胃虚寒者忌用。

【实用验方】

1. **热痢下重者**：白头翁15克，黄柏15克，黄连10克，秦皮15克，水煎温服。

2. **牛皮癣**：秦皮加水熬半小时，水变温后拿纱布擦洗患处，每天至少1次。

3. **腹泻**：秦皮10克，水煎加糖服。

4. **赤眼及眼睛上疮**：秦皮50克，煎水洗眼。

5. **麦粒肿，大便干燥**：秦皮10克，大黄6克，水煎服。

6. **慢性细菌性痢疾**：秦皮15克，生地榆、椿皮各10克，水煎服。

20 金银花 Jīnyínhuā

【药材来源】本品为忍冬科植物忍冬的干燥花蕾或初开的花。

【处方用名】金银花、二花、银花、忍冬花。

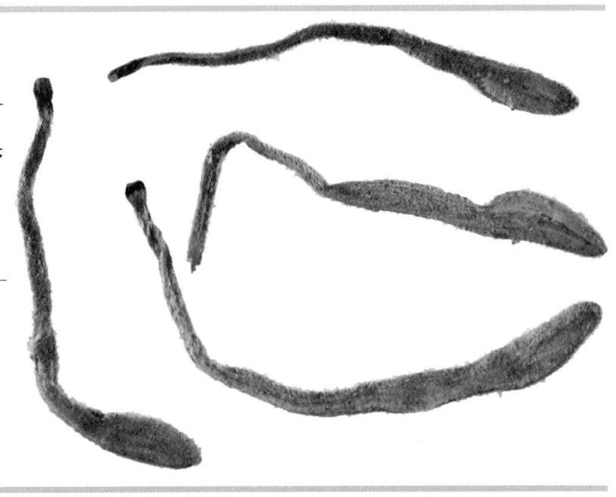

【产地采收】主产河南、山东等地。夏初花开放前采摘。以花蕾初开、完整、色黄白、肥大者为佳。

【性状特征】花蕾呈细小棒状，上粗下细，略弯曲，长2～3厘米。表面淡黄色或淡黄棕色，久贮色变深，密被短柔毛。花萼细小，绿色，萼筒类球形，长约1毫米，无毛，先端5裂，萼齿卵状三角形，有毛。花冠筒状，上部稍开裂成二唇形；雄蕊5，附于筒壁；雌蕊1，有一细长花柱，子房无毛。气清香，味甘微苦。

【药性特点】甘，寒。归肺、心、胃、大肠经。

【功效应用】

1. 清热解毒：用于热毒证，如疮疖，疔毒，痈肿等，配伍蒲公英、野菊花等同用，如五味消毒饮。治疮痈初起，红肿热痛，常与清热解毒、活血散结之天花粉、当归等配伍，如仙方活命饮。治咽喉肿痛，不论热毒内盛或风热外袭者，均可使用。若治温热病热入气分，或热入营血，高热神昏，斑疹吐衄者，配丹皮，生地等以透营转气，如清营汤。本品解毒作用好，为疮痈要药。

2. 疏散风热：用于外感风热

或温病初起，头痛，发热，口渴，咽痛，常与连翘相须为用，如银翘散。也用于外感温热病的各个阶段。本品善走表，其气味芳香，轻宣疏散，乃治疗风热表证要药。

3. 凉血止痢：用于热毒痢疾，大便脓血者，可单用本品浓煎频服，或配伍清热燥湿药白头翁、黄连等以增强作用。

4. 清解暑热：用于暑热烦热口渴，以及小儿热疖，痱子等病证。本品多经蒸馏制成金银花露使用。

【用量用法】10 ~ 15克。清热解毒，疏散风热多用生品；凉血止痢，多炒炭用。金银花露，作小儿夏季的清凉饮料。

【使用注意】气虚疮疡脓清者忌用。

【实用验方】

1. 咽喉肿痛：金银花、麦冬、桔梗各等量，水煎代茶饮。

2. 急性、慢性咽喉炎：金银花、野菊花各15克，水煎服。

3. 痢疾：金银花焙干存性，每次5克，每日3次，红痢以白蜜水调服，白痢以砂糖水调服。

4. 一切肿毒：不问已溃未溃，或初起发热，并疔疮诸毒：金银花15克煎汤内服。亦可将金银花、忍冬藤不拘多少捣碎，外敷。

5. 暑热：金银花（鲜品为佳）不拘多少，煎汤作冷饮。

6. 一切内外痈肿：金银花20克，甘草10克，水煎服。

7. 痔疮：金银花炒炭，每次3克，每日3次。

8. 暑热烦渴，小便短赤：金银花10克，绿豆60克，水煎服。

9. 一切肿毒，已溃未溃均可用：忍冬的花及茎叶，取自然汁半碗煎至八成服下。同时用药渣敷患处。

10. 毒草中毒：鲜金银花嫩茎叶适量，用冷开水洗净，嚼细服下。

21 连翘 Liánqiào

【药材来源】本品为木犀科植物连翘的干燥果实。

【处方用名】连翘、青连翘、黄连翘、连翘壳。

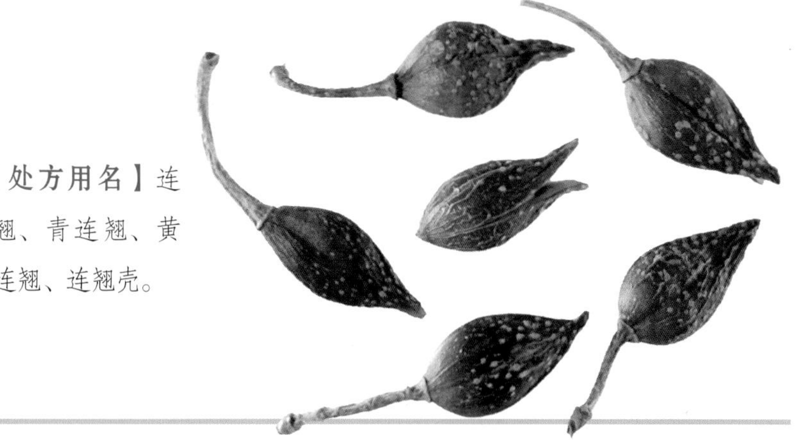

【产地采收】主产于东北、华北、长江流域等地。秋季果实初熟尚带绿色时采收，习称“青翘”；果实熟透时采收，习称“黄翘”或“老翘”。种子作“连翘心”用。青翘以色青绿、不开裂、无枝梗为佳；黄翘（老翘）以色黄、瓣大、壳厚、无种子者为佳。

【性状特征】本品呈长卵形至卵形，稍扁，表面有不规则的纵皱纹和多数突起的小斑点，两面各有1条明显的纵沟。顶端锐尖，基部有小果梗或已脱落。青翘多不开裂，表面绿褐色，突起的灰白色小斑点较少；质硬；种子多数，黄绿色，细长，一侧有翅。老翘自顶端开裂或裂成两瓣，表面黄棕色或红棕色，内表面多为浅黄棕色，平滑，具一纵隔；质脆；种子棕色，多已脱落。气微香，味苦。

【药性特点】苦、微辛，寒。归心、肺、小肠经。

【功效应用】

1. 清热解毒：用于疮痈红肿热痛，常与蒲公英、金银花等同用。治疮疡红肿溃烂，脓出不畅，则与清热排脓之天花粉、皂角刺等同用。治热邪内陷心包，高热，烦躁，神昏等证，常与莲子心、竹叶卷心配伍，如清宫汤。本品解毒作用好，长于清泻心火，有“疮家圣药”之称。

2. 疏散风热：用于外感风热或温病初起所致头痛发热，口渴，咽痛，常与金银花同用，亦用于温热病卫、气、营、血各个阶段的多种证候，如主治风热表证的银翘散、主治营分证的清营汤。本品功用与金银花相似。

3. 消肿散结：用于痰火郁结所致瘰疬，痰核，常与夏枯草、浙贝母等同用。本品散结作用好，

4. 清热利尿：用于湿热壅滞所致之小便不利或淋沥涩痛，多与车前子、竹叶等药配伍。

【用量用法】10 ~ 15克。

【使用注意】气虚疮疡脓清者不宜用。

【实用验方】

1. 小儿一切热毒：连翘、防风、炙甘草、山栀子各等分，为末，每服10克，水煎或泡，温服。

2. 瘰疬结核不消：连翘、鬼箭羽、瞿麦、炙甘草各等分，为细末，每服6克，米泔水调下。

3. 乳痈，乳核：连翘、蒲公英、川贝母各6克，水煎服。

4. 口舌生疮：连翘15克，黄柏10克，甘草6克，水煎含漱。

5. 皮肤赤斑：连翘适量，煎汤饮之。

6. 过敏性紫癜：连翘12克，红枣30克。水煎服。

7. 耳病，忽然昏闭不闻：连翘15克，苍耳子20克。水煎浓汁徐徐服。

22 大青叶

Dàqīngyè

【药材来源】本品为十字花科植物菘蓝的干燥叶。

【处方用名】大青叶、鲜大青叶。

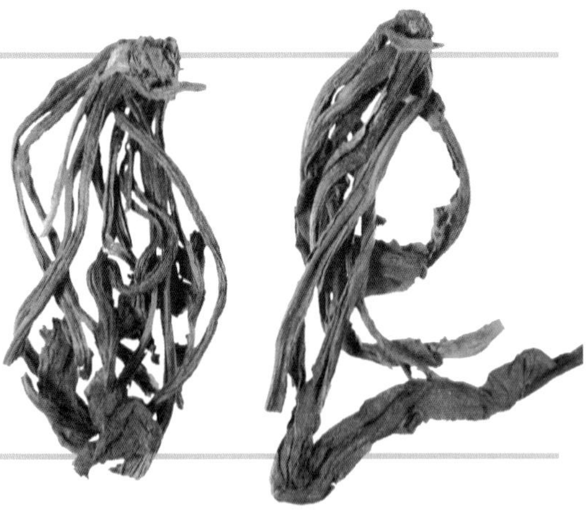

【产地采收】主产于河北、陕西等地。夏、秋二季分2～3次采收。以身干、叶大完整、色暗灰绿、无枝梗杂质者为佳。

【性状特征】本品多皱缩卷曲，有的破碎。完整叶片展平后呈长椭圆形至长圆状倒披针形，上表面暗灰绿色，有的可见色较深稍突起的小点；先端钝，边缘全缘或微波状，基部狭窄下延至叶柄呈翼状；叶柄淡棕黄色。质脆。气微，味微酸、苦、涩。

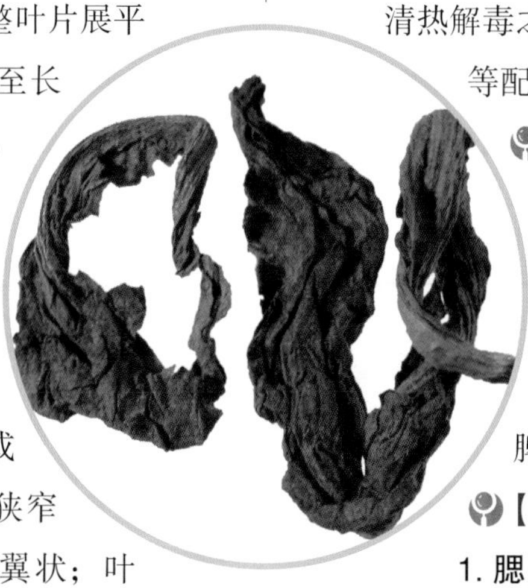

【药性特点】苦，大寒。归心、肺、胃经。

【功效应用】

1. 清热解毒：用于温热病各个阶段病证及风热表证。治温病初起，邪在卫分或外感风热之发热头痛，口渴咽痛等，可与金银花等同用，亦用于热毒病证，如痄腮，丹毒，口疮，咽痛，常与清热凉血、泻火解毒之品同用。本品解毒作用强。

2. 凉血消斑：用于温病热入营血，或气血两燔，高热，神昏，发斑，发疹，常配清热凉血药。治瘟毒上攻，痄腮，喉痹，可与清热解毒之金银花、大黄等配伍同用。

【用法用量】10～15克。鲜品30～60克。外用适量。

【使用注意】脾胃虚寒者忌用。

【实用验方】

1. 腮腺炎：将大青叶研细末，用鸡蛋清调成糊状，涂于消毒纱布上，敷于患处，胶布固定，每日1次。

2. 腮腺炎：大青叶、鱼腥草、玄参各30克。水煎，每日1剂，连用7天。

3. 流感：大青叶30克，金银花20克，连翘15克，薄荷10克。水煎服，每日1剂，连用7天。

4. 乳腺炎：鲜大青叶适量，冰片少许。捣烂外敷，纱布覆盖，胶布固定，每24小时换药1次，连用5天。

5. 淋巴结核： 大青叶30克，蒲公英20克，浙贝母15克。水煎，取汁2000毫升，每服20毫升，每日3次。

6. 黄疸性肝炎： 大青叶30克，茵陈、秦艽、虎杖各20克，天花粉15克。水煎服。

7. 肺炎： 鲜大青叶50克。捣烂绞汁，调蜜少许，炖热温服，每日2次。

8. 血淋： 鲜大青叶30克，生地黄20克，地榆15克，大、小蓟各10克。水煎，每日1剂，陈醋送服。

23 板蓝根 Bǎnlángēn

【药材来源】本品为十字花科植物菘蓝的干燥根。

【处方用名】板蓝根。

【产地采收】主产于河北、陕西等地。秋季采挖。以根平直粗壮均匀、体实、粉性大者为佳。

【性状特征】本品呈圆柱形，稍扭曲，长10～20厘米，直径0.5～1厘米。表面淡灰黄色或淡棕黄色，有纵皱纹及支根痕，皮孔横长。根头略膨大，可见暗绿色或暗棕色轮状排列的叶柄残基和密集的疣状突起。体实，质略软，断面皮部黄白色，木部黄色。气微，味微甜后苦涩。

【药性特点】苦，寒。归肺、心、胃经。

【功效应用】

1. 清热解毒： 用于温热病各

个阶段病证以及风热表证。对于发热、咽痛较甚者尤为适宜。若治温病气血两燔，或热入营血，高热，发斑等证，常与清热解毒、凉血消斑之品配伍同用；用于丹毒，痄腮，大头瘟疫，常与解毒消肿之连翘、牛蒡子等同用，如普济消毒饮。

2. 凉血利咽：用于心胃火毒炽盛之咽喉肿痛，口舌生疮等，治大头瘟疫，头面红肿，咽喉不利，功用与大青叶相似，但大青叶长于凉血消斑。本品善解咽部毒证。

【用量用法】10 ~ 15 克。

【使用注意】脾胃虚寒者忌用。

【实用验方】

1. 流行性感冒：板蓝根 20 克，羌活 10 克，煎汤，一日 2 次分服。

2. 预防流感：板蓝根、山慈菇各 15 克，连翘 12 克，甘草 10 克，煎水后，冲青黛 3 克服。

3. 肝硬化：板蓝根 20 克，茵陈 12 克，郁金 6 克，薏苡仁 30 克，水煎服。

4. 痘疹出不快：板蓝根 50 克，甘草 3 克，为细末，每服 5 克。

5. 传染性肝炎：板蓝根 500 克，蒲公英 250 克，以此比例，熬膏，加糖适量，每次取适量服用。

24 青黛 Qīngdài

【药材来源】本品为爵床科植物马蓝、蓼科植物蓼蓝或十字花科植物菘蓝的叶或茎叶经加工制得的干燥粉末或团块。

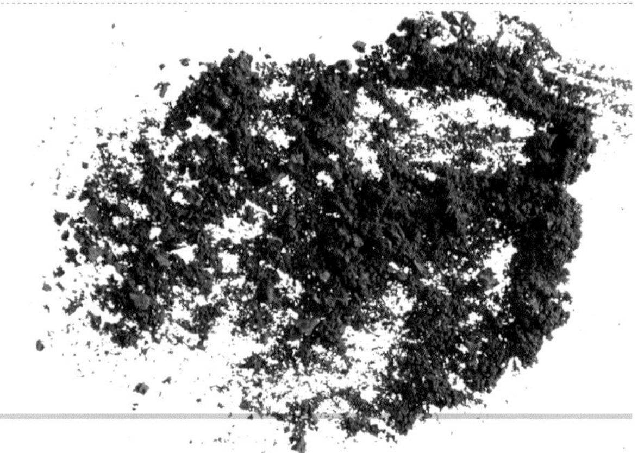

【处方用名】青黛。

【产地采收】主产于福建、云南等地。以福建所产品质最优，称“建青黛”。以粉细、色蓝、质轻而松、能浮于水面，燃烧时呈紫红色火焰者为佳。

【性状特征】本品为深蓝色的粉末，体轻，易飞扬；或呈不规则多孔性的团块，用手搓捻即成细末。微有草腥气，味淡。

【药性特点】苦、咸，寒。归肝、肺经。

【功效应用】

1. 凉血消斑： 用于温热病温毒发斑。亦治血热妄行之吐血、衄血等，轻者单用，水调服；重者与凉血止血药生地黄、白茅根等配伍。其作用与大青叶、板蓝根相似，但解热作用较逊。

2. 清热解毒： 用于痄腮肿痛，可单用以醋调涂患处。治咽痛口疮，可与清热解毒之板蓝根、甘草同用；治热毒疮肿，多与解毒消疮之蒲公英、紫花地丁等同用。本品解毒作用类似于板蓝根。

3. 清肝泻火： 用于肝火犯肺，咳嗽胸痛，咯血或痰中带血等证，多与海蛤壳同用，如黛蛤散；亦用于小儿惊风抽搐，多与息风止痉之品配伍同用。本品长于泻肝火，兼泻肺热。

【用量用法】内服 1.5 ~ 3 克。本品难溶于水，不宜入汤剂，一般作散剂冲服，或入丸剂服用。外用适量，干撒或调敷。

【使用注意】虚寒病证不宜。

【实用验方】

1. 皮肤红斑： 青黛，水调服。

2. 腮腺炎： 青黛 30 克，以醋调成糊状，敷贴患处。

3. 吐血不止：青黛冲服。

4. 咳嗽吐痰：青黛 40 克，水飞极细，蛤粉 30 克，炼蜜为丸，每服 5 克。

5. 胃脘痛，病久成郁，郁则成热：青黛，以姜汁入汤调服。

6. 天泡疮：青黛适量，鲜丝瓜叶捣汁调敷患处。加入许菜油调和亦可。

7. 湿癣、浸淫疮：乳香 20 克，蛤粉 10 克，青黛 5 克，研细末，干掺疮上。

8. 瘰疬未穿：青黛、马齿苋同捣，日日涂敷。

25 蒲公英 Púgōngyīng

【药材来源】本品为菊科植物蒲公英、碱地蒲公英或同属数种植物的干燥全草。

【处方用名】蒲公英、黄花地丁。

【产地采收】全国各地均有分布。夏至秋季花初开时采收。以叶多、灰绿、根完整、花黄、无杂质者为佳。

【性状特征】本品呈皱缩卷曲的团块。根呈圆锥形，多弯曲，长 3 ~ 7 厘米；表面棕褐色，抽皱；根头部有棕褐色或黄白色的茸毛，有的已脱落。叶基生，多皱缩破碎，完整叶片呈倒披针形，绿褐色或暗灰色，先端尖或钝，边缘浅裂或羽状分裂，基部渐狭，下延呈柄状，下表面主脉明显。花茎 1 至数条，每条顶生头状花序，总苞片多层，内面一层较长，花冠黄褐色或淡黄白色。有的可见多数具白色冠毛的长椭圆形瘦果。气微，味微苦。

【药性特点】苦、甘，寒。归肝、胃经。

【功效应用】

1. **清热解毒**：用于热毒壅盛所致疮疡肿毒，视为要药，常与清热解毒药金银花、紫花地丁等同用，如五味消毒饮；亦用治咽喉肿痛，多与板蓝根、玄参等配伍。

2. **消痈散结**：用于乳痈初起，红肿坚硬，脓尚未成者，有显著疗效。既可单用内服，亦可鲜品捣汁内服，渣敷患处。亦治内痈，如肠痈、肺痈。本品善消痈，尤为治乳痈要药。

3. **清利湿热**：用于湿热黄疸，常与利湿退黄药茵陈蒿、大黄等同用。治热淋涩痛，常与利水通淋药金钱草、车前子等同用。

【用量用法】10 ~ 30 克；鲜品加倍。外用鲜品适量捣敷或煎汤熏洗患处。

【使用注意】大量可致缓泻。

【实用验方】

1. **乳痈**：蒲公英，忍冬藤浓煎，频频服。不拘时。

2. **急性乳腺炎**：鲜蒲公英60克，水煎服，同时将蒲公英捣烂敷患处，也可配伍忍冬藤30克，加水及适量黄酒，煎浓汁服用。

3. **疔疮肿毒**：蒲公英捣烂，外敷。

4. **疔疮热毒**：蒲公英、紫花地丁、金银花、野菊花各15克，水煎服，或鲜品捣烂外敷。

5. **急性黄疸型肝炎**：蒲公英50克，茵陈50克，大枣15克，白糖15克，煎汤服。

6. **肺脓疡**：蒲公英、冬瓜子各15克，鱼腥草、鲜芦根各30克，桃仁10克，水煎服。

7. **热淋，小便短赤**：蒲公英60克，玉米须60克，加水浓缩煎服或代茶饮。

8. **热淋，小便短赤，湿热黄疸**：蒲公英60克，玉米须60克，加水浓煎服，或代茶饮。

9. **目赤肿痛**：蒲公英60 ~ 120克，水煎服，亦可用少许洗眼或点眼。

10. **慢性胃炎、胃及十二指肠溃疡出血，痔疮出血**：蒲公英、地榆等份，焙干研细末，每次3

克，以生姜、大枣煎汤送服。

26 紫花地丁 Zǐhuādìdīng

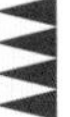

【药材来源】本品为堇菜科植物紫花地丁的干燥全草。

【处方用名】紫花地丁、地丁。

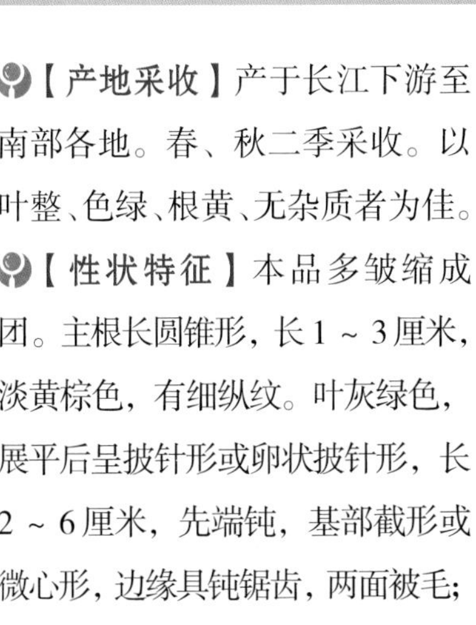

【产地采收】产于长江下游至南部各地。春、秋二季采收。以叶整、色绿、根黄、无杂质者为佳。

【性状特征】本品多皱缩成团。主根长圆锥形，长1～3厘米，淡黄棕色，有细纵纹。叶灰绿色，展平后呈披针形或卵状披针形，长2～6厘米，先端钝，基部截形或微心形，边缘具钝锯齿，两面被毛；叶柄有狭翼。花茎纤细；花淡紫色，花瓣距细管状。蒴果椭圆形或裂为三果爿，种子多数。气微，味微苦而稍粘。

【药性特点】苦、辛，寒。归心、肝经。

【功效应用】

1. 清热解毒：用于热毒炽盛兼血热壅滞所致疮痈肿毒，可单用鲜品捣汁内服，以渣外敷。治热毒疮痈，常与金银花、蒲公英等同用，如五味消毒饮。亦治乳痈、肠痈等。其解毒作用类似于蒲公英，为痈肿疔毒通用之药。

2. 消肿散结：用于血热壅滞所致疔毒，可单用内服或用鲜品捣汁内服，渣敷患处；亦治内痈，如肠痈、肺痈。也用于咽喉肿痛，痢疾，肝热目赤肿痛，毒蛇咬伤等。本品尤为治疗疮要药。

【用量用法】15～30克。外用鲜品适量，捣烂敷患处。

【实用验方】

1. **疔毒痈疽：**鲜紫花地丁洗净，捣烂，取汁饮，再将患处用温水洗净后用鲜品外敷之。

2. **乳腺炎：**鲜紫花地丁、蒲公英等份，捣烂，外敷。

3. **阑尾炎：**紫花地丁不拘量，煎水代茶频饮。

4. **黄疸内热：**紫花地丁研末，每服10克。

5. **扁平疣：**紫花地丁、半枝莲、板蓝根、薏苡仁各15克，香附10克，木贼10克，水煎服，每日1剂。

6. **咽喉肿痛：**紫花地丁20克泡水饮。

7. **化脓性感染：**紫花地丁、蒲公英、半边莲各15克，水煎服。药渣外敷。

8. **肠炎，痢疾：**紫花地丁30克，红藤15克，黄芩10克，水煎服。

9. **前列腺炎：**紫花地丁、紫参、车前草、海金沙各等份，煎水内服。

10. **跌打损伤：**紫花地丁捣烂外敷。

27 野菊花 Yějúhuā

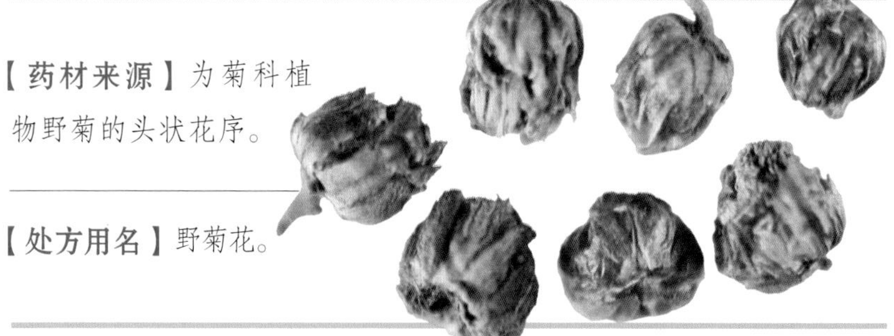

【药材来源】为菊科植物野菊的头状花序。

【处方用名】野菊花。

【产地采收】我国大部分地区均产。秋、冬二季花初开时采摘。以类球形、色黄、完整、体轻、气芳香，味苦而有清凉感者为佳。

【性状特征】本品呈类球形，直径0.3～1厘米，棕黄色。总苞由4～5层苞片组成，外层苞片卵形或条形，外表面中部灰绿色或淡棕色，通常被有白毛，边缘膜质；内层苞片长椭圆形，膜质，外表面无毛。总苞基部有的残留总花梗。舌状花1轮，黄色，皱缩卷曲；管状花多数，深黄色。体轻。气芳香，味苦。

【药性特点】苦、辛，微寒。归肝、肺经。

【功效应用】

1. 清热解毒：用于热毒炽盛的疮痈疖肿，常与蒲公英、金银花等同用，如五味消毒饮；治热盛咽喉肿痛，多与解毒利咽之板蓝根、牛蒡子等同用。本品善解毒，清热解毒之力强于菊花，为治热毒疮痈之良药。

2. 清泻肝火：用于风热上攻或肝火上炎之目赤肿痛，多与疏散风热、清肝明目之菊花、决明子等同用。也用于肝阳上亢之头痛眩晕，常与清肝、平肝之夏枯草、钩藤等同用。

【用量用法】10 ~ 15克。外用适量。

【实用验方】

1. 红眼病：金银花、连翘、野菊花、夏枯草各15克，竹叶、薄荷、桔梗、牛蒡子各10克，芦根18克，甘草3克，水煎分3次服。

2. 目赤肿痛：野菊花15克，金银花15克，密蒙花10克，夏枯草6克，煎汤内服，或外用洗眼。

3. 高血压：野菊花、决明子各15克，泡水代茶饮。

4. 咽喉肿痛：野菊花、蒲公英、紫花地丁各15克，连翘10克，煎汤内服。

5. 湿疹、外阴瘙痒、皮肤瘙痒：苦参、白鲜皮、野菊花各30克，黄柏、蛇床子各15克，地肤子20克，煎汁，倒入浴盆中，每日洗浴1次。

28 鱼腥草 Yúxīngcǎo

【药材来源】本品为三白草科植物蕺菜的干燥地上部分。

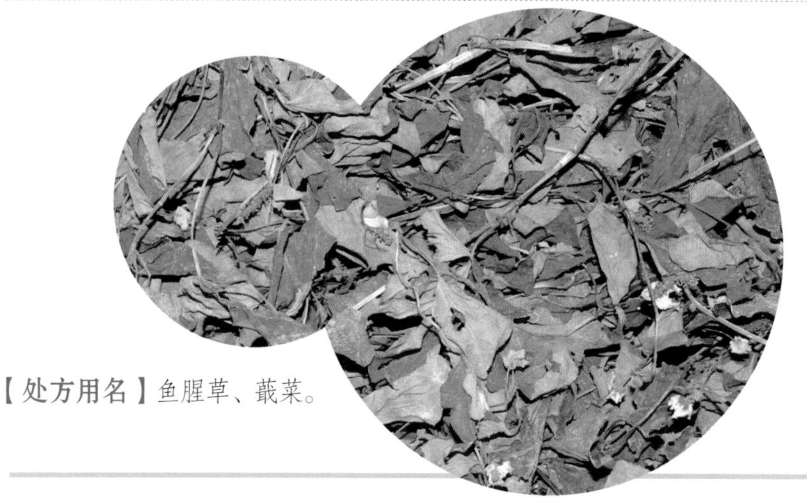

【处方用名】鱼腥草、蕺菜。

【产地采收】主产于长江以南各省。夏季茎叶茂盛花穗多时采收。以茎叶完整、色灰绿、有花穗、鱼腥气浓者为佳。

【性状特征】茎扁圆形，皱缩而弯曲，表面黄棕色，具纵棱，节明显，下部节处有须根残存；质脆，易折断。叶互生。多皱缩。展平后心形，上面暗绿或黄绿色，下面绿褐色或灰棕色；叶柄细长，基部与托叶合成鞘状。穗状花序顶生。搓碎有鱼腥气，味微涩。以叶多、色绿、有花穗、鱼腥气浓者为佳。

【药性特点】辛，微寒。归肺经。

【功效应用】

1. **消痈排脓**：用于肺痈咳吐脓血，常与清热排脓药桔梗、芦根等同用。治肺热咳嗽，痰黄粘稠，多与清热化痰药桑白皮、瓜蒌等同用。乃治疗肺痈要药。

2. **清热解毒**：用于热毒疮痈，红肿热痛或热盛脓成，可单用本品内服，或与清热解毒药蒲公英、连翘等同用；亦可用鲜品捣烂外敷。

3. **利尿通淋**：用于热淋小便涩痛，常配伍利尿通淋药车前子、金钱草等同用；还可用治湿热所致的带下，泻痢，黄疸等多种湿热证。

【用法用量】15 ~ 30 克，鲜品 60 ~ 100 克。外用适量。

【使用注意】本品含挥发油，

不宜久煎。

【实用验方】

1. **肺炎、支气管炎：**鱼腥草30克，半边莲30克，甘草20克，水煎服。

2. **湿疹、皮肤瘙痒：**鱼腥草200克，蛇床子100克，地肤子100克，煎水外洗。

3. **流行性感冒，腮腺炎：**鱼腥草30克、野菊花30克、板蓝根30克，水煎服。

4. **疮毒：**鱼腥草100克，紫花地丁100克、败酱草100克，捣烂外敷。

5. **鼻炎，鼻窦炎：**鱼腥草捣烂绞汁，每天滴鼻3次。

6. **肺脓疡：**单味鱼腥草，不拘量，稍煎，频服，不宜久煎。

7. **肺痈咳吐脓血：**鱼腥草30克，桔梗10克，芦根30克，薏苡仁30克，瓜蒌10克，煎服。

8. **流行性感冒久不愈：**鱼腥草煎汁，代茶用。

9. **肺结核，咳嗽痰中带血：**鲜鱼腥草15克，仙鹤草15克，煎水，加红糖搅匀，凉服。

10. **荨麻疹：**鲜鱼腥草适量，捣烂，揉擦患处。

29 败酱草 Bàijiàngcǎo

【药材来源】为败酱科植物黄花败酱和白花败酱的全草。菥蓂是十字花科菥蓂的地上部分，又称苏败酱。

【处方用名】败酱草。

菥蓂

【产地采收】黄花败酱全国大部分地区有分布，白花败酱主产于四川、江西等地。夏秋季采收。以干燥、叶多、完整色绿、无杂质者为佳。

【性状特征】**败酱草** 干燥全

株长短不等；根茎有节，上生须状细根。茎圆柱形，外表黄棕色或黄绿色，有纵向纹理，被有粗毛。质脆，易折断，断面中空，白色。叶多皱缩、破碎，或已脱落。全株有陈腐的豆酱气，味苦。

菥蓂 茎呈圆柱形，长 20~40 厘米，表面黄绿色或灰黄色，有纵向棱线，质脆，易折断，断面中空，髓白色。叶互生，披针形，基部倒披针形。总状果序生于茎顶和叶腋，短角果卵圆形，扁平，直径 0.5~1.3 厘米，中心略隆起，边缘有翅，宽约 0.2 厘米，两面中央各有一条纵棱线，先端凹陷，基部有果梗。气微，味淡。

【药性特点】苦、辛，微寒。归大肠、胃、肝经。

【功效应用】

1. 清热解毒，消痈排脓：用于肠痈初起，常配凉血活血之品如大血藤、牡丹皮等。若肠痈脓成，常与清热排脓之薏苡仁同用，如薏苡附子败酱散。治肺痈吐脓，常与清肺排脓之鱼腥草、桔梗等同用。治皮肤疮痈肿痛，既可单味煎汤炖服，也可配解毒消痈之品紫花地丁、连翘等同用，或用鲜品捣烂外敷。本品为治肠痈要药，兼治肺痈，皮肤疮痈。

2. 祛瘀止痛：瘀阻腹痛证：用于瘀血阻滞所致的妇女月经不调，痛经，产后腹痛等证，可单用本品煎服，或与活血止痛药红花、当归等同用。

【用量用法】6 ~ 15 克。外用适量。

【实用验方】

1. 疮疖痈肿、丹毒、疥癣：鲜败酱草 50 ~ 100 克，鲜蒲公英 50 ~ 100 克，洗净捣烂，外敷患处，每天 2 次。

2. 急性阑尾炎：败酱草、薏苡仁各 30 克，大黄 10 克。水煎服。

3. 急性黄疸型肝炎：鲜败酱草 50 克，茵陈、车前草各 30 克，水煎服。

4. 腮腺炎、乳腺炎：鲜败酱草 50 ~ 100 克，羊蹄草 50 ~ 100 克，鲜蒲公英 50 ~ 100 克，洗净捣烂，外敷患部，每天 2 次。

5. 产后腹痛：败酱草 30 克，当归、赤芍各 10 克，川芎、乳香各 10 克。水煎服。

30 大血藤 Dàxuèténg

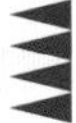

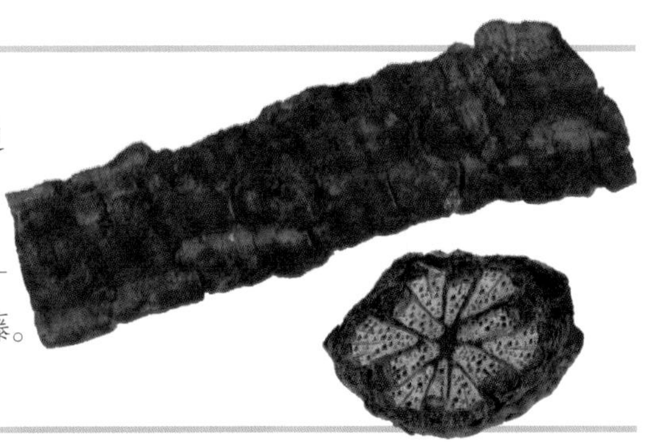

【药材来源】本品为木通科植物大血藤的藤茎。

【处方用名】大血藤、红藤。

【产地采收】主产于江西、湖北等地。秋、冬季采收。以条均匀、色棕红、气香着为佳。

【性状特征】本品呈圆柱形，略弯曲，长 30 ~ 60 厘米，直径 1 ~ 3 厘米。表面灰棕色，粗糙，外皮常呈鳞片状剥落，剥落处显暗红棕色，有的可见膨大的节及略凹陷的枝痕或叶痕。质硬，断面皮部红棕色，有数处向内嵌入木部，木部黄白色，有多数细孔状导管，射线呈放射状排列。气微，味微涩。

【药性特点】苦、辛，微寒。归大肠、肝经。

【功效应用】

1. **清热解毒**：用于肠痈初起，热毒瘀滞，腹痛胀满者。治肠痈腹痛，常与清热解毒、活血凉血之败酱草、牡丹皮等配伍。也可用治皮肤疮痈，多与清热解毒药蒲公英、野菊花等配伍。本品为治肠痈之要药。其清热解毒之力虽不及败酱草，但活血作用较败酱草强。

2. **活血止痛**：用于瘀血阻滞所致的多种疼痛。治跌打损伤，瘀肿疼痛，常与活血药赤芍、牛膝等同用。治瘀滞痛经，常与活血调经、理气止痛之香附、当归等配伍。

3. **祛风通络**：用于风湿所致疼痛，关节不利，可配祛风湿药独活、威灵仙等同用。

【用量用法】10 ~ 15克。大剂量15 ~ 30克。

【实用验方】

1. 急慢性阑尾炎，阑尾脓肿：红藤30克，紫花地丁15克，水煎服。

2. 风湿性筋骨疼痛，经闭，腰痛：红藤30克，水煎服。

3. 跌打损伤：红藤、骨碎补各等分，捣烂，以酒调敷。

4. 胆道蛔虫：红藤30克，黄酒少许，水煎服。

5. 小儿蛔虫腹痛：红藤研末，每次吞服3克，每日3次。

6. 风湿性关节炎：红藤、寻骨风、伸筋草、老鹳草各15克，水煎服。

31 土茯苓

Tǔfúlíng 

【药材来源】本品为百合科植物光叶菝葜的干燥根茎。

【处方用名】土茯苓。

【产地采收】长江流域及南部各地均有分布。夏、秋季采挖。以粉性足、筋脉少、断面淡棕色者为佳。

【性状特征】本品略呈圆柱形，稍扁或呈不规则条块，有结节状隆起，具短分枝。表面黄棕色或灰褐色，凹凸不平，有坚硬的须根残基，分枝顶端有圆形芽痕，有的外皮现不规则裂纹，并有残留的鳞叶。质坚硬。切片呈长圆形或不规则，边缘不整齐；切面类白色至淡红棕色，粉性，可见点状维管束及多数小亮点；质略韧，折断时有粉尘飞扬，以水湿润后有黏滑感。无臭，味微甘、涩。

【药性特点】甘、淡，微寒。归肝、胃经。

【功效应用】

1. 清热解毒：用于痈疮红肿溃烂，将其研细末，好醋调敷。又能通利关节、解汞毒，对梅毒或因梅毒服汞剂中毒而致肢体拘挛者，功效尤佳，可单味大剂量水煎服，也可配伍清热解毒药以增强疗效。若治梅毒伴有肢体拘挛者，常与木瓜、薏苡仁等同用。本品为治梅毒要药。

2. 利湿：用于湿热所致的淋证，妇人带下，湿疹等病证。治热淋，常与利水通淋药木通、车前子等配伍。治湿热带下，湿疹瘙痒，常与清热燥湿药黄柏、苦参等同用。

【用量用法】15 ~ 30 克。外用适量。可煎汤代茶饮。

【使用注意】服药时忌饮茶。

【实用验方】

1. 杨梅疮毒：土茯苓，加水、酒浓煎，当茶饮。

2. 热毒疮肿，未成即烂：土茯苓，为细末，好醋调敷。

3. 婴儿湿疹：土茯苓研为细末，外敷患处，每日 3 ~ 5 次，连用 5 天。

4. 皮炎：土茯苓 50 克，水煎，当茶饮。

5. 偏头痛：土茯苓 120 克，水煎服。

32 重楼 Chónglóu

【药材来源】为百合科植物华重楼或七叶一枝花的干燥根茎。

【处方用名】重楼、蚤休、白蚤休、七叶一枝花。

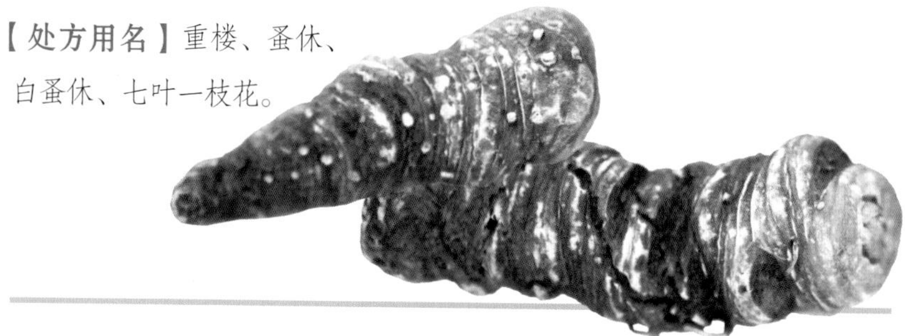

【产地采收】主产于长江流域及南方各省。秋季采挖，除去须根，洗净，晒干。

【性状特征】干燥根茎呈灰黄至灰褐色，圆柱形，略扁压，长4.5 ~ 8.5厘米，径2.5 ~ 3.5厘米，节结密生，呈盘状隆起，棕色鳞叶多已脱落，残留须根及其痕迹。茎基处下陷，时有灰白的残茎，周围密被棕色菲薄鳞叶。质坚实，不易折断。断面平坦，粉质，黄白色至浅灰黄色。气微，略有辣味。以粗壮、干燥者为佳。

【药性特点】苦，微寒。有小毒。归肝经。

【功效应用】

1. 清热解毒：用于痈肿疔毒，可单用为末，醋调外敷，亦可与黄连、金银花等同用。若咽喉肿痛，痄腮，喉痹，常与牛蒡子、板蓝根等同用。将其鲜根捣烂外敷患处，治疗毒蛇咬伤，红肿疼痛，效果良好。本品为治疗毒蛇咬伤的常用药。

2. 凉肝定惊：用于小儿热极生风，手足抽搐等均有良效。单用本品研末冲服，或与钩藤、蝉蜕等配伍应用。

3. 活血止痛：用于外伤出血，跌打损伤，瘀血肿痛，可配三七、血竭等同用。也可单用研末冲服。

【用量用法】3 ~ 10克。外用适量，捣敷或研末调涂患处。

【使用注意】体虚、无实火热毒者、孕妇及患阴证疮疡者均忌服。

【实用验方】

1. 疮疡：七叶一枝花15克，黄芩10克，大黄10克，黄连5克，栀子10克，冰片10克，研末醋调敷，善治无名肿毒，疮疖，丹毒等。

2. 蛇咬肿毒：七叶一枝花研末，开水送服。每日 3 次，再以鲜根捣烂，加少许甜酒共捣敷患处。或蚤休 10 克，白花蛇舌草 30 克，共捶烂，外敷患处，每日换药 1 ~ 3 次，连续 3 ~ 5 天。

3. 肿毒：七叶一枝花适量，捣烂外敷患处，每日换药 2 ~ 3 次，连续 3 ~ 5 天。

4. 癌肿：七叶一枝花 15 克、石见穿 10 克、半枝莲 15 克、夏枯草 15 克、白花蛇舌草 30 克，水煎服。

5. 扭伤：三七花、七叶一枝花各等量，捣烂外敷患处，每日换药 2 ~ 3 次，连续 3 ~ 5 天。

6. 肺痨久咳及哮喘：白蚤休 15 克，加水适量同猪肺或鸡肉煲服。

7. 跌打损伤：白蚤休捣烂外敷。

8. 脱肛：白蚤休用醋磨汁，外涂患部后，用纱布压送复位，每日 3 次。

9. 慢性气管炎：白蚤休捣烂，磨粉压片，每次 3 克，每日 2 次，饭后服。

33 拳参 Quánshēn

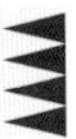

【药材来源】本品为蓼科植物拳参的干燥根茎，又名紫参。

【处方用名】拳参、紫参、红蚤休。

【产地采收】全国大部地区均有分布，主产于东北、华北等地。春季发芽时或秋季茎叶将枯萎时采挖，除去泥沙，晒干，除去须根。

【性状特征】根茎扁圆柱形，弯曲成虾状。表面紫褐色或紫黑色，稍粗糙，有较密环节及残留须根或根痕，一面隆起，另面较平坦或略具凹槽。质硬，断面近肾形，浅棕红色，黄白色维管束细点排成断续环状。气微，味苦、涩。以粗大、坚硬、断面浅红棕色者为佳。

【药性特点】苦、涩，微寒。归肺、肝、大肠经。

【功效应用】

1. **清热解毒：**用于疮痈肿痛、瘰疬、痔疮、水火烫伤、毒蛇咬伤等证，可以本品捣烂敷于患处，或煎汤外洗。此作用类似于白蚤休。

2. **祛风止痉：**用于热病高热神昏，惊痫抽搐以及破伤风等。多与钩藤、僵蚕等同用。

3. **凉血止痢：**用于赤痢脓血，湿热泄泻可配银花炭、白头翁、秦皮及黄连等同用。本品兼涩肠止泻之功，可单独制成片剂使用。

4. **凉血止血：**用于血热妄行所致的吐血、衄血、崩漏等出血证，常与白茅根、生地等同用。

此外，本品还能利湿，也可用于水肿，小便不利等证。

【用法用量】5 ~ 10 克。煎服。外用适量。

【使用注意】无实火热毒者不宜使用。阴证疮疡患者忌服。

【实用验方】

1. **菌痢、肠炎：**拳参 15 克，水煎服。

2. **肝炎：**拳参研末，每次 4 克，每日 2 次，连续应用。

3. **吐血不止：**拳参、人参、阿胶炒，等分，为末，用乌梅汤服 5 克。

4. **面上酒刺：**紫参、丹参、生晒参、苦参、沙参各等量，研粉为丸，每服 6 克。

5. **痈肿：**拳参研粉，粗调，外敷。

34 射干 Shègān

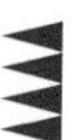

【药材来源】本品为鸢尾科植物射干的干燥根茎。

【处方用名】射干、乌扇。

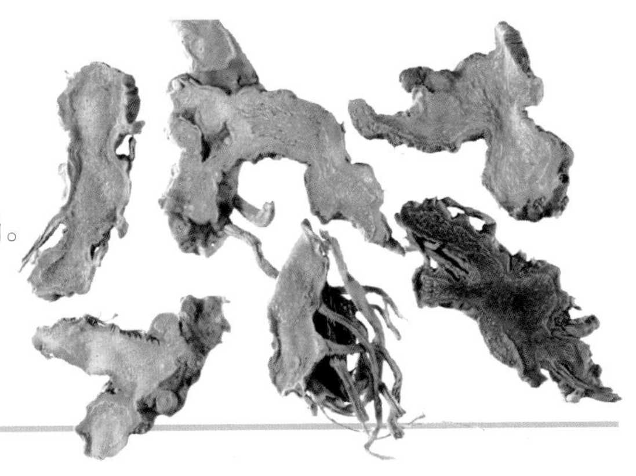

【产地采收】主产于湖北、河南等地。春初刚发芽或秋末茎叶枯萎时采挖。以干燥、肥壮、断面色黄、无根须及泥土者为佳。

【性状特征】本品呈不规则结节状，长3～10厘米，直径1～2厘米。表面黄褐色、棕褐色或黑褐色，皱缩，有较密的环纹。上面有数个圆盘状凹陷的茎痕，偶有茎基残存；下面有残留细根及根痕。质硬，断面黄色，颗粒性。气微，味苦、微辛。

【药性特点】苦，寒。归肺经。

【功效应用】

1. 解毒利咽：用于热毒壅盛之咽喉肿痛，可单味应用，亦可与解毒利咽之品配伍，或与黄芩、桔梗等同用。治外感风热，咽痛音哑，常与发散风热药牛蒡子、蝉蜕等同用。为治疗咽喉肿痛的常用药，尤宜于热毒或肺热兼见痰浊阻滞者。《本草纲目》称之为“治喉痹咽痛为要药”。

2. 清热祛痰：用于肺热咳喘，痰稠色黄，常与清肺化痰之品配伍；若治寒痰咳喘，须与温肺祛痰、止咳平喘之细辛、麻黄等配伍，如射干麻黄汤。

【用法用量】6 ~ 10克。

【使用注意】脾虚便溏者慎用。孕妇忌用。

【实用验方】

1. 乳痈初起：射干、萱草根，共研为末，加蜜调敷。

2. 咽喉肿痛：射干、山豆根，阴干为末，吹喉部。

3. 瘰疬结核：射干、连翘、夏枯草各等分。为丸。每服8克，饭后服。

4. 腮腺炎：射干（鲜品）20克，加水煎，饭后服。

5. 喉痹不通：射干切片后，口含咽汁。

35 山豆根 Shāndòugēn

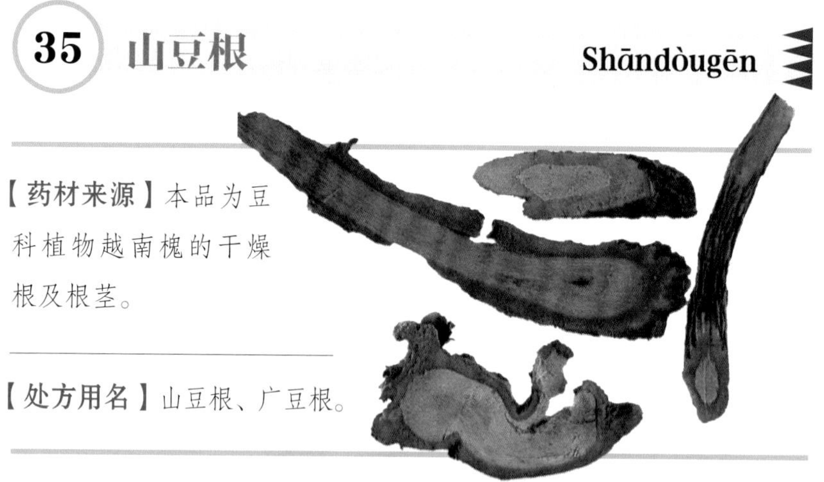

【药材来源】本品为豆科植物越南槐的干燥根及根茎。

【处方用名】山豆根、广豆根。

【产地采收】主产于广西、广东等地。秋季采挖。以根茎粗大、质坚硬、无须根者佳。

【性状特征】本品根茎呈不规则的结节状，顶端常残存茎基，基下着生根数条。根呈长圆柱形，多有分枝，长短不等。表面棕色至棕褐色，有不规则的纵皱纹及突起的横向皮孔。质坚硬，难折断，断面略平坦，皮部浅棕色，木部淡黄色。味极苦，有豆腥气。

【药性特点】苦，寒。有毒。归肺、胃经。

【功效应用】

1. 解毒利咽：用于热毒蕴结，咽喉肿痛，轻者可单味煎服或含漱，或磨醋含咽；重者可配解毒利咽之品，如风热犯肺之咽痛，可配薄荷、牛蒡子等。若治乳蛾喉痹，可与清热利咽之品配伍同用。

2. 清热消肿： 用于胃火炽盛，牙龈肿痛，可单用煎汤漱口，或与清胃泻火之黄连、生石膏等同用。

此外，本品还可用治湿热黄疸，肺热咳嗽，痈肿疮毒等。

【用量用法】 3 ~ 6克。

【使用注意】 本品大苦大寒，且有毒，过量服用易致恶心、呕吐、腹泻、腹痛、心悸胸闷、乏力、头昏头痛等，甚至四肢厥冷、抽搐，故用量不宜过大。

【实用验方】

1. 赤白下痢： 山豆根研粉，蜜丸，每服5克。

2. 头风热痛： 山豆根研粉，醋调，涂太阳穴。

3. 头上白屑： 山豆根研粉，浸油，每日涂之。

4. 牙龈肿痛： 山豆根含于痛所。

5. 咽喉肿痛： 山豆根磨醋噙之，追涎即愈。

6. 诸疮烦热： 水研山豆根汁，服少许。

7. 疥癣虫疮： 山豆根末，腊猪脂调涂。

36 马勃 Mǎbó

【药材来源】 为灰包科真菌脱皮马勃、大马勃或紫色马勃的干燥子实体。

【处方用名】 马勃。

【产地采收】 全国大多地方可采。夏、秋二季子实体成熟时采收。除去外层硬皮。

【性状特征】

1. 脱皮马勃： 呈扁球形或类球形，无不孕基部，直径15 ~ 20厘米；包被灰棕色至黄褐色，纸质，常破碎呈块片状，或已全部脱落；孢体灰褐色或浅褐色，紧密，有弹性，用手撕之，内有灰褐色棉絮状的丝状物。触之则孢子呈尘土样飞扬，手捻有细腻感；气似尘土，无味。

2. 大马勃： 不孕基部小或无，残留的包被由黄棕色的膜状外包被和较厚的灰黄色的内包被所组成，光滑，质硬而脆，易成块脱落；孢体浅青褐色，手捻有润滑感。

3. 紫色马勃： 呈陀螺形，或已压扁呈扁圆形，直径5 ~ 12厘米，不孕基部发达；包被薄，2层，紫褐色，粗皱，有圆形凹陷，外翻，上部常裂成小块或已部分脱落。孢体紫色。

【药性特点】辛，平。归肺经。

【功效应用】

1. 清热利咽： 用于风热及肺火所致咽喉肿痛，咳嗽，失音，常与射干、山豆根同用。

2. 止血： 用于上部出血病证，如吐血、衄血等，可单用。亦用治外伤出血，可用马勃粉撒敷伤口。

【用量用法】1.5 ~ 6克，布包煎。或入丸、散。外用适量。

【使用注意】风寒伏肺咳嗽失音者禁服。

【实用验方】

1. 咽喉肿痛，咽物不得： 马勃1克，蛇蜕皮1条，研末含咽。

2. 久嗽不止： 马勃为末，蜜丸，每服5克。

3. 鱼骨哽咽： 马勃末，蜜丸弹子大。噙咽。

4. 妊娠吐衄不止： 马勃末，浓米饮服4克。

5. 鼻出血： 马勃絮垫放于出血点上，轻轻加压。

6. 外伤出血： 马勃粉撒布或马勃絮垫、马勃绷带、马勃纱布包扎。

7. 痈疽： 马勃擦粉，米醋调敷即消；并入连翘少许，煎服亦可。

8. 臁疮不敛： 葱盐汤洗净拭干，以马勃末外敷。

37 青果 Qīngguǒ

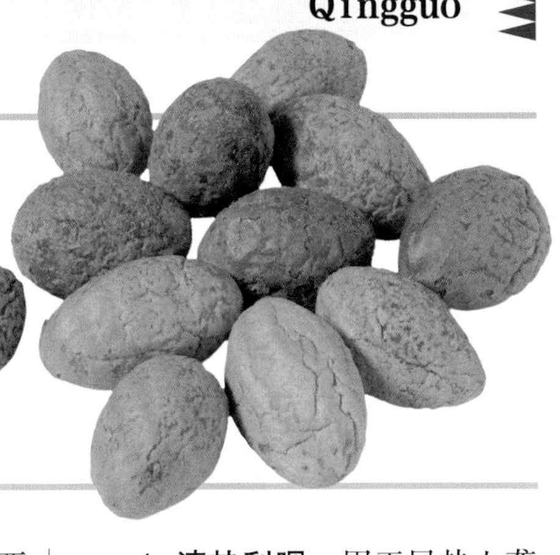

【药材来源】 橄榄科植物橄榄的干燥成熟果实，又名橄榄。

【处方用名】 青果、橄榄。

【产地采收】 主产广东、广西等地。秋季果实成熟时采收，洗净。

【性状特征】 呈梭状，两端钝圆，或渐尖，长 2.5 ~ 4 厘米，外表棕褐色或紫棕色，皱缩，有多数凹凸不平的皱纹。果肉较薄，棕褐色或灰色，质坚韧，可与果核分离，内核性状与鲜者无异。味甜，酸涩味较差。该品以个大、坚实、色灰绿、肉厚、味先涩后甜者为佳。

【药性特点】 甘、酸，平。归肺、胃经。

【功效应用】

1. 清热利咽： 用于风热上袭或热毒蕴结而致咽喉肿痛，常与硼砂、冰片等同用。其性平偏寒，利咽作用好。

2. 生津止渴： 用于津伤口干，口渴，可单用鲜品熬膏服用，亦可与金银花、生地等同用。治音哑，可单用其泡水服。

3. 解毒： 可解河豚之毒，单用鲜品榨汁或煎浓汤饮用；又有解毒醒酒之效，可单味煎汤饮服，用于饮酒过度。

【用量用法】 5 ~ 10 克。煎服。鲜品尤佳，可用至 30 ~ 50 克。

【实用验方】

1. **咽喉肿痛**：鲜橄榄果或盐橄榄去核，取果肉含服，每次1个，每天数次。

2. **久咳**：鲜橄榄5个，去核取果肉，冰糖适量，炖半小时后服。

3. **百日咳**：橄榄20粒，加冰糖同炖，分3次服。

4. **预防流感**：将鲜青果3～5枚，劈开，鲜萝卜1个切开，煮水代茶饮，连饮数天。

5. **急性胃肠炎**：咸橄榄核15克，烧炭存性，研末，用开水送服。

38 白头翁 Báitóuwēng

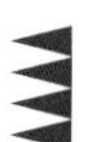

【药材来源】本品为毛茛科植物白头翁的干燥根。

【处方用名】白头翁。

【产地采收】主产于东北、华北等地。春、秋二季采挖。以条粗长、整齐、外表灰黄色、根头部有白绒毛者为佳。

【性状特征】

1. **药材**：根呈类圆柱形或圆锥形，稍弯曲，有时扭曲而稍扁，表面黄棕色或棕褐色，具不规则纵皱纹或纵沟，皮部易脱落而露出黄色的木部，有的具网状裂纹或裂隙，近根头处常有朽状凹洞。根头部稍膨大，有时分叉，有白色绒毛，有的可见鞘状叶柄残基。质硬而脆，断面皮部黄白色或淡黄棕色，木部淡黄色。气微，味微苦涩。

2. **饮片**：为圆片、斜片或不规则厚片，切面皮部黄白色或淡黄棕色，木部淡黄色，射线较宽，皱缩成裂隙，根头部的切片可见白色毛茸；周边黄棕色或棕褐色，脱落处为黄色，有的可见网状裂纹或裂隙；质硬而脆。

【药性特点】苦，寒。归大肠经。

【功效应用】

1. 凉血止痢：用于湿热痢疾和热毒血痢，治热毒痢疾，常与清热燥湿止痢之黄连、秦皮同用，如白头翁汤。若治赤痢下血，日久不愈，腹中冷痛，可与干姜、赤石脂等同用。本品为治痢之良药。

2. 清热解毒：用于疮痈肿毒、痔疮肿痛等热毒证，内服或捣敷局部均有效，常与蒲公英、连翘等同用。

【用量用法】6 ~ 15 克。外用适量。

【使用注意】虚寒泻痢者忌服。

【实用验方】

1. 热痢下重：白头翁 10 克，黄连、黄柏、秦皮各 12 克，水煎服。

2. 小儿热毒下痢：白头翁 5 克，黄连 10 克，石榴皮 5 克，水煎，每次 3 克，或随时饮用。

3. 疖痈：白头翁 100 克，水煎服，连服数天。

4. 原虫性痢疾：白头翁根 15 ~ 30 克，水煎分 3 次服，连服 1 星期。

5. 瘰疬：白头翁 250 克，洗净，切段，以白酒 1 公斤浸泡，装入坛内密封，隔水煎煮数沸，然后置阴凉处 3 天，开坛捞出白头翁，将酒装入瓶备用，早晚食后 1 小时各饮 1 次，每次饮 1 小杯，连用 2 个月。

6. 细菌性痢疾，肠炎：白头翁 250 克，地榆 500 克，诃子肉 500 克，公丁香 120 克，共研成细粉，装入胶囊，每粒装 0.3 克，每次 2 ~ 3 粒，每日 4 次。

7. 外痔肿痛：鲜白头翁适量，捣烂涂搽患处。

8. 湿热带下：白头翁 30 克，

黄柏 12 克，茯苓 25 克，水煎，每日 3 次。

9. 头癣：白头翁 15 克，水煎，去渣，入冰片 1.5 克，浓缩成膏，先将头发剃光，涂膏于患处。

39 马齿苋 Mǎchǐxiàn

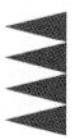

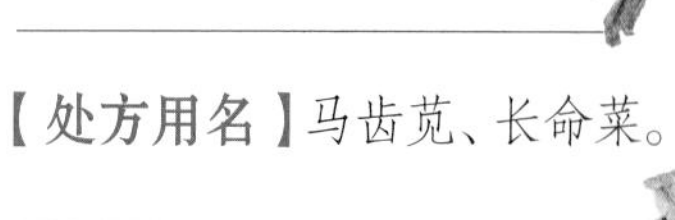

【药材来源】马齿苋科植物马齿苋的干燥地上部分。

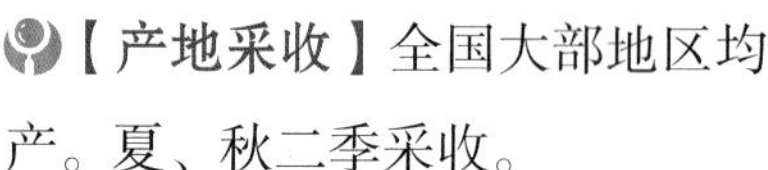

【处方用名】马齿苋、长命菜。

【产地采收】全国大部地区均产。夏、秋二季采收。

【性状特征】干燥全草皱缩卷曲，常缠结成团。茎细而扭曲，长约 15 厘米。表面黄褐色至绿褐色，有明显的纵沟纹。质脆，易折断，折断面中心黄白色。叶多皱缩或破碎，暗绿色或深褐色。枝顶端常有椭圆形蒴果或其裂片残留，果内有多数细小的种子。气微弱而特殊，味微酸而有黏性。以棵小、质嫩、叶多、青绿色者为佳。

【药性特点】酸，寒。归肝、大肠经。

【功效应用】

1. 凉血止痢：用于热毒血痢，下利脓血，里急后重，可与黄芩、黄连等药配伍；亦可治疗大肠湿热，腹痛泄泻，以及崩漏，便血证。本品为治痢疾的常用药物，单用水煎服即效。

2. 清热解毒：用于血热毒盛，痈肿疮疡，丹毒肿痛，可单用本品煎汤内服并外洗，亦可以鲜品捣烂外敷，或与其他清热解毒药配伍使用。

此外，还可用于湿热淋证、

带下等。

【用量用法】10 ~ 15 克，鲜品 30 ~ 60 克。外用适量。

【使用注意】脾胃虚寒，肠滑作泄者忌服。

【实用验方】

1. **血痢、肠炎：** 鲜马齿苋，炒食。或用鲜马齿苋 1000 克，捣烂取汁 150 毫升，每次服 50 毫升，每天 3 次。

2. **痢疾便血，湿热腹泻：** 马齿苋 250 克，粳米 60 克，加水煮成粥，空腹食。

3. **痈肿疔毒、腮腺炎、尿道炎、毒蛇咬伤、阴道生疮、天泡疮、黄水疮：** 鲜马齿苋适量捣敷患处。

4. **糖尿病：** 干马齿苋 100 克，水煎，2 次煎剂合在一起，早晚分服。

5. **脚癣：** 鲜马齿苋捣烂取汁，与等量米醋混合，涂于患处。

6. **肛门肿痛：** 马齿苋 100 克，煎汤熏洗。

7. **热淋：** 马齿苋捣汁服，亦可水煎服。

8. **瘰疬未破：** 马齿苋、青黛等份，捣烂外敷。

9. **阑尾炎：** 鲜马齿苋洗净，捣，绞汁 30 毫升，加冷开水 100 毫升，白糖适量，每日 3 次，每次 100 毫升，亦可将其捣烂外敷。

10. **尿血，血淋，便血：** 马齿苋、鲜藕分别绞汁，等量混匀，每次服 2 汤匙。

40 鸦胆子 Yādǎnzǐ

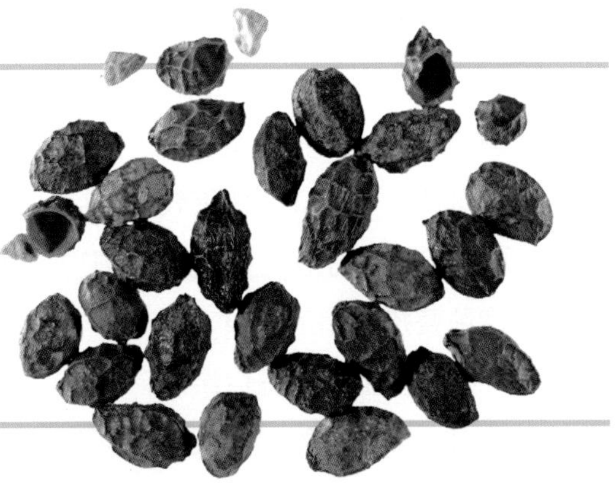

【药材来源】为苦木科植物鸦胆子的干燥成熟果实。

【处方用名】鸦胆子。

【产地采收】主产于广西、广东等省。秋季果实成熟时采收。

【性状特征】本品呈卵形，长6 ~ 10毫米，直径4 ~ 7毫米。表面黑色或棕色，有隆起的网状皱纹，网眼呈不规则的多角形，两侧有明显的棱线，顶端渐尖，基部有凹陷的果梗痕。果壳质硬而脆，种子卵形，长5 ~ 6毫米，直径3 ~ 5毫米，表面类白色或黄白色，具网纹；种皮薄，子叶乳白色，富油性。无臭，味极苦。

【药性特点】苦，寒。有毒。归大肠、肝经。

【功效应用】

1. 清热解毒，止痢：用于热毒血痢，便下脓血，里急后重等证。也用于冷积久痢，可口服或灌肠，疗效较佳。若用治久痢久泻，迁延不愈者，可与收涩药同用。本品尤善清大肠蕴热而止痢。

2. 截疟：用于各种类型的疟疾，尤以间日疟及三日疟效果较好，对恶性疟疾也有效。

3. 腐蚀赘疣：用治鸡眼、寻常疣等，可取鸦胆子仁捣烂涂敷患处，或用鸦胆子油局部涂敷。本品外用有腐蚀作用。

【用量用法】内服，0.5 ~ 2克，以干龙眼肉或大枣肉包裹，或装入胶囊吞服，不宜入煎剂。外用适量。

【使用注意】本品味极苦，有毒，对胃肠道及肝肾均有损害，内服需严格控制剂量，不宜多用久服。外用要注意保护好周围正常皮肤，防止对正常皮肤的刺激。孕妇及小儿慎用。胃肠出血及肝肾病患者，应忌用或慎用。

【实用验方】

1. 热性赤痢：鸦胆子（去皮），每服20粒，白糖水送下。

2. 疟疾：鸦胆子仁10粒，入龙眼肉内吞服。每日3次，第3天后减少量，连服5天。

3. 早期血吸虫病：鸦胆子果仁10粒，每日2次，连服5天。

4. 滴虫性阴道炎：鸦胆子20个，去皮，煎水，用消过毒的大注射器将药注入阴道，每次注20 ~ 40毫升。

5. 痔疮：鸦胆子7粒。包圆眼肉，吞下。

6. 疣：鸦胆子去皮，杵为末，

以烧酒和涂少许。

7. 鸡眼，胼胝：先用热水烫洗患处，发软后用刀削去隆起处及表面硬的部分，贴上剪孔的胶布，孔的大小与病变相等，而后将捣烂的鸦胆子盖满患处，以胶布敷盖，每5天换药1次。

8. 毒蛇咬伤：鸦胆子、半边莲、半枝莲、两面针各适量。捣烂敷患处。

9. 慢性鼻炎：将鸦胆子油涂于双鼻腔下，3天1次。

41 白花蛇舌草 Báihuāshéshécǎo

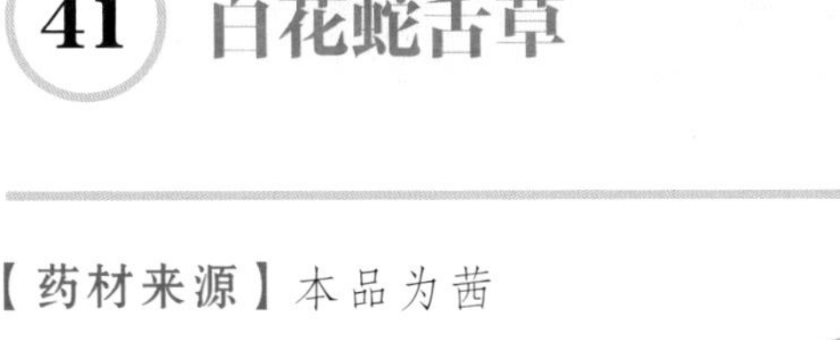

【药材来源】本品为茜草科植物白花蛇舌草的全草。

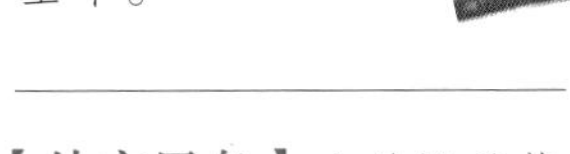

【处方用名】白花蛇舌草。

【产地采收】主产于长江以南各地。夏、秋二季采收。以干燥、灰绿色、叶多者为佳。

【性状特征】全体扭缠成团状，灰绿色至灰棕色。主根细长，须根纤细，淡灰棕色。茎细，卷曲，质脆，易折断，中心髓部白色。叶多皱缩，破碎，易脱落；托叶长1 ~ 2毫米。花、果单生或成对生于叶腋，花常具短而略粗的花梗。蒴果扁球形，室背开裂，宿萼顶端4裂，边缘具短刺毛。气微，味淡。

【药性特点】微苦、甘，寒。归胃、大肠、小肠经。

【功效应用】

1. 清热解毒：用于热毒疮痈，可单用鲜品捣烂外敷，亦可与清热解毒药蒲公英、野菊花等配合内服。治肠痈腹痛，常与活血止痛之红藤、败酱草等配伍；治咽喉肿痛，多与清热利咽药牛蒡子、玄参等同用。尚能解蛇毒，用治毒蛇咬伤，可单用鲜品捣烂绞汁内服或水煎服，渣敷伤口；亦可与半边莲、紫花地丁等同用。本品为治外痈、内痈之常用品。

2. **利湿通淋**：用于膀胱湿热所致小便不利，湿热淋证，小便淋沥涩痛，常与利水通淋药石韦、车前草等配伍。

目前亦用于癌症而见热毒内盛者。

【**用量用法**】15～60克。外用适量。

【**实用验方**】

1. **毒蛇咬伤**：鲜白花蛇舌草100克。捣烂绞汁或水煎服，渣敷伤口。

2. **疮肿热痛**：鲜白花蛇舌草洗净，捣烂敷之，干即更换。

3. **痢疾、尿道炎**：白花蛇舌草50克，水煎服。

4. **黄疸**：白花蛇舌草100克，取汁和蜂蜜服。

5. **急性阑尾炎**：白花蛇舌草100克，羊蹄草50克，两面针根10克，水煎服。

42 穿心莲 Chuānxīnlián

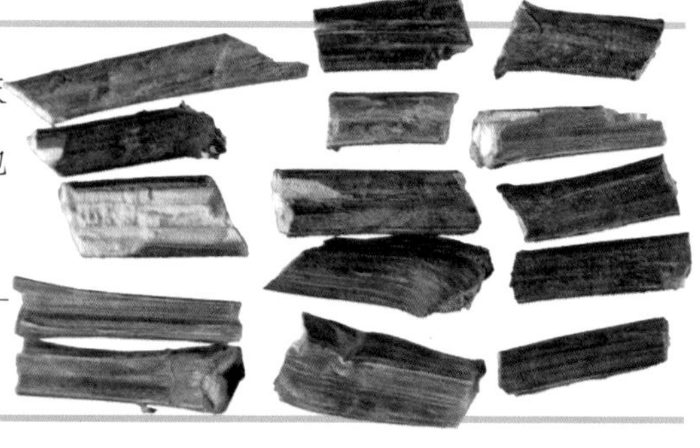

【**药材来源**】本品为爵床科植物穿心莲的干燥地上部分。

【**处方用名**】穿心莲。

【产地采收】华南、华东及西南等地有栽培。秋初刚开花时采收地上部分。以色绿、叶多者为佳。

【性状特征】本品茎呈方柱形，多分枝，节稍膨大；质脆，易折断。单叶对生，叶柄短或近无柄；叶片皱缩，易碎，完整者展平后呈披针形或卵状披针形，先端渐尖，基部楔形下延，全缘或波状；上表面绿色，下表面灰绿色，两面光滑。气微，味极苦。

【药性特点】苦，寒。归肺、胃、大肠、肝经。

【功效应用】

1. **清热燥湿：**用于湿热泻痢，黄疸，淋证，湿疹等。治湿热所致的泄泻，痢疾，淋证小便灼热疼痛，黄疸尿赤短少，单用有效，多制成穿心莲片。本品苦寒之性尤重。

2. **泻火解毒：**用于热毒疮疡，咽喉肿痛，肺热咳嗽，或肺痈咳吐脓痰，可与黄芩、鱼腥草等同用。本品尤善清泻肺热。

【用量用法】3 ~ 6克。因其味甚苦，多作丸、片剂服用。外用适量。

【使用注意】虚寒证忌用。

【实用验方】

1. **流行性感冒，肺炎，支气管炎，口腔炎，扁桃体炎，细菌性痢疾，阿米巴痢疾，肠炎：**穿心莲15 ~ 30克，水煎服。

2. **阴囊湿疹：**穿心莲粉30克，用甘油100毫升，调匀涂患处。

3. **汤火伤：**穿心莲干叶研末调茶油或鲜叶煎汤，涂患处。

4. **鼻窦炎，中耳炎，结合膜炎，胃火牙痛：**鲜穿心莲全草15克，水煎服。若中耳炎可以捣汁滴耳。

5. **毒蛇咬伤：**穿心莲鲜叶捣烂调旱烟筒内的烟油外敷；另取鲜叶10 ~ 15克，水煎服。或用穿心莲15克，七叶一枝花10克，狭叶韩信草50克，白花蛇舌草50克，水煎服。

43 绵马贯众 Miánmǎguànzhòng

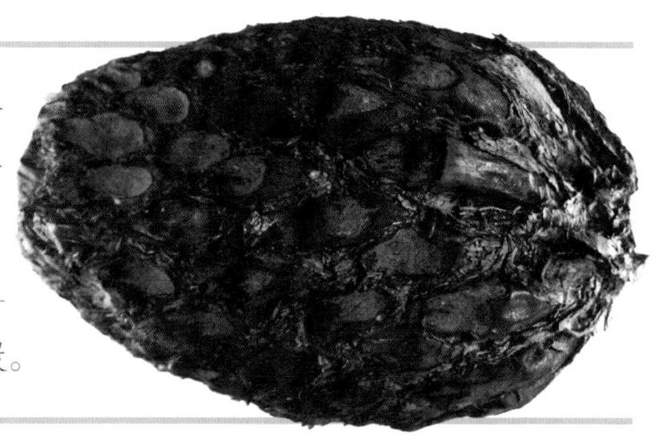

【药材来源】为鳞毛蕨科植物粗茎鳞毛蕨的带叶柄残基的干燥根茎。

【处方用名】贯众、贯众炭。

【产地采收】主产于黑龙江、吉林等省山区，习称“东北贯众”或“绵马贯众”。秋季采挖，洗净。

【性状特征】全体略呈圆锥形，似凤梨，长 10 ~ 20 厘米，直径 4.5 ~ 8 厘米，表面密生整齐的叶柄残基及黄棕色膜质鳞片，并有弯曲的须根。叶柄残基呈扁圆柱形，稍弯曲，质硬，折断面棕色，近边缘处有细小分体中柱 5 ~ 13 个，环状排列。剥去叶柄残基，可见根茎，质坚硬，横断面有黄白色分体中柱 5 ~ 13 个，作环状排列。气特异，味微涩、苦。以个大，质坚实，叶柄断面棕绿色者为佳。

【药性特点】苦，微寒。有小毒。归肝、脾经。

【功效应用】

1. 清热解毒：用于温热毒邪所致病证，常与黄连、甘草等同用。可防治风热感冒。若与板蓝根、大青叶等药同用，可用于痄腮、温毒发斑、发疹等病证。本品既能清气分之实热，又能解血分之热毒。还可用于治疗烧烫伤及妇人带下等病证。

2. 凉血止血：用于血热所致之衄血，吐血，便血，崩漏等证，尤善治崩漏下血。

3. 杀虫：用于驱杀绦虫，钩虫，蛲虫，蛔虫等多种肠道寄生虫。可与驱虫药配伍使用。

【用量用法】5 ~ 10 克。杀

虫及清热解毒宜生用；止血宜炒炭用。外用适量。

【使用注意】有小毒，用量不宜过大。服用本品时忌油腻。脾胃虚寒者及孕妇慎用。

【实用验方】

1. 各种热毒，或食毒、酒毒、药毒：贯众、黄连、甘草各 10 克，研细末，每次 10 克，冷水调下。

2. 鼻血不止：贯众研末，水冲服，每次 5 克。

3. 白秃头疮：贯众、白芷，共研为末，调油涂搽。

4. 胆道蛔虫：贯众 30 克，川楝子、白芍各 20 克，槟榔 10 克，乌梅 15 克，柴胡、甘草各 6 克。每日 1 剂，煎 3 次分服。

5. 血痢不止：贯众煎酒服。

6. 预防流行性感冒：贯众每天 10 克，水煎，分 2 次服，儿童酌减。或用贯众叶 100 克，防风叶 100 克，研末，每次 5 克，内服。

7. 预防麻疹：贯众 15 克，金银花 15 克，荆芥 10 克，水煎服，连服五 5 剂以上，每日 1 剂。

8. 久咳，出脓血：贯众、苏木各 10 克，生姜 3 片，煎服。

9. 漆疮：贯众末，以油和之，外涂。

10. 暴吐血、嗽血、鼻衄，妇人崩漏：贯众根为末，水调服，每次 5 克。

44 半边莲 Bànbiānlián

【药材来源】为桔梗科植物半边莲的干燥全草。

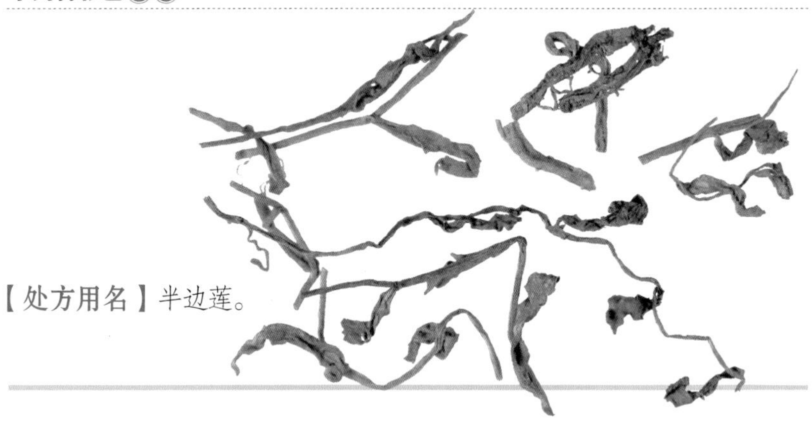

【处方用名】半边莲。

【产地采收】各地均有分布，主产于湖北、湖南等地。夏季采收，拔起全草，除去杂质，切段，晒干。

【性状特征】

干燥带根全草，多皱缩成团。根细长，圆柱形，带肉质，表面淡棕黄色，光滑或有细纵纹，生有须根。茎细长，节明显，灰绿色，靠近根茎部呈淡紫色，有皱缩的纵向纹理，节上有时残留不定根。叶互生，狭长，表面光滑无毛，多皱缩或脱落。花基部筒状，花瓣 5 片，浅紫红色，花冠筒内有白色茸毛。气微特异，味微甘而辛。以无泥土杂质者为佳。

【药性特点】辛，平。归心、小肠、肺经。

【功效应用】

1. 清热解毒：用于热毒疮痈肿毒，内服外用均可，尤以鲜品捣烂外敷疗效更佳。治疗疔疮肿毒、乳痈肿痛、毒蛇咬伤、蜂蝎螫伤，常与白花蛇舌草、虎杖等同用。

2. 利水消肿：用于大腹水肿，常与金钱草、枳实配伍；亦用于湿热黄疸、湿疮湿疹。

【用量用法】干品 10 ~ 15 克，鲜品 30 ~ 60 克。

【使用注意】虚证水肿忌用。

【实用验方】

1. 毒蛇咬伤：半边莲大剂量，文火煎半小时，分次内服。另取鲜半边莲捣烂外敷，每日更换 2 次。

2. 热毒痈肿疮毒：鲜半边莲适量，加食盐少量，捣烂外敷。有黄水渗出，渐愈。

3. 黄疸，水肿，小便不利： 半边莲 30 克，白茅根 30 克，水煎以白糖饮服。

4. 湿热水肿，臌胀： 半边莲、金钱草各 15 克，大黄 10 克，枳壳 12 克水煎服。

5. 乳腺炎： 鲜半边莲适量，捣烂敷患处。

6. 疔疮： 鲜半边莲适量，加食盐少许捣烂，敷患处。

7. 无名肿毒： 半边莲捣烂加酒敷患处。

8. 湿疹，脚气： 鲜半边莲加水煮 3 次，取滤液浓缩成 1 ∶ 1 的药汁，用纱布浸透药汁，湿敷患处。

9. 痈肿疮毒： 鲜半边莲适量，加食盐少量，捣烂外敷，有黄水渗出，渐愈。

10. 赤眼： 鲜半边莲洗净，揉碎作 1 小丸，塞入鼻腔，患左眼塞右鼻，患右眼塞左鼻。3 ~ 4 小时换 1 次。

45 木蝴蝶 Mùhúdié

【药材来源】为紫葳科植物木蝴蝶的干燥成熟种子。

【处方用名】木蝴蝶、玉蝴蝶、云蝴蝶、千张纸、云故纸。

【产地采收】主产于云南、广西等地。秋、冬二季采收成熟果实，曝晒至果实开裂，取出种子，晒干。

【性状特征】本品为蝶形薄片，除基部外三面延长成宽大菲薄的翅。长 5 ~ 8 厘米，宽 3.5 ~ 4.5 厘米。表面浅黄白色，翅半透明，有绢丝样光泽，上有放射状纹理，边缘多破裂。体轻，剥去种皮，可见一层薄膜状的胚乳紧裹于子叶之外。子叶2，蝶形，黄绿色或黄色，长径1 ~ 1.5厘米。无臭，味微苦。

【药性特点】苦、甘，凉。归肺、肝、胃经。

【功效应用】

1. **清肺利咽：**用于邪热伤阴，咽喉肿痛，声音嘶哑。本品为治咽喉肿痛之常用药。可单味泡水服。

2. **疏肝和胃：**用于肝气郁滞，肝胃气痛，脘腹、胁肋胀痛等。本品甘缓苦泄，可单用本品研末服用或泡水服。

【用量用法】5 ~ 15克。

【实用验方】

1. **肥胖：**玉蝴蝶、荷叶、山楂一起泡水喝。

2. **减肥瘦身，美容养颜，调节经血：**玉蝴蝶、桃花各适量一起泡饮。

3. **声音嘶哑：**木蝴蝶不拘量，泡水饮。

4. **声嘶较重，讲话费力，喉内不适，有异物感：**木蝴蝶10克、蝉蜕6克、连翘10克、泽兰10克、郁金10克、赤芍10克、丹皮10克、川贝母10克、瓜蒌仁10克、山慈菇10克、桔梗10克、甘草6克，水煎服。

5. **慢性咽炎：**木蝴蝶、胖大海、金银花、麦冬、生甘草各3 ~ 5克，开水冲泡频服。

46 漏芦 Lòulú

【药材来源】漏芦为菊科植物祁州漏芦的干燥根。禹州漏芦为菊科蓝刺头或华东蓝刺头的干燥根。

【处方用名】漏芦，禹州漏芦。

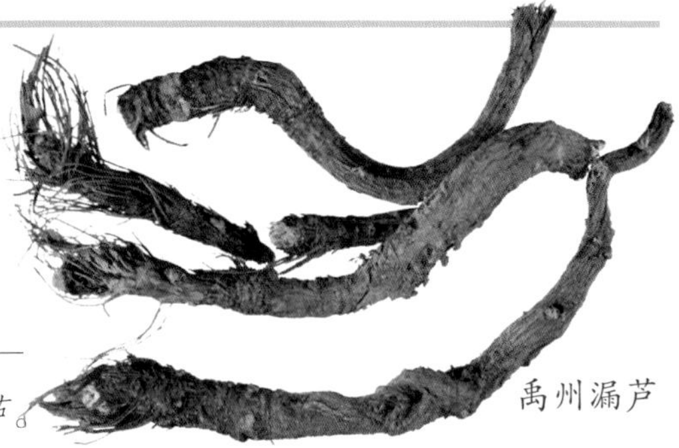

禹州漏芦

【产地采收】我国北方各省多有分布，主产东北、华北。春、秋二季采挖，除去泥沙、残茎及须根，洗净，晒干。禹州漏芦在我国中部各省均有分布。

【性状特征】**漏芦** 本品呈圆锥形或扁片块状，多扭曲，长短不一，表面暗棕色、灰褐色或黑褐色，粗糙，具纵沟及菱形的网状裂隙。外层易剥落，根头部膨大，有残茎及鳞片状叶基，顶端有灰白色绒毛。体轻，质脆，易折断，断面不整齐，灰黄色，有裂隙，中心有的呈星状裂隙，灰黑色或棕黑色。气特异，味微苦。

禹州漏芦 本品呈类圆柱形，稍扭曲，长10~25厘米，直径0.5~1.5厘米。表面灰褐色或灰黄色，具纵沟纹，顶端有纤维状棕色硬毛。质硬，不易折断，断面皮部褐色，木部呈黄黑相间的放射状纹理。气微，味微涩。

【药性特点】苦，寒。归胃经。

【功效应用】

1. 清热解毒，消痈散结：用于热毒壅聚，痈肿疮毒，常与连翘、紫花地丁等药同用。用于乳痈肿痛，常与瓜蒌、蛇蜕同用，为治乳痈之良药。若用治痰火郁结，瘰疬欲破者，可与海藻、玄参等同用，也可用治湿疹湿疮、皮肤瘙痒等。

2. 通经下乳：用于乳络塞滞，乳汁不下，乳房胀痛，欲作乳痈者，常与穿山甲、王不留行等药同用。若为气血亏虚，乳少清稀者，当与黄芪、鹿角胶等同用。

3. 舒筋通脉：用于湿痹，筋脉拘挛，骨节疼痛。本品性善通利，常与薏苡仁、地龙等配伍使用。

【用量用法】5 ~ 10克。煎服。外用，研末调敷或煎水洗。

【使用注意】气虚、疮疡平塌者及孕妇忌服。

【实用验方】

1. 瘰疬，疮肿疼痛：漏芦、连翘、紫花地丁、贝母、金银花，甘草、夏枯草各15克。水煎服。

2. 白秃：先用盐汤洗头，漏芦烧作灰，膏和涂之。

3. 肥胖症：漏芦，决明子，泽泻，荷叶，汉防己各15克，水煎浓缩至100毫升，每日分2次口服。

4. 乳汁不行，及经络凝滞，乳内胀痛，留蓄邪毒，或作痈肿： 漏芦 20 克，瓜蒌炒成性，50 克，蛇蜕 10 条，为细散，每服 5 克，温酒调服，不拘时。

5. 流行性腮腺炎： 板蓝根 10 克，漏芦 10 克，牛蒡子 15 克，甘草 10 克，水煎服。

47 金荞麦 Jīnqiáomài

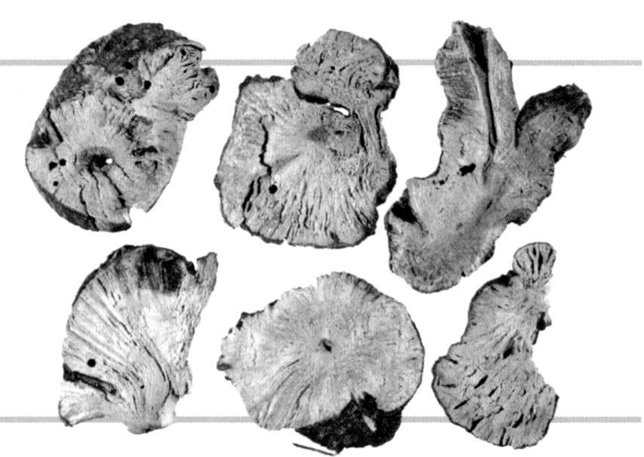

【药材来源】为蓼科植物金荞麦的干燥根茎。

【处方用名】金荞麦。

【产地采收】全国大部分地区均产。冬季采挖，除去茎及须根，洗净、晒干。

【性状特征】根茎呈不规则团块状，常具瘤状分枝，长短、大小不一。表面棕褐色至灰褐色，有紧密的环节及不规则的纵皱纹，以及众多的须根或须根痕；顶端有茎的残基。质坚硬，不易折断，切断面淡黄白色至黄棕色，有放射状纹理，中央有髓。气微，味微涩。

【药性特点】微辛、涩，凉。归肺经。

【功效应用】

1. 清热排脓： 用于肺痈咯痰浓稠腥臭或咳吐脓血，可单用，或与鱼腥草、芦根等配伍应用；若治肺热咳嗽，可与天花粉、矮地茶等同用。其既可清热解毒，又善排脓祛瘀，并能清肺化痰。

2. 祛瘀散结： 用于瘰疬痰核，可以配伍玄参、何首乌等同用；用治疮痈疖肿或毒蛇咬伤，可以配伍蒲公英、紫花地丁等。用于咽喉肿痛，配伍射干、山豆根等同用。

3. 健脾消食: 用于食积不化，纳少，疳积消瘦等证，可与茯苓、麦芽等同用。

【用量用法】15 ~ 45 克。煎服。亦可用水或黄酒隔水密闭炖服。

【实用验方】

1. 咽喉肿痛: 金荞麦 30 克，大青叶 5 克，牛蒡子 15 克煎水饮服。

2. 肺热咳喘: 金荞麦 30 克，麻黄 3 克，杏仁 10 克，煎水饮服。

3. 闭经： 野荞麦鲜叶 90 克（干叶 30 克），捣烂，调鸡蛋 4 个，用茶油煎熟，加米酒共煮，内服。

4. 脱肛： 鲜金荞麦、苦参各 300 克。水煎，趁热熏患处。

5. 鼻咽癌： 鲜野荞麦、鲜土牛膝各 30 克。水煎服。

6. 肺脓疡： 金荞麦 50 克，水煎服。

7. 原发性痛经： 金荞麦煎水饮服。

8. 偏头痛： 金荞麦研粉，醋调成饼，趁热敷痛侧头部。

48 山慈菇 Shāncígū

【药材来源】为兰科植物杜鹃兰、独蒜兰或云南独蒜兰的干燥假鳞茎。前者称毛慈菇，后二者称冰球子。

【处方用名】山慈菇。

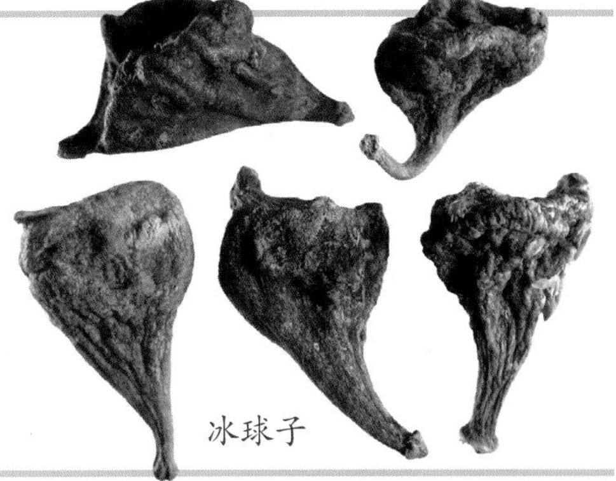

冰球子

【产地采收】主产于四川、贵州等地。夏、秋二季采挖，除去地上部分及泥沙，分开大小，置沸水锅中蒸煮至透心，干燥。

【性状特征】**毛慈菇** 呈不规则扁球形或圆锥形，顶端渐突起，基部有须根痕，长 1.8 ~ 3 厘米。表面黄棕色或棕褐色，有纵皱纹或纵沟，中部有 2 ~ 3 条微突起的环节，节上有鳞片叶干枯腐烂后留下的丝状纤维。质坚硬，难折断，断面灰白色或黄白色，略呈角质。气微，味淡，带黏性。

冰球子 呈圆锥形，瓶颈状或不规则形团块，顶端渐尖，尖端断头处呈盘状，基部膨大，中央凹入，有 1~2 条环节，多偏向一侧。质坚硬，难折断，断面角质半透明。

【**药性特点**】甘、微辛，凉。归肝、脾经。

【**功效应用**】

1. **清热解毒：** 用于痈疽发背，疔疮肿毒，瘰疬痰核，蛇虫咬伤，内服外用均可。

2. **消痈散结：** 用于癥瘕痞块和多种肿瘤，可以配伍土鳖虫、穿山甲、蝼蛄等，现用于治疗肝硬化，对软化肝脾，恢复肝功能，有明显效果。对甲状腺瘤可配伍蚤休、浙贝母等同用。

此外，尚能化痰，治疗由风痰所致的癫痫等证。

【**用量用法**】3 ~ 10 克。煎服。外用适量。

【**使用注意**】体弱者慎用。

【**实用验方**】

1. **化脓性指头炎：** 鲜山慈姑 25 克，洗净捣烂，米醋调敷。

2. **疔疮肿毒：** 山慈菇适量，研末，加米醋调和外涂。

3. **咽喉红肿：** 山慈菇 6 克，山豆根 6 克，射干 6 克，牛蒡子 10 克，大青叶 10 克，水煎服。

4. **痈疽肿痛：** 山慈菇 15 克，蒲公英 30 克，金银花 30 克，水煎外洗。

5. **乳腺增生病：** 山慈菇 10 克，蒲公英 30 克，夏枯草 15 克，益母草 15 克，浙贝母 15 克，瓜蒌 10 克，水煎服。

49 千里光 Qiānlǐguāng

【**药材来源**】为菊科植物千里光的全草。

【处方用名】千里光。

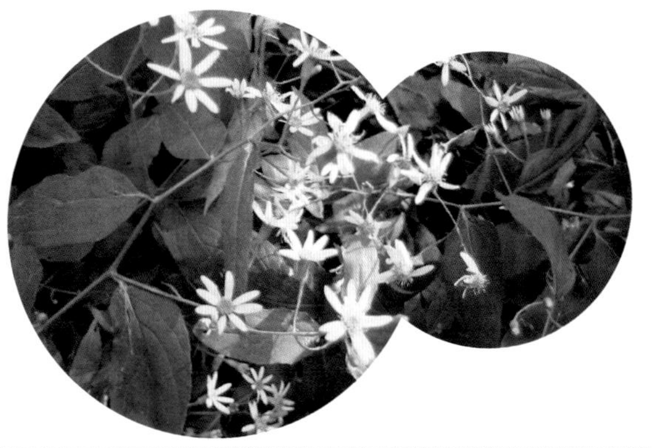

【产地采收】主产于江苏、浙江等地。夏、秋二季采收，扎成小把或切段，晒干。

【性状特征】干燥全草长60～100厘米，或切成2～3厘米长的小段。茎圆柱状，表面棕黄色；质坚硬，断面髓部发达，白色。叶多皱缩，破碎，呈椭圆状三角形或卵状披针形，基部戟形或截形，边缘有不规则缺刻，暗绿色或灰棕色，质脆。有时枝梢带有枯黄色头状花序。气微，味涩。

【药性特点】苦，寒。归肺、肝、大肠经。

【功效应用】

1. 清热解毒：用于热毒壅聚之痈肿疮毒，可单用鲜品，水煎内服并外洗，再将其捣烂外敷患处，或与金银花、蒲公英等同用。治疗水火烫伤，褥疮及下肢溃疡，可与白及配伍，水煎浓汁外搽。亦用于大肠湿热，腹痛泄泻，或下痢脓血，里急后重，可单用本品制成片剂服用。

2. 清肝明目：用于风热或肝火上炎所致的目赤肿痛，可与决明子、谷精草等配伍使用。本品清肝明目之力甚佳，也可单用本品煎汤熏洗眼部。

此外，清热利湿，杀虫止痒，用治湿热虫毒所致之头癣湿疮、阴囊湿痒、鹅掌风等。

【用量用法】10～15克，鲜品30克。煎服。外用适量。

【使用注意】脾胃虚寒者慎服。

【实用验方】

1. **疮疖肿痛：** 千里光、野菊花、蒲公英各15克，煎水服。

2. **皮肤湿疹瘙痒：** 千里光鲜草洗净，捣烂取汁外涂。

3. **烫火伤：** 千里光20克，白及5克，水煎浓汁外搽。

4. **细菌性痢疾：** 千里光、地锦草各30克，煎服。

5. **风火赤眼：** 千里光60克，煎水熏洗。

6. **鹅掌风，头癣，干湿癣疮：** 千里光、苍耳草全草等分。煎汁浓缩成膏，搽或擦患处。

7. **趾间湿痒，阴部痒：** 千里光适量，煎水外洗。

8. **流行性感冒：** 千里光30～60克，煎服。

9. **急性泌尿道感染：** 千里光、穿心莲各30克，煎服。

10. **急性扁桃体炎：** 千里光30克，煎服。

50 白蔹 Báiliǎn

【药材来源】本品为葡萄科植物白蔹的干燥块根。

【处方用名】白蔹。

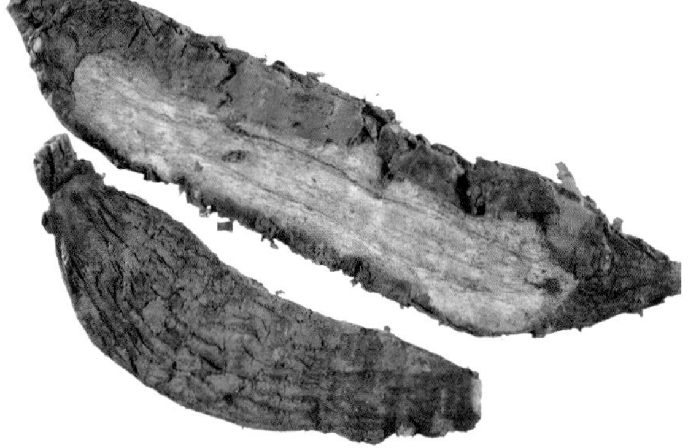

【产地采收】产于华北、华东及中南各省区。春、秋季采挖，除去泥沙及细根，洗净，切成纵瓣或斜片，晒干。

【性状特征】块根长圆形或纺锤形，多纵切成瓣或斜片。表面红棕色或红褐色，有纵皱纹、细横纹及横长皮孔，栓皮易层层脱落，脱落处显淡红棕色，剖面类白色或淡红棕色，皱缩不平。斜片呈卵圆形，切面类白色或浅红棕色，可见放射状纹理，周边较厚，微翘起或略弯曲。体轻，质硬脆，粉性。气微，味微甜。以肥大、断面粉红色、粉性足者为佳。

【药性特点】苦、辛，微寒。归心、胃经。

【功效应用】

1. 清热解毒：用于热毒壅聚，痈疮初起，红肿硬痛者，可单用为末水调涂敷患处，或与金银花、连翘等同煎内服。若疮痈脓成不溃者，配伍天南星、皂角等制作膏药外贴，促使其溃破排脓。若疮疡溃后不敛，可与白及、孩儿茶共研细末，干撒疮口，以生肌敛疮。若用治痰火郁结，痰核瘰疬，常与玄参、大黄等研末醋调，外敷患处；或与黄连等，研末，油脂调敷患处。

2. 敛疮生肌：用于水火烫伤，可单用本品研末外敷；亦可与地榆等份为末外用。若与白及、冰片配伍，还可用于手足皲裂。单用捣烂外敷可用于扭挫伤痛等。

3. 收敛止血：用于血热之咯血、吐血。

【用量用法】5 ~ 10克。煎服。外用适量，煎汤外洗或研成极细粉末敷于患处。

【使用注意】脾胃虚寒者不宜服。反乌头。

【实用验方】

1. 疖、痈、蜂窝组织炎、淋巴结炎、各种炎性肿块：白蔹研末，每次取适量，调成稠糊状，外敷患处。

2. 痈肿：白蔹2份，藜芦1份，为末，酒和如泥，贴上。

3. 疮疡不敛：白蔹、白及、络石藤各为细末，干撒疮上。

4. 冻耳成疮，或痒或痛者：黄柏、白蔹各3克。为末。先以汤洗疮，后用香油调涂。

5. 汤火灼烂：白蔹末敷之。

51 生地黄 Shēngdìhuáng

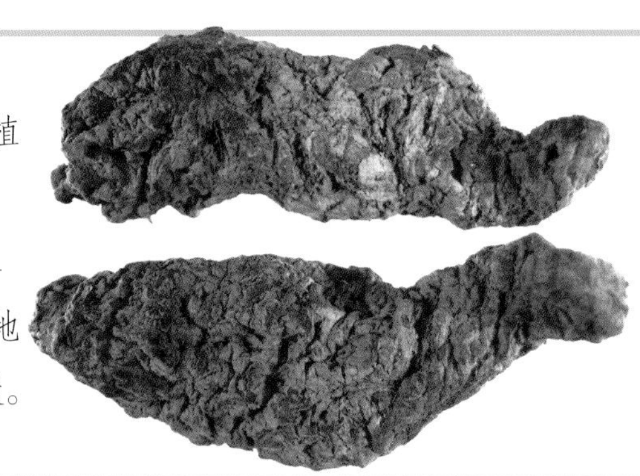

【药材来源】为玄参科植物地黄的块根。

【处方用名】生地黄、鲜地黄、干地黄、干生地、生地炭。

【产地采收】主产于河南、河北等地，以河南出产的品质最佳。秋季采收，鲜用者习称“鲜地黄”。以块大、体重、断面乌黑油润者为佳。

【性状特征】呈不规则类圆形团块，可见明显的挤压曲折沟纹，表面土灰色至灰黑色，具细皱纹。小条者呈弯曲长圆形，两端细，中部较丰满。体重，质硬实而显柔糯性，横切面乌黑油润有光泽，黏性大，隐约可见菊花心纹理，极少数偶有细裂隙。微具焦糖气，味微苦、微甜。

【药性特点】甘、苦，寒。归心、肝、胃、肾经。

【功效应用】

1. 清热凉血：用于温热病热入营血之身热夜甚，口干，神昏舌绛，吐衄便血，斑疹紫暗，常与玄参、金银花等同用，如清营汤。亦常与赤芍、牡丹皮等同用，如犀角地黄汤。若治热病后期，余热未清，阴分已伤，夜热早凉，多与青蒿、鳖甲等同用，如青蒿鳖甲汤。本品为清热凉血要药。

2. 养阴生津：用于热病伤津，烦渴多饮，常与养阴生津之沙参、麦冬等配伍，如益胃汤。治内热消渴，热伤津液，大便秘结，常与玄参、麦冬配伍，如增液汤。本品退虚热，生津作用很好。

3. 止血：用于血热出血证，如吐血衄血，便血崩漏，常与鲜荷叶、生侧柏叶同用，如四生丸。

【用量用法】10～30克。鲜品用量加倍，鲜品可捣汁入药，清热凉血力更强；止血宜炒炭。

【使用注意】脾虚大便溏薄者不宜用。

【实用验方】

1. 鼻出血：生地黄30克，白茅根30克，浓煎，分2～3次服。

2. 热伤津液，口渴咽干，便秘：生地、玄参、麦冬各15克。煎汤饮。

3. 失眠健忘、早衰白发：生地100克，党参15克，茯苓30克，蜂蜜适量，将3药煎取浓汁，加入约等量的炼蜜，再煎沸即成。每次食1～2匙。

4. 眼部瘀血肿胀：生地黄，捣烂厚敷眼皮。

5. 风火牙痛，呵风而痛，腮外发肿：生地捣烂，加樟脑少许，捶匀贴患处，吐出涎水即效。

52 玄参 Xuánshēn

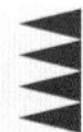

【药材来源】为玄参科植物玄参的根。

【处方用名】玄参、元参、黑玄参、黑元参。

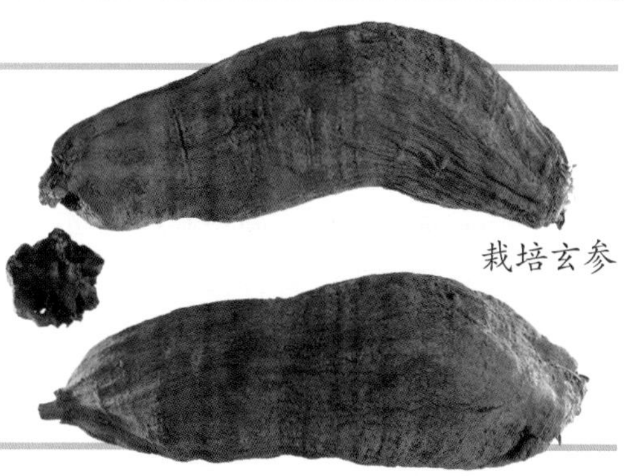

栽培玄参

【产地采收】主产于我国长江流域等地。冬季茎叶枯萎时采挖。以枝条肥大、皮细而紧、质坚实、肉色乌黑者为佳。

【性状特征】

1. 药材：呈圆锥形，有的微弯似羊角状，表面灰黄色或棕褐色，有纵沟纹、抽沟及凹点状细根痕，并有黄色横长皮孔；质坚实，不易折断，断面略平坦，乌黑色，微有光泽。具焦糖气，味甘、微苦，嚼之柔润。以水浸泡，水呈墨黑色。

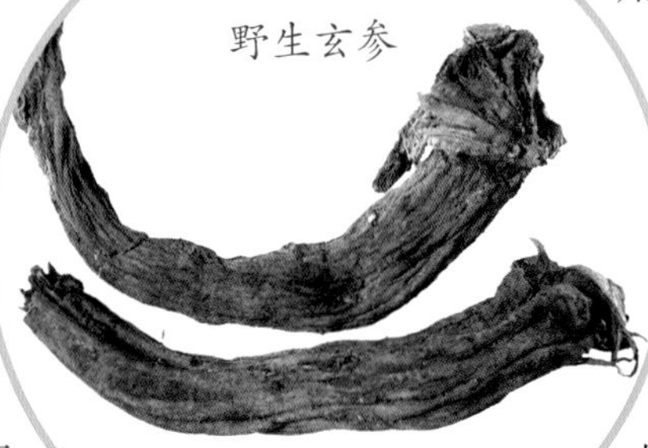

野生玄参

2. 饮片：为2～4毫米的厚片，断面乌黑色，有光泽，无裂隙，有焦糖味。

【药性特点】甘、苦、咸，寒。归心、肺、胃、肾经。

【功效应用】

1. 清热凉血：用于温热病热入营血，身热口干、神昏舌绛，常与清营凉血之生地黄、连翘配伍，如清营汤。若治热入心包，神昏谵语，常配清心泻火之莲子心、竹叶卷心等，如清宫汤。治温热病气血两燔，身发斑疹，常配石膏、知母等同用，如化斑汤。

2. 养阴生津：用于阴虚劳嗽咳血，常配百合、川贝母等同用，如百合固金汤。治阴虚发热，骨蒸劳热，多与清虚热、退骨蒸之品知母、地骨皮等同用。治内热消渴，可配麦冬、五味子等同用。治津伤便秘，常与生地黄、麦冬同用，如增液汤。

3. 泻火解毒：用于咽喉肿痛，无论热毒壅盛，还是虚火上炎所致者，均可使用。治热毒壅盛，咽喉肿痛，可与板蓝根、牛蒡子等配伍，如普济消毒饮。若治痈疮肿毒，常与金银花、连翘等同用。用于脱疽证，配金银花、当归等，如四妙勇安汤。

4. 软坚散结：用于痰火郁结之瘰疬等，配浙贝母、牡蛎等，如消瘰丸。本品咸寒软坚，对于赘生物有效果。

【用量用法】10～15克。

【使用注意】脾虚大便溏薄者不宜用。反藜芦。

【实用验方】

1. **瘰疬初起：**玄参、煅牡蛎、贝母各等量，共为末，炼蜜为丸。每服10克，开水下，日2次。

2. **疮毒：**玄参、生地黄各50克，大黄25克，上为末，炼蜜丸，用灯心或淡竹叶汤下。

3. **咽干口燥，眩晕健忘，腰膝酸软，形体消瘦，五心烦热，面红盗汗：**先将玄参、乌梅各15克，加水适量煎煮，去渣取汁；加糯米30克，煮成稀粥，等粥成时兑入药汁、冰糖，稍煮食用。

4. **性病性淋巴肉芽肿：**蒲公英、野菊花、天葵子、玄参、川贝母各10克，水煎服，每日1次。

5. **口咽干燥：**玄参用大火蒸30分钟，用时取1片含口中，徐徐咽下汁水，并嚼烂食之。

53 牡丹皮 Mǔdānpí

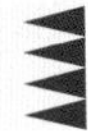

【药材来源】为毛茛科植物牡丹的干燥根皮。

【处方用名】牡丹皮、粉丹皮、丹皮、丹皮炭。

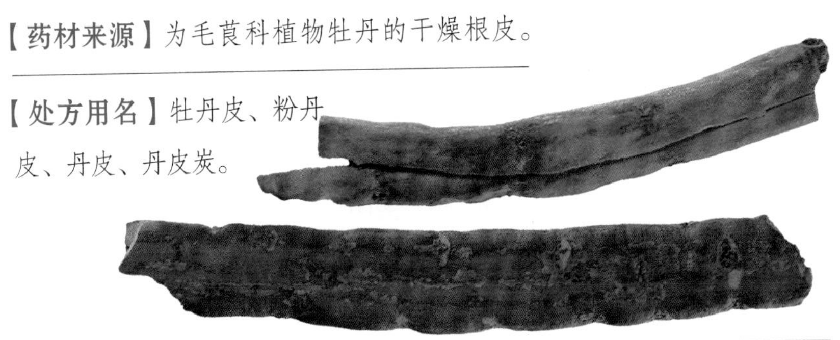

【产地采收】主产于安徽、河南等地。秋季采挖，剥取根皮，晒干；或刮去粗皮，除木心，晒干。前者习称原丹皮，后者习称刮丹皮。

【性状特征】

1. **原丹皮：**根皮呈筒状、半筒状或破碎成片状，有纵剖开的裂隙，两面多向内卷曲。外表面灰褐色或紫褐色，粗皮脱落处显粉红色，有微突起的长圆形横生皮孔及支根除去后的残迹；内表面棕色或淡灰黄色，有细纵纹，常见发亮的银星（牡丹酚结晶）。质硬而脆，易折断，断面较平坦，显粉性，外层灰褐色，内层粉白或淡粉红色，略有圆形环纹。有特殊浓厚香气，味微苦凉，嚼之发涩，稍有麻舌感。

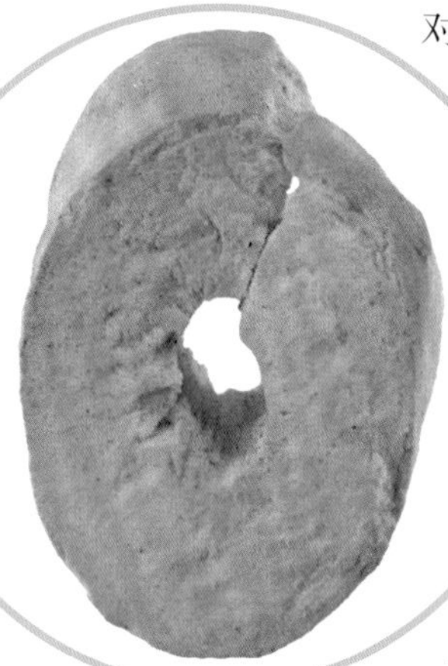

2. 刮丹皮：外表有刀刮削痕，表面红棕色或粉黄色，有时可见灰褐色斑点状残存外皮。

【药性特点】苦、辛，微寒。归心、肝、肾经。

【功效应用】

1. 清热凉血：用于热入血分，斑疹吐衄，常与清热凉血之水牛角、生地黄等同用，如犀角地黄汤。若治血热妄行之吐血、衄血等证，则与凉血止血药侧柏叶、茜草等配伍，如十灰散。本品入血分，凉血不留瘀，活血不妄行，为治温热病热入血分证的常用药。

2. 活血化瘀：用于瘀滞经闭，痛经，月经不调，癥瘕积聚，跌打损伤等多种瘀血证，因性寒，对血瘀血热者最宜。治癥瘕积聚，常与活血消癥之桂枝、桃仁等同用，如桂枝茯苓丸。

3. 清退虚热：用于温热病后期，余热未尽，阴液已伤，夜热早凉，骨蒸无汗，或低热不退等，常与青蒿、鳖甲等同用，如青蒿鳖甲汤；若治阴虚内热，骨蒸潮热，盗汗等证，则与滋阴清热之品知母、黄柏等配伍。

4. 消散痈肿：用于肠痈腹痛，常与大黄、桃仁等同用，如大黄牡丹皮汤。治疗疮疡，多与清热解毒药金银花、蒲公英等同用。

【用量用法】6 ~ 12 克。清热凉血宜生用；活血散瘀宜酒炙用。

【使用注意】孕妇及月经过多者不宜用。

【实用验方】

1. **跌打损伤**：牡丹皮、土鳖虫等量，研末，每次5克，酒送下。

2. **血热体内外出血**：水牛角10克，生地黄30克，芍药30克，牡丹皮20克。以此比例，煎水服。

3. **过敏性鼻炎**：牡丹皮10克，水煎服，连服10日为1疗程。

4. **月经或前或后，乍多乍少，腰痛、腹痛，手足烦热**：牡丹皮20克，苦参10克，贝母5克，以此比例，研末，炼蜜为丸，每次8克。

5. **刀伤后内出血**：牡丹皮炭研细，水冲服少许。

6. **过敏性鼻炎**：牡丹皮10克，水煎服，连服10日为1疗程。

7. **金疮出血**：牡丹皮研末内服，每次5克。

8. **肠痈（阑尾炎）**：大黄15克，牡丹10克，桃仁15克，瓜子50克，煎后加芒硝10克，再煎沸，服之。

9. **痛经**：牡丹皮10克，仙鹤草、延胡索各15克，槐花10克，水煎，冲黄酒、红糖，经行时早晚空腹服。

54 赤芍 Chìsháo

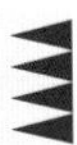

【药材来源】为毛茛科植物芍药或川赤芍的干燥根。

【处方用名】赤芍药、赤芍。

【产地采收】全国大部分地区均产。以根条粗长，外皮易脱落，皱纹粗而深，断面色白，粉性大者为佳。

【性状特征】本品呈圆柱形，稍弯曲，长5～40厘米，直径0.5～3厘米。表面棕褐色，粗糙，有纵沟及皱纹，并有须根痕及横向凸起的皮孔，有的外皮易脱落。质硬而脆，易折断，断面粉白色或粉红色，皮部窄，木部放射状纹理明显，有的有裂隙。气微香，味微苦、酸涩。

【药性特点】苦，微寒。归肝经。

【功效应用】

1. 清热凉血：赤芍药清热凉血之功与牡丹皮相似，常相须为用，治温热病热入血分证和气血两燔证，如犀角地黄汤、清瘟败毒饮；若治血热所致吐衄，多与凉血止血药生地黄、白茅根等配伍。

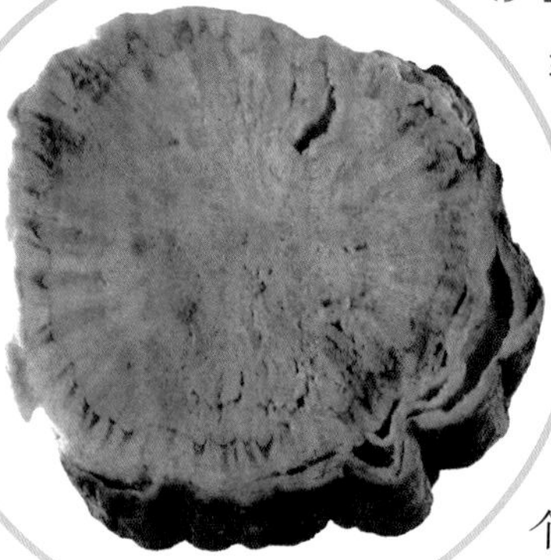

2. 活血化瘀：用于血瘀经闭、痛经，癥瘕腹痛，多与当归、川芎等配伍，如少腹逐瘀汤。治跌打损伤，瘀滞肿痛，常与活血止痛药乳香、没药等同用。治热毒疮痈，则多与金银花、天花粉等同用，如仙方活命饮。本品活血作用好，其作用与牡丹皮相似，凡血瘀所致诸证，均可使用。

3. 清泻肝火：用于肝热目赤肿痛，羞明多眵，或目生翳障，常与清肝明目药菊花、夏枯草等同用。

【用量用法】6～15克。

【使用注意】血枯经闭及孕妇忌用。反藜芦。

【实用验方】

1. 五淋：赤芍药50克，面裹煨槟榔1个，上为末，每服5克，水煎，空腹服。

2. 妇人血崩不止，赤白带下：香附、赤芍等份，为末，水煎，去渣服。

3. 血痢腹痛：赤芍药、黄柏（去粗皮炙）、地榆各等量，研末，混匀，煎，每15克，不拘时温服。

4. 赤痢，腹痛不可忍：赤芍、黄柏等量，为散，每次15克，煎，去滓，不计时候稍热服。

5. 急性乳腺炎： 赤芍50～100克，生甘草10克，水煎服。

55 水牛角 Shuǐniújiǎo

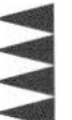

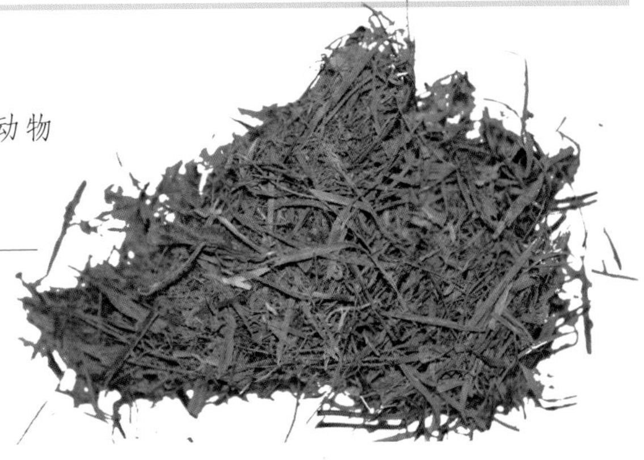

【药材来源】为牛科动物水牛的角。

【处方用名】水牛角、水牛角粉。

【产地采收】我国大部分地区均产。以无病成熟之牛，角较大者为佳。

【性状特征】本品呈稍扁平而弯曲的锥形，长短不一。表面棕黑色或灰黑色，一侧有数条横向的沟槽，另一侧有密集的横向凹陷条纹。上部渐尖，有纵纹，基部略呈三角形，中空。角质，坚硬。气微腥，味淡。

【药性特点】苦、咸，寒。归心、肝、胃经。

【功效应用】

1. 清热凉血： 用于温热病热入血分，内陷心包之高热烦躁，神昏谵语，或惊风抽搐，常与清心开窍、息风止痉之品配伍。亦常用于中风，神志不清，常与醒神开窍或镇心安神之品配伍。治血热之吐衄等出血证，常与清热凉血、止血药生地黄、牡丹皮等配伍。本品凉血作用好，可以代用犀牛角使用。

2. 泻火解毒： 用于热毒壅盛之疮痈肿毒，咽喉肿痛。治疮痈红肿，多与清热消痈药连翘、蒲公英等配伍。治热毒喉痹咽痛，常与散结利咽之玄参、桔梗等同用。

【用量用法】镑片或粗粉煎服，15 ~ 30 克，宜先煎 3 小时以上。水牛角浓缩粉冲服，每次 1.5 ~ 3 克，每日 2 次。

【使用注意】内服剂量过大易致胃脘不适、恶心等副作用，故脾胃虚寒者不宜用。

【实用验方】

1. 小儿饮乳不快，喉痹： 将水牛角粉灰涂乳上，咽下。

2. 出血： 牛、羊角及蹄甲，洗净后，放入密闭容器里焚烧炭化，研成细粉过筛。内出血，每日 3 次，每次 2 克，口服；外出血，撒于患处。

3. 石淋： 牛角烧灰，酒服 3 克。

4. 过敏性紫癜： 用水牛角 40 ~ 100 克，生地黄 10 ~ 30 克，赤芍 10 ~ 20 克，丹皮 10 ~ 20 克，水牛角煎半小时以上。后下余药，半小时后取汁口服，日 1 剂，重则 2 剂。

5. 赤秃发落： 牛角、羊角（烧灰）等分，猪脂调涂。

6. 病毒性肝炎： 水牛角粉 50 克，柴胡、茯苓、黄芪、丹参、甘草各 15 克，烘干碾成细粉，做成复方水牛角片，每片 0.5 克，含生药 0.45 克，每次 10 片。日服 3 次，30 天为 1 疗程。

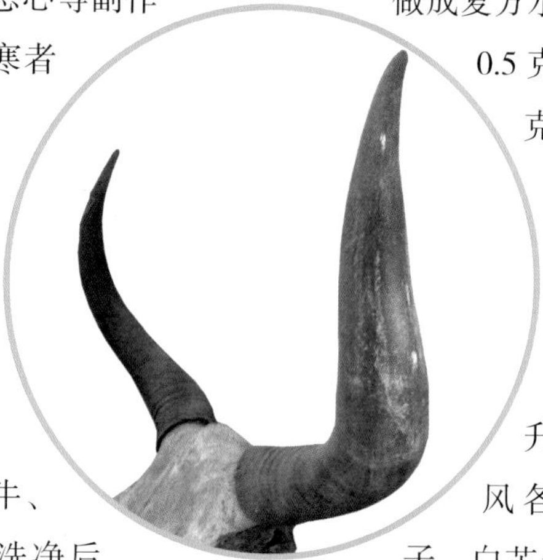

7. 雀斑： 水牛角 60 克，升麻、羌活、防风各 30 克，白附子、白芷各 15 克，生地 30 克，川芎、红花、黄芩各 15 克，生甘草 6 克。将各药研成细末，蒸熟，做成小丸，每晚服 10 克，温开水送服。

8. 喉痹肿塞： 牛角，烧，刮取灰，细筛，和酒服，3 克。

9. 蜂螫人： 牛角烧灰，醋调，涂之。

56 紫草 Zǐcǎo

【药材来源】本品为紫草科植物新疆紫草或内蒙紫草的干燥根。依次称"软紫草"、"内蒙紫草"。

【处方用名】紫草、紫草根。

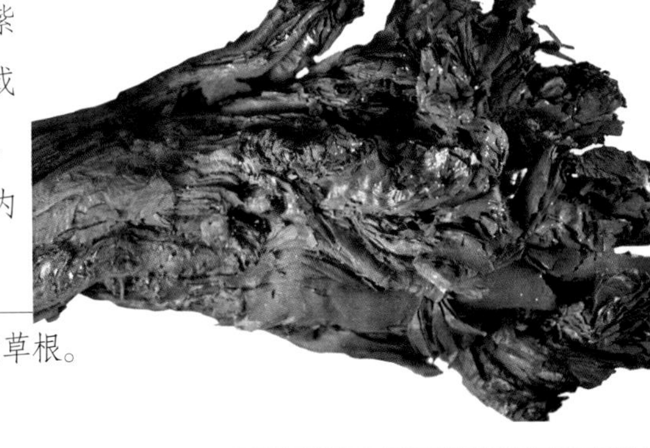

【产地采收】软紫草主产于新疆、甘肃；内蒙紫草主产于内蒙古、甘肃。春、秋二季采挖。以条粗长、色紫、质松软、木质较小者为佳。

【性状特征】

1. **软紫草：** 药材呈不规则的长圆柱形，多扭曲，长 7 ~ 20 厘米，直径 1 ~ 2.5 厘米。表面紫红色或紫褐色，皮部疏松，呈条形片状，常 10 余层重叠，易剥落；顶端有的可见分枝的茎残基；体轻，质松软，易折断；断面不整齐，木部较小，黄白色或黄色；气特异，味微苦、涩。

2. **内蒙紫草：** 呈圆锥形或圆柱形，扭曲，长 6 ~ 20 厘米。根头部略粗大，顶端有残基 1 至多个，被短硬毛。表面紫红色或暗紫色，皮部略薄，常数层相叠，易剥离。质硬而脆，易折断。断面较整齐，皮部紫红色，木部较小，黄白色。气特异，味涩。

【药性特点】甘、咸，寒。归心、肝经。

【功效应用】

1. **凉血解毒：** 用于温热病血热毒盛，身发斑疹、色紫黑而不红，常与赤芍、蝉蜕等同用，如紫草快斑汤。

2. 活血透疹：用于疮痈久溃不收口，常与活血生肌敛疮之品当归、血竭等同用，如生肌玉红膏。若治水火烫伤，可将本品用植物油浸泡，滤取油液，涂患处；或与泻热解毒、活血化瘀之大黄、牡丹皮等配伍，麻油熬膏外搽。若治麻疹疹出不畅，疹色紫暗，常配牛蒡子、连翘等同用。本品可治多种体表病变。

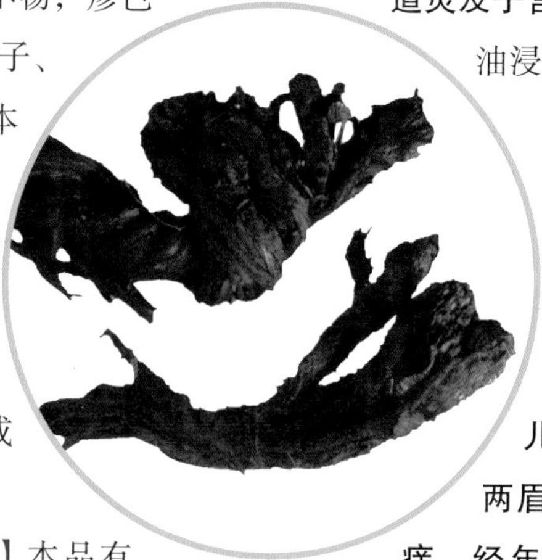

【用量用法】3～10克。外用适量，熬膏或油浸外涂。

【使用注意】本品有缓下通便作用，脾虚便溏者忌服。

【实用验方】

1. 小儿白秃：紫草煎汁涂之。

2. 黄疸：紫草10克，茵陈30克，水煎服。

3. 丹毒：紫草30克，鼠粘子50克，研细，水煎服。

4. 吐血衄血：紫草、怀生地各200克，白果肉30克，茯苓、麦门冬各20克。煎膏，炼蜜收，每早、晚各服10余匙，白汤下。

5. 血小板减少性紫癜：紫草10克，海螵蛸20克，茜草10克。水煎服。

6. 血淋：紫草、连翘、车前子各等分，水煎服。

7. 婴儿皮炎、外阴湿疹、阴道炎及子宫颈炎：紫草菜油浸剂，涂。

8. 恶虫咬伤：油浸紫草涂之。

9. 烫伤，发泡腐烂，小儿胎毒，疥癣，两眉生疮，遍身瘙痒，经年不愈：紫草、白芷各10克，归身15克，甘草3克，麻油100克。同熬，白芷色黄为度，滤清，加白蜡，取膏涂之。

10. 预防麻疹：紫草10克，甘草3克。水煎服。

57 青蒿 Qīnghāo

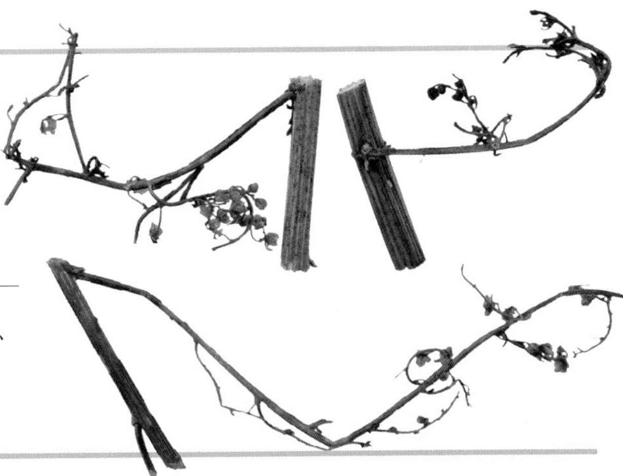

【药材来源】为菊科植物黄花蒿的干燥地上部分。

【处方用名】青蒿、香青蒿。

【产地采收】全国大部分地区有产。以身干、色青绿、质嫩、未开花、香气浓郁者为佳。

【性状特征】茎圆柱形，上部多分枝，表面黄绿色或棕黄色，具纵棱线；质略硬，易折断，断面中部有髓。叶互生，暗绿色或棕绿色，卷缩，碎，完整者展平后为三回羽状深裂，裂片及小裂片矩圆形或长椭圆形，两面被短毛。气香特异，味微苦。

【药性特点】苦、辛，寒。归肝、胆、肾经。

【功效应用】

1. **清退虚热：**用于肝肾阴虚，虚火内扰所致的骨蒸潮热，五心烦热，盗汗等，常与鳖甲、知母、地骨皮等同用，如清骨散。本品乃退虚热要药。

2. **凉血除蒸：**用于热病后期，余热未清，邪伏阴分所致的夜热早凉，热退无汗或低热不退等，常与鳖甲、牡丹皮等同用，如青蒿鳖甲汤。本品辛香透散，长于清透阴分伏热。

3. **解暑：**用于暑天外感，发热烦渴、头痛头昏，常与连翘、西瓜翠衣等同用；亦用于外感暑湿所致之寒热起伏、恶心脘闷等，配黄芩、茯苓等，如蒿芩清胆汤。

本品善解暑。

4. **截疟**：用于缓解疟疾发作时的寒战壮热。临证时，可用大量鲜青蒿绞汁服用；或与草果、柴胡等药同用。本品乃治疗疟疾要药。

【用量用法】6 ~ 12 克。不宜久煎。鲜品加倍，可绞汁服。用于截疟，可用至 60 克。

【使用注意】脾胃虚弱、肠滑者忌服。不宜久煎。

【实用验方】

1. **牙齿肿痛**：青蒿 1 握，煎水漱之。

2. **赤白痢下**：青蒿、艾叶等份。同豆豉捣作饼，日干，水煎服。

3. **疟疾寒热**：青蒿 1 握，绞取汁服。

4. **金疮扑损**：青蒿捣封之。

5. **虚劳久疟**：青蒿捣汁煎过，酿酒饮。

6. **虚劳盗汗、烦热、口干**：青蒿 50 克，取汁熬膏入人参末、麦冬末各 20 克，每食后米饮送服 5 克。

7. **暑毒热痢**：青蒿叶 50 克，甘草 5 克，水煎服。

8. **蜂螫人**：青蒿捣敷之。

9. **鼻中衄血**：青蒿捣汁服之，塞鼻中。

10. **聤耳脓血出不止**：青蒿捣末，绵裹纳耳中。

58 地骨皮

Dìgǔpí

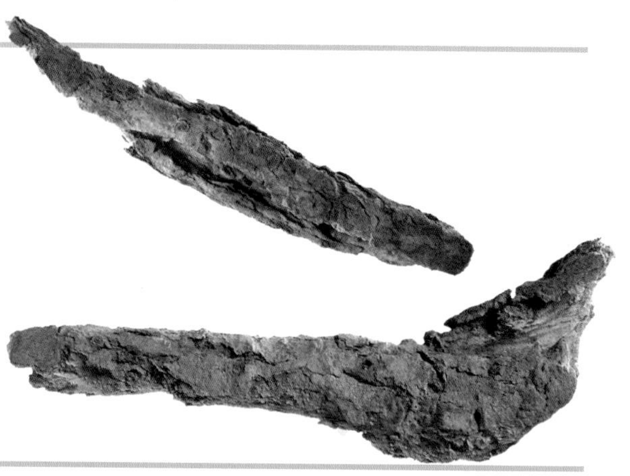

【药材来源】本品为茄科植物枸杞或宁夏枸杞的干燥根皮。

【处方用名】地骨皮、枸杞根皮。

【产地采收】南北各地均产。春初或秋后采挖。

【性状特征】本品呈筒状或槽状，长3～10厘米，宽0.5～1.5厘米，厚0.1～0.3厘米。外表面灰黄色至棕黄色，粗糙，有不规则纵裂纹，易成鳞片状剥落。内表面黄白色至灰黄色，较平坦，有细纵纹。体轻，质脆，易折断，断面不平坦，外层黄棕色，内层灰白色。气微，味微甘而后苦。

【药性特点】甘、微苦，寒。归肺、肝、肾经。

【功效应用】

1. 凉血除蒸：用于阴虚发热，骨蒸盗汗，低热不退，小儿疳积发热等，配鳖甲、知母等，如清骨散。亦用于血热妄行所致之吐血、衄血、尿血等，配白茅根、侧柏叶等同用。本品入血分，尤善退虚热，疗骨蒸。

2. 清泄肺热：用于邪热袭肺，肺气失降，肺络损伤之咳嗽气喘、痰中带血等，配桑白皮、甘草等，如泻白散。本品尤善除肺中伏火。

此外，又可泻肾经浮火，治虚火牙痛。

【用量用法】6～15克。

【使用注意】外感风寒发热或脾虚便溏者不宜用。

【实用验方】

1. 风虫牙痛：地骨皮煎醋漱口。水煎饮亦可。

2. 耳聋脓水不止：地骨皮10克，五倍子1克，共研末，每次少许掺耳中。

3. 疟疾：鲜地骨皮30克，茶叶3克，水煎后于发作前2～3小时顿服。

4. 妇人阴肿或生疮：地骨皮煎水频洗。

5. 吐血、下血：地骨皮，水煎服。

6. 赤眼肿痛：地骨皮浓煎，入少许食盐化开，频洗眼。

7. 臁疮：鲜地骨皮50克，熬成药液，到入盆内，趁热熏洗疮面。

59 银柴胡 Yíncháihú

【药材来源】本品为石竹科植物银柴胡的干燥根。

【处方用名】银柴胡、银胡。

【产地采收】主产我国西北部及内蒙古等地。春、夏间植株萌发或秋后枝叶枯萎时采挖。

【性状特征】呈圆柱形，上粗下细，偶有分枝，长15～40厘米。根头部有密集的疣状突起，习称“珍珠盘”。表面淡黄色，有扭曲的纵皱纹及支根痕，支根痕多呈圆形凹陷小孔，习称“砂眼”，近根头处尤多，从砂眼处折断，有粉沙散出，可见棕色花纹及棕色裂隙。质硬而脆，易折断，断面疏松，微有裂隙，皮部甚薄，木部有黄白色相间的放射状纹理（菊花心）。气微，味甘。

以条粗长均匀、皮细、质坚实、外皮灰黄色、断面黄白色、有菊花心者为佳。

【药性特点】甘、微苦，微寒。归肝、胃经。

【功效应用】

1. **清退虚热**：用于骨蒸劳热，潮热盗汗，常与胡黄连、地骨皮等清虚热药配伍，如清骨散。

2. **清热除疳**：用于小儿疳积发热，腹大消瘦，毛发焦枯，常与健脾消食及驱虫药党参、鸡内金、使君子等配伍同用。

【用量用法】3～10克。

【使用注意】外感风寒、血虚无热者慎用。

【实用验方】

1. **阴虚潮热，久病发热**：银柴胡、地骨皮、青蒿、鳖甲等量，研末，制丸剂，每次5克。或取30克，水煎服。

2. **疳积发热**：银柴胡、胡黄连、蟾蜍干、丹皮、鸡内金等量，每次15克，泡服。

3. **瘙痒**：银柴胡、五味子各10克，蝉衣6克，乌梅30克，甘草6克。水煎服。每日1剂。

4. **潮热，身体枯皮，皮肤甲错**：银柴胡20克，鳖甲30克，以此比例研粉，每次5克，泡服。

60 胡黄连 Húhuánglián

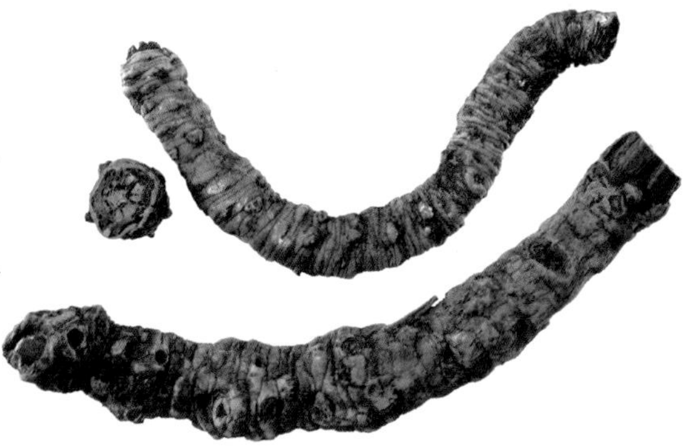

【药材来源】本品为玄参科植物胡黄连的根茎。

【处方用名】胡黄连。

【产地采收】主产于西藏、云南。秋季采挖。

【性状特征】本品呈圆柱形，略弯曲，偶有分枝，长3～12厘米，直径0.3～1厘米。表面灰棕色至暗棕色，粗糙，有较密的环状节，具稍隆起的芽痕或根痕，上端密被暗棕色鳞片状的叶柄残基。体轻，质硬而脆，易折断，断面略平坦，淡棕色至暗棕色，木部有 4 ~ 10 个类白色点状维管束排列成环。气微，味极苦。

【药性特点】苦，寒。归心、肝、胃、大肠经。

【功效应用】

1. 清退虚热：用于阴虚内热，骨蒸潮热，常与清虚热药银柴胡、地骨皮等同用。本品退虚热作用与银柴胡相似。

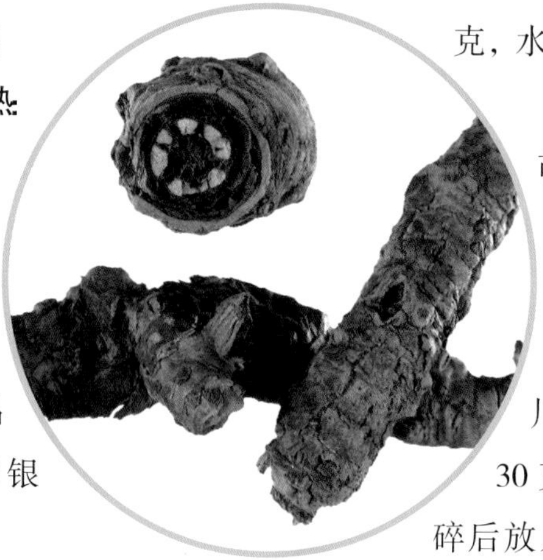

2. 清除疳热：用于小儿疳积，消瘦腹胀，低热不退，常与健脾消食之白术、山楂等同用，如肥儿丸。

3. 清热燥湿：用于湿热泻痢常与清热燥湿止痢之黄连、黄芩等配伍使用；又能清大肠湿火蕴结，用于痔疮肿痛，可研末，以鹅胆汁调涂局部。本品尤善除胃肠湿热。

【用量用法】3 ~ 10 克。

【使用注意】外感风寒、血虚无热者慎用。

【实用验方】

1. 小儿频繁眨眼：胡黄连 6 克，荆芥 10 克，防风 10 克，龙胆草 5 克，菊花、白芍、茯苓、炒鸡内金各 12 克，谷精草 10 克，水煎服，日 1 剂。

2. 手足癣：胡黄连、苦参、大风子、地肤子各 60 克，花椒 10 克，川芎、丹参各 30 克，将上药切碎后放入 75% 乙醇至 1000 毫升，浸泡 1 周，过滤取汁，外搽患处，每天 3 次。

3. 扁平疣：胡黄连 15 克，苍术 10 克，生薏苡仁 50 克，木贼草 30 克，香附 30 克，牛膝 10 克，皂角刺 15 克，夏枯草 10 克，板蓝根 30 克。加水煎取汁 500 毫升，再兑等量白醋，摇匀擦洗患处，每日 2 ~ 3 次。

4. 痔疮肿痛：胡黄连 12 克，

地榆 10 克，槐角 15 克，连翘 30 克，玄参 15 克，荆芥 10 克。水煎服，每日 1 剂。

5. **黄疸**：胡黄连、黄连各 50 克，共研为末。另取黄瓜 1 个，挖去瓤，将药粉置于黄瓜中，瓜外用面裹 1 层，煨熟，去掉面层，捣烂药瓜做成丸子，每次 5 克。

6. **痢血**：胡黄连、乌梅肉、赤石脂等份，为末，食前、空腹温服，每次 5 克。

7. **慢性荨麻疹**：胡黄连 10 克，生地黄 30 克，蝉蜕 10 克，徐长卿 10 克，紫草 10 克，地骨皮 10 克，红花 10 克，黄柏 10 克，白鲜皮 15 克。水煎服，每日 1 剂。将剩余药渣煎煮熏洗患处。

8. **口臭**：胡黄连 15 克，木香 12 克，藿香、佩兰各 10 克。水煎，待凉后放入冰片 0.1 克，含漱，每日 3 ~ 5 次。

61 白薇 Báiwēi

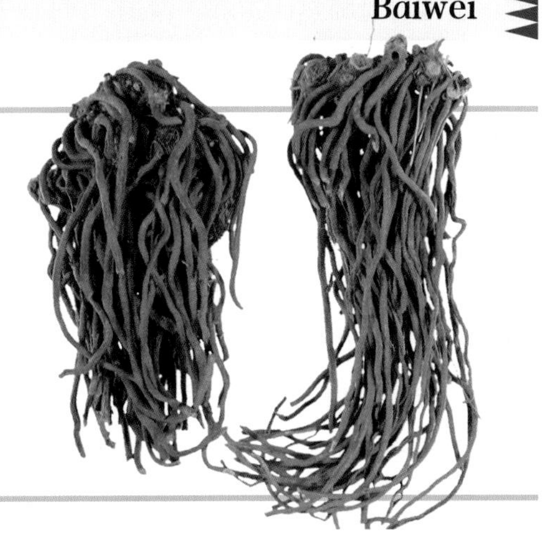

【药材来源】本品为萝摩科植物白薇或蔓生白薇的干燥根及根茎。

【处方用名】白薇。

【产地采收】我国南北各省均有分布。春、秋二季采挖，洗净，干燥。

【性状特征】本品根茎粗短，有结节，多弯曲。上面有圆形的茎痕，下面及两侧簇生多数细长的根，根长 10 ~ 25 厘米，直径 0.1 ~ 0.2 厘米。表面棕黄色。质脆，易折断，断面皮部黄白色，木部黄色。气微，味微苦。

【药性特点】苦、咸，寒。归胃、肝、肾经。

【功效应用】

1. 清热凉血：用于热病后期，余邪未尽，夜热早凉，或阴虚发热，骨蒸潮热，常与地骨皮、知母、青蒿等同用。若治产后血虚发热，低热不退及昏厥等证，可与当归、人参同用。用于温邪入营，高热烦渴，神昏舌绛等，配生地黄、玄参等清热凉血药同用。本品既能退虚热，又能清实热。还可清泄肺热而透邪，清退虚热而用于阴虚外感，发热咽干、口渴心烦等证，配伍玉竹、薄荷同用，如加减葳蕤汤。

2. 利尿通淋：用于膀胱湿热，血淋涩痛，常与木通、滑石及石韦等清热利尿通淋药同用。

3. 解毒疗疮：用于血热毒盛的疮痈肿毒、毒蛇咬伤。也用于咽喉红肿疼痛，常与金银花、桔梗同用。内服、外敷均可。

【用法用量】5 ~ 10克。煎服。

【使用注意】脾胃虚寒、食少便溏者不宜服用。

【实用验方】

1. 口腔溃疡：白薇30克，山萸肉10克，旱莲草10克，山药15克。将上药研末混匀，水泛为丸，每次6克，每日2次。

2. 水肿：白薇15克，知母10克，黄柏10克，大腹皮10克。水煎服，每日1剂。

3. 火眼：白薇水煎服。

4. 失眠多梦：白薇20克，酸枣仁15克，柏子仁10克，黄连10克，磁石30克。水煎服，每日1剂。

5. 体虚低烧，夜眠出汗：白薇、地骨皮各20克，水煎服。

6. 尿道感染：白薇25克，车前草50克，水煎服。

7. 金疮血不止：白薇末贴之。

8. 咳血：白薇100克，白及100克，百合80克，大枣50克。将上药研末混均，蜂蜜为丸，每次9克，每日2次。

9. 瘰疬：鲜白薇、鲜天冬各等分，捣绒敷患处。

10. 遗尿：白薇、芍药各等份，研末，酒送服5克。

第三章 泻下药

凡以引起腹泻、滑利大肠、促使排便为主要功效，治疗便秘及其他胃肠积滞、水饮内停等里实证的药物，称为泻下药。其主要功效是泻下通便。根据药性特点及功效主治的不同，分为攻下药、润下药、峻下逐水药三类。主要适用于便秘及其他胃肠积滞或水饮内停等里实证。

攻下药主要用于各型便秘及多种胃肠积滞，润下药主要用于肠燥便秘，峻下逐水药主要用于水饮内停之形证俱实者。

1 大黄 Dàhuáng

【药材来源】本品为蓼科植物掌叶大黄、唐古特大黄或药用大黄的干燥根及根茎。

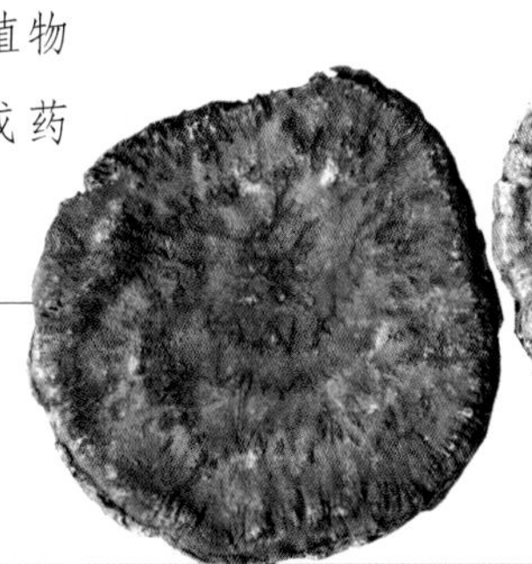

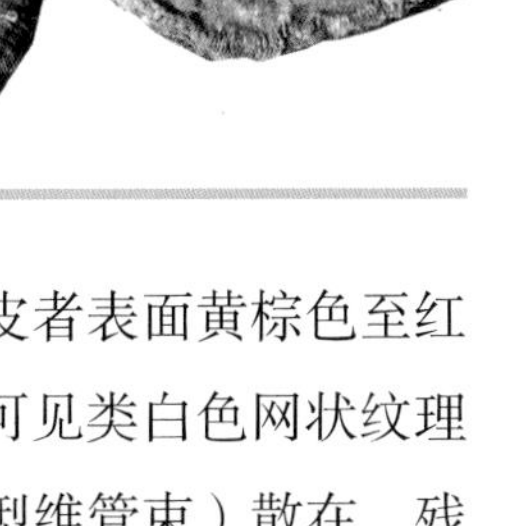

【处方用名】大黄、川军、锦纹、酒大黄、大黄炭。

【产地采收】主产于青海、四川等地。秋末或次春采挖。

【性状特征】本品呈类圆柱形、圆锥形、卵圆形或不规则块状，长 3 ~ 17 厘米，直径 3 ~ 10 厘米。除尽外皮者表面黄棕色至红棕色，有的可见类白色网状纹理及星点（异型维管束）散在，残留的外皮棕褐色，多具绳孔及粗皱纹。质坚实，有的中心稍松软，断面淡红棕色或黄棕色，显颗粒性。根茎髓部宽广，有星点环列或散在；根木部发达，具放射状纹理，形成层环明显，无星点。气清香，味苦而微涩，嚼之粘牙，有砂粒感。

【药性特点】

苦，寒。归大肠、脾、胃、肝、心经。

【功效应用】

1. **泻下攻积**：用于热结便秘最为适宜，常与芒硝相须为用，如大承气汤。亦用于其他类型的大便秘结，若寒积便秘，配伍附子、干姜等同用，如温脾汤。对于肠道积滞不化，大便泻而不畅，里急后重者，配伍清热燥湿药同用，如芍药汤。其泻下通便，荡涤积滞作用强，为攻下导滞之要药。

2. **清热解毒**：用于多种里热病证，无论有无便秘，均可应用，如温热病，高热神昏，烦躁；脏腑火热证之目赤，咽喉肿痛，牙龈肿痛；热毒疮痈；水火烫伤等。

3. **泻火凉血**：用于血热妄行之吐血，衄血，咯血等上部出血病症。本品入血分，凉血又能导热下行。

4. **活血祛瘀**：用于瘀血阻滞引起的多种病症，治妇女产后瘀阻腹痛，恶露不尽者，配伍桃仁、土鳖虫等同用，如下瘀血汤。

5. **清泄湿热**：用于湿热证。治湿热黄疸，常配茵陈、栀子同用，如茵陈蒿汤；治湿热淋证，配木通、车前子等同用，如八正散。

【用量用法】5 ~ 15 克。生用泻下力强，久煎则泻下力减弱，故入汤剂应后下，或用开水泡服；酒炙大黄泻下力较弱，偏于活血；大黄炭偏于止血。

【使用注意】脾胃虚弱者慎用。妇女怀孕、月经期、哺乳期应忌用或慎用。习惯性便秘者慎用。

【实用验方】

1. **吐血**：大黄末适量，食醋调敷脐中。亦可开水冲服。

2. **吐血、衄血：**大黄、黄连、黄芩等量，煮，顿服之。

3. **乳痈：**大黄、甘草研细末，以好酒调成糊状，贴痛处。

4. **烫火灼伤：**生大黄蜜调涂之，不唯止痛，又且灭瘢。

5. **冻疮，皮肤破烂，痛不可忍：**大黄为末，醋调或水调，搽冻破疮上。

6. **黄疸：**大黄 10 克，茵陈 30 克，栀子 15 克，水煎服。

7. **疮疡痈肿，汤火灼伤：**生大黄研末，蜜调涂之.

8. **跌打损伤瘀血作痛：**大黄末，生姜汁等分调涂，亦可内服。

9. **腮腺炎：**大黄、芒硝研细末，醋调敷患处。

10. **冻疮，皮肤破烂，痛不可忍：**大黄为末，醋调或水调，搽冻破疮上。

2 芒硝 Mángxiāo

【药材来源】为硫酸盐类矿物芒硝族芒硝经加工精制而成的结晶体。

【处方用名】芒硝、朴硝、玄明粉、皮硝。

【产地采收】多产于海边碱地、矿泉、盐场附近及潮湿的山洞中。全年均可采集提炼，以秋、冬二季为佳。

【性状特征】本品为棱柱状、长方形或不规则块状及粒状。无色透明或类白色半透明。质脆，易碎，断面呈玻璃样光泽。无臭，味咸。

【药性特点】咸、苦，寒。归胃、大肠经。

【功效应用】

1. **泻下通便：**用于胃肠实热积滞之证，为治里热燥结的要药，常与大黄相须为用，如大承气汤。

2. **软坚消肿**：用于大便不通，燥结如羊屎，体内外痈肿。本品既有较强的通便泻热之功，又能软化坚硬燥结之大便，为“咸能软能下”的代表性药物。治乳痈初起，可以外敷，达到消肿止痛作用。

3. **清热解毒**：用于咽喉肿痛、口舌生疮，配伍硼砂、冰片等，如冰硼散。治目赤肿痛，以芒硝置豆腐上化水，外用滴眼。此外外用具有良好的止痒作用，用治皮肤瘙痒。

【用量用法】10 ~ 15 克，冲入药汁内或用开水溶化后服，不入煎剂。

【使用注意】孕妇禁用。不宜与三棱、硫黄同用（十九畏）。

【实用验方】

1. **口舌生疮**：芒硝含口中。

2. **小儿重舌**：芒硝置于舌下。

3. **小儿鹅口**：用芒硝擦舌，一天搽 3 ~ 5 次。

4. **火丹毒**：水调芒硝涂之。

5. **牙痛**：皂荚煎成浓汁，加入芒硝煎化，倒在石上，结成霜后，刮取擦牙。

6. **风疹、漆疮**：芒硝煎水涂拭。

7. **回乳**：芒硝 250 克，分成两部分，用布包裹缝合，放置在双侧乳房上，发硬后更换。

8. **两眼红肿**：芒硝粉放在豆腐上蒸化，取汁点眼。

9. **指头肿痛**：芒硝煎水浸泡指头。

10. **喉痹肿痛**：芒硝含咽。

3 番泻叶 Fānxièyè

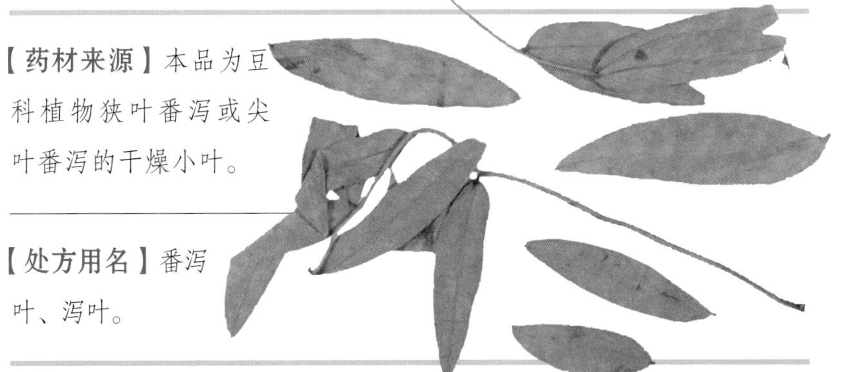

【药材来源】本品为豆科植物狭叶番泻或尖叶番泻的干燥小叶。

【处方用名】番泻叶、泻叶。

【产地采收】主产于印度、埃及，我国广东、广西及云南亦有栽培。通常于9月采收。

【性状特征】

1. 狭叶番泻：呈长卵形或卵状披针形，叶端急尖，叶基稍不对称，全缘。上表面黄绿色，下表面浅黄绿色，无毛或近无毛，叶脉稍隆起。革质。气微弱而特异，味微苦，稍有黏性。

2. 尖叶番泻：呈披针形或长卵形，略卷曲，叶端短尖或微突，叶基不对称，两面均有细短毛茸。

【药性特点】苦，寒。归大肠经。

【功效应用】

1. 泻热通便：用于实热积滞，大便秘结之证。其泻下作用较强。

2. 利水消肿：用于水肿病证。

【用量用法】2 ~ 6克，后下，或开水泡服。小剂量可起缓泻作用，大剂量则可攻下。

【使用注意】妇女哺乳期、月经期及孕妇忌用。剂量过大易导致恶心、呕吐、腹痛等不良反应。

【实用验方】

1. 大便结燥，口气混浊：番泻叶代茶饮用。

2. 肛肠病术前清洁灌肠：于术前1天下午禁食，下午3时以番泻叶10克开水泡服。

3. 便秘，腹膨胀，胸闷：番

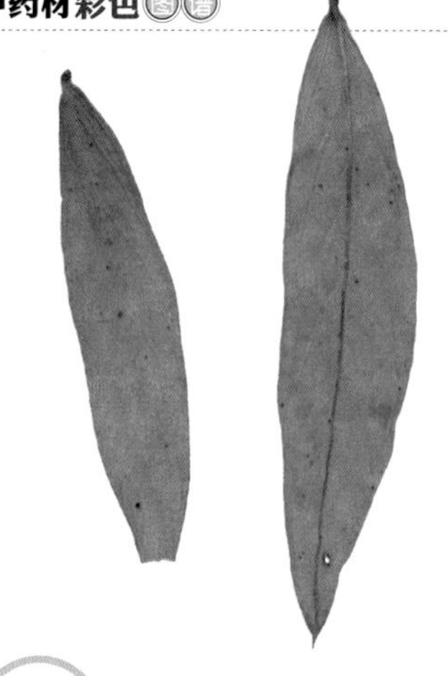

泻叶 3 克，生大黄 1.5 克，橘皮 10 克，沸开水温浸饮用。

4. 便秘：番泻叶 20 克，放入 1000 毫升的水中烧煮 10 分钟，待水温冷却至 40℃左右，泡脚 20 分钟左右，每日 1 次。

5. 促进术后肠功能早期恢复：以番泻叶 4 克开水泡服。

4 芦荟 Lúhuì

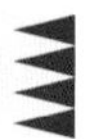

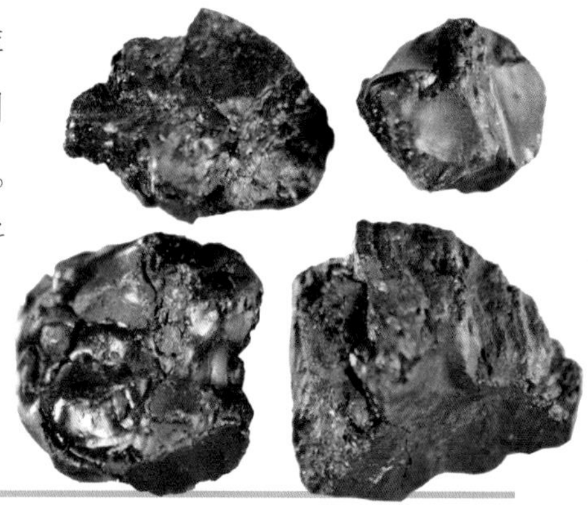

【药材来源】本品为百合科植物库拉索芦荟、好望角芦荟或其他同属近缘植物叶的汁液浓缩干燥物。库拉索芦荟习称“老芦荟”，好望角芦荟习称“新芦荟”。

【处方用名】芦荟。

【产地采收】产于非洲及南美洲地区，我国云南、广东等地有栽培。全年可采，割取叶片，收集流出的液汁，置锅内熬成稠膏，倾入容器，冷却凝固后即得。

【性状特征】

1. 库拉索芦荟：呈不规则块状，常破裂为多角形，大小不一。表面呈暗红褐色或深褐色，无光泽。体轻，质硬，不易破碎，断面粗糙或显麻纹。富吸湿性。有特殊臭气，味极苦。

2. 好望角芦荟：表面呈暗褐色，略显绿色，有光泽。体轻，质松，易碎，断面玻璃样而有层纹。

【药性特点】苦，寒。归大肠、肝、胃经。

【功效应用】

1. 泻热通便：用于实热积滞，大便秘结之证。因其“至苦至寒”，故较少作为攻下导滞药使用。本品泻下通便，功似大黄。

2. 清泻肝热：用于肝经火盛之便秘尿赤、头晕头痛、烦燥易怒、惊痫抽搐者，常配龙胆草、栀子等同用，如当归龙荟丸。

3. 驱除蛔虫：用于虫积腹痛的小儿疳积，消化不良、面色萎黄、形瘦体弱，常与神曲、使君子等同用。

此外，外用有杀虫止痒之效，用于皮肤瘙痒之证。

【用量用法】1 ~ 2克，入丸散剂。不宜入煎剂。

【使用注意】脾胃虚弱，食少便溏及孕妇忌用。用量过大可引起腹痛、盆腔充血，甚至引起肾炎。

【实用验方】

1. 刀伤、擦伤：芦荟叶适量，用热水消毒，洗净，切开，用分泌液涂于伤处。

2. 外伤出血：芦荟50克，研成细粉，装瓶备用。取芦荟粉少许，撒于伤口处。

3. 痱子：芦荟鲜叶洗净去刺，用芦荟叶肉反复涂抹患处。

4. 疖肿，脓疱疮：芦荟叶洗净去刺后，将芦荟叶汁涂于患部。也可以洗净去刺的芦荟叶从中间剖开贴敷患处，及时更换。

5. 足癣：芦荟鲜叶去刺后，用刀削成薄片，然后倒入热水，泡脚20分钟。搽、泡兼用效果更佳。

6. 烧烫伤：新鲜芦荟叶1片，以冷开水洗净，挤汁遍涂伤部，每日敷2 ~ 3次。

7. 蚊虫咬伤：芦荟鲜叶反复搽抹伤口、或将芦荟鲜叶去刺后从中间剖开一分为二，叶肉朝下贴在伤处。

8. **痤疮**：将芦荟鲜叶涂在患处。

9. **痔疮**：芦荟汁涂患处，每天数次。

5 火麻仁 Huǒmárén

【药材来源】为桑科植物大麻的果实。

【处方用名】火麻仁、大麻仁、麻仁、麻子仁。

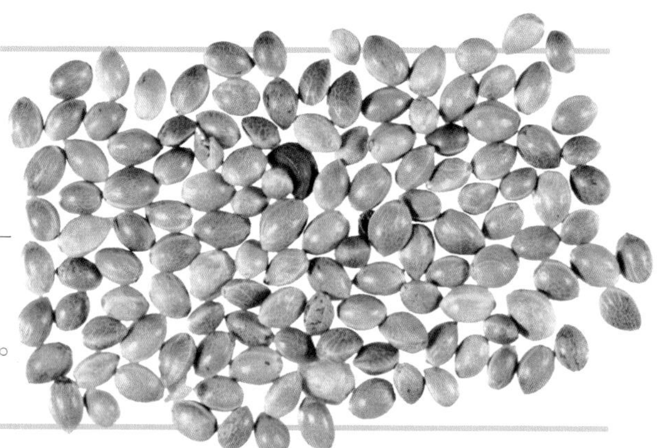

【产地采收】全国各地均有栽培。秋季果实成熟时采收。

【性状特征】药材呈卵圆形，表面灰绿色至灰黄色，微有光泽，有浅色网状纹理，两侧边有棱线，基部有圆形果柄痕；果皮薄而脆；内有种子一枚，胚乳灰白色。无臭，味淡，以颗粒饱满、种仁色乳白者为佳。

【药性特点】甘，平。归大肠、脾、胃经。

【功效应用】润肠通便：用于老人、产妇及体弱津血不足的肠燥便秘证。燥热便秘较甚者，配伍大黄、厚朴等同用，如麻子仁丸。本品质润多脂，略有滋养补虚作用。

【用量用法】10 ~ 15 克。打碎入煎剂。

【实用验方】

1. **老人、虚弱人、产后大便秘结**：火麻仁 15 克，紫苏子 10 克，粳米适量。加水研磨，煮粥食，也可以单用火麻仁研细，以米煮粥食之。

2. **汤火伤**：火麻仁、黄柏、

栀子等量，共研末，调猪脂涂。

3. 老人大肠燥结：火麻仁、紫苏子、松子肉、杏仁、芝麻各等量，共研作丸，如弹子大。每服 1 丸，蜜水化下。

4. 头皮痒，多白屑：麻子仁、花椒、侧柏叶等量，煎水洗头。

5. 大便秘涩不通：麻子仁、芝麻、桃仁、荆芥穗各等量，入盐少许，煎代茶饮，以利为度。

6 郁李仁 Yùlǐrén

【药材来源】为蔷薇科落叶灌木欧李、郁李或长柄扁桃的成熟种子。前二种习称“小李仁”，后一种习称“大李仁”。

【处方用名】郁李仁、李仁。

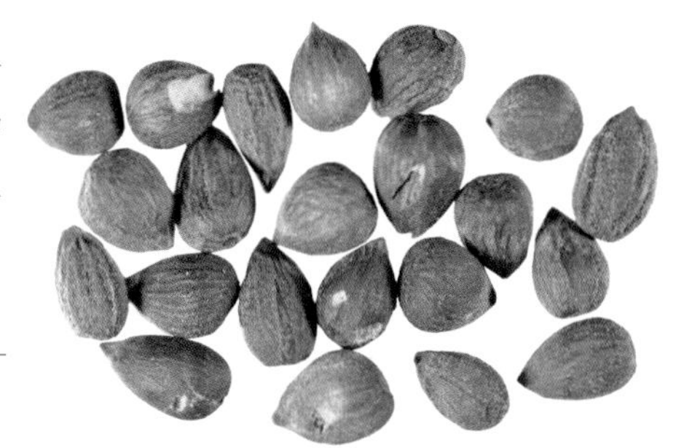

【产地采收】主产于内蒙古、河北等地。夏、秋季采收。

【性状特征】

小李仁 呈卵形，长 5 ~ 7 毫米，直径 3 ~ 5 毫米。表面黄白色或浅棕色，由基部向上，具纵向脉纹。一端尖，另一端钝圆。尖端一侧有线形种脐，圆端中央具深色合点。种皮薄，子叶 2，乳白色，带油性。气微，味微苦。

大李仁 长 6 ~ 10 毫米，直径 3 ~ 5 毫米。表面黄棕色。

【药性特点】甘、苦，平。归大肠、脾、小肠经。

【功效应用】

1. 润肠通便：用于肠燥便秘，常配火麻仁、柏子仁等同用，如五仁丸。其质润多脂，功同火麻仁而力量较强，兼行大肠气滞。

2. 利水消肿：用于水肿，小便不利，常配桑白皮、赤小豆等同用。

【用量用法】6 ~ 12 克。打碎入煎剂。

【使用注意】孕妇慎用。

【实用验方】

1. **气滞便秘**：炒郁李仁、陈皮、三棱各等量，捣为散，每用10克，煎，空腹服下。

2. **水肿胸满气急**：郁李仁(炒)、炙桑白皮，炒赤小豆各15克，炒陈皮10克，紫苏8克，茅根30克，以此比例，粗捣，水煎，去渣温服。

3. **血汗**：郁李仁研细，每服2克，研鹅梨汁调下。

4. **肠胃燥热，大便秘涩**：郁李仁，研、芒硝各10克，当归、生干地黄(焙)各20克，捣筛，水煎，去滓温服，未通更服。

5. **卒心痛**：郁李仁5枚，烂嚼，咽下，饮温汤尤妙，煎薄荷盐汤热呷之。

6. **肿满小便不利**：陈皮、郁李仁、槟榔，茯苓、白术各20克，甘遂10克。上为末，每服4克，姜枣汤下。

7. **津枯便秘**：郁李仁、柏子仁、松子仁、桃仁、杏仁等量，煎水饮服。

8. **积年上气，咳嗽不得卧**：郁李仁20克，研如杏酪，去滓，煮令无辛气，下1枣许，同煮热，放温顿服之。

9. **脚气肿满喘促，大小便涩**：粳米60克，煮粥，临欲熟，入郁李仁30克，蜜少许，生姜汁10克，更煮令熟，食之。

7 松子仁 Sōngzǐrén

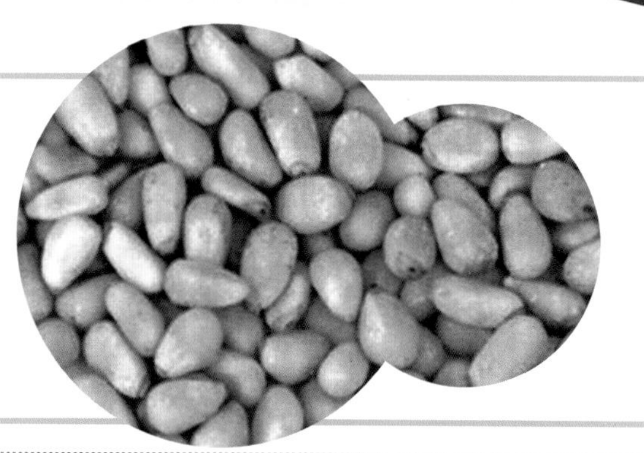

【药材来源】为松科植物红松等的种仁。

【处方用名】松子仁。

【产地采收】主产于东北。于果实成熟后采收，晒干，去硬壳取出种子。

【性状特征】种子呈长卵状三角形，无翅，表面光滑，棕褐色，长12～18毫米，宽9～16毫米。一端较尖，另一端较宽而圆钝，纵向有三条不明显钝棱。种皮为较厚的硬壳，除去种皮，内有狭卵形种仁一枚，黄白色，一端较尖，富含油性。

【药性特点】甘，温。归肺、肝、大肠经。

【功效应用】

1. 润肠通便：用于津枯肠燥便秘之证。如老人虚秘，可配火麻仁、柏子仁等同用。

2. 润肺止咳：用于肺燥咳嗽，可与胡桃仁共捣成膏状，加熟蜜服。

【用量用法】5～10克。煎服，或入膏、丸。

【使用注意】脾虚便溏，湿痰者禁用。

【实用验方】

1. 体虚便秘：松子仁15克，每日早晚各1次。

2. 冻疮：松子仁30克，捣烂后加菜油适量，调成糊状，敷于患处，每日1次。

3. 肝肾阴虚所致的头晕眼花、视物模糊、急躁易怒、大便难涩：松子仁、黑芝麻、枸杞子、菊花各10克，加清水800毫升，煎煮40分钟，取汤温服，每日1剂。

4. 肺阴不足，干咳咯血，阴虚肠燥便秘，肝血亏虚，头晕目眩润肠：松子仁15～20克，捣碎后与粳米60克煮粥食用。

5. 益精润燥、补脑安神：松子仁、核桃仁各30克，用水泡后去皮，然后研成末，放入蜂蜜250克和匀即成，每日2次，每次取1汤匙，开水冲服。

6. 强壮身体，抗老防衰，延年益寿：松子仁研细呈膏状，盛于瓶内，每次15克，一日3次，温酒送下。

7. 慢性支气管炎，干咳少痰、气短、咯血、肢倦乏力：将白砂糖500克加适量清水溶化，用文火煎熬，以能挑起糖丝为度，趁热放入松子仁250克，搅拌均匀，立即倒入涂有熟菜油的搪瓷盘内，刮平，划成小块，晾凉。每次1块，一日3～4次。

8 甘遂 Gānsuí

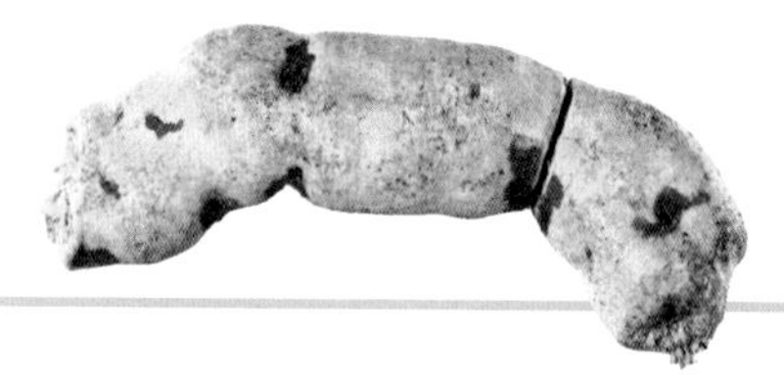

【药材来源】本品为大戟科植物甘遂的干燥块根。

【处方用名】甘遂、醋甘遂。

【产地采收】主产于河北、山西等地。春季开花前或秋末茎叶枯萎后采挖，以秋季采者为佳。

【性状特征】本品呈椭圆形、长圆柱形或连珠形，表面类白色或黄白色，凹陷处有棕色外皮残留。质脆，易折断，断面白色，粉性，木部微显放射状纹理，长圆柱状者纤维性较强。气微，味微甘而辣。

【药性特点】苦、辛，寒。有毒。归大肠、肺、肾经。

【功效应用】

1. **泻水逐饮**：用于水饮内停所致悬饮，胁肋疼痛，常与大戟、芫花同用，如十枣汤。亦可单用研末服。本品泻水逐饮力猛，可致峻泻，使体内潴留的水饮得以迅速排泄体外。

2. **消肿散结**：本品外用治疮痈肿毒，可用甘遂末水调外敷，也可配清热解毒，消痈散结药同用。

【用量用法】0.5～1克，入丸散剂。有效成分难溶于水，故不入煎剂。宜醋制减毒。

【使用注意】虚弱者及孕妇忌用。不宜与甘草同用。

【实用验方】

1. **二便不通**：甘遂末以生面糊调，敷脐中及丹田内，仍艾灸。

2. 小便不利： 甘遂末2克，猪苓煎汤调下。

3. 水肿腹满： 炒甘遂2克，牵牛15克，共研末，水煎，放温细呷，不计时。

4. 身面浮肿： 甘遂5克，生研为末，放入猪肾中，外包湿纸，煨熟吃下，分作5次吃下。

5. 突然耳聋： 甘遂棉裹插耳内，口中嚼少许甘草。

6. 麻木疼痛： 甘遂10克、蓖麻子仁20克、樟脑5克，共捣作饼，贴患处。

7. 遍身浮肿： 茴香、甘遂各等分，为末。酒调2克，食前服之。

8. 膈气哽噎： 甘遂(面煨)5克，南木香10克，为末，水酒调下。

9. 癫痫： 甘遂5克为末，入猪心内，缚定，纸裹煨熟，取末，入朱砂末2克，分作4丸，每服1丸，将猪心煎汤调下，大便下恶物为效，不下再服。

9 京大戟 Jīngdàjǐ

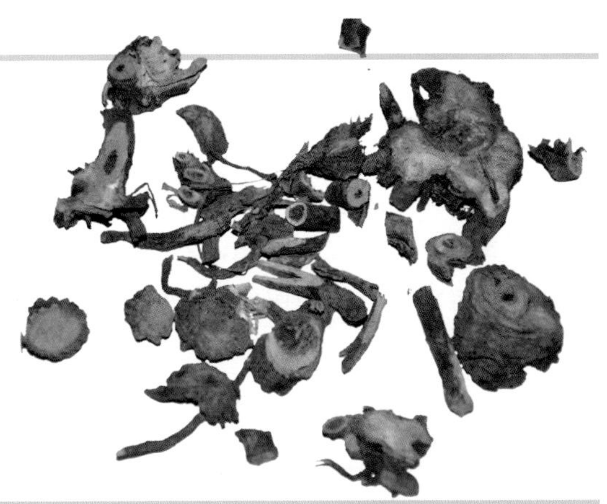

【药材来源】为大戟科植物大戟的根。

【处方用名】大戟、京大戟。

【产地采收】主产于江苏、四川等地。秋、冬二季采挖。

【性状特征】呈长圆锥形，略弯曲，长10～20厘米，直径1.5～4厘米。表面灰棕色至棕褐色，粗糙，有纵皱纹，横生皮孔样突起与支根痕。顶端略膨大，有许多圆形的地上茎痕及芽痕。质坚硬，不易折断，折断面纤维性，类白色至淡黄色。气微，味微苦涩。

【药性特点】苦、辛，寒。有毒。归大肠、肺、肾经。

【功效应用】

1. **泻水逐饮：**用于全身水肿、胸腹积水等水饮内停之证。其泻水逐饮作用与甘遂相似而力稍逊。

2. **消肿散结：**用于热毒疮肿，可鲜用捣烂外敷，或配解毒消痈散结药同用。也用于瘰疬、痰核等证。

【用量用法】1.5～3克；入丸散服，每次1克。内服宜醋制减毒。

【使用注意】虚弱者及孕妇忌用。不宜与甘草同用。

【实用验方】

1. **水气肿胀：**大戟50克、广木香25克，为末，每次5克，后以粥补之。忌咸物。

2. **水肿：**大枣100克，用大戟20克煮熟为度，去大戟，吃大枣，每次10克。

3. **水肿喘满：**大戟（炒）100克、干姜（炮）25克，共研为末，每服5克，姜汤送下，以大小便通畅为度。

4. **水肿腹大（或遍身浮肿）：**大戟、牵牛子、木香，等分为末。每取5克，纳入剖开的猪肾中，用湿纸包好煨熟，空心吃下。

5. **牙齿摇痛：**大戟咬于痛处。

6. **扁桃体炎：**红芽大戟2.5～5克，含服。

7. **淋巴结结核：**将大戟100克和鸡蛋7个共放砂锅内，水煮3小时，将蛋取出，每早食鸡蛋1个。7天为1疗程。

8. **腹水胀满，二便不通：**大戟1.5克，牵牛子7.5克，红枣5个，水煎服。

10 芫花

Yuánhuā

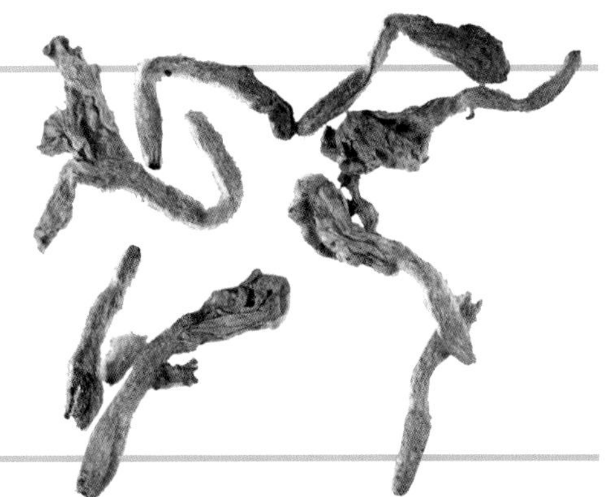

【药材来源】本品为瑞香科植物芫花的干燥花蕾。

【处方用名】芫花、醋芫花、陈芫花。

【产地采收】主产于安徽、江苏等地。春季花未开放前采摘。

【性状特征】花蕾呈棒槌状，稍压扁，多数弯曲，长1～1.7厘米，直径约1.5毫米。常3～7朵簇生于一短花轴上，基部有1～2片密被黄色绒毛的苞片。花被筒表面淡紫色或灰绿色，密被白色短柔毛，先端4裂，裂片卵形。质软。气微，味微辛。以花淡紫色或灰紫色、无杂质者为佳。

【药性特点】苦、辛，温。有毒。归大肠、肺、肾经。

【功效应用】

1. 泻水逐饮：用于胸胁停饮所致的喘咳痰多，胸胁引痛之证。其功用与甘遂、京大戟相似而力稍逊。以泻胸胁水饮见长。

2. 祛痰止咳：用于咳嗽咯痰者，但虽有祛痰之功，因其泻下峻猛，毒性较大，故一般鲜有用者。

3. 杀虫疗疮：外用治疗头疮、顽癣及痈肿，可单用研末，或配雄黄用猪脂调敷。

【用量用法】1.5～3克；入丸散服，每次0.6克。内服宜醋制减毒。

【使用注意】虚弱者及孕妇忌用。不宜与甘草同用。

【实用验方】

1. 一切菌毒：芫花生研，新汲水服30克，以利为度。

2. 水肿胀满：芫花、枳壳等

分，先以醋把芫花煮烂，再加枳壳煮烂，为丸，每服5克。

3. 牙痛：芫花为末，搽痛处令热，痛定后，以温水漱口。

4. 头癣：芫花研末，用猪油拌和，外涂。

5. 妇人积年血气癥块结痛：芫花醋拌炒令干、当归、桂心等量，为末，为丸，每服4克。

6. 卒得咳嗽：芫花30克以枣14枚，煎令汁尽，食枣。

7. 咳嗽有痰：芫花50克，加水煮，去渣，加入白糖200克。每服3克。忌食酸咸物。

8. 急性乳腺炎，兼治深部脓肿：芫花15克，鸡蛋5个，同煮，蛋熟后剥去壳，刺数小洞放入再煮，至蛋发黑为度，每次吃蛋1个，喝汤。服后若头昏、恶心，吃蛋不喝汤。如反应甚者，以菖蒲煎服解之。

9. 痈肿初起：芫花末涂搽。

10. 躁抑症，癫痫，精神病：芫花花蕾及叶晒干研粉，成人每天2～4克，连服3～7天。

11 商陆 Shānglù

【药材来源】为商陆科植物商陆或垂序商陆的干燥根。

【处方用名】商陆。

【产地采收】我国大部分地区均产，主产于河南、安徽、湖北等地。秋季至次春采挖。

【性状特征】本品为纵切或横切的块片，外皮黄白色或淡棕色。横切片为不规则圆形，弯曲不平，边缘皱缩，直径2～8厘米，厚2～6毫米，切面浅黄棕色或黄白色，形成多个凹凸不平的同心性环纹，俗称“罗盘纹”。气微，味甘淡，久嚼麻舌。

【药性特点】苦，寒。有毒。归肺、脾、肾、大肠经。

【功效应用】

1. 泻下逐水：用于水肿臌胀，大便秘结，小便不利的水湿肿满实证，单用有效，或与鲤鱼、赤小豆煮食，或与泽泻、茯苓皮等利水药同用，如疏凿饮子。亦可将本品捣烂，入麝香少许，贴于脐上，以利水消肿。

2. 消肿散结：用于疮疡肿毒，痈肿初起者，可用鲜商陆根，酌加食盐，捣烂外敷。

【用量用法】煎服，5 ~ 10克。醋制以降低毒性。外用适量。

【使用注意】孕妇忌用。

【实用验方】

1. 一切肿毒：商陆根和盐少许，捣敷，日再易之。

2. 水气肿满：将生商陆、赤小豆等分入鲫鱼(去肠存鳞)腹中，以绵缚之，缓煮豆烂，食鱼饮汤。

3. 水肿，小便不通：商陆30克，黄连15克。上为末，姜汁煮面糊为丸，绿豆大，每服30 ~ 50丸，空腹用紫苏煎汤或温葱汤送下。

4. 水病，浑身肿胀喘息，小便不利：商陆9克，赤小豆15克，陈皮6克，木香3克。水煎，分2 ~ 3次服用。

5. 石痈坚如石，不作脓者：生商陆根捣敷之,干即易之,取软为度。

6. 疮伤水毒：商陆根捣炙，布裹熨之，冷即易之。

7. 淋巴结结核：商陆15克，红糖为引，水煎服。

8. 跌打损伤：商陆研末，调热酒擂跌打青黑之处。

9. 腹中癥结（硬如石块，刺痛异常）：商陆根捣汁或蒸烂，摊布上，放在患处，药冷即换，昼夜不停。

12 牵牛子 Qiānniúzǐ

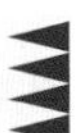

【药材来源】为旋花科植物裂叶牵牛或圆叶牵牛的成熟种子。

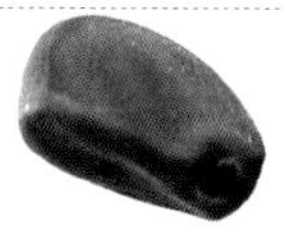
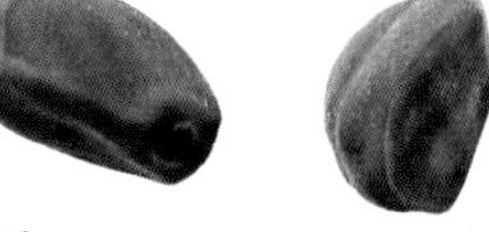
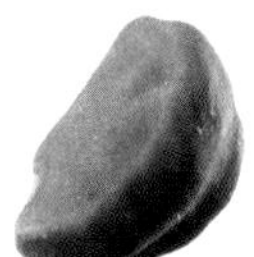

【处方用名】牵牛子、二丑、黑丑、白丑。

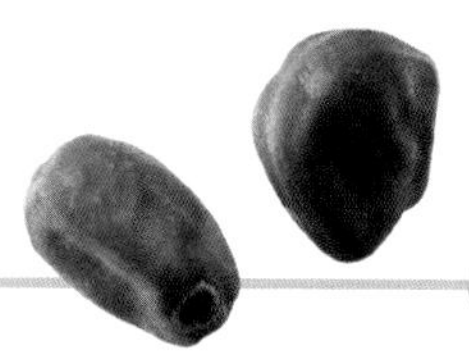

【产地采收】全国大部分地区均产。秋末果实成熟，果壳未开裂时采收。

【性状特征】呈菊瓣状，表面灰黑色（丑黑）或淡黄色（白丑），背面有1条纵沟，腹面棱线的下端有一点状种脐，微凹。质硬，横切面可见淡黄色或黄绿色皱缩折叠的子叶，微显油性。水浸后种皮呈龟裂状，有明显的黏滑感。无臭，味辛、苦，有麻舌感。

【药性特点】苦，寒。有毒。归大肠、胃、肺、肾、膀胱经。

【功效应用】

1. 逐水退肿：用于水肿、臌胀，二便不利等水湿内停之实证。其既泻下，又利水，使水湿之邪从二便排除，其毒性和逐水之力弱于甘遂、京大戟和芫花，但仍属峻下逐水之品。

2. 祛积通便：用于肠胃湿热积滞，大便秘结，或泻痢里急后重者。

3. 驱虫：用于蛔虫腹痛，常与槟榔、使君子等驱虫药同用，能促使虫体排除体外。

【用量用法】3～10克。本品炒用药性减缓。

【使用注意】孕妇忌用。不宜与巴豆同用。

【实用验方】

1. 肝硬化腹水：牵牛子1份，研末，加大麦面2份，做烧饼，睡前服。

2. 一切虫积：牵牛子1份，槟榔1份，使君子2份，每次5克，砂糖调下。

3. 水肿：牵牛子研末为丸，每次服5克，以小便利为度。

4. 习惯性便秘：胡桃仁60克，牵牛子60克，研末混匀，每服4克，一日2次，或制成蜜丸。

5. **食积便秘：**牵牛子、槟榔、厚朴各6克，水煎服。

6. **水肿喘满，腹胀，二便不通：**牵牛子3～10克，研末生姜汤送服。

7. **脸上粉刺：**黑牵牛末，调入面脂药中，每日洗搽脸部。

8. **大便秘结，难以排出：**牵牛子50克，桃仁25克，以熟蜜和丸，温水服8克。

9. **小儿疳证：**木香50克，黑牵牛10克，以此比例为细末，面糊为丸，每次5克，用米饭汤送下，不拘时服。

13 巴豆 Bādòu

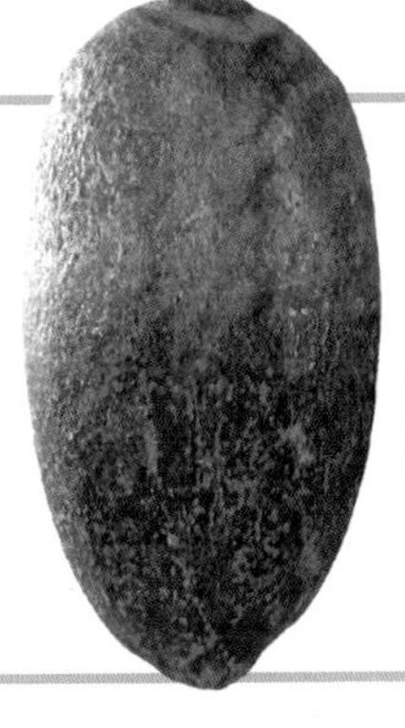

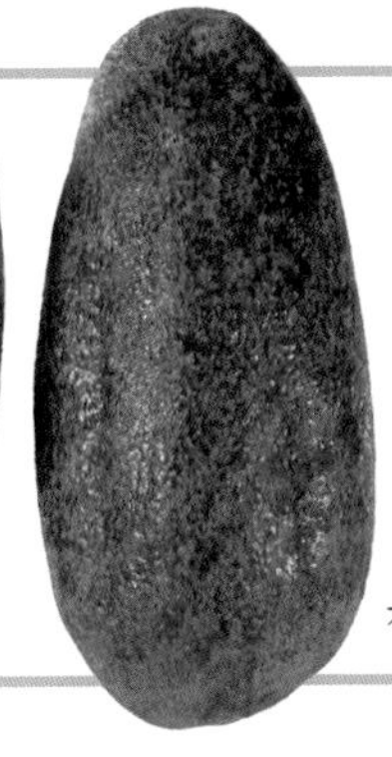

巴豆种子

【药材来源】本品为大戟科植物巴豆的干燥成熟果实。

【处方用名】巴豆、巴豆霜。

【产地采收】主产于四川、广西等省。秋季果实成熟时采收。

【性状特征】果实呈卵圆形，一般具三棱。表面灰黄色或稍深，粗糙，有纵线6条，顶端平截，基部有果梗痕。破开果壳，可见3室，每室含种子1粒。种子呈略扁的椭圆形，表面棕色或灰棕色，一端有小点状的种脐和种阜的疤痕，另端有微凹的合点，其间有隆起的种脊；外种皮薄而脆，内种皮呈白色薄膜；种仁黄白色，油质。气微，味辛辣。

【药性特点】辛，热。有大毒。归大肠、胃、肺、肾经。

【功效应用】

1. **峻下冷积：**用于寒邪食积阻滞肠胃，卒然腹满胀痛，大便不通，甚至气急口噤者。本品荡涤肠胃，温通寒积，推陈致新，作用峻猛，有斩将夺关之功，作用强于大黄，为温通峻下之品。

2. 逐水退肿：用于臌胀腹水难消者，作用强烈，有泻水治标之效。

3. 祛痰利咽：用于喉痹痰涎壅塞气道，呼吸困难，窒息欲死者，用巴豆去皮，线穿纳入喉中，或将巴豆霜吹入喉部，以排除痰涎，使阻塞的病证得以缓解。其祛痰涎，利咽喉以使呼吸通畅。

4. 蚀疮祛腐：用于疮痈脓成未溃或疮痈溃后腐肉不去，将其外用，达到腐蚀腐肉，促使疮疡破溃，或有利排脓。

【用量用法】0.1 ~ 0.3 克，入丸散剂，不入煎剂。制巴豆霜减毒。

【使用注意】孕妇及体弱者忌用。不宜与牵牛子同用。

【实用验方】

1. 心腹胀满，卒痛如锥刺，气急口噤：大黄、干姜、巴豆(去皮心，熬，外研如脂)各等量。先捣大黄、干姜为末，研巴豆纳中，用为散，蜜和丸亦佳。每次服 2 克。

2. 痞结癥瘕：巴豆霜 5 粒，炒神曲 100 克，炒小麦麸皮 50 克，研为细末，为丸，如黍米大，每空腹服 5 丸。

3. 阴毒伤寒心结，按之极痛，大小便秘：巴豆 10 粒，研，入面 50 克，捻作饼，安脐内，以小艾炷灸。气达即通。

4. 神经性皮炎：巴豆去壳 50 克，雄黄 5 克，磨碎后用 3 ~ 4 层纱布包裹，每天擦患处 3 ~ 4 次，每次 1 ~ 2 分钟，直至痒感消失，皮炎消退为止。

5. 小儿痰喘：巴豆 1 粒，捣烂，绵裹塞鼻，痰即自下。

第四章 祛风湿药

以祛除风寒湿邪或风湿热邪，治疗风湿痹证为主的药物，称为祛风湿药。其主要功效是祛风散寒，舒筋通络，除湿止痛。部分药物能补益肝肾，强壮筋骨。根据祛风湿药之药性特点及功效主治的差异，本章药可分为祛风寒湿药、祛风湿热药、祛风湿强筋骨药三类。其主要适用于风湿痹证。症见肢体疼痛，关节不利，肿大，筋脉拘挛及腰膝酸软，下肢痿弱等。

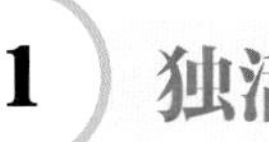

1 独活 Dúhuó

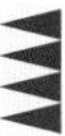

【药材来源】本品为伞形科植物重齿毛当归的干燥根。

【处方用名】独活。

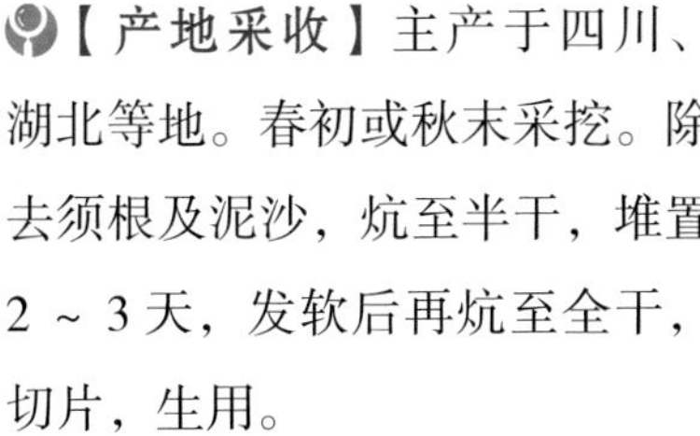

【产地采收】主产于四川、湖北等地。春初或秋末采挖。除去须根及泥沙，炕至半干，堆置2～3天，发软后再炕至全干，切片，生用。

【性状特征】根略呈圆柱形，下部2～3分枝或更多，长10～30厘米。根头部膨大，多横皱纹，直径1.5～3厘米，顶端有茎、叶的残基或凹陷。表面灰褐色或棕褐色，有隆起横长皮孔及稍突起的细根痕，下部具纵皱纹。质较硬，断面有一棕色环纹，皮部灰白色，有散在的棕色点，木部灰黄色至黄棕色。有特异香气，味苦辛，微麻舌。

【药性特点】辛、苦，温。归肾、膀胱经。

【功效应用】

1. 胜湿止痛 用于风湿痹痛，肌肉、腰背疼痛，常与威灵仙、牛膝等同用。若痹证日久正虚，腰膝酸软，关节屈伸不利者，每与桑寄生、杜仲等配伍，如独活寄生汤。无论新久，均可应用。亦用于少阴头痛，痛连齿颊，常与细辛、川芎等配伍。为治风湿痹痛之常药。

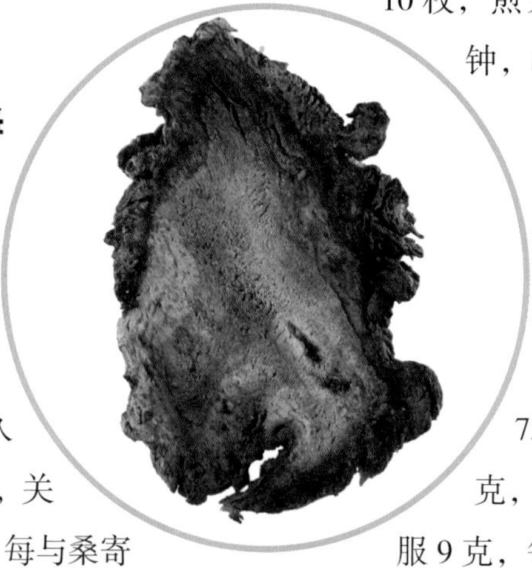

2. 发散风寒：用于外感风寒挟湿所致的头痛头重，一身尽痛，多配羌活、防风等同用，如羌活胜湿汤。其解表力较弱，因其祛风，亦可用治皮肤瘙痒等证。

【用量用法】3 ~ 10克。外用适量。

【使用注意】阴虚有热或血虚痹证慎用。

【实用验方】

1. 头晕呕吐，动则天眩地转：独活30克，仙鹤草30克，鸡蛋2枚（煮熟后剥壳），大枣10枚，煎开后沸腾30分钟，吃鸡蛋喝汤。

2. 面瘫，面神经炎：独活60克，白芷50克，白附子50克，僵蚕75克，全蝎50克，水泛为丸，每服9克，每天2次。

3. 腰痛如掣，久不治，步履无力，腰脚挛痛，阴雨天加重：独活寄生丸内服（药肆有售）。

4. 寒湿腰痛：独活、苍术、防风、川芎各10克，细辛、甘草各5克，水煎服。

5. 齿根动痛：生地黄、独活等量，研细，以酒渍1宿（酒高于药面），以酒含之。

6. 风湿痹痛：独活、防风、木瓜泡酒，渍7日后服。

7. 偏头痛：独活、细辛、川

芎、秦艽、生地、羌活、防风、甘草等量，水煎服。

8. **少阴寒郁头痛：** 独活 15 克，防风 6 克，水煎服。

9. **风牙肿痛：** 独活煮酒热漱。也可以用独活、地黄各等量，共研为末。每取 10 克，加水 1 碗煎服，连渣服下。

2 威灵仙 Wēilíngxiān

【药材来源】本品为毛茛科植物威灵仙、棉团铁线莲或东北铁线莲的干燥根及根茎。

【处方用名】威灵仙、灵仙。

【产地采收】前一种主产于江苏、安徽等地，应用较广，后两种部分地区应用。秋季采挖。

【性状特征】

1. **威灵仙：** 根茎呈柱状，长 1.5 ~ 10 厘米，直径 0.3 ~ 1.5 厘米，表面淡棕黄色，顶端残留茎基，质较坚韧，断面纤维性，下侧着生多数细根。根呈细长圆柱形，长 7 ~ 15 厘米，稍弯曲，表面黑褐色，有细纵纹，有的皮部脱落，露出黄白色木部；质硬脆，易折断，断面皮部较广，木部淡黄色，略呈方形，皮部与木部间常有裂隙。气微，味淡。

2. **棉团铁线莲：** 根茎呈短柱状，长 1 ~ 4 厘米，直径 0.5 ~ 1 厘米。根长 4 ~ 20 厘米，直径 0.1 ~ 0.2 厘米；表面棕褐至棕黑色，断面木部圆形。气微，味咸。

3. **东北铁线莲：** 根茎呈柱状。根较密集，表面棕黑色，断面木部近圆形。气微，味辛辣。

【药性特点】辛、咸，微温。

归肝、肾经。

【功效应用】

1. 祛除风湿：用于风湿痹痛而以风邪偏盛之行痹多用。其性善走窜，无论各部位病证皆可应用。可单用为末服，或配防风、独活等同用。亦可用于跌打伤痛，头痛，牙痛，胃脘痛等。

2. 软化骨鲠：用于诸骨鲠咽，咽部疼痛，吞咽困难，单用煎汤，缓缓咽下，即可取效。若用治鱼骨鲠咽，加入米醋、砂糖煎服更佳。尤其对于体小或在食道中下段者，效果较好。其味咸，能软坚。亦用于痰饮，噎膈，痞积。

【用量用法】6 ~ 10克。治疗骨鲠可用15 ~ 30克。外用适量。

【使用注意】气血虚弱者慎服。

【实用验方】

1. 鱼骨鲠喉：威灵仙30克，山慈菇25克，冰糖30克，煎水含服。

2. 鱼骨鲠喉：威灵仙30克，砂仁10克，水煎，砂糖送服，或者威灵仙30克，水煎，食醋送服。

3. 关节疼痛，甚或变形，屈伸不利，足跟疼痛：威灵仙30克，制川乌30克，麻黄30克，延胡索30克，煎水泡患处。

4. 跌打损伤：威灵仙、茜草各15克，水煎，服时兑适量酒。

5. 尿路结石：威灵仙30克，枳壳10克，金钱草30克，海金沙30克，鸡内金15克，水煎服。

6. 腰脚诸痛：用威灵仙末，每服3克，空腹服，以温酒送下。也可以将威灵仙洗净，在好酒中泡7天，取出研为末，做成丸子，如梧子大。每服20丸，用泡药的酒送下。

7. 风湿疼痛：威灵仙15克，煎水，酌情加酒服，每日2次，或鲜威灵仙捣烂敷患处。局部有灼热感即可除去。

8. 急性腰扭伤：威灵仙20克，当归尾10克，牛膝15克，牛蒡子升0克。水煎服，每日1剂。

9. 虚寒胃痛：威灵仙30克，水煎去渣留汁，加入生鸡蛋2个，红糖适量，煮成蛋汤温服。日1剂。

10. 噎塞膈气：威灵仙1把，醋、蜜各半碗，煎服，可吐出宿痰。

3 川乌 Chuānwū

【药材来源】本品为毛茛科植物乌头的干燥块根（主根）。

【处方用名】川乌、制川乌。

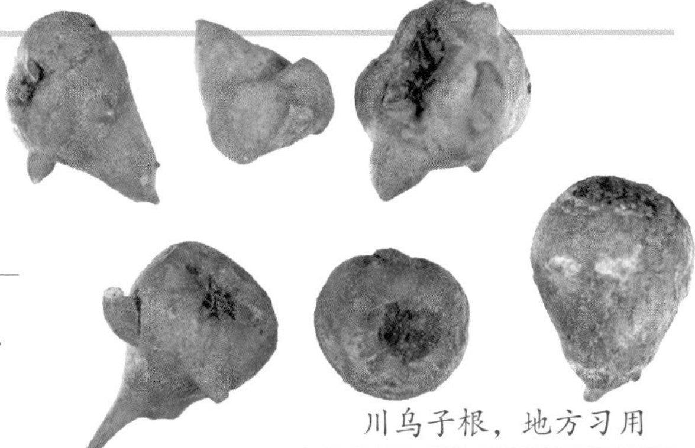

川乌子根，地方习用

【产地采收】主产于四川、云南等地。夏至到立秋间采挖。

【性状特征】本品呈不规则的圆锥形，稍弯曲，顶端常有残茎，中部多向一侧膨大，长 2 ~ 7.5 厘米，直径 1.2 ~ 2.5 厘米。表面棕褐色或灰棕色，皱缩，有小瘤状侧根及子根脱离后的痕迹。质坚实，断面类白色或浅灰黄色，形成层环纹呈多角形。气微，味辛辣、麻舌。

【药性特点】辛、苦，热。有大毒。归心、肝、肾、脾经。

【功效应用】

1. 祛除风湿：用于风寒湿邪而以寒邪偏盛之痛痹。治寒湿侵袭，痹痛不可屈伸者，可与附子、肉桂等配伍，如乌头汤。若寒湿瘀血留滞经络，肢体筋脉挛痛，关节屈伸不利，日久不愈者，可配草乌、地龙等同用，如活络丹。为治风寒湿痹证的佳品，其既能祛在里之寒湿，又能散在表之风邪，具有开通关腠，驱逐寒湿之功，止痛力强。

2. 散寒止痛：用于多种疼痛，治疗心腹冷痛，常配干姜等同用；治疗寒疝疼痛，多与蜂蜜同煎，如大乌头煎。治疗跌打损伤，骨折瘀肿疼痛，多与自然铜等配伍。亦可作为麻醉止痛药应用。

【用量用法】1.5 ~ 3 克。宜

先煎、久煎。外用，适量。

【使用注意】孕妇忌用。不宜与贝母类、半夏、白及、白蔹、天花粉、瓜蒌同用。内服一般应炮制用，生品内服宜慎。酒浸、酒煎服易致中毒，应慎用。

【实用验方】

1. 腰痛，俯仰、转侧不利：生川乌15克，延胡索15克，三七15克，冰片5克，共研细末，酒调敷患处。

2. 偏正头痛，头面虚肿，呕逆恶心，跌打损伤：制川乌20克，藿香叶10克，川芎10克，甘草10克，白芷10克，全蝎5克，雄黄2克。以此比例配方，为细末，每服2克。

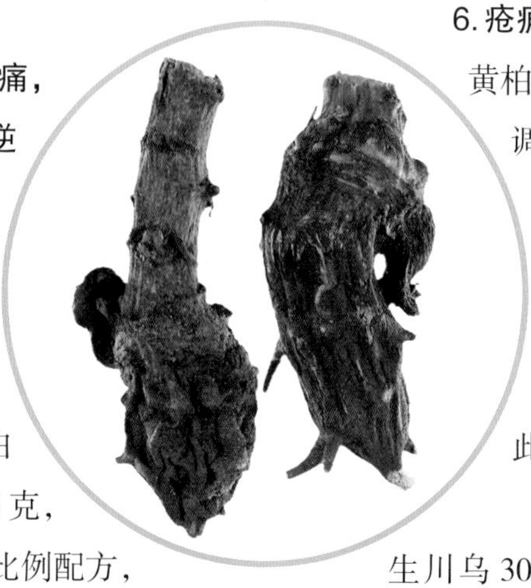

3. 腕、踝关节扭伤，摔伤疼痛，肿胀瘀紫无皮损：生川乌30克，透骨草30克，红花10克，延胡索30克，威灵仙30克，煎水泡患处。

4. 手足关节冷痛麻痹，腰膝酸痛，恶寒怕冷，四肢麻木：制川乌100克，地龙100克，威灵仙150克，五灵脂120克，炼蜜为丸，每服6克，每天3次。

5. 肩周炎：麻黄、桂枝、伸筋草、威灵仙、续断各15克，当归、红花、川乌、草乌、乳香、没药、川芎各12克，水煎后，以毛巾蘸水热敷。此方有毒，严禁内服。

6. 疮痈肿毒：川乌头、黄柏各30克，蜂蜜调涂。

7. 阴疽漫肿：生川乌、生草乌各适量，捣烂外敷。此方不能内服。

8. 跌打伤肿：生川乌30克，草乌、红花、乌梅、甘草各10克，用白酒500毫升浸泡1周，局部用药棉蘸药水外敷肿处。

4 蕲蛇 Qíshé

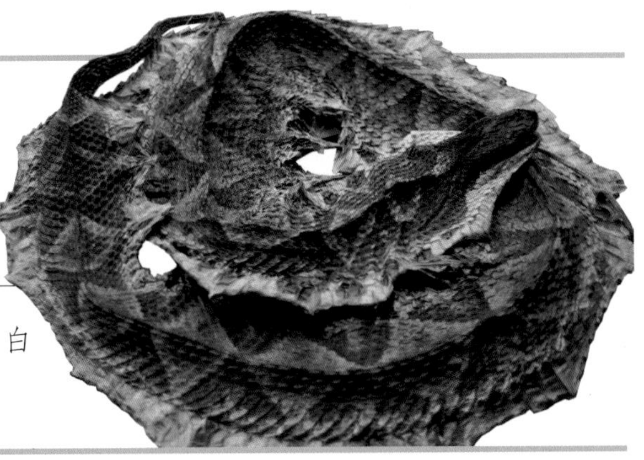

【药材来源】本品为蝰科动物五步蛇的干燥体。

【处方用名】蕲蛇、白花蛇。

【产地采收】主产于湖北、江西等地。夏秋季捕捉。剖腹去内脏，干燥，去头、鳞。

【性状特征】本品卷呈圆盘状，盘径 17 ~ 34 厘米，体长可达 2 米。头在中间稍向上，呈三角形而扁平，吻端向上，习称“翘鼻头”。上腭有管状毒牙，中空尖锐。背部两侧各有黑褐色与浅棕色组成的“V”形斑纹 17 ~ 25 个，其“V”形的两上端在背中线上相接，习称“方胜纹”，有的左右不相接，呈交错排列。腹部撑开或不撑开，灰白色，鳞片较大，有黑色类圆形的斑点，习称“连珠斑”。腹内壁黄白色，脊椎骨的棘突较高，呈刀片状上突，前后椎体下突基本同形，多为弯刀状，向后倾斜，尖端明显超过椎体后隆面。尾部骤细，末端有三角形深灰色的角质鳞片 1 枚。气腥，味微咸。

【药性特点】甘、咸，温，有毒。归肝经。

【功效应用】

1. 祛除风湿： 用于风湿痹痛病久邪深者之顽痹所致经络不通，麻木拘挛，以及中风口眼㖞斜，半身不遂。其搜风力强，能外达皮肤，内通脏腑，为祛风要药。常配羌活、防风等制成酒剂服，如白花蛇酒。

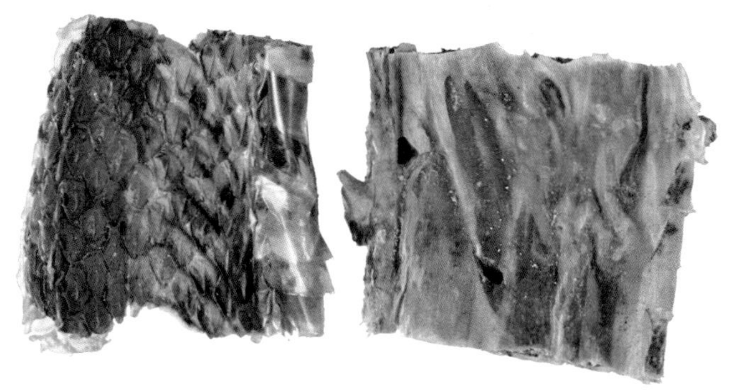

2. **祛风止痒**：用于风毒之邪壅于肌肤者，治麻风，每与大黄、蝉蜕等配伍。治疥癣，可与荆芥、薄荷等同用。其祛风作用强。

3. **息风止痉**：用于小儿急慢惊风，破伤风之抽搐痉挛，多与乌梢蛇等同用。本品既能祛外风，又能息内风，为治抽搐痉挛的常用药。

【用量用法】3 ~ 10 克。研末吞服，一次 1 ~ 1.5 克，一日 2 ~ 3 次。或酒浸、熬膏、入丸散服。

【使用注意】阴虚内热者忌服。

【实用验方】

1. **风湿性或类风湿性关节炎，关节疼痛**：蕲蛇 30 克，羌活 30 克，独活 30 克，天麻 30 克，五加皮 10 克，白酒 5000 克，浸泡 15 天，每服 30 毫升。

2. **类风湿关节炎**：蕲蛇 20 克，蜈蚣 5 条，地龙 20 克，共研细末，每服 9 克，每天 2 次。

3. **风湿痹痛，肢节屈伸不利，半身不遂**：蕲蛇 1 条，白酒 500 克，泡 7 天，每次 1 小杯，每日 2 次。

4. **带状疱疹，疼痛剧烈**：蕲蛇 20 克，地龙 10 克，冰片 5 克，共研细末，香油调敷患处。

5. **麻风病**：蕲蛇 6 克，乌梢蛇 6 克，雄黄 6 克，大黄 15 克，每次 4 克，米汤送服，隔 3 日 1 次。

6. **周身疥癞**：火烧大块砖通红，洒醋令热气蒸，置白花蛇 1 条于砖上，盆盖 1 夜，如此 3 次，去骨吃肉。

7. **疮痒搔抓**：白花蛇 30 克，丁香 10 克，研末，每次 2 克。

8. **破伤风**：白花蛇 6 克，乌梢蛇6克，蜈蚣3克，泡酒1夜，共研末，每服3克。

9. 风瘙：白花蛇1条，浸酒3日，研末，每次1克，每日2次。

5 乌梢蛇 Wūshāoshé

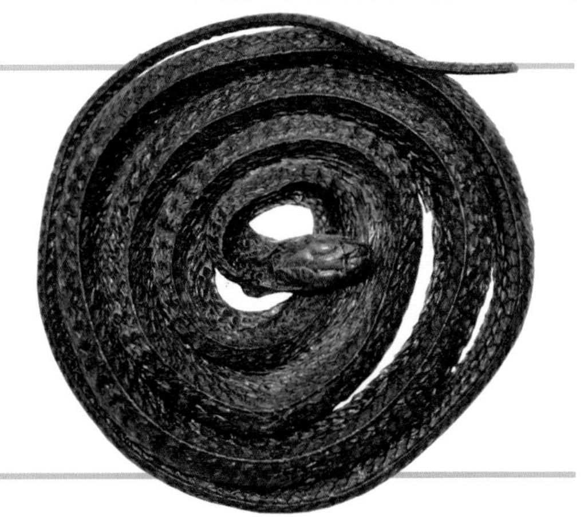

【药材来源】本品为游蛇科动物乌梢蛇的干燥体。

【处方用名】乌梢蛇。

【产地采收】全国大部分地区有分布。夏、秋捕捉。剖腹去内脏，干燥，去头及鳞片，切段。

【性状特征】本品呈圆盘状，盘径约16厘米。表面黑褐色或绿黑色，密被菱形鳞片；背鳞行数成双，背中央2～4行鳞片强烈起棱，形成两条纵贯全体的黑线。头盘在中间，扁圆形，眼大而下凹陷，有光泽。上唇鳞8枚，第4、5枚入眶，颊鳞1枚，眼前下鳞1枚，较小，眼后鳞2枚。脊部高耸成屋脊状。腹部剖开边缘向内卷曲，脊肌肉厚，黄白色或淡棕色，可见排列整齐的肋骨。尾部渐细而长，尾下鳞双行。剥皮者仅留头尾之皮鳞，中段较光滑。气腥，味淡。

【药性特点】辛、甘，平。归肝经。

【功效应用】

1. 祛除风湿：用于风湿顽痹，手足软弱，麻木拘挛，日久不愈者，常与全蝎、防风等同用。治疗中风口眼㖞斜，半身不遂，宜与地龙、当归等配伍。本品性走窜，能搜风邪，透关节，通经络。

2. 祛风止痒：用于麻风病证，

可与白附子、白芷等配伍。治疥癣，可与荆芥、薄荷等同用。本品既能祛风通络，又善祛风而止痒。

3. **息风止痉**：用于小儿急慢惊风，惊搐，可与麝香等配伍。治疗破伤风，多与蕲蛇等同用。

【用量用法】9 ~ 12克。研末，每次2 ~ 3克。或入丸剂、酒浸服。外用适量。

【使用注意】血虚生风者慎服。

【实用验方】

1. **坐骨神经痛**：乌梢蛇10克，地龙10克，全蝎10克，研细末，每服3克，每天3次。

2. **风湿，类风湿关节炎，风湿痹痛**：乌梢蛇50克，伸筋草100克，老鹳草100克，虎杖100克，三七50克，白酒2000毫升浸泡15天，每服30毫升。

3. **牛皮癣，皮肤瘙痒**：乌梢蛇50克，全蝎20克，蜈蚣10条，共研细末，每服5克，每天2次，连服15天。

4. **风湿顽痹，麻木拘挛，中风口眼㖞斜，抽搐痉挛，破伤风，麻风疥癣，瘰疬恶疮**：乌梢蛇除去内脏，浸泡45° 白酒中，1周后可服用。每日服10毫升，一日2次。

5. **一切干湿癣**：乌蛇（酒浸，去皮骨，炙）50克，干荷叶25克，枳壳（去瓤，麸炒）1.5克。为散。每服5克，空腹蜜酒调下，日、晚再服。

6. **面上疮**：乌蛇100克，烧灰，细研如粉，以腊月猪脂调涂之。

7. **骨、关节结核**：乌梢蛇，去头、皮、内脏，焙干研粉，过120目筛，装入胶囊服用。

6 木瓜 Mùguā

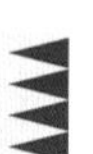

【药材来源】本本品为蔷薇科植物贴梗海棠的干燥近成熟果实。

【处方用名】木瓜、宣木瓜。

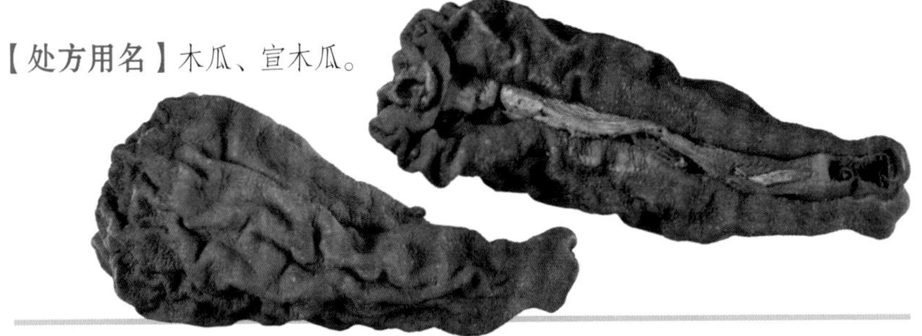

【产地采收】主产于安徽、湖北等地，安徽宣城产者称宣木瓜，质量最好。夏、秋果实绿黄时采收。

【性状特征】本品长圆形，多纵剖成两半，长4～9厘米，宽2～5厘米，厚1～2.5厘米。外表面紫红色或红棕色，有不规则的深皱纹；剖面边缘向内卷曲，果肉红棕色，中心部分凹陷，棕黄色；种子扁长三角形，多脱落。质坚硬。气微清香，味酸。

【药性特点】辛、酸，温。归肝、脾、胃经。

【功效应用】

1. **舒筋活络**：用于湿痹筋急，不可转侧，常配乳香、没药等同用。用于脚气肿痛，不论由寒湿或湿热引起者均可用之，寒湿脚气多与吴茱萸、紫苏等同用，如鸡鸣散。本品尤善祛除筋脉、经络之湿而除痹，故为治湿痹，筋脉拘挛之要药。

2. **化湿和胃**：用于湿浊中阻之腹痛吐泻，转筋，偏寒者，常配吴茱萸、小茴香等同用；偏热者，多与蚕沙、薏苡仁等配伍，如蚕矢汤。其既能入肝而舒缓筋脉，又可入脾而化湿和胃。

3. **消食**：用于消化不良，尤以消肉食积滞为好。

【用量用法】6～10克。

【使用注意】内有郁热，小便短赤者忌服。

【实用验方】

1. **消化不良（肉食积滞）**：木瓜、茯苓、山楂、神曲各等分，水煎服。

2. **小腿转筋**：木瓜1～2枚，以陈黄酒煎，每晚睡前温饮1小杯，连饮即愈。

3. 手足抽筋：木瓜 50 克，豆腐 100 克，泥鳅 200 克，煨汤食用。

4. 脚气病腿肿，足软无力：木瓜 15 克，研末，与粳米 30 克煮粥，临熟时调入蜂蜜、姜汁各少许，常吃。或木瓜 1 ~ 2 枚，以陈黄酒煎，每晚睡前温饮 1 小杯，连饮即愈。

5 脐下绞痛：木瓜 6 克，炙桑叶 3 克，大枣 3 枚，水煎服。

6. 产后乳汁少：木瓜 500 克，花生 100 克，大枣 30 克，冰糖 30 克，煲 2 小时，趁热饮用。

7. 风湿关节炎，关节疼痛：木瓜 100 克，三七 50 克，牛膝 100 克，乌梢蛇 50 克，桑寄生 100 克，高度白酒 3000 毫升浸泡 10 天，每服 30 毫升。

8. 扭挫伤：宣木瓜烤熟，捣烂乘温敷于患处，一日 2 次。

9. 小儿尿频证：木瓜切片，泡酒 1 星期，每次用约合生药 9 克，水煎服，每日 1 剂。

7 蚕沙 Cánshā

【药材来源】为蚕蛾科昆虫家蚕幼虫的粪便。

【处方用名】蚕沙、晚蚕沙。

【产地采收】育蚕地区皆产。以江苏、浙江等地产量最多。6 ~ 8 月收集，以二眠到三眠时的粪便为主，收集后晒干。

【性状特征】呈短圆柱形颗粒状，长 2 ~ 5 毫米，直径 1.5 ~ 3 毫米。表面灰黑色或灰棕色。纵向有六条棱脊，棱上横向有 3 ~ 4 条浅沟，粗沟，粗糙显麻纹状。质坚硬，不易碎(遇潮后易散碎)。微有青草气。以干燥、色黑、坚实、均匀、无杂质者为佳。

【药性特点】甘、辛，温。归肝、脾、胃经。

【功效应用】

1. 祛除风湿: 用于风湿痹痛，肢体不遂者。若风湿寒痹，骨节肿痛，与羌活、独活等同用。若风湿热痹，肢节烦疼，与防己、薏苡仁等配伍。本品除湿舒筋，作用缓和。亦能止痒，用于风疹、湿疹瘙痒。可单用煎汤外洗，或与白鲜皮、地肤子等同用。

2. 和胃化湿： 用于湿浊中阻而致的腹痛吐泻转筋，常配木瓜、薏苡仁等，如蚕矢汤。

【用量用法】5 ~ 15 克。煎服，宜布包入煎。外用，适量。

【实用验方】

1. 荨麻疹，皮肤风团，瘙痒: 蚕沙 200 克，地肤子 200 克，浮萍 100 克，煎水去渣，桶浴。

2. 软组织损伤肿痛，无名肿痛： 蚕沙 500 克，粗盐 500 克，布袋装，热敷患处。

3. 大便燥结不通，小便不利，恶心呕吐： 蚕沙 30 克，皂荚 20 克，煎水灌肠。

4. 外感头痛，偏头痛： 蚕沙 10 克，防风 10 克，白芷 10 克，川芎 10 克，研细末，醋调外敷。

5. 失眠，神经衰弱，高血压等： 蚕沙，桑叶，熏衣草，做药枕长期使用。

8 寻骨风 Xúngǔfēng

【药材来源】为马兜铃科植物绵毛马兜铃的带根茎的全草。

【处方用名】寻骨风。

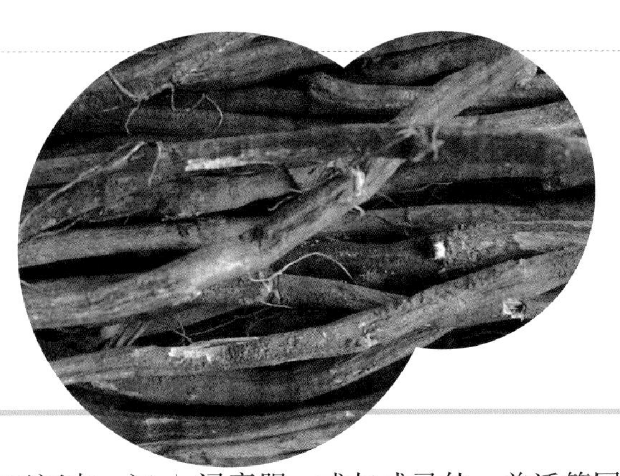

【产地采收】主产于河南、江苏等地。夏、秋二季采收。

【性状特征】根茎细长圆柱形，多分枝，直径约2毫米，少数达5毫米。表面棕黄色，有纵向纹理，节间长1～3厘米。质韧而硬，断面黄白色。茎淡绿色，直径1～2毫米，密被白色绵毛。叶互生，皱缩卷曲，灰绿色或黄绿色，展平后呈卵状心形，先端钝圆或短尖，两面密被白绵毛，全缘，质脆易碎。气微香，味苦、辛。全草以叶色绿，根茎多，香气浓者为佳。

【药性特点】辛、苦，平。归肝经。

【功效应用】

祛风通络：用于风湿痹痛，肢体麻木，筋脉拘挛，关节屈伸不利，可单用水煎、酒浸、制成浸膏服。或与威灵仙、羌活等同用。取其通经活络，消肿止痛之功，又可治疗跌打损伤，瘀滞肿痛，单用煎服或捣敷即可。其止痛之功，亦用于胃痛，牙痛，痈肿。

【用量用法】10～15克。外用适量。

【使用注意】现在发现，寻骨风含有马兜铃酸，此有毒，故应用时间不宜太久。

【实用验方】

1. 胃痛：寻骨风10克，水煎服，或将生药放口内嚼烂吞服。

2. 风湿性关节炎：寻骨风全草捣烂，加酒少许，外敷，亦可内服。

3. 风湿性关节炎：寻骨风根100克，白酒500毫升，浸泡10天，每晚服1小杯。

4. 跌打损伤瘀滞作痛：鲜寻

骨风根捣烂摊布上，蒸热敷患处，或以干根研末，热酒调敷。

5. 乳糜尿： 鲜寻骨风、玉米须各 50 克，煎服。

6. 月经不调，痛经： 寻骨风 15 ~ 30 克，水煎服。外伤出血：寻骨风根研末涂敷患处。

9 伸筋草 Shēnjīncǎo

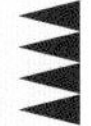

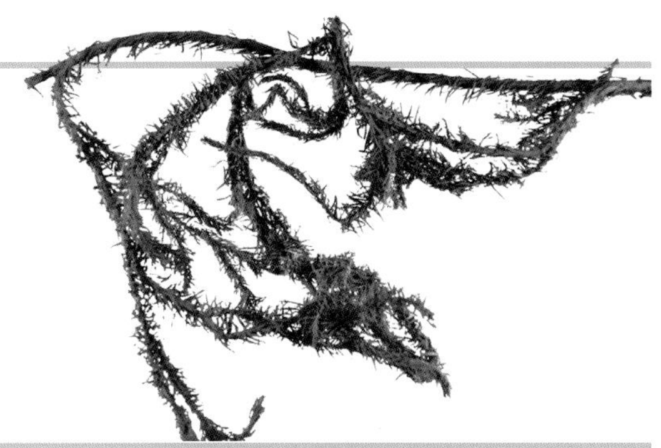

【药材来源】 为石松科植物石松的干燥全草。

【处方用名】 伸筋草。

【产地采收】 全国均产。夏、秋二季茎叶茂盛时采收。除去杂质，晒干。

【性状特征】 本品匍匐茎呈细圆柱形，略弯曲，长可达 2 米，直径 1 ~ 3 毫米，其下有黄白色细根。直立茎作二叉状分枝。叶密生茎上，螺旋状排列，皱缩弯曲，线形或针形，长 3 ~ 5 毫米，黄绿色至淡黄棕色，无毛，先端芒状，全缘，易碎断。质柔软，断面皮部浅黄色，木部类白色。无臭，味淡。

【药性特点】 辛、微苦，温。归肝、脾、肾经。

【功效应用】

1. 祛除风湿： 用于风寒湿痹，关节酸痛，屈伸不利，可与羌活、独活等配伍。若肢体软弱，肌肤麻木，宜与寻骨风、威灵仙等同用。本品尤善入肝经而通经络。

2. 舒筋活络： 用于跌打损伤，瘀肿疼痛，多配苏木、土鳖虫等同用，内服、外洗均可。

【用量用法】 3 ~ 12 克。外用适量。

【使用注意】孕妇慎用。

【实用验方】

1. 颈椎病颈项强痛，手臂麻木：伸筋草30克，桑枝30克，威灵仙15克，羌活12克，片姜黄12克，水煎服。

2. 筋骨关节疼痛，或肿或不肿：恶寒怕冷，伸筋草50克，威灵仙50克，延胡索30克，煎水外敷。

3. 痛风关节肿痛：伸筋草30克，樟木50克，透骨草30克，煎水浸泡患处。

4. 带状疱疹：伸筋草研粉，青油或麻油调成糊状，涂患处，一日数次。

5. 小儿麻痹后遗症：伸筋草30克、威灵仙15克、茜草15克、当归15克、川芎10克。水煎服。

6. 关节酸痛：伸筋草30克，虎杖20克，大血藤30克，水煎服。

7. 风湿痹痛，筋脉不利：伸筋草水煎服。

8. 关节酸痛，手足麻痹：伸筋草30克，丝瓜络20克，当归15克，大血藤20克，水、酒各半煎服。

10 海风藤 Hǎifēngténg

【药材来源】为胡椒科植物风藤的干燥藤茎。

【处方用名】海风藤。

【产地采收】主产于广东、福建等地。夏、秋二季采割，除去根、叶，晒干。

【性状特征】药材呈扁圆柱型，略弯曲，直径0.3 ~ 2厘米。表面灰褐色，粗糙，有纵棱及节，节部膨大生不定根．体轻质脆，易折断。断面不整齐，皮部窄，木部宽广，皮部与木部交界处常有裂隙，中央髓部呈灰褐色。气香，味微苦、辛。以香气浓者为佳。

【药性特点】辛、苦，微温。归肝经。

【功效应用】

1. 祛除风湿：用于风寒湿痹，肢节疼痛，筋脉拘挛，屈伸不利，常与羌活、独活等配伍，如蠲痹汤。

2. 通络止痛：用于跌打损伤，瘀肿疼痛。

【用量用法】煎服，6 ~ 12 克。外用适量。

【实用验方】

1. 肩周炎，肩关节疼痛，伸展不利，上肢麻木：海风藤 15 克，羌活 12 克，桂枝 10 克，姜黄 12 克，威灵仙 15 克，水煎服。

2. 膝关节肿痛：海风藤 15 克，鸡血藤 30 克，透骨草 20 克，独活 12 克，香附 12 克，水煎服。

3. 慢性风湿性关节炎：海风藤 15 克，桂枝 10 克，鸡血藤 30 克，老鹳草 15 克，伸筋草 30 克，水煎服。

4. 全身骨关节疼痛：海风藤 50 克，川牛膝 50 克，千年健 50 克，穿山甲 30 克，细辛 20 克，45° 白酒 2000 毫升浸泡 10 天，每天饮 50 毫升。

5. 支气管哮喘，支气管炎：海风藤、追地风各 60 克，浸泡 45° 白酒 500 毫升 1 周。日服 2 次，每次 10 毫升，早晚空腹温服。

11 徐长卿 Xúchángqīng

【药材来源】本品为萝摩科植物徐长卿的干燥根及根茎。

【处方用名】徐长卿、逍遥竹、遥竹逍、寮刁竹。

【产地采收】全国大部分地区有分布。主产江苏、安徽等地。秋季挖根，阴干。

【性状特征】根茎呈不规则柱状，有盘节，长 0.5 ~ 3.5 厘米，直径 2 ~ 4 毫米，有的顶端带有残茎，细圆柱形；断面中空；根茎节处周围着生多数根。根呈细长圆柱形，弯曲，长至 17 厘米；表面淡黄白色至淡棕黄色，或棕色；具微细的纵皱纹，并有纤细的须根。质脆，易折断，断面粉性，皮部类白色或黄白色，形成层环淡棕色，木部细小。气香，味微辛凉。

【药性特点】辛，温。归肝、胃经。

【功效应用】

1. 祛除风湿：用于风湿痹阻肢体疼痛，可以煎服或泡酒服。

2. 祛风止痒：用于多种皮肤病，如湿疹、风疹、顽癣等，可内服或煎水外洗。

3. 消肿止痛：用于风湿、寒凝、气滞、血瘀所致的各种疼痛，治疗牙痛，可煎水含漱，尤以治疗腰痛为要药。也用于毒蛇咬伤。本品为止痛常用药。

【用量用法】3 ~ 10 克。外用适量。

【使用注意】不宜久煎。

【实用验方】

1. 慢性腰痛：徐长卿、虎杖各等份，研末，每次 0.5 克，每日 2 ~ 3 次，温开水吞服。

2. 神经衰弱（头痛、失眠、健忘、易疲劳、焦虑）：徐长卿研末，装入胶囊，每次 3 克，内服，每日 2 次。

3. 跌打肿痛，接骨：鲜徐长卿适量，捣烂敷患处。

4. 泌尿系结石，体外碎石后排石：徐长卿 15 克，金钱草 30 克，海金沙 30 克，枳壳 10 克，滑石 30 克，水煎服。

5. 皮肤瘙痒，荨麻疹：徐长卿 30 克，苦参 30 克，地肤子 30 克，百部 30 克，白鲜皮 30 克，煎水外洗或桶浴。

6. 牙痛，腰痛，胃寒气痛，肝硬化腹水，腹胀：徐长卿适量，水煎温服。

7. 带状疱疹，湿疹、接触性皮炎，顽固性荨麻疹，皮肤瘙痒，牛皮癣：徐长卿水煎内服，并外洗患处。

8. 牙痛：徐长卿 15 克，水煎服。亦可研末服。每次 1 克，每日 2 次。还可放痛牙处。

9. 皮肤瘙痒：徐长卿适量，水煎外洗。

10. 跌打损伤肿痛：鲜徐长卿适量，捣烂外敷。

12 雪上一枝蒿 Xuěshàngyīzhīhāo

【药材来源】为毛茛科短柄乌头等的块根。

【处方用名】雪上一枝蒿。

【产地采收】主产于云南、四川等地。夏末秋初采挖，晒干。

【性状特征】块根长圆柱形或圆锥形，长 2.5 ~ 7.5 厘米，直径 0.5 ~ 1.5 厘米。子根表面灰棕色，光滑或有浅皱纹及侧根痕；质坚而脆，易折断，断面白色，粉性，有黑棕色环。母根表面深棕色，有纵皱纹及侧根残基；断面不平坦，中央裂隙较多。气微，味有麻舌感，有大毒。

【药性特点】苦、辛，温。有大毒。归肝经。

【功效应用】

1. 祛除风湿：用于风湿肢体关节痹痛、可单用研末服，或泡酒外擦，或制成注射剂用。本品辛散温通，性猛善走，但毒性大，并不多用。

2. 活血止痛：用于神经痛、牙痛、跌打伤痛、术后疼痛及癌肿疼痛等，尤擅止痛，作用强。也用于疮疡肿毒，毒虫及毒蛇咬伤、蜂叮等。本品能以毒攻毒，可单用泡酒外擦。

【用量用法】研末服，

0.02 ~ 0.04克。外用，适量。

【使用注意】内服须经炮制并严格控制剂量。孕妇、老弱、小儿及心脏病、溃疡病患者忌服。

【实用验方】

1. **跌打损伤，风湿骨痛，虫咬蜂叮**：雪上一枝蒿30克，高度白酒500毫升浸泡15天，外搽患处，严禁内服。

2. **骨折肿痛，关节肿痛**：雪上一枝蒿10克，三七粉15克，没药10克，酒调敷患处。

3. **跌打损伤，风湿骨痛，牙痛**：雪上一枝蒿0.25分（如米粒大）吞服。

4. **牙痛**：将雪上一枝蒿药用脱脂棉包好，用病牙咬住，若口中有涎水流出，应吐掉。

5. **腰腿痛及关节疾病**：生川乌10克、生草乌10克、生南星10克、虎杖10克、生半夏10克、马钱子10克、急性子10克、樟脑5克、雪上一枝蒿10克、三分三10克。置于45°酒中，用时以棉签蘸药酒敷于疼点。不可入口眼。

13 路路通 Lùlùtōng

【药材来源】为金缕梅科植物枫香树的干燥成熟果序。

【处方用名】路路通。

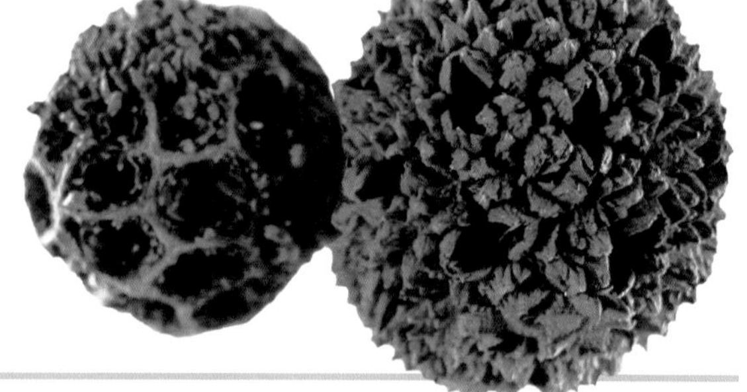

【产地采收】全国大部分地区有产。冬季果实成熟后采收，除去杂质，干燥。

【性状特征】本品为聚花果，由多数小蒴果集合而成，呈球形，直径2 ~ 3厘米。基部有总果梗。表面灰棕色或棕褐色，有多数尖刺及喙状小钝刺，长0.5 ~ 1毫米，常折断，小蒴果顶部开裂，呈蜂窝状小孔。体轻，质硬，不易破开。气微，味淡。

【药性特点】苦，平。归肝、肾经。

【功效应用】

1. 祛除风湿： 用于风湿痹痛．麻木拘挛者，常与伸筋草、络石藤等配伍。若气血瘀滞，脉络痹阻，中风后半身不遂，可与黄芪、川芎等同用。也用于跌打损伤，瘀肿疼痛，常配桃仁、红花等。

2. 利水消肿： 用于水肿胀满，小便不利，多与茯苓、猪苓等同用，作用较平和。

3. 通经下乳： 用于气滞血瘀之经少不畅或经闭，小腹胀痛，常与当归、川芎等配伍。用于乳汁不通，乳房胀痛，或乳少之证，常配穿山甲、王不留行等同用。

【用量用法】5 ~ 10克。煎服，外用适量。

【使用注意】月经过多及孕妇忌服。

【实用验方】

1. 中风后遗症，半身不遂： 路路通30克，威灵仙15克，豨莶草15克，血竭9克，前三味煎水600毫升，分三次冲服血竭。

2. 过敏性鼻炎，鼻塞： 路路通15克，鹅不食草15克，辛夷10克，细辛3克，黄芩10克，水煎服。

3. 颈椎病头晕，颈项不适： 路路通50克，伸筋草50克，红花50克，透骨草50克，片姜黄50克，上药共研细末，装入棉布袋做成药枕。

4. 女性外阴瘙痒性皮炎： 路路通30克，苦参30克，枯矾10克，白鲜皮30克，甘草30克，煎水外洗，坐浴。

5. 下肢风湿肢节痛： 路路通30克，鸡血藤30克，延胡索15克，杜仲20克，续断20克，三七10克，千年健15克，怀牛膝15克，伸筋草30克，薏苡仁30克，水煎服。

6. 癣疾： 路路通烧存性，白砒微量，共末，香油搽。（注：此方原载于《德胜堂经验方》，有毒，应用应慎）

7. 荨麻疹： 路路通200克，煎浓汁，每天3次，每次15克，空腹服。

8. 耳内流黄水：路路通煎水服，也可以将其泡水饮。

9. 耳鸣：路路通15克，水煎频服。若耳内流黄水：路路通煎水服，也可以将其泡水饮。

10. 水肿：茯苓皮30克、桑白皮15克、冬瓜皮30克、路路通30克水煎服。

14 秦艽 Qínjiāo

【药材来源】本品为龙胆科植物秦艽、麻花秦艽、粗茎秦艽或小秦艽的干燥根。前三种按性状不同分别习称秦艽和麻花艽，后一种习称小秦艽。

【处方用名】秦艽、西秦艽。

【产地采收】主产于甘肃、陕西等地。春、秋采挖。

【性状特征】

1. 秦艽：药材呈类圆柱形，上粗下细，扭曲不直；表面黄棕色或灰黄色，有纵向或扭曲的纵皱纹；顶端有残存茎基及纤维状叶鞘；质硬而脆，易折断，断面柔润，皮部黄色或棕黄色，木部黄色；气特异，味苦、微涩。

2. 麻花艽：药材呈类圆锥形，多由数个小根纠聚而膨大，直径可达7厘米；表面棕褐色，粗糙，有裂隙，呈网状孔纹。质松脆，易折断，断面多呈枯朽状。

3. 小秦艽：药材呈类圆锥形或类圆柱形；表面黄棕色；主根通常1个，残存的茎基有纤维状叶鞘，下部多分枝；断面黄白色。

4. 秦艽饮片：为不规则的圆

形厚片；表面显油性；外层黄白色或棕黄色，中心有黄色木心，显油性；周边棕黄或灰黄色。

【药性特点】辛、苦，平。归胃、肝、胆经。

【功效应用】

1. 祛除风湿：用于风湿痹痛。因其性平不燥，为风药中之润剂，且善走四肢，无论寒热、新久痹痛均可选用，因其性平而偏寒，对热痹尤为适宜。若中风半身不遂，单用大量水煎服即能奏效，或与他药配伍同用。

2. 清退虚热：用于骨蒸潮热，盗汗，常配鳖甲、青蒿等同用，如秦艽鳖甲汤。用于小儿疳积发热，可与炙甘草等配伍，如秦艽散。本品亦为治虚热要药。

3. 祛湿退黄：用于肝胆湿热黄疸，多与茵陈、栀子等配伍。本品尤以黄疸久久不退效果好。

【用量用法】3 ~ 10 克。

【实用验方】

1. 一切疮口不愈合：秦艽研细末外敷。

2. 妊娠胎动不安：秦艽 15 克，艾叶 10 克，阿胶珠 15 克，水煎服。

3. 关节发热，肿胀疼痛：秦艽 15 克，防己 12 克，忍冬藤 30 克，鸡血藤 30 克，威灵仙 15 克，水煎服。

4. 虚劳咳嗽，骨蒸潮热，盗汗不止：秦艽 15 克，柴胡 10 克，鳖甲 15 克，知母 10 克，甘草 10 克，水煎服。

5. 湿热黄疸，目黄小便黄：秦艽 15 克，茵陈 30 克，栀子 10 克，黄芩 10 克，虎杖 30 克，水煎服。

15 防己 Fángjǐ

【药材来源】为防己科植物粉防己的干燥根。

【处方用名】防己、汉防己、粉防己、木防己、广防己。

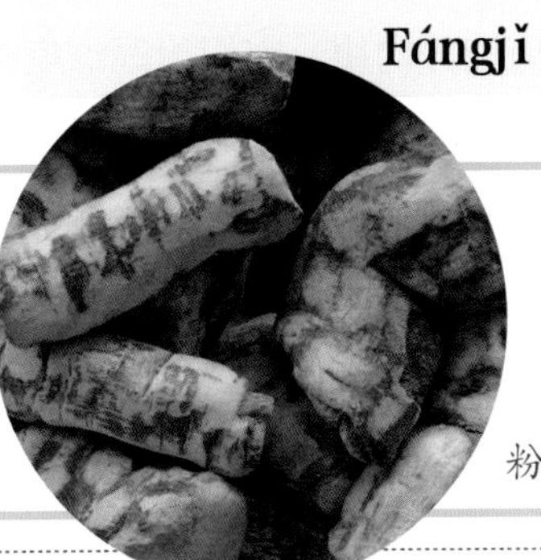

粉防己

【产地采收】汉防己，主产于安徽、浙江等地；木防己，主产于广东、广西等地。秋季采挖。

【性状特征】

1. 防己根：呈不规则圆柱形、半圆柱形或块片状，屈曲不直，形似猪大肠。表面淡灰黄色，弯曲处有深陷的横沟。断面平坦，灰白色，粉性，木部占大部分，有稀疏的放射状纹理“车轮纹”。

2. 防己饮片：为圆形、半圆形或不规则形厚片，表面黄白色，皮部薄，形成层环明显，导管棕色，呈放射状，粉性；周边淡灰黄色；气微，味苦。

【药性特点】苦、辛，寒。归肝、肾、膀胱经。

【功效应用】

1. 祛除风湿：用于风湿热痹，关节红肿热痛，常与滑石、薏苡仁等同用。若风寒湿痹，配伍麻黄、肉桂等同用。亦用治湿疹疮毒，可配苦参、金银花等同用。

2. 利水消肿：用于下肢水肿，小便不利。若用于风水浮肿，汗出恶风者，常与黄芪、白术等同用，如防己黄芪汤。若一身悉肿，小便短少者，可与茯苓、黄芪等配伍，如防己茯苓汤。若湿热腹胀水肿，可与椒目、葶苈子等配用，如己椒苈黄汤。治疗脚气浮肿，多与吴茱萸、槟榔等同用。

【用量用法】5 ~ 10 克。

【使用注意】胃纳不佳及阴虚体弱者慎服。

【实用验方】

1. 四肢肿，水气在皮肤：防己 10 克，黄芪 30 克，茯苓 15 克，桂枝 10 克，甘草 10 克，水煎服。

2. 膀胱胀满，小便不利：防己 10 克，茯苓 15 克，泽泻 10 克，车前子 12 克，白茅根 30 克，水煎服。

3. 脚气肿痛：防己 10 克，川牛膝 15 克，桂枝 10 克，木瓜 10 克，枳壳 10 克，水煎服。

4. 小便短涩，遗尿：防己 10 克，王不留行 15 克，冬葵子 15 克，防风 10 克，路路通 30 克，水煎服。

5. 膀胱水蓄胀满，水肿：汉防己 6 克，车前子、韭菜子、泽泻各 10 克。水煎服。

6. 炎性疼痛，喉炎咽痛：汉

防己、金银花各15克，煎水含咽。

7. 水肿浮肿： 汉防已、茯苓、黄芪各10克，桂枝3克，水煎服。

8. 小便淋涩： 汉防已、冬葵子各10克，防风6克，水煎服。

16 豨莶草 Xīxiāncǎo

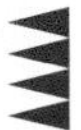

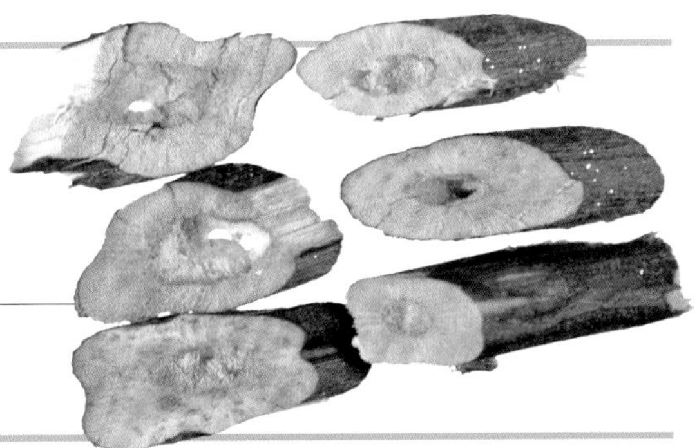

【药材来源】 为菊科植物豨莶、腺梗豨莶或毛梗豨莶的地上部分。

【处方用名】 豨莶草。

【产地采收】 我国大部分地区均产。夏、秋开花前或花期采割。

【性状特征】 茎略呈方柱形，节明显，略膨大；质脆，易折断，断面黄白色或略带绿色，髓部宽广，类白色，中空。叶片多皱缩卷曲，展平后呈圆形，边缘有锯齿，两面皆有白色柔毛。有时可见黄色头状花序，总苞片匙形。气微，味微苦。

【药性特点】 辛、苦，寒。归肝、肾经。

【功效应用】

1. 祛除风湿： 用于风湿热痹，筋骨无力，腰膝酸软，或中风半身不遂。可单用为丸服，如豨莶丸；或与臭梧桐合用，如豨桐丸。

2. 清热解毒： 用于风疹湿疮，单用内服或外洗均可，亦可配地肤子、白鲜皮等同用。治疮痈肿毒，红肿热痛者，宜与蒲公英、野菊花等配伍。

【用量用法】 10 ~ 12克。外用适量。治风湿痹痛、半身不遂宜制用，治风疹、湿疮、疮痈宜生用。

【实用验方】

1. 面瘫，面神经麻痹： 豨莶

草30克，水煎服，日一剂，连服10天。

2. **高血压：**豨莶草30克，夏枯草15克，天麻15克，钩藤15克，地骨皮10克，水煎服。

3. **夜盲症：**豨莶草30克（布包），猪肝50克，煮汤食用。

4. **风湿痹痛：**豨莶草15克，海风藤15克，鸡血藤30克，络石藤15克，透骨草15克，水煎服。

5. **白癜风：**豨莶草研细末，蜜为丸。每次10克，空腹服。

6. **肛门瘙痒：**豨莶草、马齿苋、紫草、鱼腥草、地肤子各12克，蛇床子15克，白蔹9克，白矾10克。水煎取汁坐浴，每次20分钟。

7. **前列腺炎：**豨莶草30克，荔枝核20克，川芎、牛膝各10克。将上药放入药罐中，加水适量，浸泡5～10分钟，水煎取汁，倒入浴盆中坐浴。

8. **急性黄疸性肝炎：**豨莶草、茵陈各15克，栀子10克，每日1剂，水煎服。

9. **高血压：**豨莶草30克，天麻10克，钩藤15克，水煎分2次服。

10. **鼻衄：**豨莶草100克，仙鹤草50克，生地黄20克。水煎，分2次服，连服5天。

17 络石藤 Luòshíténg

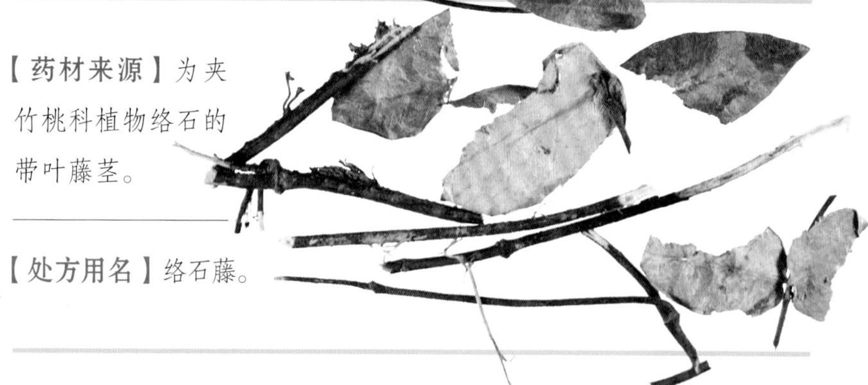

【药材来源】为夹竹桃科植物络石的带叶藤茎。

【处方用名】络石藤。

【产地采收】主产于江苏、湖北等地。冬季至次春采割。

【性状特征】本品茎呈圆柱形，弯曲，多分枝，长短不一；表面红褐色，有点状皮孔及不定根；质硬，断面淡黄白色，常中空。叶对生，有短柄；展平后叶片呈椭圆形或卵状披针形；全缘，略反卷，上表面暗绿色或棕绿色，下表面色较淡，革质。气微，味微苦。

【药性特点】辛、苦，微寒。归肝、肾、心经。

【功效应用】

1. **祛除风湿**：用于风湿热痹，筋脉拘挛，腰膝酸痛者，多与忍冬藤、秦艽等配伍。可单用酒浸服。亦用治跌扑损伤，瘀滞肿痛，其作用平和。

2. **清热解毒**：用于热毒壅盛之疮痈及咽喉肿痛。治疗热毒疮痈，可配皂角刺、乳香等同用。治疗热毒壅盛之咽喉肿痛，可单用水煎，慢慢含咽。

【用量用法】6～12克。外用适量，鲜品捣敷。

【实用验方】

1. **膝关节肿胀疼痛**：活动受限，络石藤30克，红藤30克，川牛膝15克，威灵仙15克，忍冬藤30克，水煎服。

2. **咽喉肿痛**：络石藤20克，牛蒡子15克，麦冬15克，桔梗10克，甘草10克，水煎服。

3. **慢性风湿性关节炎，筋骨疼痛**：络石藤30克，威灵仙15克，伸筋草30克，秦艽15克，路路通30克，水煎服。

4. **外伤出血**：络石藤研末撒敷，外加包扎。

5. **关节炎**：络石藤、五加根皮各50克，牛膝根25克。水煎服。

6. **喉痹咽塞，喘息不通，须臾欲绝**：络石藤100克煮取1大盏，服用。

7. **筋骨痛**：络石藤浸酒服。

18 雷公藤 Léigōngténg

【药材来源】为卫矛科植物雷公藤的根。

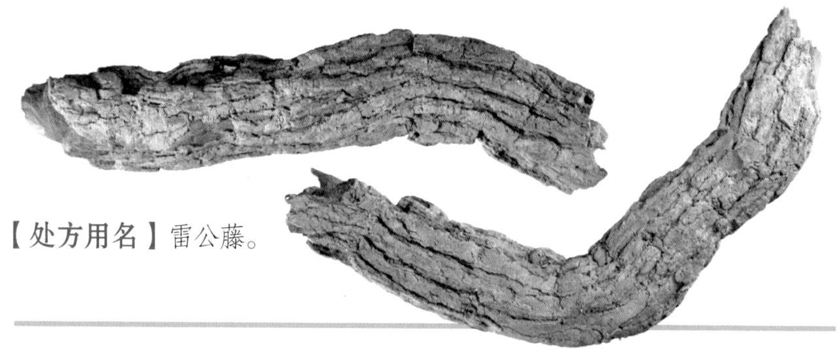

【处方用名】雷公藤。

【产地采收】主产于浙江、福建等地。秋季挖取根部。去净泥土，晒干，或去皮晒干，切厚片，生用。

【性状特征】根呈圆柱形，扭曲，长短不一，直径0.3～3厘米，常具茎残基。表面黄色至黄棕色，粗糙，具细密纵向沟纹及环状或半环状裂隙，栓皮层常脱落，脱落处显橙黄色，皮部易剥离，露出黄白色的木部。质坚硬，折断时有粉尘飞扬，断面纤维性；横切面木栓层橙黄色，显层状；韧皮部红棕色；木部黄白色，密布针眼状孔洞，射线较明显。根茎性状与根相似，多平直，有白色或浅红色髓部。气微、特异，味苦微辛。

【药性特点】苦、辛，寒。有大毒。归肝、肾经。

【功效应用】

1. 祛除风湿，活血止痛： 用于风湿顽痹，关节红肿热痛，肿胀难消等，甚至关节变形者，可单味内服或外敷。为治疗风湿顽痹的要药。

2. 杀虫攻毒： 用于多种皮肤病，皆有良效，如麻风，顽癣，湿疹，疥疮，可单用煎服，或随证配用。

3. 清热解毒： 用于热毒痈肿疔疮，取其以毒攻毒，消肿止痛之功。

【用量用法】5～10克（带根皮者减量），文火煎1～2小时。研粉，每日1.5～4.5克。外用适量。

【使用注意】内脏有器质性病变及白细胞减少者慎服。孕妇忌用。

【实用验方】

1. 类风湿关节炎：雷公藤（取木质部）15克，加水400毫升，文火煎2小时（不加盖），得药液150毫升，残渣再加水煎取100毫升，混合后早晚2次分服，7～10天为1疗程。

2. 风湿关节炎：雷公藤根、叶，捣烂外敷，半小时后即去。

3. 牛皮癣：雷公藤煎水外洗，外搽。

4. 皮肤发痒：雷公藤叶，捣烂，搽敷。

5. 腰带疮：雷公藤花、乌药，研末凋擦患处。

19 海桐皮 Hǎitóngpí

【药材来源】为豆科植物刺桐的干皮或根皮。

【处方用名】海桐皮。

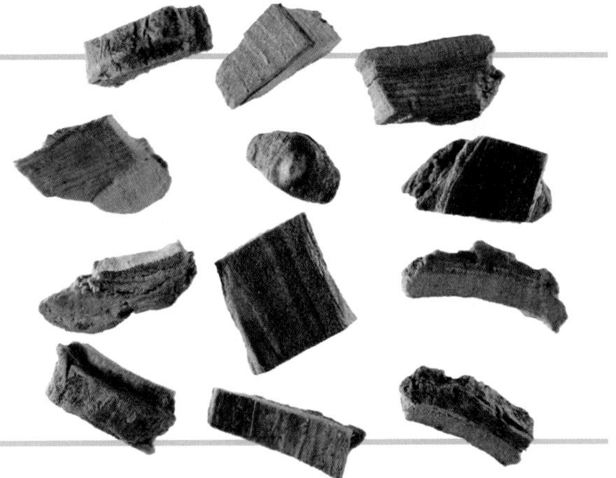

【产地采收】主产于浙江、福建等地。夏、秋剥取树皮，晒干。

【性状特征】呈半圆筒状或板片状，两边略卷曲，厚0.3～1厘米。外表面黄棕色至棕黑色，常有宽窄不等的纵沟纹。老树皮栓皮较厚，栓皮有时被刮去，未除去栓皮的表面粗糙有黄色皮孔，并散布有钉刺，或除去钉刺后的圆形疤痕，钉刺长圆锥形，顶锐尖；内表面黄棕色，较平坦，有细密纵网纹。根皮无刺。质坚韧，易纵裂，不易折断，断面浅棕色，裂片状。气微，味苦。

【药性特点】苦、辛，平。归肝经。

【功效应用】

1. **祛除风湿**：用于风湿痹痛，四肢拘挛，腰膝酸痛，或麻痹不仁，可与薏苡仁、五加皮等同用。本品尤善治下肢关节痹痛。

2. **杀虫止痒**：用于疥癣、湿疹瘙痒，可单用或配蛇床子、苦参等煎汤外洗或内服。

【用量用法】5 ~ 15 克。煎服。或酒浸服。外用，适量。

【实用验方】

1. **风毒流于脚膝，行立不得**：海桐皮、五加皮、独活、防风、枳壳、杜仲（炒）各 50 克，牛膝、薏苡仁各 100 克，生地黄 250 克，锉细，浸入 45° 白酒中，饮用，每次 30 毫升，每日 1 次。

2. **龋齿、蛀牙、虫牙引起的牙痛，牙龈红肿**：海桐皮 15 克，加开水 100 毫升左右，浸泡 15 分钟，含漱 1 ~ 3 分钟，一日 2 ~ 3 次，牙痛消失后停药。

3 **风癣**：海桐皮、蛇床子等分，为末，以腊猪脂调，搽之。

4. **眼睛红肿**：海桐皮 50 克，切碎，盐水洗，微妙，用滚汤泡，待温洗眼。

5. **乳痈初起**：海桐皮 25 克，红糖 50 克，煎水服。

20 桑枝

Sāngzhī

【药材来源】为桑科植物桑的嫩枝。

【处方用名】桑枝、嫩桑枝。

【产地采收】全国各地均产。春末夏初采收。

【性状特征】本品呈长圆柱形，少有分枝，长短不一，直径 0.5 ~ 1.5 厘米。表面灰黄色或黄褐色，有多数黄褐色点状皮孔及细纵纹，并有灰白色略呈半圆形的叶痕和黄棕色的腋芽。质坚韧，不易折断，断面纤维性。皮部较薄，木部黄白色，射线放射状，髓部白色或黄白色。气微，味淡。

【药性特点】微苦，平。归肝经。

【功效应用】

1. **祛除风湿**：用于风湿痹证，无论新久、寒热均可应用，尤宜于风湿热痹，肩臂、关节酸痛麻木者。可单味煎服或熬膏服用。其性平，祛风湿而善达四肢经络，通利关节，但单用力弱。

2. **利水消肿**：用于小便不利，水肿，但作用较弱。

此外，祛风止痒，用于白癜风、皮疹瘙痒等。

【用量用法】10 ~ 15克。外用适量。

【实用验方】

1. **风湿性关节炎，关节疼痛麻木**：桑枝30克，伸筋草30克，丝瓜络30克，威灵仙15克，延胡索15克，水煎服。

2. **膝关节疼痛，关节活动有骨响声，晨僵但活动后缓解**：桑枝30克，川牛膝15克，海桐皮30克，威灵仙30克，制川乌30克，煎水1500毫升，熏洗30分钟，每天一次。

3. **水肿脚气**：桑枝50克煎水饮服。

4. **风湿臂痛**：桑枝炒过，煎水饮服。

5. **白癜风**：桑枝1500克，益母草500克，常规熬成膏，温酒送服。

21 老鹳草 Lǎoguàncǎo

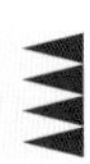

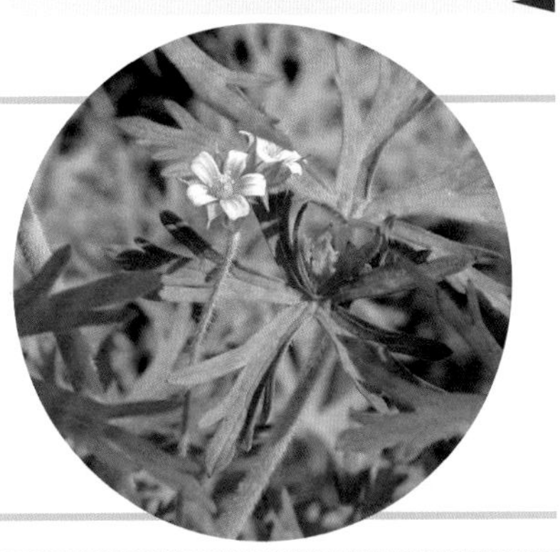

【药材来源】为牻牛儿苗科植物牻牛儿苗、老鹳草或野老鹳草的干燥地上部分。前者习称长嘴老鹳草，后两者习称短嘴老鹳草。

【处方用名】老鹳草。

【产地采收】全国大部分地区有产。夏、秋二季果实近成熟时采割，晒干。

【性状特征】

1. 长嘴老鹳草：茎长30～50厘米，直径0.3～0.7厘米，多分枝，节膨大。表面灰绿色或带紫色，有纵沟纹及稀疏茸毛。质脆，断面黄白色，有的中空。叶对生，具细长叶柄；叶片卷曲皱缩，质脆易碎，完整者为二回羽状深裂，裂片披针线形。果实长圆形，长0.5～1厘米。宿存花柱长2.5～4厘米，形似鹳喙，有的裂成5瓣，呈螺旋形卷曲。无臭，味淡。

2. 短嘴老鹳草：茎较细，略短。叶片圆形，3或5深裂，裂片较宽，边缘具缺刻。果实球形，长0.3～0.5厘米。花柱长1～1.5厘米，有的5裂向上卷曲呈伞形。

【药性特点】辛、苦，平。归肝、肾、脾经。

【功效应用】

1. 祛除风湿：用于风湿痹痛，麻木拘挛，筋骨酸痛，可单用煎服或熬膏；或配威灵仙、独活、红花等祛风通络活血之品。其辛能行散，苦而能燥，性善疏通，有较好的祛风湿，通经络作用。

2. 止泻痢：用于湿热、热毒所致泄泻、痢疾，可单用或与黄连、马齿苋等配伍。

3. 清热解毒：用治疮疡，内服外用皆可。内服可与金银花、连翘、蒲公英等同用。外敷可制成软膏，以治湿毒蕴结之痈疔疮疖、湿疹、水火烫伤等。

【用量用法】10～15克。煎服。或熬膏、酒浸服。外用适量。

【实用验方】

1. 风湿痹痛：老鹳草30克，水煎服，亦可浸酒服。

2. 风湿性关节炎，全身关节呈游走性疼痛，遇寒加重：老鹳草15克，威灵仙15克，水煎服。

3. 风湿性关节炎：老鹳草15克，赤芍10克，羌活6克，水煎服。

4. 乳腺增生：老鹳草30～60克，水煎服，每日1剂。

5. 腰扭伤：老鹳草30克，苏木15克，煎服。

6. 筋骨疼痛：新鲜老鹳草洗

净，煎水服。

7. 腰扭伤： 老鹳草根 50 克，苏木 20 克，煎汤服。

8. 急慢性肠炎、下痢： 老鹳草 20 克，红枣 15 克。煎浓汤服。

9. 肠炎，痢疾： 老鹳草 30 克，白花蛇舌草 30 克，黄连 10 克，黄柏 12 克，水煎服。

10. 肠癌： 老鹳草 30 克，萝卜叶 20 克，鱼腥草 30 克，车前草 20 克，金果榄 12 克，水煎服，一日 3 服。

22 五加皮 Wǔjiāpí

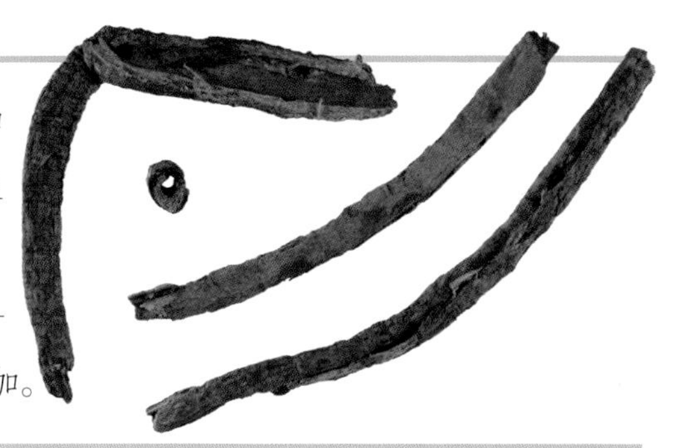

【药材来源】 本品为五加科植物细柱五加的干燥根皮，习称南五加皮。

【处方用名】 五加皮、南五加。

【产地采收】 主产于湖北、河南等地。夏、秋采收。

【性状特征】 本品呈不规则卷筒状，长 5 ~ 15 厘米，直径 0.4 ~ 1.4 厘米。外表面灰褐色，有稍扭曲的纵皱纹和横长皮孔样斑痕；内表面淡黄色或灰黄色，有细纵纹。体轻，质脆，易折断，断面不整齐，灰白色。气微香，味微辣而苦。

【药性特点】 辛、苦，温。归肝、肾经。

【功效应用】

1. 祛除风湿，补益肝肾，强壮筋骨： 用于风湿痹痛而肝肾亏损，筋骨痿软，常与杜仲、牛膝等配伍。为治痿弱之要药，对体虚乏力用之尤宜，可单用浸酒服，为强壮性祛风湿药，如五加皮酒。若小儿行迟，则多与龟甲、牛膝等同用。

2. 利水消肿： 用于水肿，小

便不利，每与茯苓皮、大腹皮等同用，如五皮散。用于脚气肿痛，可与木瓜、吴茱萸等同用。

【用量用法】5 ~ 10 克。既可煎服，亦可浸酒、入丸散服。

【实用验方】

1. 扭伤，软组织损伤，各种疼痛: 五加皮 15 克，透骨草 15 克，白芷 10 克，红花 10 克，研细末，醋调敷患处。

2. 强直性脊柱炎腰骶冷痛： 五加皮 20 克，杜仲 30 克，羊肉 500 克，炖煮 2 小时，吃肉喝汤。

3. 风湿痹痛： 五加皮、当归、牛膝等份，泡酒服。

4. 腰痛： 五加皮、杜仲等份，为末，酒糊丸，每次 8 克。

5. 风湿痹痛，四肢拘挛，小儿麻痹症，下肢痿弱拘挛： 五加皮 20 克、杜仲 50 克、木瓜 20 克（以此比例）泡酒服。

6. 湿热痿证、下肢痿软不能行走： 五加皮、苍术、黄柏、牛膝、薏苡仁煎水服。

7. 糖尿病： 五加皮、泽泻、葛根各等量，熬膏内服。

8. 皮肤、阴部湿痒： 五加皮适量，煎汤外洗。

9. 虚劳不足，腰腿酸软： 五加皮、枸杞子等份，切细，泡酒服，以酒浸过药材为宜。

10. 脚气，骨节皮肤湿肿，增加记忆力： 五加皮、远志等份，泡酒服。

23 桑寄生 Sāngjìshēng

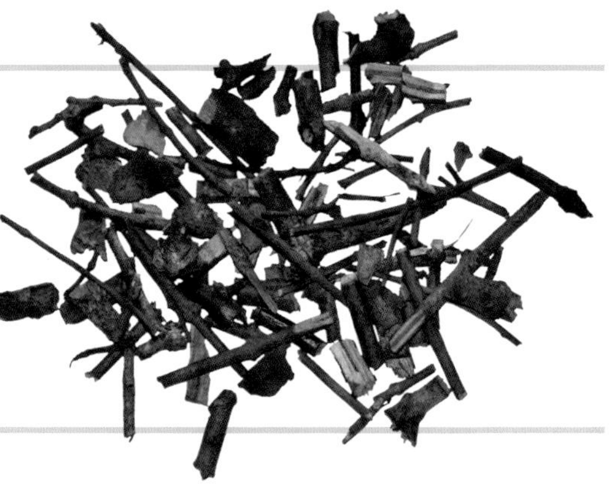

【药材来源】为桑寄生科植物桑寄生的带叶茎枝。

【处方用名】桑寄生。

【产地采收】主产于福建、广东等地。冬季至次春采集。

【性状特征】茎枝圆柱形，有分枝，长 30 ~ 40 厘米，直径 0.3 ~ 1.5 厘米。表面灰褐色或红褐色，具棕色点状皮孔，嫩枝有的可见棕褐色绒毛。质坚硬，断面不整齐，木部淡红棕色，射线明显，并可见年轮，髓部较小。叶片多卷缩，具短柄，表面黄棕色，幼叶被细柔毛。气无，味淡微涩。

【药性特点】苦、甘，平。归肝、肾经。

【功效应用】

1. **祛除风湿，补益肝肾，强壮筋骨：**用于风湿日久，肝肾亏虚，腰膝酸痛，筋骨无力者尤宜，常配独活、杜仲等同用，如独活寄生汤。

2. **养血安胎：**用于肝肾亏虚之月经过多、崩漏、妊娠下血、胎动不安，常与阿胶、续断等同用，如寿胎丸。

【用量用法】10 ~ 15 克。

【实用验方】

1. **养生滋补，延年益寿：**桑寄生 15 克，枸杞 15 克，开水泡代茶饮。

2. **高血压病：**桑寄生 100 克，水煎服。

3. **胎动不安引起的腰痛等症：**桑寄生 15 克，杜仲 15 克，白术 12 克，川断 15 克，菟丝子 15 克，水煎服。

4. **遗精早泄：**桑寄生 15 克，蛇床子 15 克，金樱子 15 克，淫羊藿 15 克，芡实 12 克，水煎服。

5. **妇女经血过多，腰膝沉重乏力：**桑寄生，研末，每次 3 克。

6. **先兆流产：**桑寄生 30 克，阿胶 15 克（分 2 次烊化），水煎服。

7. **腰背痛，肾气虚弱，卧冷湿地当风所得：**独活寄生丸（市售）内服。

8. **久患风湿，肝肾虚损，腰膝酸软、疼痛：**桑寄生、五加皮、杜仲各等分，白酒浸泡。每次饮 1 小杯。

9. **腰膝部疼痛：**桑寄生不拘量，煎煮后饮用。

10. **妊娠胎动不安，心腹刺痛：**桑寄生 30 克，艾叶（微炒）15 克，阿胶珠 10 克，煎水饮服。

24 狗脊 Gǒujǐ

【药材来源】本品为蚌壳蕨科植物金毛狗脊的干燥根茎。

【处方用名】狗脊、金毛狗脊、犬片。

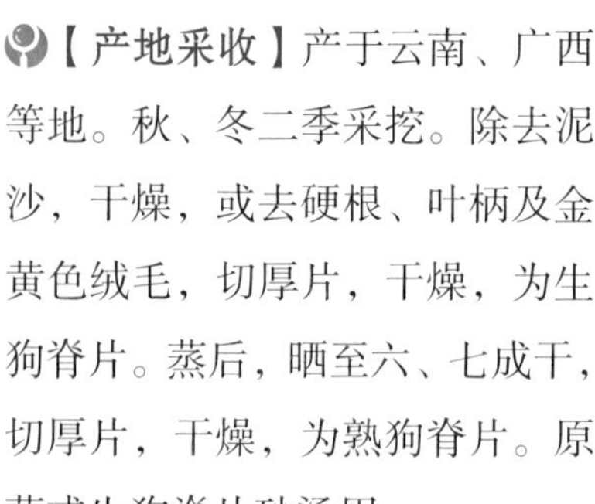

【产地采收】产于云南、广西等地。秋、冬二季采挖。除去泥沙，干燥，或去硬根、叶柄及金黄色绒毛，切厚片，干燥，为生狗脊片。蒸后，晒至六、七成干，切厚片，干燥，为熟狗脊片。原药或生狗脊片砂烫用。

【性状特征】本品呈不规则的长块状，长 10 ~ 30 厘米，直径 2 ~ 10 厘米。表面深棕色，残留金黄色绒毛；上面有数个红棕色的木质叶柄，下面残存黑色细根。质坚硬，不易折断。无臭，味淡、微涩。

生狗脊片呈不规则长条形或圆形，长 5 ~ 20 厘米，直径 2 ~ 10 厘米，厚 1.5 ~ 5 毫米；切面浅棕色，较平滑，近边缘 1 ~ 4 毫米处有 1 条棕黄色隆起的木质部环纹或条纹，边缘不整齐，偶有金黄色绒毛残留；质脆，易折断，有粉性。熟狗脊片呈黑棕色，质坚硬。

【药性特点】苦、甘，温。归肝、肾经。

【功效应用】

1. 祛除风湿，补益肝肾，强壮腰膝：用于肝肾不足兼风寒湿邪之腰痛脊强，不能俯仰，腰膝酸软，下肢无力，常与杜仲、续断等同用。尤善祛脊背之风湿而强腰膝。

2. 温补固摄：用于肾虚不固之尿频、遗尿，可配益智仁、杜仲等同用。亦用于冲任虚寒，带下过多清稀者，宜与鹿茸、艾叶等配伍。

【用量用法】6 ~ 12克。

【使用注意】肾虚有热，小便不利，或短涩黄赤者慎服。

【实用验方】

1. 腰痛，腰膝酸软无力: 狗脊15克，菟丝子15克，杜仲30克，川断15克，萆薢15克，水煎服。

2. 腰酸痛，小便多： 狗脊15克，杜仲30克，桑螵蛸15克，五加皮15克，木瓜10克，水煎服。

3. 老年性骨质疏松： 狗脊150克，杜仲200克，熟地150克，川断150克，当归150克，共研细末，炼蜜为丸如梧桐子大，每服6克，每天3次。

4. 膝骨性关节炎，膝关节疼痛，僵硬甚则畸形，功能障碍： 狗脊15克，川断15克，威灵仙15克，骨碎补15克，桑寄生15克，水煎服。

5. 肝肾不足，腰背强痛，俯仰不利： 狗脊、桑寄生各30克，杜仲、续断各10克，当归、熟地各12克，木瓜15克。水煎服，每日1剂。

6. 风湿腰痛，腰膝无力： 狗脊、牛膝、杜仲、续断各15克，威灵仙、独活各10克，用白酒500毫升浸泡，7日后饮服，每次20毫升，每日2次。

7. 跌打损伤，筋骨疼痛： 狗脊、骨碎补各60克，当归、红花各30克。将上述药物研末，每次服15克，用黄酒冲服。

25 千年健 Qiānniánjiàn

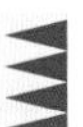

【药材来源】为天南星科植物千年健的干燥根茎。

【处方用名】千年健。

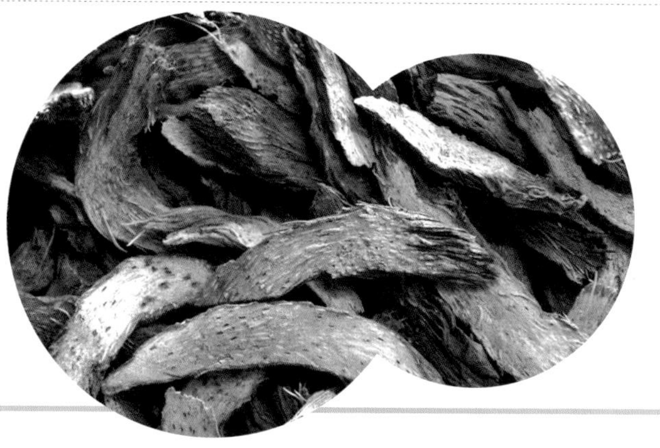

【产地采收】主产于云南、广西等地。春、秋二季采挖，洗净，除去外皮，晒干。

【性状特征】根茎圆柱形或略扁，稍弯曲，长15～40厘米，直径0.8～1.5厘米。表面红棕色或黄棕色，粗糙，有多数扭曲的纵沟纹及黄白色的纤维束。质脆，易折断，断面红棕色，黄色针状纤维束多而明显，习称“年健一包针”，相对断面可见针眼状小孔，纤维束和圆形具光泽的油点。气芳香，味辛、微苦。

【药性特点】苦、辛，温。归肝、肾经。

【功效应用】

祛除风湿：用于风寒湿痹，腰膝冷痛，下肢拘挛麻木，常与五加皮、牛膝等同用，并可酒浸服。本品辛散苦燥温通，既能祛风湿，又能入肝肾强筋骨，颇宜于老人。

【用量用法】5～10克。煎服，或酒浸服。

【使用注意】阴虚内热者慎服。

【实用验方】

1. 风湿、类风湿关节炎，关节疼痛变形：千年健15克，桑枝30克，桂枝10克，海风藤15克，制川乌10克，水煎服。

2. 腰腿疼痛：千年健15克，狗脊30克，熟地15克，秦艽15克，防风10克，熟附子10克，怀牛膝15克，续断10克，羌活10克，独活10克，淫羊藿15克，炮穿山甲15克，水煎服。

3. 膝关节损伤：千年健15克，黄柏15克，合欢皮15克，白及15克，续断15克，萆薢15克，土鳖虫9克，牛膝9克，檀香9克，赤芍6克，红花6克。共研细末，用开水和蜜糖少许调敷患处，隔日换药1次。

4. 各个部位骨质增生：千年健15克，赤芍15克，乳没15克，当15克，桃仁15克，红花15克，鸡血藤30克，丝瓜络30克，透骨草15克，生川草乌各15克，独活15克，生南星15克。煎水热敷。（注：此方有毒，不能内服）

5. 胃痛：千年健泡酒服。

6. 腰膝酸软：千年健、怀牛膝、枸杞、三七、杜仲、徐长卿各等量泡酒饮服，每日1次，每次50克。

第五章 化湿药

凡气味芳香，性偏温燥，以化湿运脾为主要作用，治疗湿阻中焦证的药物，称为化湿药。其主要功效是醒脾化湿。部分药兼解暑、辟秽等作用。主要适用于湿阻中焦证。症见脘腹痞满、呕吐泛酸、大便溏薄、食少体倦、口甘多涎、舌苔白腻等。部分药亦可用于湿温、暑湿等证。

1 广藿香 Guǎnghuòxiāng

【药材来源】本品为唇形科植物广藿香的干燥地上部分。按产地不同分石牌广藿香及海南广藿香。

【处方用名】藿香，广藿香。

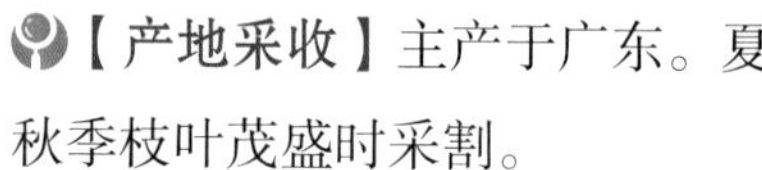

【产地采收】主产于广东。夏秋季枝叶茂盛时采割。

【性状特征】

茎钝方柱形：外表皮灰褐色、灰黄色或带红棕色；质脆，易折断，断面中心有髓；基部老茎类圆柱形，具褐色栓皮。叶对生，皱缩成团，展平后叶片呈卵形或椭圆形；两面均被灰白色茸毛；先端短尖或钝圆，基部楔形或钝圆，边缘具大小不规则的钝齿；叶柄长 2 ~ 4 厘米，被柔毛。气香特异，叶微苦。

【药性特点】辛，微温。归脾、

胃、肺经。

【功效应用】

1. 芳香化湿： 用于寒湿困脾，运化失职引起的脘腹痞闷，少食作呕，神疲体倦等证，常配苍术、厚朴等同用，如不换金正气散。其气味芳香，化湿辟秽，醒脾和胃作用较好。

2. 和中止呕： 用于湿浊中阻所致的呕吐最为适宜。单用有效，配伍半夏则止呕效果更好。若偏于湿热者，可配黄连、竹茹等同用。若胃寒停饮呕吐，亦可与生姜、半夏等配伍。妊娠呕吐，多与砂仁、苏梗等同用。

3. 解暑： 用于暑月外感风寒，内伤生冷而致的恶寒发热，头痛脘闷，呕恶吐泻之暑湿证，每与紫苏、厚朴等同用，如藿香正气散。若湿温病初起，湿热并重者，多与滑石、茵陈等同用，如甘露消毒丹。为暑令常用之药。

【用量用法】5 ~ 10克。鲜者加倍。不宜久煎。藿香叶偏于发表，藿香梗偏于和中，鲜藿香解暑化湿辟秽之力较强。

【实用验方】

1. 香口祛臭： 藿香10克，煎汤含漱。

2. 胎动不安，呕吐酸水： 藿香10克，香附10克，砂仁6克，苏梗10克，甘草10克，水煎服。

3. 暑月吐泻： 藿香10克，陈皮10克，丁香3克，滑石30克，水煎服。

4. 上呼吸道感染，恶寒发热： 藿香10克，鱼腥草30克，金银花20克，青蒿10克，板蓝根30克，水煎服。

5. 感冒挟湿，纳差腹胀，恶心呕吐： 藿香10克，法半夏10克，陈皮10克，苏叶10克，竹茹10克，水煎服。

6. 湿疹，皮肤瘙痒： 藿香茎、叶适量，水煎外洗。

7. 预防伤暑：藿香、佩兰各等分，煎水饮用。

8. 胃腹冷痛：藿香6克，肉桂6克，共研细末，每次3克，白酒为饮，每日服2次。

9. 慢性咽炎，鼻炎，鼻窦炎：藿香叶240克，猪胆4个，拌和晒干，研细末，水泛为丸或制蜜丸，每次3～6克，每日2次，温开水送服。

10. 妊娠呕吐：藿香梗、竹茹各10克，砂仁5克，煎服。

2 佩兰 Pèilán

【药材来源】为菊科植物佩兰的地上部分。

【处方用名】佩兰、省头草。

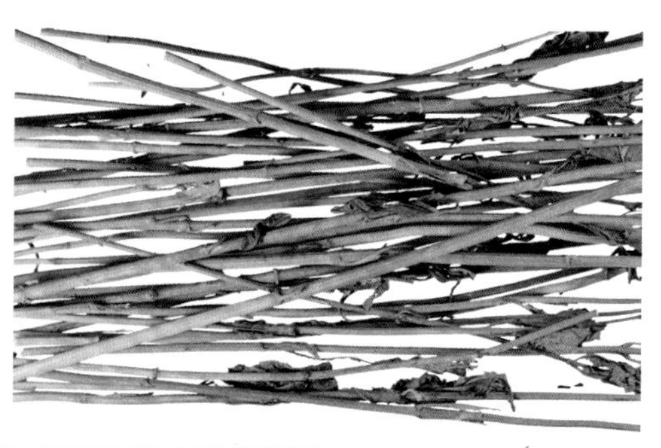

【产地采收】主产于江苏、河北等地。夏、秋季采割。

【性状特征】茎圆柱形，表面黄棕色或黄绿色，有明显的节及纵棱线；质脆，断面髓部白色或中空。叶对生，多皱缩破碎，完整叶片展开后，通常3裂，裂片长圆形或长圆状披针形，边缘有锯齿，表面绿褐色或暗绿色。气芳香，味微苦。

【药性特点】辛，平。归脾、胃、肺经。

【功效应用】

1. 芳香化湿：用于湿浊内阻之口中甜腻，多涎，口臭等的脾瘅证，单用煎汤服即可，如兰草汤。其气味芳香，化湿和中之功与藿香相似，每与藿香相须为用，又因性平而无助热之弊，既化湿浊，又去陈腐。

2. 解暑：用于暑湿证，如恶寒，恶心，呕吐，多与藿香、青蒿等同用。治湿温初起，多与滑石、薏苡仁等配伍。本品气味清香，但不如藿香之辛散。

【用量用法】5 ~ 10克。鲜品加倍。

【实用验方】

1. 口臭，口干，苔腻，久不能除：佩兰30克，花茶10克，煮水代茶饮。

2. 妇女虚胖，纳差身重，气短乏力：佩兰30克，木香10克，艾叶50克，苍术12克，白芷15克，共研细末，绢袋包敷肚脐。

3. 暑热挟湿，恶寒发热，恶心呕吐：佩兰10克，藿香10克，薏苡仁30克，青蒿10克，胡黄连10克，水煎服。

4. 暑湿感冒：鲜藿香、佩兰、薄荷泡水代茶饮。

5. 脾瘅，口甘多涎，身体困重：佩兰煎汤服。

6. 感受暑湿秽浊之气，周身无力：藿香叶10克，佩兰叶10克，陈皮10克，制半夏10克，大腹皮5克，厚朴8克，加鲜荷叶15克。煎汤服。

7. 秋后伏暑：藿香叶10克，佩兰叶10克，薄荷叶6克，冬桑叶15克，大青叶6克，鲜竹叶15克，煎汤代茶饮。

8. 身臭：佩兰煎水外洗。

3 苍术 Cāngzhú

【药材来源】本品为菊科植物茅苍术或北苍术的干燥根茎。前者习称“茅苍术”或“南苍术”，后者习称“北苍术”。

【处方用名】苍术、茅术、茅苍术。

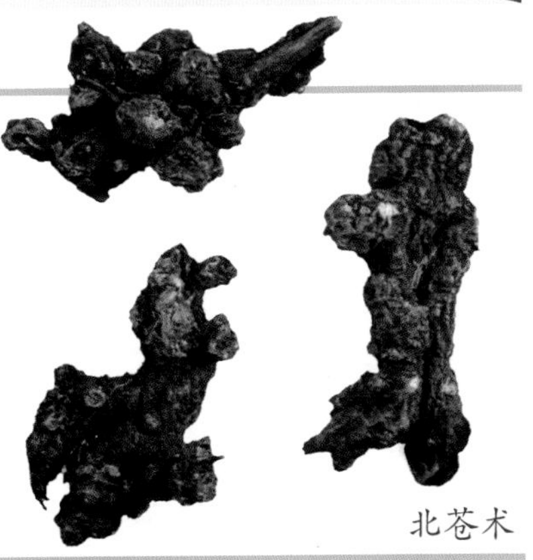

北苍术

【产地采收】茅苍术又称南苍术，主产于江苏、湖北等地，以江苏茅山一带产者质量最好，故名茅苍术；北苍术主产于内蒙古、山西等地。春、秋采挖。

【性状特征】

1. **茅苍术**：呈不规则连珠状或结节状圆柱形，略弯曲，偶有分枝，长3～10厘米，直径1～2厘米。表面灰棕色，有皱纹、横曲纹及残留须根，顶端具茎痕或残留茎基。质坚实，断面黄白色或灰白色，散有多数橙黄色或棕红色油室，暴露稍久，可析出白色细针状结晶。气香特异，味微甘、辛、苦。

2. **北苍术**：呈疙瘩块状或结节状圆柱形，长4～9厘米，直径1～4厘米。表面黑棕色，除去外皮者黄棕色。质较疏松，断面散有黄棕色油室。香气较淡，味辛、苦。

【药性特点】辛、苦，温。归脾、胃、肝经。

【功效应用】

1. **燥湿健脾**：用于寒湿中阻，脾失健运引起的脘腹胀闷，呕恶食少，吐泻乏力，舌苔白腻等，常配厚朴、陈皮等同用，如平胃散。亦可用于脾虚湿聚之水肿、痰饮等。其有较强的燥湿健脾之功。

2. **祛除风湿**：用于风湿痹痛，对痹证湿盛者尤宜，可与薏苡仁、独活等同用。亦用于湿热下注之脚膝肿痛或痿证，常与黄柏配伍，如二妙散。

3. **发汗解表**：用于外感风寒又挟湿之表证最为适宜，常与羌活、白芷等同用，如九味羌活汤。本品辛香燥烈。

此外，能明目，用于夜盲症及眼目昏涩，单用，或与猪肝、羊肝蒸煮同食。

【用量用法】5～10克。

【使用注意】阴虚内热，气虚多汗者忌用。

【实用验方】

1. **膝关节扭伤或劳损，肿痛重着，屈伸不利**：苍术20克，川牛膝30克，威灵仙15克，白术12克，木瓜10克，水煎服。

2. **脾胃不适，纳差腹胀，呕吐恶心**：苍术12克，陈皮10克，厚朴 12 克，生姜 10 克，甘草 10 克，水煎服。

3. 小儿厌食：苍术 30 克，焦山楂 30 克，鸡内金 30 克，共研细末，每服 3 克，每天 3 次。

4. 夜盲症：苍术 50 克，枸杞 30 克，猪肝 50 克，水煎服。

5. 皮肤湿疹，表面红疹突起，奇痒难止：苍术 20 克，黄柏 30 克，川牛膝 15 克，制乳香、没药各 10 克，水煎服。

6. 室内空气消毒：苍术 100 克，艾叶 100 克，煮沸后持续沸腾，利用其蒸气进行室内消毒。

4 厚朴 Hòupò

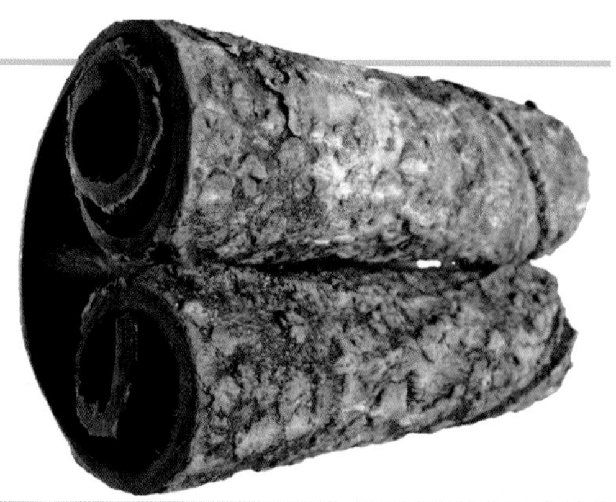

【药材来源】为木兰科落叶乔木厚朴或凹叶厚朴的干皮、根皮及枝皮。

【处方用名】厚朴、川朴、川厚朴。

【产地采收】主产于四川、湖北等地。4 ~ 6 月剥取。

【性状特征】

1. 干皮：筒状或双卷筒状，长 30 ~ 35 厘米，厚 0.2 ~ 0.7 厘米，习称“筒朴”；近根部的干皮一端展开如喇叭口，习称“靴筒朴”。外表面灰棕色或灰褐色，粗糙，栓皮呈鳞片状，较易剥落，有明显的椭圆形皮孔和纵皱纹，刮去栓皮者显黄棕色；内表面紫棕色或深紫褐色，具细密纵纹，划之显油痕。质坚硬，不易折断。断面颗粒性，外层灰棕色，内层紫褐色或棕色，有油性，有的可见多数小亮星。气香，味辛辣，微苦。

2. 枝皮（枝朴）：呈单筒状，

外表面灰褐色，内表面黄棕色。质脆，易折断，断面纤维性。 均以皮厚、肉细、油性大，断面紫棕色、有小亮星、气味浓厚者为佳。

3. 根皮（根朴）：为主根及支根的皮，形状不一，有卷筒状、片块状、羊耳状等；细小根皮弯曲如鸡肠，习称“鸡肠朴”。外表面灰黄色或灰褐色。质稍坚硬，较易折断，断面纤维性。

【药性特点】苦、辛，温。归脾、胃、肺、大肠经。

【功效应用】

1. 行气消积：用于食积气滞，食欲不振，呕恶疼痛，便秘，常与大黄、枳实配伍，如厚朴三物汤。若热结便秘者，每与大黄、芒硝同用，如大承气汤。

2. 燥湿除满：用于脾为湿困，运化失调引起的脘腹胀满，痞闷等证，常配厚朴、陈皮等同用，如平胃散。为消除胀满的要药。

3. 下气平喘：用于痰浊阻肺，肺气不降，咳喘胸闷，多与苏子、陈皮等同用，如苏子降气汤。

【用量用法】3 ~ 10克。

【使用注意】气虚津亏者及孕妇慎用。

【实用验方】

1. 过敏性哮喘：厚朴10克，法半夏10克，仙鹤草30克，苏叶10克，灵芝20克，水煎服。

2. 湿滞脾胃，脘腹胀满，不思饮食：厚朴10克，苍术12克，陈皮10克，甘草8克，生姜6克，水煎服。

3. 痰饮咳喘：厚朴10克，葶苈子15克，大枣15克，杏仁10克，苏子10克，水煎服。

4. 老年习惯性便秘：厚朴10克，枳实10克，当归30克，生白术30克，麦冬15克，水煎服。

5. 月经不通，腹部胀满：厚朴水煎后饮用。

6. 脾胃气不和，不思饮食：厚朴（去粗皮，姜汁涂）20克，炙甘草15克，苍术（米泔水浸2日，刮去皮）10克，陈皮（去白）20克，共为末。入生姜、枣子同煎，温服。或杵细末，蜜为丸，如梧桐子大。每服10丸，盐汤送下，空腹服。

7. 忧思气结，痰涎郁结，如梅核在咽喉之间，咯不出，咽不下，腹部痞满：紫苏叶10克，厚朴 15 克，茯苓 20 克，半夏 20 克，入生姜 7 片，枣 5 个，煎服。

8. 虫积腹痛： 厚朴、槟榔各 12 克。水煎服。

9. 反胃，气胀胸闷，饮食不下： 姜汁炙焦厚朴，研为末。每服 2 克，陈米汤调下，一日 3 次。

10. 寒泻不止： 干姜、厚朴等分，上为末，每服 10 克。

11. 胸脘痞闷胀满，纳谷不香： 厚朴花泡水饮。

12. 食鱼、肉后，胸闷，吐之不出： 厚朴 10 克，川大黄 15 克，为末，以酒煎，放温服。

13. 冷滑下痢不禁，身体虚羸者： 厚朴、附子、干姜、橘红各等分，上为末，为丸，每服 10 克，米饮送下，日 2 服。

5 砂仁 Shārén

【药材来源】 为姜科植物阳春砂、绿壳砂或海南砂的成熟果实。

【处方用名】 砂仁、缩砂仁、阳春砂仁。

【产地采收】 阳春砂主产于广东、广西等地；绿壳砂主产于广东、云南等地；海南砂主产于海南及雷州半岛等地。夏、秋间果实成熟时采收。

【性状特征】

1. 海南砂： 呈长椭圆形或卵圆形，有明显的三棱，长 1.5 ~ 2 厘米，直径 0.8 ~ 1.2 厘米。表面被片状、分枝的软刺，基部具果梗痕。果皮厚而硬。种子团较小，每瓣有种子 3 ~ 24 粒；气味稍淡。

2. 阳春砂： 呈椭圆形或卵圆

形，具不明显三棱，长1.5～2厘米，直径1～1.5厘米。表面棕褐色，密生刺状突起，基部常带有果柄。果皮薄而软。种子集结成团，具三钝棱，分成三瓣，每瓣有种子5～26粒。气芳香而浓烈，味辛凉、微苦。

3. 绿壳砂：呈椭圆形或长卵形，表面黄棕色至棕色，密具刺片状突起；种子团较圆，余同阳春砂；气味较淡。

以个大、坚实、气味浓者为佳。

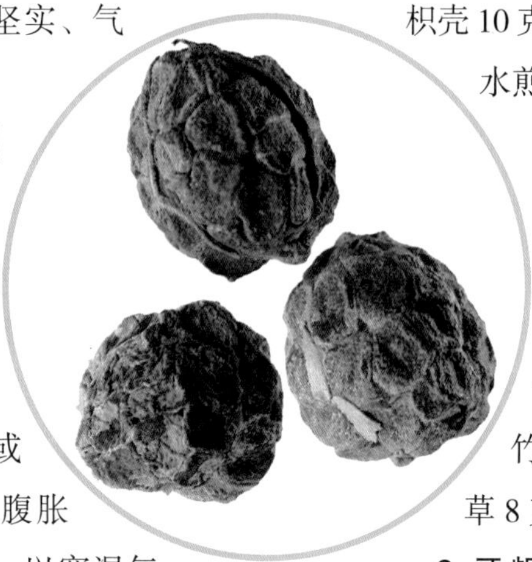

【药性特点】

辛，温。归脾、胃、肾经。

【功效应用】

1. 化湿行气：用于湿阻或脾胃气滞之脘腹胀痛，食少纳差，以寒湿气滞者最为适宜。若脾胃虚弱者，可与党参、白术同用，如香砂六君子汤。与补虚药同用，取其行气以健胃，使之补而不腻。本品为醒脾调胃要药。

2. 温中止泻：用于脾胃虚寒的泄泻，可单用研末吞服，或与干姜、附子等同用。也用于呕吐病证。

3. 安胎：用于气滞妊娠呕吐，胎动不安等证，可与白术、苏梗等配伍。

【用量用法】3～6克。入汤剂宜后下。

【实用验方】

1. 胃脘不适，痞满疼痛：砂仁6克，陈皮10克，延胡索15克，枳壳10克，佛手15克，水煎服。

2. 口腔溃疡，溃疡处灼痛：砂仁6克，黄柏12克，龟板10克，淡竹叶10克，甘草8克，水煎服。

3. 牙龈炎，牙周炎，牙髓炎等引起的齿源性头痛：砂仁6克，白芷10克，细辛3克，生石膏30克，川芎10克，水煎服。

4. 一切食毒：砂仁研末，服用5克。

5. 小儿滑泄，脱肛：砂仁去

壳为末，每用3克，以猪腰子1片切开，入药末在内，米泔煮熟，食之。

6. 牙齿疼痛：砂仁常嚼之。

7. 妇人妊娠胎动不安，腹中痛不可忍者：砂仁慢火炒令热透，去皮用仁，捣为末，每服5克。

8. 妊娠呕吐、胃口不佳：砂仁2克，细嚼后并随唾液咽下，每日3次。

9. 消食和中，下气止心腹痛：砂仁炒研，袋盛浸酒，煮饮。

10. 脾虚湿滞，呕逆少食或妊娠恶阻：鲫鱼500克加水煮沸，放入砂仁15克、生姜、盐等煮成羹食。

6 白豆蔻 Báidòukòu

【药材来源】为姜科植物白豆蔻或爪哇白豆蔻的干燥成熟果实。按产地分为“原豆蔻”和“印尼白蔻”。

【处方用名】白豆蔻、白蔻仁。

【产地采收】前者主产于柬埔寨、越南，我国云南、广东等地亦有栽培；后者习称印尼白蔻，原产于印度尼西亚，我国海南、云南有栽培。秋季果实由绿色转成黄绿色时采收。

【性状特征】

1. 原豆蔻：呈类球形，直径1.2～1.8厘米。表面黄白色至淡黄棕色，有3条较深的纵向槽纹，顶端有突起的柱基，基部有凹下的果柄痕，两端均具浅棕色绒毛。果皮体轻，质脆，易纵向裂开，内分3室，每室含种子约10粒；种子呈不规则多面体，背面略隆起，直径0.3～0.4厘米，表面暗棕色，有皱纹，并被有残留的假种皮。气芳香，味辛凉略似樟脑。

2. 印尼白蔻：个略小。表面黄白色，有的微显紫棕色。果皮较薄，种子瘦瘪。气味较弱。

【药性特点】甘，温。归肺、脾、胃经。

【功效应用】

1. 化湿行气：用于湿阻气滞，脘腹胀满者，常与苍术、陈皮等同用。若脾虚湿阻之胸腹虚胀，多与黄芪、白术等配伍。亦用于湿温初起，胸闷不饥者，若湿邪偏重者，可配薏苡仁、杏仁等，如三仁汤；热重于湿者，可与黄芩、黄连等同用，如黄芩滑石汤。

2. 温中止呕：用于胃寒湿阻气滞呕吐者，可单用为末服。或配藿香、半夏等同用。对于小儿胃寒吐乳，可与砂仁、甘草共研细末服之。

【用量用法】3 ~ 6克。入汤剂宜后下。

【使用注意】阴虚血燥者慎用。

【实用验方】

1. 饮酒过量，解酒毒：白豆蔻9克，陈皮10克，葛花15克，水煎服。

2. 慢性咽炎：白豆蔻8克，法半夏10克，桔梗10克，蝉蜕10克，皂角5克，水煎服。

3. 慢性萎缩性胃炎：白豆蔻50克，鸡内金100克，白及100克，三七100克，白芍100克，共研细末，每服6克，每天3次。

4. 夏季暑湿咳嗽：白豆蔻9克，杏仁10克，薏苡仁30克，炙枇杷叶10克，厚朴10克，水煎服。

5. 小儿吐乳胃寒者：白豆蔻仁10克，缩砂仁10克，生甘草5克，炙甘草5克，为末，常掺入儿口中。

6. 产后呃逆：白豆蔻、丁香各等份，研细，用桃仁煎汤服5克。

7. 呕吐哕：白豆蔻、藿香、半夏、陈皮、生姜等量，水煎服。

8. 妊娠呕吐：白豆蔻5克，竹茹15克，大枣10克，将生姜捣碎取汁，3药煎取药液50 ~ 60毫升过滤，冲姜汁服。

9. 胃寒作吐作痛者：白豆蔻仁6克，为末，酒送下。

10. 胃气冷，吃饭即欲得吐：白豆蔻，捣，筛，研细，好酒1盏，微温调饮。

7 草豆蔻 Cǎodòukòu

【药材来源】为姜科植物草豆蔻的干燥近成熟种子团。

【处方用名】草豆蔻。

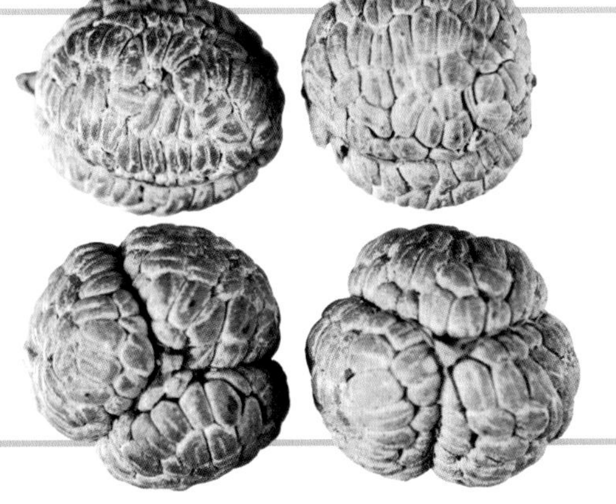

【产地采收】主产于广西、广东等地。夏、秋二季采收。

【性状特征】本品为类球形的种子团，直径1.5～3厘米。表面灰褐色，中间有黄白色的隔膜，将种子团分成3瓣，每瓣有种子多数，粘连紧密，种子团略光滑。种子为卵圆状多面体，直径约0.3厘米，外被淡棕色膜质假种皮，种脊为一条纵沟，一端有种脐。质硬，将种子沿种脊纵剖两瓣，纵断面观呈斜心形，种皮沿种脊向内伸入部分约占整个表面积的1/2；胚乳灰白色。气香，味辛，微苦。

【药性特点】辛，温。归脾、胃经。

【功效应用】

1. 燥湿行气：用于脾胃寒湿偏重，气机不畅所致脘腹冷痛，常与厚朴、陈皮等温中行气之品同用。亦用于寒湿内盛，清浊不分而腹痛泻痢者，可与苍术、厚朴等同用。其温燥之性较强。

2. 温中止呕：用于寒湿内盛，胃气上逆的呕吐，多与高良姜、陈皮等温中止呕之品同用。

【用量用法】3～6克。煎服，入散剂较佳。入汤剂宜后下。

【使用注意】阴虚血燥者慎用。

【实用验方】

1. 香口祛臭：草豆蔻10克，

细辛5克，共研细末，每次口含1克。

2. 胸膈不适，呕吐冷痰：草豆蔻6克，半夏12克，全瓜蒌15克，陈皮10克，生姜10克，水煎服。

3. 胃肠不适，上吐下泄，心烦口渴：草豆蔻6克，藿香10克，黄连10克，生姜10克，水煎服。

4. 腹胀，呕吐，不欲饮食：草豆蔻6克，太子参15克，莱菔子15克，白术12克，焦山楂15克，水煎服。

5. 腹部胀满短气：草豆蔻15克、木瓜10克、生姜10克，煎水饮服。

6. 胃弱呕逆不食：草豆蔻、高良姜等量，水煎服。

7. 呕吐、烦渴：草豆蔻、黄连各5克，乌豆30克，生姜3片，水煎服。

8. 食欲不振，腹部胀满：草豆蔻泡水饮。

8 草果 Cǎoguǒ

【药材来源】为姜科植物草果的干燥成熟果实。

【处方用名】草果。

【产地采收】主产于云南、广西等地。于秋季果实成熟时采收。

【性状特征】本品呈长椭圆形，具三钝棱，长2～4厘米，直径1～2.5厘米。表面灰棕色至红棕色，具纵沟及棱线，顶端有圆形突起的柱基，基部有果梗或果梗痕。果皮质坚韧，易纵向撕裂。剥去外皮，中间有黄棕色隔膜，将种子团分成3瓣，每瓣有种子多为 8 ~ 11 粒。种子呈圆锥状多面体，直径约 5 毫米；表面红棕色，外被灰白色膜质的假种皮，种脊为一条纵沟，尖端有凹状的种脐。质硬，胚乳灰白色。有特异香气，味辛、微苦。

【药性特点】辛，温。归脾、胃经。

【功效应用】

1. 燥湿温中：用于寒湿偏盛之脘腹冷痛，呕吐泄泻，舌苔浊腻，常与吴茱萸、半夏等药同用。其辛温燥烈，气浓味厚，作用强于草豆蔻。

2. 除痰截疟：用于疟疾，多配常山、槟榔等同用。

【用量用法】3 ~ 6 克。煎服。

【使用注意】阴虚血燥者慎用。

【实用验方】

1. 饮酒过量，醒酒：草果 6 克，枳椇子 10 克，葛花 15 克，水煎服。

2. 胃寒恶冷，不思饮食：草果 6 克，高良姜 9 克，陈皮 10 克，砂仁 6 克，焦山楂 15 克，水煎服。

3. 坐骨神经痛：草果 50 克，威灵仙 100 克，牛膝 100 克，伸筋草 100 克，45° 白酒浸泡 15 天，每服 30 毫升。

4. 疟疾：草果、常山、知母、乌梅、槟榔、甘草、穿山甲各 10 克，水煎服。

5. 瘴疟，但热不寒，或热多寒少，口苦舌干，心烦，渴水，小便黄赤：青皮、厚朴、白术、草果、柴胡、茯苓、半夏、黄芩、炙甘草各等分，研末，每次 10 克，加生姜五片，煎水，温服。

6. 瘟疫初起，先憎寒而后发热，日后但热而无憎寒，昼夜发热，日哺益甚，头身疼痛：槟榔 6 克，厚朴 3 克，草果仁 3 克，知母 3 克，芍药 3 克，黄芩 3 克，甘草 1 克。水煎温服。

7. 胃胀气痛，痞块疼痛：草果 50 克，木香 20 克，共为细末，每服 3 克。

8. 消化不良，或胃脘闷胀，食欲不振：草果 10 克，山楂 20 克，陈皮 15 克，将 3 味药切碎，用纱布袋装，扎紧带口，放入白酒 250 毫升中浸泡 7 ~ 10 天，饮用，每日 2 次，每次 10 毫升。

第六章 利水渗湿药

凡能通利水道，渗泄水湿，治疗水湿内停病证为主的药物，称利水渗湿药。其主要功效是利水消肿，利尿通淋，利湿退黄。根据利水渗湿药的药性特点和功效主治的不同，其分为利水消肿药、利尿通淋药、利湿退黄药三类。主要适用于水湿内停证，如小便不利，水肿，泄泻，痰饮，淋证，黄疸，湿疮，带下，湿温等。

1 茯苓 Fúlíng

【药材来源】为多孔菌科真菌茯苓的菌核，多寄生于松科植物赤松或马尾松等树根上，野生或栽培。

【处方用名】茯苓、白茯苓、云茯苓。

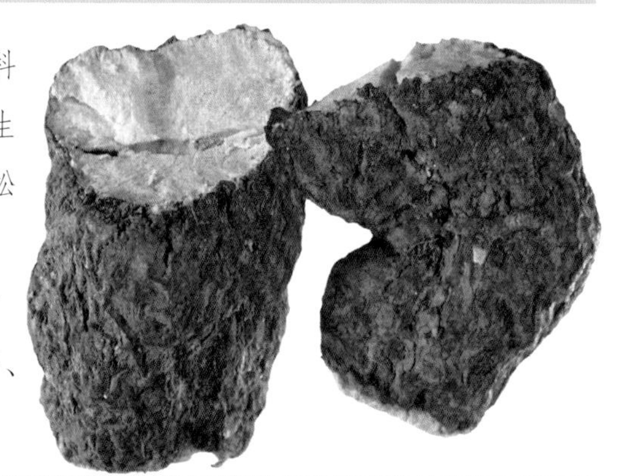

【产地采收】主产于云南、湖北等地，产云南者称“云苓”，质较优。多于7～9月采挖。

【性状特征】

1. 茯苓个：呈类球形、椭圆形、扁圆形或不规则团块，大小不一。外皮薄而粗糙，棕褐色至黑褐色，有明显的皱缩纹理。体重，质坚实，断面颗粒性，有的具裂隙，外层淡棕色，内部白色，少数淡红色，有的中间抱有松根。无臭，味淡，嚼之粘牙。

2. 茯苓皮：为削下的茯苓外皮，形状大小不一。外面棕褐色至黑褐色，内面白色或淡棕色。质较松软，略具弹性。

3. 茯苓块：为去皮后切制的茯苓，呈块片状，大小不一。白色、淡红色或淡棕色。

4. 赤茯苓：将棕红色或淡红色部分切成块状或片状。

5. 白茯苓：切去赤茯苓后的白色部分。

6. 茯神：茯苓中有松根穿过者。

【药性特点】甘、淡，平。归心、脾、肾经。

【功效应用】

1. 利水渗湿：用于水湿内停所致之水肿、小便不利，常与泽泻、猪苓等同用，如五苓散。治脾肾阳虚之水肿，可与附子、生姜同用，如真武汤。若水热互结，阴虚之小便不利、水肿，当与阿胶、泽泻合用，如猪苓汤。治疗痰饮之目眩心悸，多与桂枝、白术等配伍，如苓桂术甘汤。若饮停于胃而呕吐者，宜与半夏、生姜合用，如小半夏加茯苓汤。本品药性平和，既可祛邪，又可扶

正，利水而不伤正，对寒热虚实各种水肿均宜。且通过渗泄水湿，使湿无所聚，痰无由生，又常用于痰饮证。

2. 健脾补中：用于脾胃虚弱之倦怠乏力，食少便溏者，常与人参、白术等同用，如四君子汤。尤宜于脾虚湿盛之泄泻，可与山药、白术等配伍，如参苓白术散。

3. 宁心安神：用于心脾两虚，气血不足之心悸，失眠，健忘，多与黄芪、当归等同用，如归脾汤。若心气虚之心神不宁者，常与人参、远志等配伍，如安神定志丸。

【用量用法】10 ~ 15 克。

【使用注意】虚寒精滑者忌服。

【实用验方】

1. 小儿脾虚久泻：茯苓 30 克，薏苡仁 30 克，大枣 10 枚煮

粥食用。

2. 减肥瘦身：连皮苓15克，冬瓜皮30克，玉米须30克，陈皮10克，煎水代茶饮。

3. 美白，祛面斑：白茯苓100克，白僵蚕100克，共研细粉，蜜调敷面。

4. 水肿：茯苓10克，白术6克，郁李仁4克，加生姜少许煎服。

5. 肠炎腹泻：白茯苓2份，木香1份，研细末，温开水送服。

6. 心虚梦遗，或白浊：茯苓10克，米汤送服。每日3次。

7. 面部黑斑：茯苓研末，入白蜜调，涂面上。

8. 体虚浮肿，食欲差，心慌，头晕：茯苓12克，陈皮8克，党参10克，水煎服。

9. 心慌失眠：茯苓或茯神10克，柏子仁10克，党参10克，夜交藤15克，炙远志6克，水煎服。

10. 脱发：茯苓研成细面，每日数次，每次5克，温开水送服。

2 薏苡仁 Yìyǐrén

【药材来源】为禾本科植物薏苡的成熟种仁。

【处方用名】薏苡仁、苡仁、薏米。

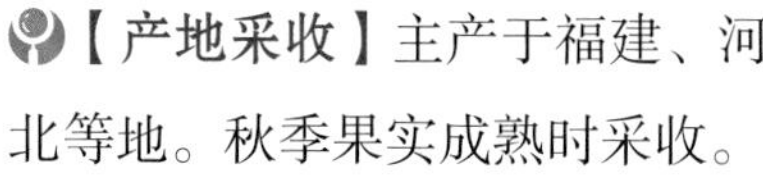

【产地采收】主产于福建、河北等地。秋季果实成熟时采收。

【性状特征】本品呈宽卵形或长椭圆形，长0.4～0.8厘米，宽0.3～0.6厘米。表面乳白色，光滑，偶有残存的黄褐色种皮。

一端钝圆，另端较宽而微凹，有1淡棕色点状种脐。背面圆凸，腹面有1条较宽而深的纵沟。质坚实，断面白色，粉性。气微，味微甜。

【药性特点】甘、淡，凉。归脾、胃、肺经。

【功效应用】

1. 利水渗湿：用于水饮内停所致水肿，小便不利。作用类似茯苓，尤以脾虚湿胜者最为适宜，多与茯苓、白术等同用。治疗脚气浮肿，可与防己、木瓜等配伍。

2. 健脾补中：用于脾虚湿盛之泄泻，常与人参、茯苓等同用，如参苓白术散。

3. 舒筋除痹：用于湿痹而筋脉挛急疼痛者，可单用薏苡仁为末煮粥，日日食之，如薏苡仁粥；或配独活、防风等同用。亦用于湿温初起，或暑湿邪在气分，湿邪偏胜者，常与杏仁、白蔻仁等同用，如三仁汤。本品舒筋除痹，缓和拘挛作用好。

4. 清热排脓：用于肺痈，肠痈等证。治疗肺痈，可配苇茎，冬瓜仁等同用，如苇茎汤。治疗肠痈，可与败酱草、附子等配伍，如薏苡附子败酱散。

【用量用法】10 ~ 30克。清利湿热宜生用，健脾止泻宜炒用。

【使用注意】津液不足者慎用。

【实用验方】

1. 祛除体内湿热：薏苡仁30克，赤小豆30克，熬汤代茶饮。

2. 急慢性咽喉炎，咽部疼痛不适：薏苡仁30克，土牛膝25克，青果10克，水煎服。

3. 带下清稀，色白量多：薏苡仁50克，山药50克，芡实50克，粳米50克，煎煮成粥，食用。

4. 痛风，关节疼痛：薏苡仁300克，土茯苓250克，樱桃100克，45° 白酒1000毫升浸泡15天，每晚饮30毫升。

5. 水肿，脚气：薏苡仁、赤小豆不拘量，煮粥食用。

6. 阑尾炎：薏苡仁60克，冬瓜子60克，桃仁10克，丹皮10克，水煎服。

7. 蛋白尿不消失：薏苡仁60克，玉米须100克，水煎服，亦可用薏苡仁根50克，大蓟25克，水煎服。

8. 脾虚腹泻： 薏苡仁 30 克，白术、茯苓各 10 克，党参 12 克，山药 15 克，水煎服。

9. 肺脓疡： 薏苡仁、鲜芦根、鲜鱼腥草各 30 克，冬瓜子 15 克，水煎服。

10. 扁平疣： 薏苡仁 100 克，粳米 50 克，煮粥食用，每日 1 次。或用薏苡仁 30 克，香附 10 克，板蓝根 10 克，木贼草 10 克，水煎服。

3 猪苓 Zhūlíng

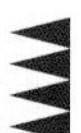

【药材来源】 为多孔菌科真菌猪苓的菌核。寄生于桦树、枫树、柞树的根上。

【处方用名】 猪苓。

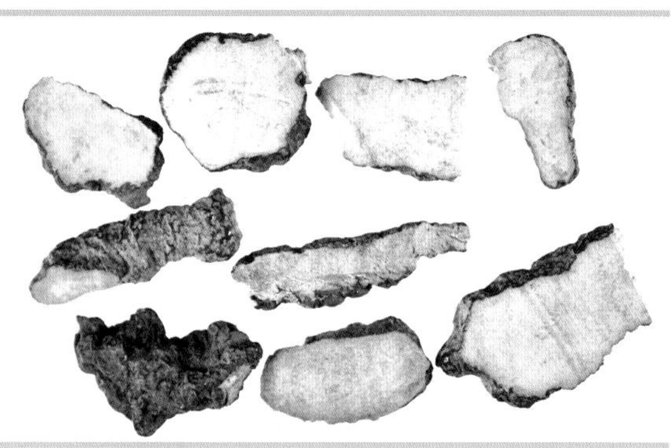

【产地采收】 主产于陕西、云南等地。春秋采挖。

【性状特征】 菌核呈不规则块状、条形、类圆形或扁块状，有的有分枝，长 5 ~ 25 厘米，直径 2 ~ 8 厘米。表面黑色、灰黑色或棕黑色，皱缩或有瘤状突起。体轻，质硬，断面类白色或黄白色，略呈颗粒状。气微，味淡。以个大、外皮黑色、断面色白、体较重者为佳。

【药性特点】 甘、淡，平，归肾、膀胱经。

【功效应用】

利水消肿： 用于水湿内停的水肿、小便不利，多配白术、茯苓等同用，如五苓散。若阴虚而小便不利、水肿者，可配泽泻、阿胶等同用，如猪苓汤。若热淋，小便不通，淋沥涩痛者，亦可配滑石、木通等同用。本品以渗利见长，且利水渗湿之力较茯苓强，可用治水湿停滞的各种水肿，单味应用即可取效。

【用量用法】6 ~ 12 克。

【实用验方】

1. 妊娠水肿，小便不利：猪苓 10 克，白术 12 克，益母草 30 克，水煎服。

2. 泌尿系感染，尿频尿急：猪苓 10 克，茯苓 15 克，车前草 12 克，蒲公英 30 克，金钱草 30 克，水煎服。

3. 神经性呕吐伴心烦不得眠，小便不利：猪苓 15 克，茯苓 15 克，泽泻 18 克，滑石 30 克，阿胶 15 克（烊化），水煎服。

4. 妊娠肿胀，小便不利，微渴引饮：猪苓研粉，每次 5 克。

5. 肾炎浮肿：猪苓、茯苓、泽泻、滑石、车前子各 10 克，白茅根 15 克，水煎服。亦用于淋浊尿痛，小便不利。

6. 湿热黄疸：猪苓、黄柏、栀子、大黄各 10 克，茵陈、垂盆草各 15 克，水煎服。

7. 脾虚带下：猪苓 10 克，山药、白术、薏苡仁、芡实各 15 克，水煎服。

4 泽泻 Zéxiè

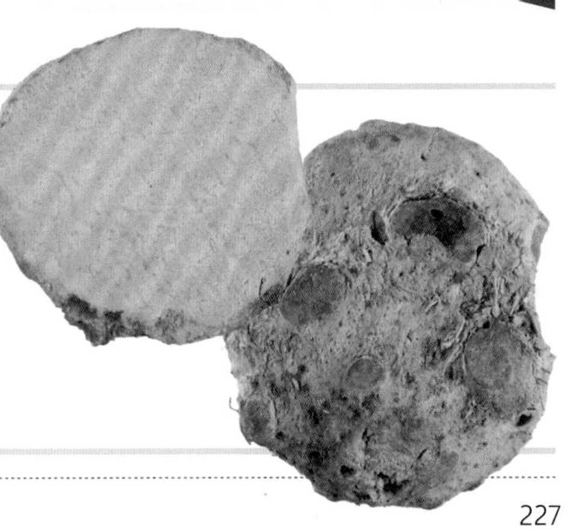

【药材来源】为泽泻科植物泽泻的块茎。

【处方用名】泽泻、建泽泻。

【产地采收】主产于福建、江西、四川等地。以福建、江西产者称为"建泽泻"，质较优。冬季茎叶枯萎时采挖。

【性状特征】本品呈类球形、椭圆形或卵圆形，长2～7厘米，直径2～6厘米。表面黄白色或淡黄棕色，有不规则的横向环状浅沟纹及多数细小突起的须根痕，底部有的有瘤状芽痕。质坚实，断面黄白色，粉性，有多数细孔。气微，味微苦。

【药性特点】甘、淡，寒。归肾、膀胱经。

【功效应用】

1. 利水消肿：用于水湿停蓄之水肿，小便不利，常与茯苓、猪苓等同用，如五苓散。也用于妊娠浮肿。本品利水作用较茯苓强。

2. 清泻肾火：用于湿热蕴结膀胱之热淋，小便短赤，淋沥涩痛，常与木通、车前子等同用。若湿热下注之带下，亦可与龙胆草、黄柏等配伍。若肾阴不足，相火偏亢所致的遗精、潮热、盗汗等证，每与山茱萸、熟地等同用，如六味地黄丸。

【用量用法】5～10克。

【实用验方】

1. 妊娠水肿，小便不利：泽泻20克，车前草15克，桑白皮15克，茯苓15克，生姜皮10克，水煎服。

2. 湿热黄胆，目黄身黄：泽泻30克，茵陈30克，土茯苓30克，炒栀子10克，滑石30克，水煎服。

3. 内耳眩晕病：泽泻20克，仙鹤草30克，白术15克，钩藤15克，大枣10枚，水煎服。

4. 单纯性肥胖：泽泻30克，玉米须30克，生山楂30克，草决明15克，荷叶50克，水煎服。

5. 轻度脂肪肝：泽泻30克，虎杖20克，丹参30克，生山楂30克，生首乌20克，水煎服。

6. 中耳积液，化脓性中耳炎：泽泻30克，柴胡15克，石菖蒲15克，茯苓15克，白术30克，水煎服。

7. 减肥消脂，防治动脉粥样硬化和冠心病：泽泻20克，鲜荷叶1张，粳米100克。将鲜荷叶洗净，剪去蒂及边缘，泽泻研成粉。泽泻粉和粳米入锅，加水适量，将荷叶盖于水面上，先用旺火烧开，再用文火煮成稀粥，揭去荷叶，放入白糖适量调味，代早餐服食。

8. 高血压、高血脂、冠心病和动脉粥样硬化：泽泻、制何首乌各 20 克，粳米 100 克，研为细粉，与粳米入锅，加水适量，文火煮为稀粥，加白糖适量，代早餐服食。

9. 降低血脂：泽泻 20 克研为细粉，鲜山楂 50 克，捣碎，布包，粳米 100 克。同放沙锅内，加水适量，煮粥，代早餐服食。

10. 肠炎、腹泻：泽泻、白术各 12 克，神曲、茯苓各 10 克，甘草 6 克，水煎服。

5 香加皮 Xiāngjiāpí

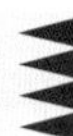

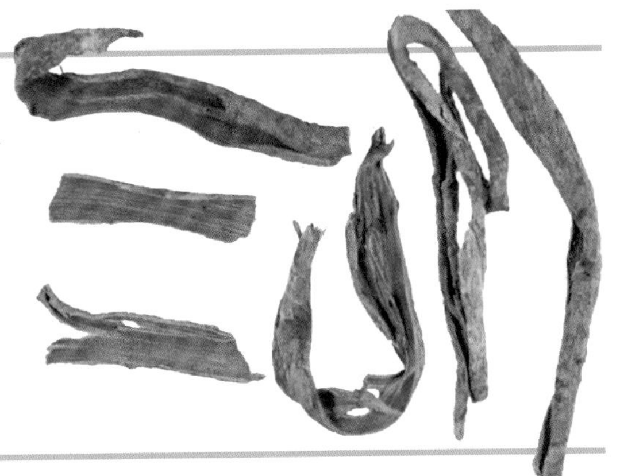

【药材来源】为萝摩科植物杠柳的根皮。

【处方用名】香加皮、北五加皮。

【产地采收】主产于山西、河北等省。春、秋二季采挖根部。

【性状特征】根皮呈卷筒状或槽状，少数呈不规则块片状，长 3 ~ 10 厘米，厚 0.2 ~ 0.4 厘米。外表面灰棕色至黄棕色，粗糙，有横向皮孔，栓皮常呈鳞片状剥落；内表面淡黄色至灰黄色，稍平滑，有细纵纹。体轻，质脆，易折断，断面黄白色，不整齐。有特异香气，味苦。以条粗、皮厚、呈卷筒状、香气浓、味苦者为佳。

【药性特点】辛、苦，温。有毒。归肝、肾、心经。

【功效应用】

1. **利水消肿**：用于水湿内停所致水肿，小便不利，多与陈皮、茯苓皮等配伍。本品利水消肿之功与五加皮相似，且力量更强。

2. **祛除风湿，强壮筋骨**：用于风湿闭阻，关节拘挛疼痛；若筋骨痿软行迟，则多与怀牛膝、巴戟天等配伍。

【用量用法】3 ~ 6克。浸酒或入丸散，酌量。

【使用注意】服用不宜过量。过量致恶心、呕吐、腹泻、心律失常。

【实用验方】

1. **水肿，小便不利**：香加皮9克，车前草12克，白茅根30克，连皮苓15克，生姜皮10克，水煎服。

2. **风湿性关节炎，关节拘挛疼痛**：香加皮20克，老鹳草50克，穿山龙50克，独活30克，威灵仙50克，浸泡白酒中，半月后饮用，每服30毫升。

3. **筋骨软弱，行动迟缓，腿萎无力**：香加皮60克，杜仲100克，木瓜100克，淫羊藿100克，川牛膝150克，炼蜜为丸，如梧桐子大，每服10克，每天2次。

4. **水肿，小便不利**：北五加皮、陈皮、生姜皮、茯苓皮、大腹皮各10克，水煎服。

5. **水肿**：香加皮10克。煎服。

6. **风湿性关节炎，关节拘挛疼痛**：北五加皮、穿山龙、白鲜皮25克，浸泡45°白酒500毫升中，每天服10毫升。

7. **筋骨软弱，脚痿行迟**：北五加皮、木瓜、牛膝等分为末，每服5克，每日3次。

6 冬瓜皮 Dōngguāpí

【药材来源】为葫芦科植物冬瓜的干燥外层果皮。

【处方用名】冬瓜皮。

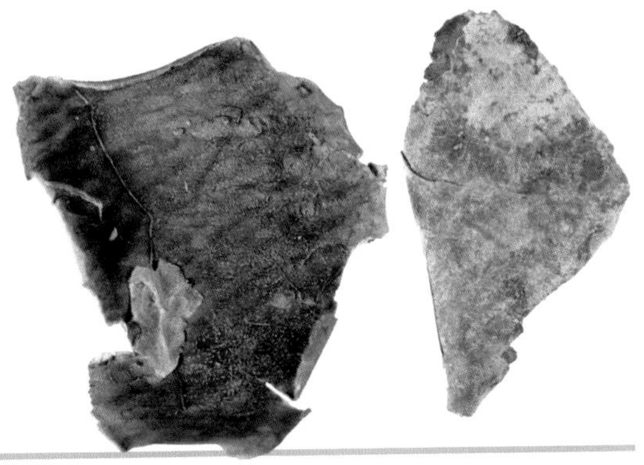

【产地采收】全国大部分地区有产。均为栽培。夏末初秋果实成熟时采收。

【性状特征】果皮为不规则的薄片，通常内卷或筒状，大小不一。外表面黄白色至暗绿色，光滑或被白粉。内表面较粗糙，有筋状维管束。体轻而脆，易折断。气微，味淡。以片薄、条长、色灰绿、有粉霜者为佳。

【药性特点】甘，凉。归脾、小肠经。

【功效应用】

1. 利水消肿：用于水肿，小便不利，多配五加皮、姜皮煎服。若治体虚浮肿，可用冬瓜皮、赤小豆、红糖适量，煮烂，食豆服汤。本品味甘，药性平和。

2. 清热解暑：用于夏日暑热口渴，小便短赤，可用冬瓜皮、西瓜皮等量，煎水代茶饮。若治暑湿证，可与生薏苡仁、滑石、扁豆花等同用。

【用量用法】煎服，15 ~ 30克。

【实用验方】

1. 中暑，高热：冬瓜肉500克，煎汤代茶饮。

2. 痱子痛痒：冬瓜汁涂患处。

3. 慢性肾炎：冬瓜1000克，加等量鲤鱼1条，煎汤饮。

4. 妊娠水肿：冬瓜肉500克，赤小豆30克，煎汤饮。

5. 面部黑斑，黄褐斑：冬瓜1000克，去皮切片，酒150毫升，加水适量煮烂，滤清取汁，加白蜜500克，熬膏，洗脸后以膏涂面，按摩。

7 玉米须 Yùmǐxū

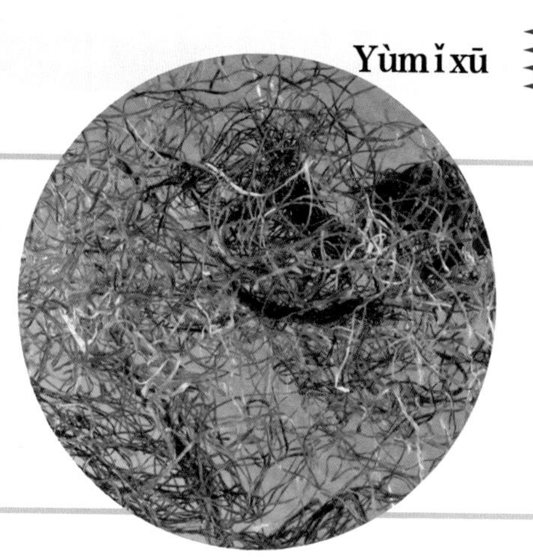

【药材来源】为禾本科植物玉蜀黍的干燥花柱及柱头。

【处方用名】玉米须。

【产地采收】全国各地均有栽培。玉米上浆时即可采收，但常在秋后剥取玉米时收集。

【性状特征】本品常集结成疏松团簇，花柱线状或须状，完整者长2～5厘米，直径0.5毫米，淡绿色、黄绿色至棕红色，有光泽，略透明。柱头2裂，叉开，长至3毫米，质柔软。

【药性特点】甘，平。归膀胱、肝、胆经。

【功效应用】

1. **利水消肿**：用于水湿内停所致水肿，小便不利，可单用玉米须大剂量煎服；或与泽泻、冬瓜皮、赤小豆等利水药同用。亦可治脾虚水肿，与白术、茯苓等相伍。若膀胱湿热之小便短赤涩痛，可单味大量煎服，亦可与车前草等同用。用于石淋，可以本品单味煎浓汤顿服，也可与海金沙、金钱草等同用。

2. **利湿退黄**：用于湿热黄疸。本品药性平和，阳黄或阴黄均可用。可单味大剂量煎汤服，亦可与茵陈、金钱草、郁金等配用。

【用量用法】30～60克。煎服，鲜者加倍。

【实用验方】

1. **减肥瘦身**：玉米须30克，荷叶50克，煎水代茶饮。

2. **慢性胆囊炎**：玉米须30克，金钱草30克，蒲公英30克，茵陈15克，郁金12克，水煎服。

3. 特发性水肿： 玉米须30克，车前草12克，白茅根30克，水煎服。

4. 小便不利，尿血： 玉米须30克，茜草10克，白茅根30克，水煎服。

5. 牙龈出血： 玉米须30克，知母10克，生石膏30克，生地20克，茜草10克，水煎服。

6. 水肿，小便不利： 玉米须50克，车前草20克、甘草6克，水煎后取汁温服，每日1剂。

7. 肾结石： 玉米须，分量不拘，煎浓汤，频服。

8. 高血压、头昏脑胀： 玉米须50克，菊花10克，煎汤。分早、晚服。

9. 肝炎、黄疸： 玉米须、金钱草、郁金、茵陈，各适量，水煎服。

10. 糖尿病： 玉米须泡水服。

8 葫芦 Húlú

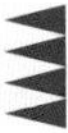

【药材来源】 为葫芦科植物葫芦的干燥果壳。

【处方用名】 葫芦、陈葫芦、葫芦瓢、蒲壳。

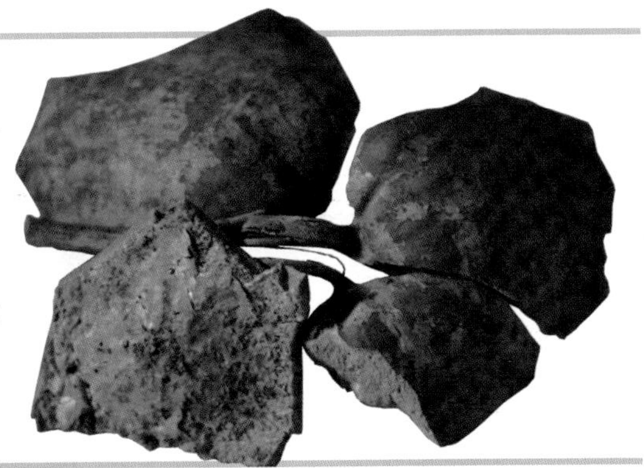

【产地采收】 全国大部分地区均有栽培。秋季采收。

【性状特征】 本品为不规则块状，厚0.5～1.5厘米，少有完整者。外表面黄白色或灰黄色，平滑，外凸，内壁灰白色，凹入。质坚碎，易折断，断面不平坦。气微，味淡。

【药性特点】 甘，平。归肺、肾经。

【功效应用】

利水消肿：用于面目浮肿，大腹水肿，小便不利证，可以用本品烧灰存性，用酒或开水送服，亦可与猪苓、茯苓、泽泻等同用。用于热淋，配伍滑石、车前子等。用于血淋，配白茅根、小蓟等。用治黄疸，可与茵陈蒿、栀子、金钱草等同用。

【用量用法】15 ~ 30 克。煎服，鲜者加倍。

【实用验方】

1. 腹水，全身浮肿：葫芦 30 ~ 60 克，西瓜皮、冬瓜皮各 30 克，水煎服，多服、久服无副作用。

2. 黄疸：鲜葫芦捣烂绞汁，以蜂蜜调服。

3. 泌尿道结石：鲜葫芦捣烂后取其汁，调以蜂蜜，每次服半杯，每日 2 次。

4. 水肿、小便不利，湿热黄疸，或肺燥咳嗽：单用鲜葫芦汁，饮服。

5. 高血压，烦热口渴，肝炎，黄疸，尿路结石：鲜葫芦捣烂绞汁，以蜂蜜调服，每服半杯至 1 杯，一日 2 次，或煎水服亦可。

9 枳椇子 Zhǐjùzǐ

【药材来源】为鼠李科植物枳椇的带有肉质果柄的果实或种子。

【处方用名】枳椇子。

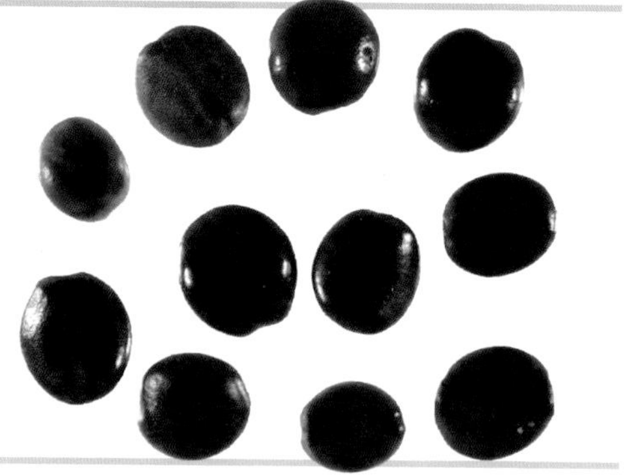

【产地采收】主产于陕西、广东等地。野生或栽培。果实成熟时采收，将果实连果柄摘下，筛出种子。

【性状特征】带果柄的果实果柄膨大，肉质肥厚，多分枝，弯曲不直，形似鸡爪，在分枝及弯曲处常更膨大如关节状，分枝多呈丁字形或相互成垂直状，长 3 ~ 5 厘米或更长，直径 4 ~ 6 毫米。表面棕褐色，略具光泽，有纵皱纹，偶见灰白色的点状皮孔。分枝的先端，着生 1 枚钝三棱状圆球形的果实，果皮纸质，甚薄，3 室，每室含种子 1 粒。果柄质稍松脆，易折断，折断面略平坦，角质样，淡红棕色至红棕色。气微弱，味淡或稍甜。

干燥种子呈扁平圆形，背面稍隆起，腹面较平，直径 3 ~ 5 毫米，厚约 2 毫米。表面红棕色至红褐色，平滑光泽，基部有椭圆形点状的种脐，顶端有微凸的合点，腹面有一条纵行而隆起的种脊。种皮坚硬，厚约 1 毫米，胚乳乳白色，油质，其内包围有 2 片肥厚的子叶，呈淡黄色至草绿色，亦油质。气微弱，味苦而涩。

【药性特点】甘、酸，平。归脾经。

【功效应用】

1. 利水消肿：用于水湿停蓄所致的水肿，小便不利证，可与猪苓、泽泻、椿皮等同用。

2. 解除酒毒：用于饮酒过度，可与甘蔗，炖猪心肺服。本品善解酒毒，清胸膈之热。治酒醉后诸证。

【用量用法】10 ~ 15 克。煎服。

【实用验方】

1. 酒醉呕吐：枳椇子、葛根不拘量，水煎服。

2. 消渴善饥，小便频数：枳椇子 50 ~ 100 克，煎汤送服麝香丸（每丸含麝香 0.3 克），合饭粒搓成丸药，每天 1 粒，连服 10 天。

3. 热病烦渴，小便不利：枳椇子 12 克，甘蔗 250 克，水煎服。

4. 饮酒过度，心烦口渴，呕逆不食：枳椇子 30 ~ 60 克，柑子皮、竹茹各 15 克。加水煎汤，徐徐饮用。

5. 小儿黄瘦：枳椇 50 克，水煎服。

10 泽漆

Zéqī

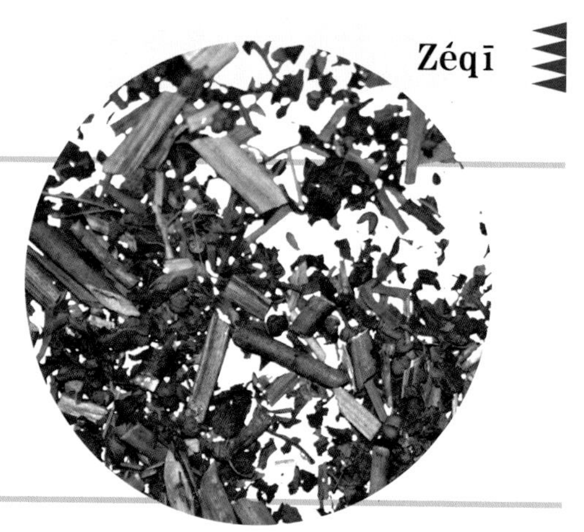

【药材来源】为大戟科植物泽漆的干燥全草。

【处方用名】泽漆。

【产地采收】我国大部分地区均有分布。多为野生。4 ~ 5月开花时采收。

【性状特征】全草长约30厘米，茎光滑无毛，多分枝，表面黄绿色，基部呈紫红色，具纵纹，质脆。叶互生，无柄，倒卵形或匙形，先端钝圆或微凹，基部广楔形或突然狭窄，边缘在中部以上具锯齿；茎顶部具5片轮生叶状苞，与下部叶相似。多歧聚伞花序顶生，有伞梗；杯状花序钟形，黄绿色。蒴果无毛。种子卵形，表面有凸起网纹。气酸而特异，味淡。以茎粗壮、黄绿色者为佳。

【药性特点】辛、苦，微寒。有毒。归大肠、小肠、肺经。

【功效应用】

1. **利水消肿**：用于通身浮肿，腹水胀满，与赤小豆、茯苓等同用，作用强。

2. **化痰止咳**：用于痰饮喘咳，与半夏、生姜、桂枝等同用，如泽漆汤。用于肺热咳喘，可与桑白皮、地骨皮等同用。

3. **解毒散结**：用于瘰疬，单味熬成膏，以椒、葱、槐枝煎汤洗净患处，再搽此膏，亦可配伍浙贝母、夏枯草等用。用于癣疮，可单味为末，油调搽之。

【用量用法】5 ~ 10克。煎服，外用适量。

【使用注意】本品苦寒降泄，易伤脾胃，脾胃虚寒者及孕妇慎用。本品有毒，不宜过量或长期使用。

【实用验方】

1. **菌痢腹泻：** 泽漆30克，煎水服。

2. **癣疮：** 泽漆100克研细末，油调涂擦患处。

3. **乳糜尿，小便如米泔水，反复发作：** 泽漆30克，白茅根30克，水煎服，日1剂，分3次服。

4. **慢性肾炎，全身水肿：** 泽漆30克，茯苓皮30克，桂枝10克，泽泻30克，甘草10克，水煎服。

5. **痔疮，疼痛出血：** 泽漆30克，生地榆20克，金钱草30克，水煎服。

6. **食道癌不能进食：** 泽漆30克，山慈菇15克，白花蛇舌草30克，浓煎含服。

11 蝼蛄 Lóugū

【药材来源】为蝼蛄科昆虫蝼蛄或大蝼蛄的干燥虫体。

【处方用名】蝼蛄。

【产地采收】前者主产于华北；后者主产于江苏、浙江等地。夏、秋间捕捉。用沸水烫死，除去翅足，晒干，生用；或烘至黄褐色用。

【性状特征】虫体多已碎断而少完整，完整者长约3厘米。头胸部呈茶棕色，杂有黑棕色；复眼黑色而有光泽；翅膜质，多碎落，足亦多折损不全，腹皱缩，浅黄色，有的呈黑棕色。疏生短绒毛，或无毛。质软，易碎。有特异的腥臭气。以身干、完整、无杂质及泥土者为佳。

【药性特点】咸，寒。归膀胱、大肠、小肠经。

【功效应用】

1. **利水消肿**：用于头面浮肿，大腹水肿，小便不利之实证，单用有效，也可配其他药用。本品性善下行，作用较强。

2. **通淋**：宜于石淋作痛，以之配盐，烘干为末，酒送服。

【用量用法】6～10克。煎服。研末服，每次3～5克。外用适量。

【使用注意】本品下行，通利之功较强，气虚体弱者及孕妇忌用。

【实用验方】

1. **大小便不通**：蝼蛄、蜣螂各7个，男取虫头，女取虫身，瓦上焙焦，研为末，以樗皮煎汁送服。

2. **大腹水肿**：蝼蛄炙热，研粉，每天吃5个。

3. **小儿脐风**：炙甘草、蝼蛄（炙焦）各等量，为散，掺敷脐中。

4. **小便不利，水肿**：蝼蛄3～5个，烘干研粉，黄酒或温开水送下。

5. **水病肿满喘促，不得眠卧**：蝼蛄研为末，食前，以暖水调下2克。

6. **石淋**：蝼蛄焙干，研末，温酒调服2克。

7. **经血不行**：蝼蛄2个捣烂，绵帛裹，塞阴户内，一日即通。

8. **齿牙疼痛**：蝼蛄1个，旧糟裹定，湿纸包煨焦，去糟，研末敷之。

9. **唇裂**：蝼蛄，灰，敷之。

10. **瘰疬**：蝼蛄7个烧过，丁香7粒，同研，用纸花贴之。

12 荠菜 Jìcài

【药材来源】为十字花科植物荠菜的带根干燥全草。

【处方用名】荠菜。

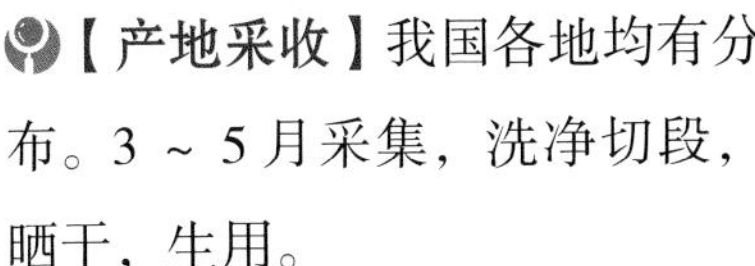

【产地采收】我国各地均有分布。3 ~ 5 月采集，洗净切段，晒干，生用。

【性状特征】根作须状分枝，弯曲或部分折断，淡褐色或乳白色。基生叶丛生，或羽状分裂，卷缩，茎生叶长圆形或披针形，顶部叶几成线形，基部成耳状抱茎，质脆易碎，灰绿色或枯黄色。茎纤细，分枝，黄绿色，弯曲或部分折断，近顶端疏生三角形的果实，有细柄，淡黄绿色。气微，味淡。以干燥、茎近绿色、无杂草者为佳。

【药性特点】甘，凉。归肝、胃经。

【功效应用】

1. 利水消肿：用于水湿内停之水肿，可配伍车前子、泽泻等同用。也可以治疗湿热泄泻，痢疾，常配以马齿苋、地锦草等。

2. 清肝明目：用于目赤涩痛，将本品用根，捣绞取汁，以点目中。若目生翳障，取本品煎服。

3. 凉血止血：用于血热妄行之吐血，便血，崩漏，月经过多，若与仙鹤草、地榆、茜草等止血药同用，其止血效果更佳。

【用量用法】15 ~ 30 克。煎服，鲜品加倍。外用适量。

【实用验方】

1. 高血压：鲜荠菜 120 ~ 150

克，或者荠菜花、夏枯草各30克，每日水煎服，坚持应用。

2. 高血压： 荠菜25克，何首乌、萱草根、土牛膝各10克，夏枯草15克，水煎服。

3. 乳糜尿： 荠菜煎成浓汤，每日分3次服，可连服1～3个月。

4. 吐血： 鲜荠菜250克，洗净，捣汁煎开，冲鸡蛋1个，加糖化服。

5. 内伤吐血： 荠菜50克，蜜枣50克，水煎服。

6. 鼻出血： 荠菜100克，白茅根30克，水煎服。

7. 视网膜出血： 荠菜子10～15克，水煎服。

8. 痢疾： 荠菜100克，水煎服。

9. 崩漏，月经过多： 荠菜50克，龙芽草（仙鹤草嫩芽）50克，水煎服。

10. 乳糜尿： 荠菜（连根）洗净，每次200～500克，煎汤，不入油盐，分3次服，坚持长期服用。

13 车前子 Chēqiánzǐ

【药材来源】为车前科植物车前或平车前的干燥成熟种子。

【处方用名】车前子、车前仁。

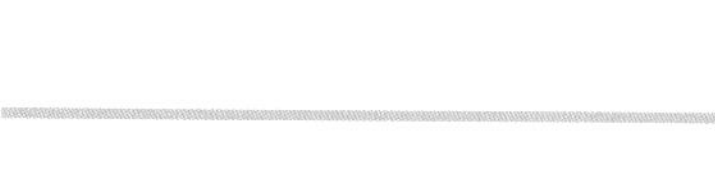

【产地采收】分布于全国。夏、秋种子成熟时采收。

【性状特征】种子略呈椭圆形或不规则长圆形，稍扁，长约2毫米，宽约1毫米。表面淡棕色或棕色，略粗糙不平。于扩大镜下可见微细纵纹，于稍平一面的中部有淡黄色凹点状种脐。质硬，切段面灰白色。种子放入水中，外皮有粘液释出。气微，嚼之带粘液性。

【药性特点】甘，微寒。归肝、肾、肺、小肠经。

【功效应用】

1. 利尿通淋： 用于湿热下注膀胱之小便淋沥涩痛，常配滑石、木通等同用，如八正散。若水湿停滞之水肿，小便不利，可与猪苓、茯苓等同用。若病久肾虚，腰重脚肿，多与牛膝、熟地黄等配伍，如济生肾气丸。

2. 渗湿止泻： 用于小便不利之水湿泄泻，可单用本品研末，米饮送服。若脾虚湿盛之泄泻，可配白术，茯苓等同用。若夏季外感于寒，内伤于湿所致的暑湿泄泻，当与香薷、茯苓等配伍。本品能利水湿而分清浊，使小便利而泄泻止。

3. 清肝明日： 用于肝热目赤肿痛，常配菊花，龙胆草等同用。若肝肾阴亏之目暗昏花等，应与熟地，菟丝子等同用。

4. 清肺祛痰： 用于肺热咳嗽痰多，常配桔梗、瓜蒌等同用。本品性寒，又能清泄肺热、化痰止咳，但作用不强。

【用量用法】10 ~ 15 克。布包入煎剂。

【使用注意】肾虚精滑无湿热者忌用。

【实用验方】

1. 痛风： 车前子 12 克，土茯苓 25 克，金钱草 30 克，水煎服。

2. 小儿水泻不止： 车前子 30 克，败酱草 15 克，冰糖 30 克，水煎服。

3. 泌尿系感染： 车前子 30 克，蒲公英 30 克，金钱草 30 克，白茅根 30 克，水煎服。

4. 两眼红痛： 车前草煎水洗眼。

5. 小儿单纯性消化不良： 将车前子炒焦研碎口服，每次 3 克。

6. 高血压病： 每日用车前子 10 克，泡水当茶饮。

7. 小便不通： 车前草煎水不拘时饮用。

8. 小便血淋作痛： 车前子晒干为末，每服 6 克，车前叶煎汤下。

9. 白浊： 炒车前子 12 克，白蒺藜 10 克，水煎服。

14 滑石

Huáshí

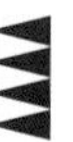

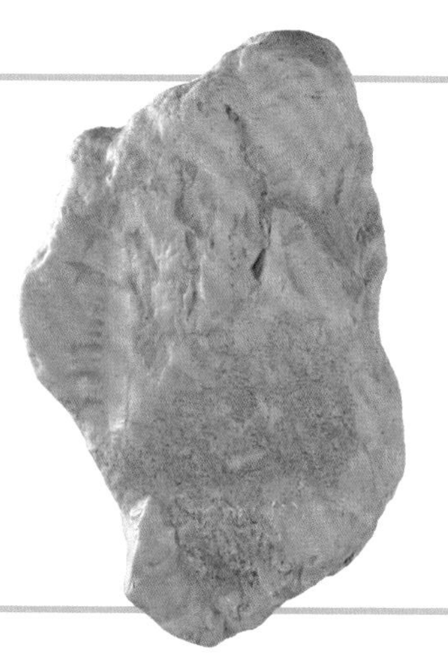

【药材来源】 本品为硅酸盐类矿物滑石族滑石，习称硬滑石。主含含水硅酸镁。

【处方用名】 滑石、滑石粉、飞滑石。

【产地采收】

主产于山东、江西等地。全年可采。研粉或水飞用。

【性状特征】

呈不规则块状，略显纤维性，有的呈明显的薄层状，白色、淡蓝灰色或略带红色调，色泽较均匀。表面不平坦，具蜡样光泽，手摸之有光滑和微凉的感觉。无吸湿性，置水中不崩散。易砸碎，粉末染指。气、味皆无。以整洁、色青白、滑润、无杂石者为佳。

【药性特点】 甘、淡，寒，归膀胱、肺、胃经。

【功效应用】

1. 利尿通淋： 用于湿热下注所致的热淋，小便赤涩疼痛等证，常配车前子、木通等同用，如八正散。治疗石淋，多与金钱草、海金沙等同用。本品质重而滑，泻膀胱之热而利小便，为治石淋之要药。

2. 清热解暑： 用于暑热烦渴，小便短赤，或有水泻等证，常配甘草同用，如六一散。若湿温初起及暑温挟湿者，可与薏苡仁、白蔻仁等同用，如三仁汤。为祛暑除湿之要药。

3. 吸附水湿：用于湿疮，湿疹，可单用或与枯矾、黄柏等为末，撒布患处。治痱子，可与薄荷、甘草等配制成痱子粉外用。此外，还可作为小儿推拿的润滑剂。

【用量用法】10 ~ 20克。宜包煎。外用适量。

【使用注意】脾虚、热病伤津及孕妇忌用。

【实用验方】

1. 小便量少，气逆呕吐，口干口苦口渴：滑石15克，百合15克，代赭石20克。水煎服。

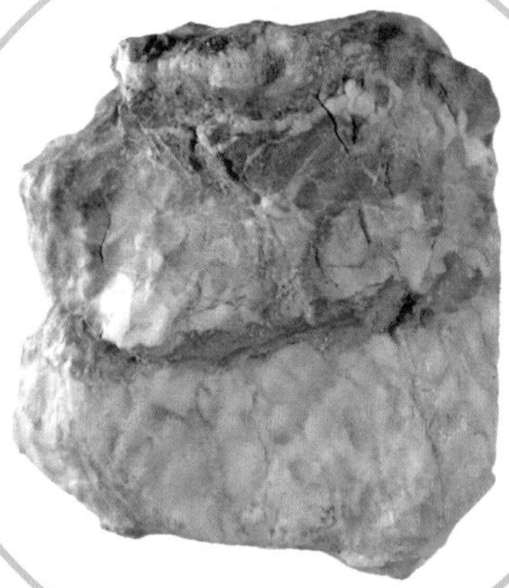

2. 小便不利，尿黄尿急：滑石30克，冬葵子10克，王不留行15克，黄芩9克，车前子12克，水煎服。

3. 淋证，尿频尿急，尿黄尿痛：滑石30克，蒲公英30克，石韦30克，通草15克，白茅根30克，水煎服。

4. 脚趾缝瘙痒，溃烂流水：滑石60克，枯矾20克，煅石膏30克，研细末外擦。

5. 烦热多渴：滑石100克，捣碎，加水煎，祛渣留水，和米煮粥吃。

6. 妊妇尿涩不通：滑石粉和水调匀，敷在脐下两寸处。

7. 脚趾缝烂痒，下部湿汗：滑石100克、煅石膏50克、枯白矾少许，共研为末，干搽患处。

8. 热淋，小便赤涩热痛：滑石粉煎水，也可以泡水饮服。若小便不通，可用滑石粉加车前草汁，调匀成糊状，涂脐的周围，干即换。

9. 风毒热疮，遍身流黄水：先用虎杖、甘草、黄连各等分，煎水洗浴，然后用滑石粉扑敷身上。

15 木通 Mùtōng

【药材来源】木通为木通科植物木通、三叶木通或白木通的干燥藤茎。川木通为毛茛科植物小木通或绣球藤的干燥藤茎。

【处方用名】木通、川木通。

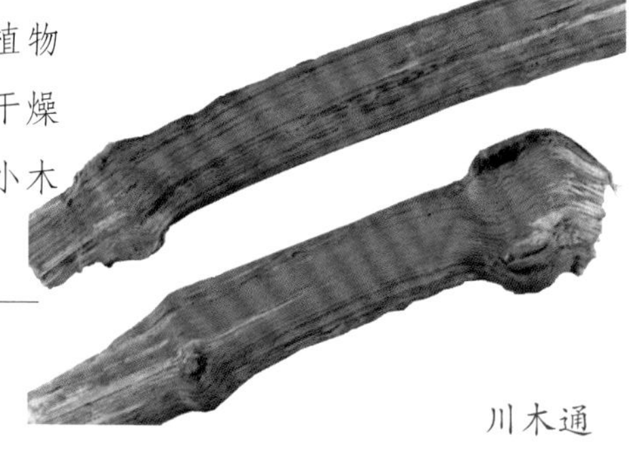

川木通

【产地采收】木通主产于陕西、山东等地。三叶木通主产于河北、山西等地。白木通主产于西南地区。川木通主产于四川、贵州、湖南等省。秋季采收。

【性状特征】

木通 呈圆柱形，常稍扭曲，长30～70厘米，直径0.5～2厘米。表面灰棕色至灰褐色，外皮粗糙而有许多不规则的裂纹或纵沟纹，具突起的皮孔。节部膨大或不明显，具侧枝断痕。体轻，质坚实，不易折断，断面不整齐，皮部较厚，黄棕色，可见淡黄色颗粒状小点，木部黄白色，射线呈放射状排列，髓小或有时中空，黄白色或黄棕色。气微，味微苦而涩。

川木通 呈长圆柱形，略扭曲，长50～100厘米，直径2～3.5厘米。表面黄棕色或黄褐色，有纵向凹沟及棱线；节处多膨大，有叶痕及侧枝痕。残存皮部易撕裂。质坚硬，不易折断。切片厚2～4毫米，边缘不整齐，残存皮部黄棕色，木部浅黄棕色或浅黄色，有黄白色放射状纹理及裂隙，其间布满导管孔，髓部较小，类白色或黄棕色，偶有空腔。气微，味淡。

【药性特点】苦，寒。有毒。归心、小肠、膀胱经。

【功效应用】

1. 利尿通淋：用于膀胱湿热之小便短赤，淋沥涩痛等证，常配车前子，滑石等同用，如八正散。用治水肿，多与猪苓、桑白皮等配伍。本品上能清心降火，下能清热利尿，使湿热之邪下行从小便排除，故治热淋尿赤。

2. 清泻心火：用于心火上炎之口舌生疮，或心火下移之尿赤心烦等证，每与生地、竹叶等同用，如导赤散。本品上清心经火热，下利膀胱湿热，使心火、湿热下行从小便而出。

3. 通经下乳：用于产后乳少或乳汁不通，可与猪蹄炖服；或与王不留行、穿山甲等配用。治血瘀经闭，可与红花、桃仁等同用。

此外，本品通过清湿热，利血脉还可除痹痛，宜于湿热痹证见关节红肿热痛者，可与秦艽、桑枝配伍同用。

【用量用法】3 ~ 6 克。

【使用注意】孕妇忌服。内无湿热、儿童与年老体弱者慎用。

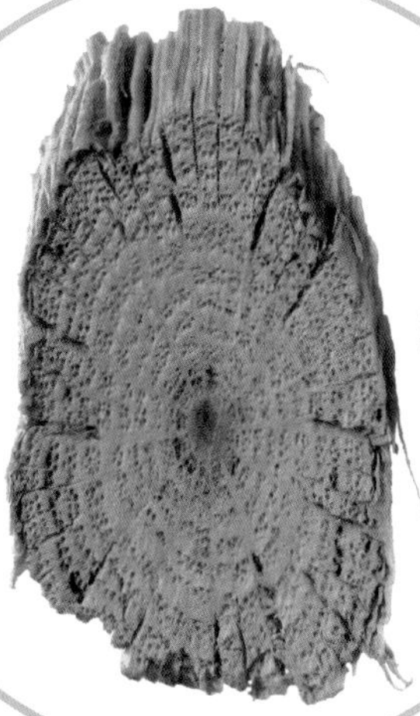

【实用验方】

1. 耳鸣：木通 12 克，石菖蒲 15 克，黑豆 80 克，牛尾 250 克，炖煮 2 小时食之。

2. 尿频，尿急，尿涩痛：木通 10 克，车前子 12 克，蒲公英 25 克，金银花 25 克，石韦 12 克，水煎服。

3. 产后无乳或乳汁不通：木通 10 克，王不留行 15 克，煎水冲服穿山甲粉 2 克。

4. 小便淋痛，口糜舌疮，口渴：生地黄、生甘草、木通各等分，为末，入竹叶煎服。

5. 包皮和龟头红肿，有红斑、

丘疹、水疱或溃烂，自觉疼痛，排尿不畅，伴有口舌生疮，急躁易怒：黄连 10 克，黄芩 10 克，山栀子 10 克，木通 10 克，生地 10 克，淡竹叶 10 克，泽泻 10 克，大黄 6 克，生甘草 10 克，水煎服，每日 1 剂。

6. 妇人经闭及月事不调：木通 8 克，牛膝 15 克、生地黄 15 克、延胡索 15 克，同煎服。

7. 水肿：木通、槟榔等量，研末，每次 5 克，服用。

8. 尿血：木通、牛膝、地黄、天冬、麦冬。五味子、黄柏、甘草各 10 克，同煎服。

16 通草 Tōngcǎo

【药材来源】为五加科植物通脱木的干燥茎髓，又称“大通草”。小通草为旌节花科植物喜马山旌节花、中国旌节花或山茱萸科植物青荚叶的干燥茎髓。

【处方用名】通草、白通草。

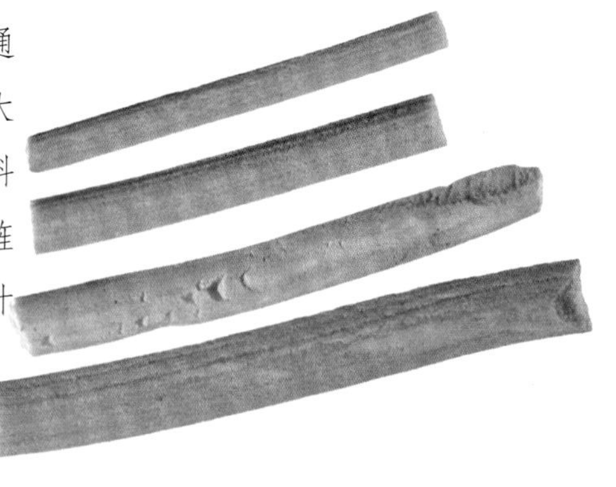

小通草

【产地采收】主产于贵州、云南等地。秋季割取茎。裁成段，趁鲜时取出茎髓，理直，晒干。

【性状特征】

通草 呈圆柱形，直径 1.5 ~ 3 厘米。表面白色或淡黄色，有浅纵沟纹。体轻，质松软，稍有弹性，易折断，断面平坦，显银白色光泽。纵剖面呈梯状排列，实心者少见。气微，味淡。

小通草 呈圆柱形，直径 0.5 ~ 1 厘米。表面白色或淡黄色。

体轻，质松软，有弹性，易折断，断面平坦，无空心，显银白色光泽。气微，味淡。表面有浅纵条纹（青荚叶）或水浸有粘滑感（旌节花）。

【药性特点】甘、淡，微寒。归肺、胃经。

【功效应用】

1. 利尿通淋：用于热淋之小便不利，淋沥涩痛，可与滑石、石韦等同用。用于石淋，可与金钱草、海金沙等配伍。治疗血淋，可与石韦、白茅根配用。治疗水肿，多与茯苓、猪苓等配伍。

2. 通气下乳：用于产后乳汁不畅或不下，常配穿山甲，猪蹄等同用，如通乳汤。本品通胃气上达而下乳汁。

【用量用法】6 ~ 12 克。

【使用注意】孕妇慎用。

【实用验方】

1. 产后催乳：通草 15 克，猪蹄 500 克，花生米 30 克，砂锅炖煮三小时，喝汤吃猪蹄。

2. 产后增乳：通草 10 克，鲫鱼 500 克，葱管 10 克，煲 1 小时，吃鱼喝汤。

3. 口腔溃疡：通草 6 克，淡竹叶 10 克，甘草 3 克，生石膏 20 克，水煎服。

4. 催乳：通草、人参，炖猪脚食。

5. 产后乳少：通草 6 克，炙山甲、王不留行各 10 克。水煎服。

6. 湿温病症：通草 10 克、薏苡仁 30 克、白蔻仁 6 克、竹叶 12 克，煎水服。

7. 产后气血不足、乳少、乳汁不通者：通草、猪蹄、穿山甲、川芎、当归各适量，煎水饮服。

8. 热淋，小便涩痛：通草 10 克，冬葵子 15 克，滑石 50 克，石韦 20 克，煎水饮服。

17 瞿麦 qúmài

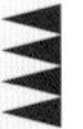

【药材来源】本品为石竹科植物瞿麦或石竹的干燥地上部分。

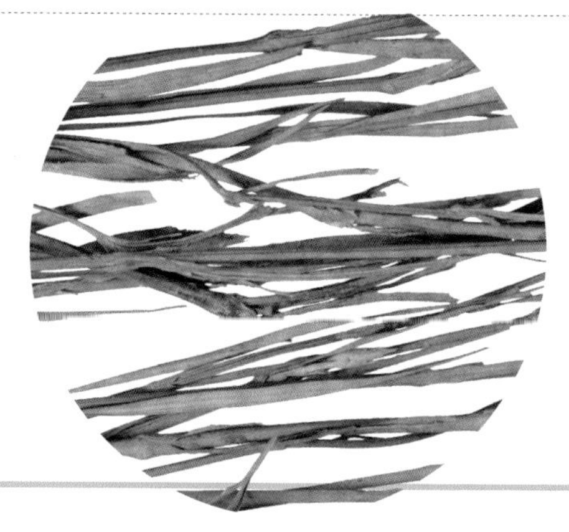

【处方用名】瞿麦，瞿麦穗。

【产地采收】主产于河北、河南等地。夏、秋花果期采割。

【性状特征】

1. **瞿麦**：茎圆柱形，节部膨大。表面淡绿色或黄绿色，略有光泽，无毛。叶多皱缩，对生，黄绿色，展平后叶片长条披针形；叶尖稍反卷，基部短鞘状抱茎。花棕紫色或棕黄色，单生或数朵簇生；具宿萼，萼筒约为全花的3/4；萼下有小苞片，长约为萼筒的1/4，先端急尖或渐尖，外表有规则的纵纹；花瓣先端深裂呈流苏状。茎质硬脆，折断面中空。气无，味甘。

2. **石竹**：茎直立，圆形，有分枝。完整叶条状披针形。萼筒约为全花的1/2；萼下有数枚小苞片，长约为萼筒的1/2，先端尾状渐尖，覆瓦状排列；有时可见皱缩的花瓣，棕紫色或棕黄色，先端浅裂呈锯齿状。茎质硬脆，折断面中空。气弱，味微甜。

【药性特点】苦，寒。归心、小肠经。

【功效应用】

1. **利尿通淋**：用于湿热蕴滞，小便不利，淋沥涩痛之各种淋证，尤以热淋最为适宜。治疗热淋，常配木通、车前子等同用，如八正散。石淋常与金钱草、滑石等配伍。血淋可配石韦、小蓟等同用。《本草备要》称之“为治淋要药”。

2. **破血通经**：用于血热瘀阻之经闭或月经不调尤宜。单味使用或配伍丹参、赤芍等同用。

【用量用法】10 ~ 15克。

【使用注意】孕妇忌服。

【实用验方】

1. 尿路结石：瞿麦30克，海金沙30克，金钱草30克，滑石30克，水煎服。

2. 泌尿系感染，小便热痛：瞿麦30克，土茯苓30克，萹蓄20克，六一散30克，水煎服。

3. 前列腺炎，尿等待，尿不尽：瞿麦30克，萹蓄30克，冬葵子15克，王不留行15克，蒲公英30克，水煎服。

4. 小便黄赤，淋闭疼痛：栀子20克，瞿麦穗50克，炙甘草5克，为末混匀，每用20克，入连须葱根7个，灯心草3克，生姜10克，同煎，时时温服。

5. 目赤肿痛，浸淫疮：瞿麦炒黄为末，调涂眦头，或捣汁涂之。

6. 毒热疮肿：瞿麦和生油熟捣涂之。

18 萹蓄 Biǎnxù

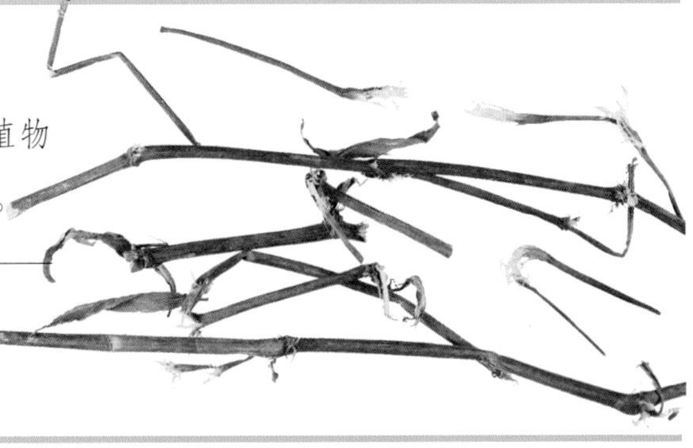

【药材来源】为蓼科植物萹蓄的干燥地上部分。

【处方用名】萹蓄。

【产地采收】全国大部分地区均产，野生或栽培。夏季叶茂盛时采收。

【性状特征】茎圆柱形而略扁，有分枝，15～40厘米，直径0.2～0.3厘米；表面灰绿色或棕红色，有细密微突起的纵纹；节部稍膨大，有浅棕色膜质的托叶鞘，节间长短不一；质硬，易折断，断面髓部白色。叶互生，叶片多脱落或皱缩破碎，完整者展平后呈长椭圆形或披针形，全缘，灰绿色或棕绿色。有时可见具宿存花被的小瘦果，黑褐色，卵状三棱形。气微，味微苦。

【药性特点】苦，微寒。归膀胱经。

【功效应用】

1. **利尿通淋：** 用于热淋、石淋，常与木通、瞿麦、车前子同用，如八正散。用于血淋，与大蓟、小蓟、白茅根等同用。

2. **杀虫止痒：** 用于湿疹、湿疮、阴痒等证，可单味煎水外洗，亦可配伍地肤子、蛇床子、荆芥等煎水外洗。又善"杀三虫"，用于治蛔虫病，蛲虫病，钩虫病等。

【用量用法】煎服，10～15克。鲜者加倍。外用适量。

【使用注意】脾虚者慎用。

【实用验方】

1. **泌尿系感染，小便短赤、灼痛：** 萹蓄30克，六一散30克，生地20克，车前草12克，栀子10克，水煎服。

2. **细菌性痢疾：** 萹蓄50克，黄连10克，水煎服。

3. **遗精、滑精：** 萹蓄30克，芡实10克，金樱子30克，五味子10克，水煎服。

4. **牙痛：** 萹蓄30克，防风10克，龙胆草5克，水煎服。

5. **慢性前列腺炎，尿频尿急尿不尽：** 萹蓄30克，冬葵子15克，王不留行15克，车前草12克，白茅根30克，水煎服。

19 地肤子 Dìfūzǐ

【药材来源】本品为藜科植物地肤的干燥成熟果实。

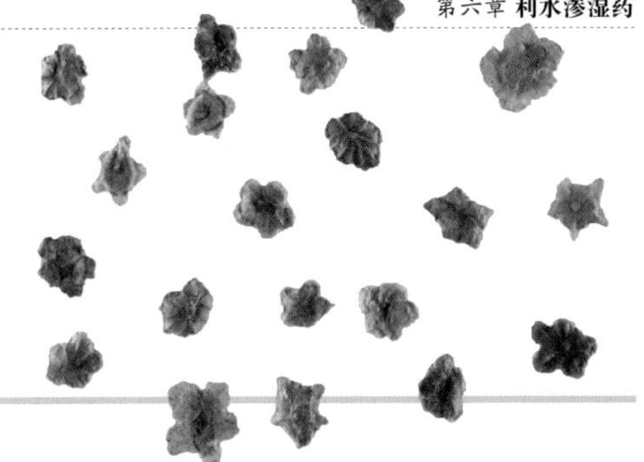

【处方用名】地肤子。

【产地采收】全国大部分地区有产。秋季果实成熟时采收。晒干，打下果实，除去杂质。

【性状特征】本品呈扁球状五角星形，直径 0.1 ~ 0.3 厘米。外被宿存花被，表面灰绿色或浅棕色，周围具膜质小翅 5 枚，背面中心有微突起的点状果梗痕及放射状脉纹 5 ~ 10 条；剥离花被，可见膜质果皮，半透明。种子扁卵形，长约 1 毫米，黑色。气微，味微苦。

【药性特点】辛、苦，寒。归肾、膀胱经。

【功效应用】

1. 利尿通淋：用于膀胱湿热引起的小便不利，淋沥涩痛等证，常与木通、瞿麦等同用。

2. 清热利湿，止痒：用于风疹，湿疹，常与白鲜皮、蝉蜕等同用。若下焦湿热，外阴湿痒，可与黄柏、苦参等煎汤外洗。治湿热带下，亦可配黄柏等煎汤内服。

【用量用法】10 ~ 15 克。外用适量。

【实用验方】

1. 手足癣，湿疹瘙痒：地肤子 30 克，百部 30 克，蛇床子 30 克，苍耳子 15 克，枯矾 10 克，煎水外洗。

2. 久血痢，日夜不止：地肤子 30 克，地榆、黄芩各 10 克，为散，每服 6 克。

3. 小便不通：地肤草榨汁服，或用地肤草 1 把，加水煎服。

4. 目痛：地肤子榨汁点眼。

5. 阴虚血亏，小便不利：怀熟地 50 克，生龟板 25 克（捣碎），生杭芍 25 克，地肤子 15 克。煎服。

6. 吹乳：地肤子为末，每服 15 克，热酒冲服，出汗愈。

7. 妊娠患淋，小便数：地肤

子 20 克，煎水饮服。

8. 肢体疣目：地肤子，白矾等分，煎汤频洗。

9. 痈：地肤子、莱菔子各 50 克。文火煎水，趁热洗患处，每次 10 ～ 15 分钟。

10. 痔疾：地肤子不拘多少，新瓦上焙干，捣罗为散。每服 15 克，用陈粟米饮调。

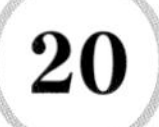

20 海金沙 Hǎijīnshā

【药材来源】为海金沙科植物海金沙的干燥成熟孢子。

【处方用名】海金沙。

【产地采收】主产于广东、浙江等地。秋季孢子未脱落时采割藤叶。晒干，搓揉或打下孢子，除去藤叶。

【性状特征】孢子呈粉末状，棕黄色或淡棕色，质极轻，手捻之有光滑感。置手掌中即由指缝滑落；撒在水中则浮于水面，加热后逐渐下沉；易着火燃烧而发爆鸣及闪光，不留灰渣。以干燥、黄棕色、质轻光滑、能浮于水、无泥沙杂质、引燃时爆响者为佳。

【药性特点】甘、咸，寒。归膀胱、小肠经。

【功效应用】

利尿通淋，止痛：用于热淋、血淋，可单用本品为末。治石淋，多与鸡内金、金钱草等配伍。治膏淋，宜与滑石、甘草等同用。又能治水肿，多与泽泻、猪苓等配伍。本品尤善止尿道疼痛，为治诸淋涩痛之要药。

【用量用法】6 ～ 15 克。布包入煎。

【使用注意】肾阴亏虚者慎服。

【实用验方】

1. 血淋：海金沙研末，每服3克。

2. 热淋：鲜海金沙茎叶30克，捣汁，冷开水兑服。

3. 小便膏淋如油：海金沙、滑石各100克，甘草梢20克，共研为末。每服6克，一日2次。

4. 烫火伤：海金沙茎、叶烧灰存性研成细末，用麻油调搽患处。

5. 热淋急痛: 海金沙草阴干，研末，每次5克，用生甘草煎汤送服。

21 石韦

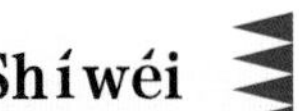

【药材来源】为水龙骨科植物庐山石韦、石韦或有柄石韦的干燥叶。前两种称大叶石韦，后一种称小叶石韦。

【处方用名】石韦。

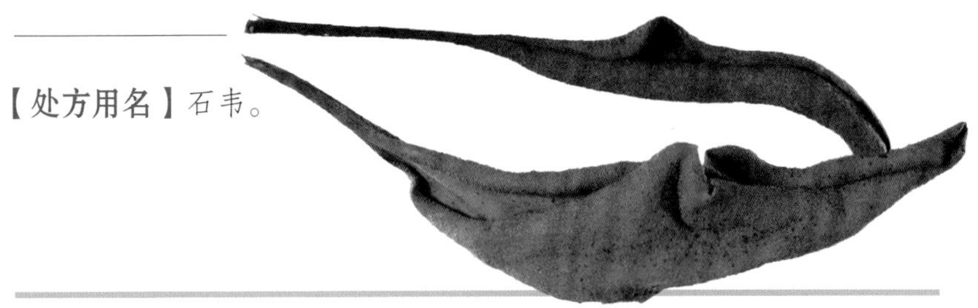

【产地采收】各地普遍野生，主产于浙江、湖北等地。全年均可采收。

【性状特征】

1. 石韦：叶向内卷或平展，二型，革质。叶片均为披针形或矩圆披针形。上表面黄棕色；下表面主、侧脉明显，用放大镜观察可见密被浅棕色的星状毛。能育叶下表面除有星状毛外，尚有孢子囊群。叶柄长3 ~ 10厘米。气微，味淡。

2. 庐山石韦：叶片略皱缩，展平后呈披针形，先端渐尖，基部耳状偏斜，全缘，边缘常向内卷。上表面黄绿色或灰绿色，散布有黑色圆形小凹点；下表面密生红棕色星状毛，有的侧脉间布满棕色圆点状的孢子囊群。叶柄具四棱，长 10 ~ 20 厘米，直径 1.5 ~ 3 毫米，略扭曲，有纵槽。叶片革质。气微，味微涩苦。

3. 有柄石韦：叶向内卷几成筒状，二型，革质。叶片矩圆形或矩圆披针形，基部下延至叶柄；能育叶下表面布满棕色孢子囊群。叶柄长 3.5 ~ 11 厘米，长于叶片，直径 1 ~ 2 毫米。

【药性特点】甘、苦，微寒。归肺、膀胱经。

【功效应用】

1. 利尿通淋：用于热淋，血淋，石淋等多种淋证，因兼可止血，故尤宜于血淋。用于血淋，可与当归、蒲黄等同用。治疗热淋，可配滑石研末服。治疗石淋，亦可与滑石、金钱草等同用。

2. 清肺止咳：用于肺热咳喘痰多，可与鱼腥草、黄芩等同用。若痰中带血者，宜与侧柏叶、白茅根等配伍。

3. 凉血止血：用于血热妄行的尿血、崩漏、吐血、衄血，可

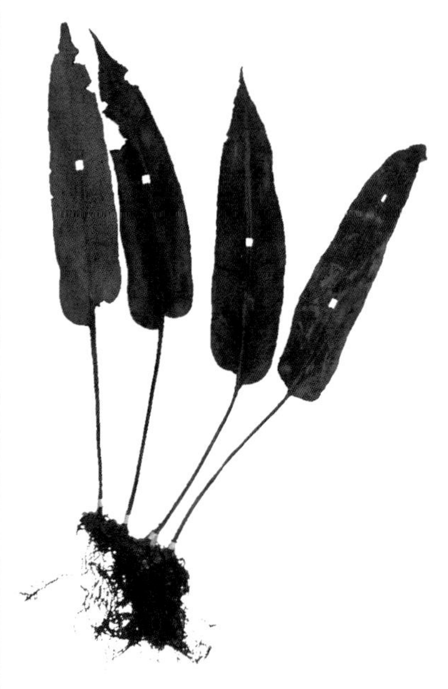

单味水煎服，或随证配侧柏叶、槐花等药同用。

【用量用法】6 ~ 12 克。

【实用验方】

1. 小便淋痛：石韦、滑石，等分为末，每取 5 克，水送服。

2. 小便微涩赤黄，渐渐不通：石韦、车前子等分，上浓煮汁饮之。

3. 气热咳嗽：石韦、槟榔，等分为末，每服 10 克，姜汤送下。

4. 血淋：石韦、当归、蒲黄、芍药各等分，研末，每次 5 克，

日3服。

5. 尿路结石： 石韦、车前草各50克，生栀子25克，甘草15克。水煎，早、晚各服1次。

6. 尿血： 石韦研为末，开水泡服。

7. 崩中漏下： 石韦为末，每服15克，温酒服。

8. 慢性气管炎： 石韦、蒲公英、佛耳草各50克。水煎浓缩服。

22 萆薢 Bìxiè

【药材来源】为薯蓣科植物绵萆薢、福州薯蓣或粉背薯蓣的干燥根茎。前两种称“绵萆薢”，后一种称“粉萆薢”。

【处方用名】萆薢、绵萆薢、粉萆薢。

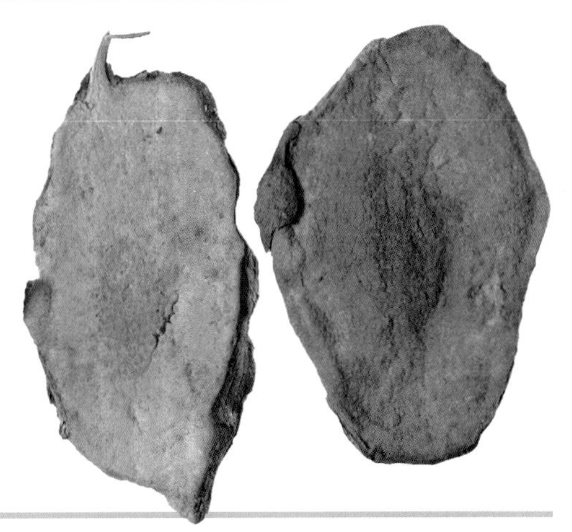

【产地采收】前一种主产于浙江、福建等地；后一种主产于浙江、安徽等地。秋、冬采挖。

【性状特征】

1. 绵萆薢： 本品呈不规则的斜切片，边缘不整齐，大小不一，厚2～5毫米。外皮黄棕色至黄褐色，有稀疏的根痕，其基部呈圆锥状凸起。切面灰白色至灰棕色，有黄棕色点状维管束散在。质疏松，略呈海绵状。气微，味微苦。

2. 粉萆薢： 切片厚约1～3毫米，边缘不整齐或有棕黑色的外皮。切片表面黄白色或淡灰棕色，平坦细腻，有粉性及不规则的黄色筋脉花纹，对光照视，极为显著。质松略有弹性，易折断。

气微、味辛，微苦。

【药性特点】苦，平。归肾、胃经。

【功效应用】

1. 利湿祛浊：用于下焦湿热所致的膏淋，小便混浊，可配茯苓、黄柏等同用，如程氏萆薢分清饮。若阳虚湿浊，小便混浊，宜与茯苓、益智仁等配伍，如萆薢分清饮。取其利湿祛浊之功，亦可用于湿浊下注之带下，多与猪苓、白术等配伍。本品有很好的分清祛浊的作用，为治膏淋要药。

2. 祛风除痹：用于湿热痹痛，可与桑枝、秦艽等配伍；用于寒湿痹痛，可配桂枝、附子等同用。本品性质平和，故对腰膝痹痛，筋脉屈伸不利等证，不论寒湿或湿热痹痛皆可应用。

【用量用法】9 ~ 15 克。

【使用注意】肾阴亏虚遗精滑泄者慎用。

【实用验方】

1. 小便白浊频数，腰酸痛，腿软无力：萆薢 15 克，石菖蒲 15 克，益智仁 15 克，乌药 10 克，蒲公英 30 克，水煎服。

2. 泌尿系感染，小便热赤，尿频急：萆薢 15 克，土茯苓 30 克，黄柏 12 克，薏苡仁 30 克，川牛膝 15 克，水煎服。

3. 前列腺炎，前列腺增生所致小便频数，余沥不尽：萆薢 15 克，冬葵子 15 克，王不留行 15 克，金樱子 15 克，路路通 30 克，水煎服。

4. 痛风，关节疼痛，红肿发热：萆薢 15 克，土茯苓 30 克，泽泻 30 克，山慈菇 15 克，秦艽 15 克，水煎服。

5. 小便混浊：萆薢 20 克，水煎服。

6. 小便频数：萆薢为丸，每次 5 克。

7. 腰脚痹、缓急，行履不稳者：萆薢 15 克，杜仲 10 克，以此比例研末，每次 4 克，服用。

23 冬葵子 Dōngkuízǐ

【药材来源】为锦葵科植物冬葵的干燥成熟种子。一些地区用锦葵科苘麻的种子做冬葵子用。

【处方用名】冬葵子。

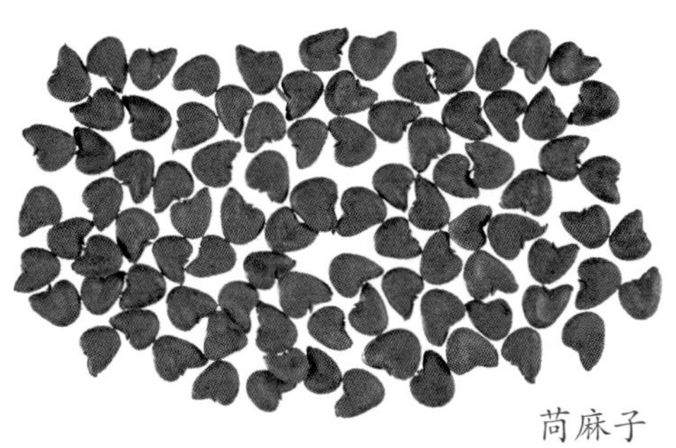

苘麻子

【产地采收】全国各地均有产。夏、秋二季种子成熟时采收。

【性状特征】

冬葵子 干燥种子呈圆形扁平之橘瓣状，或微呈肾形，细小，直径约1.5～2毫米，较薄的一边中央凹下，外表为棕黄色的包壳（果皮），具环形细皱纹，搓去皮壳后，种子呈棕褐色。质坚硬，破碎后微有香味。以颗粒饱满、坚老者为佳。

苘麻子 种子呈三角状肾形，一端较尖。表面灰黑色，散有稀疏白色短毛，边缘凹陷处有淡棕色种脐，四周有放射状细纹。

【药性特点】甘、涩，凉。归大肠、小肠、膀胱经。

【功效应用】

1. 利尿通淋：用于热淋，与石韦、瞿麦等同用。治疗血淋及妊娠子淋，可单味用。用于石淋，与金钱草、鸡内金等同用。水肿胀满，小便不利，配猪苓、泽泻等同用。

2. 通乳消肿：用于产后乳汁不通，乳房胀痛可与穿山甲、王不留行等同用。其滑润利窍，通乳汁作用较好。

3. 润肠通便：用于肠燥便秘证，可与郁李仁、杏仁、桃仁等同用。其质润滑利，润滑大肠而通便。

【用量用法】3 ~ 10克。煎服。

【使用注意】本品寒润滑利，脾虚便溏者与孕妇慎用。

【实用验方】

1. **大小便不通：** 冬葵子30克，水煎服。

2. **小便淋沥不通：** 冬葵子20克，煎水饮服。

3. **血痢、产痢：** 冬葵子为末，每次5克，入腊茶3克，沸汤调服。

4. **乳妇气脉壅塞，乳汁不行，奶房胀痛，留蓄作痈毒：** 炒冬葵子、缩砂仁等分，为末，热酒服5克。

5. **面上疱疮：** 冬葵子、柏子仁、茯苓、冬瓜瓣各等量，为末，食后酒服10克。

24 灯心草 Dēngxīncǎo

【药材来源】为灯心草科植物灯心草的干燥茎髓。

【处方用名】灯心草。

【产地采收】主产于江苏、四川、云南、贵州等地。野生或栽培。夏末至秋季割取茎。

【性状特征】本品呈细圆柱形，长达90厘米，直径0.1 ~ 0.3厘米。表面白色或淡黄白色，有细纵纹。体轻，质软，略有弹性，易拉断，断面白色。气微，味淡。

【药性特点】甘、淡，微寒。归心、肺、小肠经。

【功效应用】

1. **利尿通淋：** 用于小便不利，淋沥涩痛之证。因其质轻力薄，临证多与瞿麦、车前子等同用，如八正散。

2. **清心降火：** 用于心火上炎

所致心烦失眠，口舌生疮，咽喉肿痛，可与木通、竹叶等同用。对于小儿心热夜啼，可与淡竹叶配伍，开水泡服，也可配车前草，煎汤服。

【用量用法】1 ~ 3 克。煎服，外用适量。

【实用验方】

1. **小儿心烦夜啼**：灯心草15 克，煎，分 2 次饮服。

2. **小儿热惊**：灯心草 5 克，车前草 10 克，酌冲开水炖服。

3. **湿热黄疸**：鲜灯心草、白英各 30 克，水煎服。

4. **心热烦躁，失眠不寐，小儿夜啼**：灯心草 3 克，淡竹叶10 克，水煎服。

5. **水肿**：灯心草50克，水煎服。

6. **失眠、心烦**：灯心草 20 克，煎汤代茶常服。

7. **伤口流血**：灯心草嚼烂敷患处。

8. **乳痈乳吹**：水灯心 30 克，酒水各半煎服。

9. **急性咽炎，舌炎，口疮**：灯心草 3 克，麦门冬 10 克，水煎服；亦可用灯心炭 3 克，加冰片 0.2 克，同研，吹喉。

10. **热淋**：鲜灯心草、车前草、凤尾草各 10 克，淘米水煎服。

25 茵陈 Yīnchén

【药材来源】为菊科植物滨蒿或茵陈蒿的地上部分。

【处方用名】茵陈、茵陈蒿、绵茵陈、嫩茵陈。

【产地采收】主产于陕西、安徽等地。春季采收的嫩苗习称“绵茵陈”，秋季采割的老枝称“茵陈蒿”。

【性状特征】

1. 绵茵陈：多卷曲成团状，灰白色或灰绿色，全体密被白色茸毛，绵软如绒。茎细小，除去表面白色茸毛后可见明显纵纹；质脆，易折断。叶具柄；展平后叶片呈一至三回羽状分裂，小裂片卵形或稍呈倒披针形、条形，先端尖锐。气清香，味微苦。

2. 茵陈蒿：茎呈圆柱形，多分枝，表面淡紫色或紫色，有纵条纹，被短柔毛；体轻，质脆，断面类白色。叶密集，或多脱落；下部叶二至三回羽状深裂，裂片条形或细条形，两面密被白色柔毛；茎生叶一至二回羽状全裂，基部抱茎，裂片细丝状；头状花序卵形，多数集成圆锥状，有短梗；总苞片3～4层，卵形，苞片3裂；外层雌花6～10个，可多达15个，内层两性花2～10个。瘦果长圆形，黄棕色。气芳香，味微苦。

【药性特点】苦、辛，微寒。归脾、胃、肝、胆经。

【功效应用】

1. 利湿退黄：用于湿热熏蒸而发黄的阳黄证。可单用茵陈，大量煎服，亦可配伍大黄、栀子同用，如茵陈蒿汤。同时也可用于寒湿阴黄证，当与附子、干姜等配伍，如茵陈四逆汤。本品尤善清利肝胆湿热，使之从小便而出，故为治黄疸的要药。

2. 解毒疗疮：用于湿热蕴结之湿疮、湿疹，可单味煎汤外洗或内服；也可配黄柏、苦参等同用。

【用量用法】6～15克。外用适量，煎汤熏洗。

【使用注意】蓄血发黄者及血虚萎黄者慎用。

【实用验方】

1. 高脂蛋白血症，降脂降胆固醇：茵陈30克，生山楂15克，葛根15克，泽泻15克，生麦芽15克，水煎服。

2. 急、慢性黄疸型肝炎：茵陈30克，栀子10克，柴胡10克，白茅根30克，败酱草30克，水煎服。

3. 黄疸：茵陈30克，白鲜皮30克，水煎服。

4. 黄疸肝炎：茵陈、金钱草各30克，秦艽、白鲜皮、虎杖各15克，郁金、赤白芍各12克，木香6克，水煎服。此方对久不消退的黄疸有极好的退黄作用。

5. 急性传染性黄疸型肝炎： 茵陈30～60克，水煎服，每日3次，此方能迅速退黄与退热，缩小肿大的肝脏。也可以用茵陈40克，败酱草20克，水煎分3次服。

6. 胆结石： 茵陈30克，金钱草30克，海金沙30克，鸡内金15克，枳壳10克，水煎服。

7. 高脂血症： 每日以茵陈代茶饮，1月为1疗程。

8. 单纯性口腔黏膜溃疡： 茵陈30克，煎汤服或漱口。

9. 遍身风痒生疹疮： 茵陈不拘量，水浓煎，外洗。

10. 风湿皮肤肿痒： 茵陈蒿10克，荷叶15克，水煎服，亦可外洗。

26 金钱草 Jīnqiáncǎo

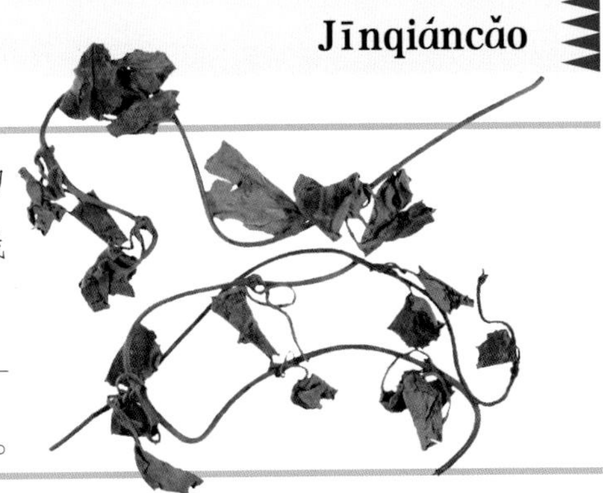

【药材来源】为报春花科植物过路黄的全草。习称大金钱草。

【处方用名】金钱草、铜钱草。

【产地采收】江南各省均有分布，主产四川。夏、秋采收。

【性状特征】全草多皱缩成团，下部茎节上有时着生纤细须根。茎扭曲，直径约1毫米；表面红棕色，具纵直纹理；断面实心，灰白色。叶对生，多皱缩破碎，完整叶宽卵形或心形，全缘，上面暗绿色至棕绿色，下面色较浅，用水浸后，透光可见黑色短条纹；叶柄细长，叶腋有时可见花或果实。气微、味淡。以叶大、色绿者为佳。

【药性特点】甘、咸，微寒。

入肝、胆、肾、膀胱经。

【功效应用】

1. 利湿退黄：用于湿热黄疸，多配茵陈、栀子等同用。本品能清肝胆湿热、实火。

2. 利尿通淋：用于石淋，可单独大剂量煎汤代茶饮，或配海金沙、鸡内金、滑石等同用。若热淋，可以配伍竹叶、瞿麦同用。本品通过清利肝胆湿热，利尿通淋之作用，又常用于治疗肝胆结石、泌尿系统结石，乃为消结石要药。

3. 清热解毒：用于热毒所致的痈肿疔疮及毒蛇咬伤等证，可鲜品捣汁饮服，以渣外敷。或配以清热解毒的蒲公英、野菊花等同用。

【用量用法】15 ~ 60克；鲜品60 ~ 120克。外用适量。

【实用验方】

1. 黄疸性肝炎、胆道结石：金钱草不拘量，泡水当茶饮。亦可以金钱草15 ~ 30克，茵陈15克，郁金10克，枳壳10克，木香6克，鸡内金10克，海金沙10克，煎水服用。

2. 胆囊炎：金钱草30克，茵陈15克，龙胆草10克，蒲公英30克，水煎服。

3. 胆结石：金钱草60 ~ 120克，水煎服。

4. 泌尿系结石：金钱草30克，白茅根30克，鸡内金15克，威灵仙15克，水煎服。

5. 一切疮毒：金钱草不拘量，煎水外洗。

6. 乳腺炎：鲜金钱草适量，捣烂，揉成小团，塞于患乳对侧鼻孔，或对侧腋窝，如两乳发炎，则塞两侧鼻孔，或敷两侧腋窝，但需包扎固定。

7. 急性乳腺炎、疔疮：金钱草鲜品洗净，晾干后捣烂敷于患处，每天1 ~ 3次。

8. 腮腺炎：金钱草（鲜品更佳）加少量食盐捣烂，敷于肿处，不论一侧或两侧腮腺肿大，均须两侧同时敷药。

9. 毒蛇咬伤：金钱草生药鲜吃，并捣烂敷伤口。

10. 黄疸、臌胀：金钱草50克，白茅根、车前草30克，共煎服。

27 虎杖 Hǔzhàng

【药材来源】为蓼科植物虎杖的根茎和根。

【处方用名】虎杖、虎杖根、阴阳莲。

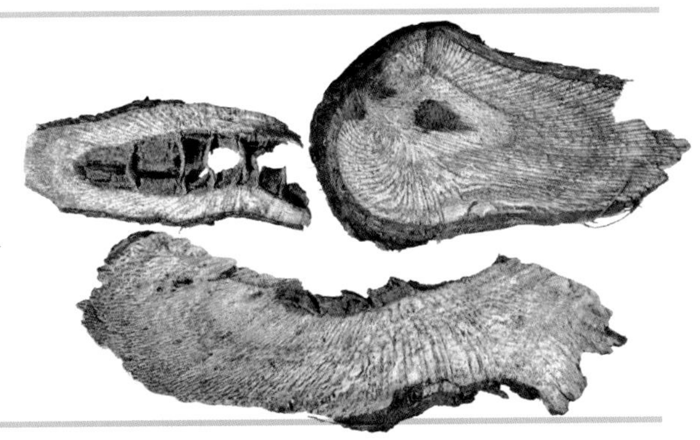

【产地采收】主产于江苏、山东等地。春、秋采收。

【性状特征】本品多为圆柱形短段或不规则厚片，长 1 ~ 7 厘米，直径 0.5 ~ 2.5 厘米。外皮棕褐色，有纵皱纹及须根痕，切面皮部较薄，木部宽广，棕黄色，射线放射状，皮部与木部较易分离。根茎髓中有隔或呈空洞状。质坚硬。气微，味微苦、涩。

【药性特点】微苦，微寒。归肝、胆、肺经。

【功效应用】

1. 利湿退黄: 用于湿热黄疸，淋浊，带下。治疗湿热黄疸，可单味水煎，亦可配伍茵陈、栀子等同用。若湿热蕴结膀胱之小便涩痛，淋浊，带下，亦可单用，或与车前子、萆薢等配用。

2. 清热解毒: 用于水火烫伤，可单用研末，麻油调敷，或与地榆、冰片共研末，调油敷患处。治疗痈肿疮毒，单用本品煎汤外洗即可。若为毒蛇咬伤，可取鲜品捣烂外敷，亦可煎浓汤内服。

3. 活血化瘀: 用于瘀血所致的经闭、痛经，常配桃仁、红花等同用。若癥瘕积聚，可与三棱、莪术等配伍。治疗跌打损伤，每与乳香、没药等同用。

4. 化痰止咳: 用于肺热咳嗽。可单味煎服；或配贝母、杏仁等同用。

5. 泻热通便： 用于热邪过盛，大便干燥，难以排除。

【用量用法】10 ~ 15 克。外用适量。

【使用注意】孕妇忌服。

【实用验方】

1. 急性黄疸型肝炎，虎杖25克： 茵陈30克，金钱草30克，车前草15克，蒲公英30克，水煎服。

2. 慢性支气管炎，咳嗽，咽痒咽痛： 虎杖30克，炙枇杷叶10克，干芦根30克，鱼腥草30克，穿心莲15克，水煎服。

3. 妇女月经不调，经闭不通： 虎杖30克，川牛膝15克，凌霄花15克，玫瑰花15克，没药10克，水煎服。

4. 烧烫伤，无论有无皮损均可用： 虎杖50克，黄柏50克，大黄50克，寒水石50克，生栀子50克，共研细末，外撒患处。

5. 急性肝炎： 虎杖根10 ~ 20克，水煎服。

6. 气奔怪病（皮肤下面发响声，遍身痒不可忍，抓之血出亦不止痒）： 虎杖、人参、青盐、细辛各5克，水煎1次饮尽。

7. 痈肿疼痛： 虎杖、土大黄等量为末，调浓茶外敷。或虎杖研末，初起者用鸡蛋白或蜂蜜调敷，化脓者用醋调敷，已溃者用麻油或猪油调敷，每日2 ~ 3次。

8. 胆囊结石： 虎杖50克，煎服；如兼黄疸可配合金钱草等煎服。

9. 小便淋浊： 虎杖为末，每服6克，米汤送下。

28 垂盆草 Chuípéncǎo

【药材来源】为景天科植物垂盆草的全草。

【处方用名】垂盆草。

【产地采收】我国大部分地区均产，均为野生。夏、秋二季采收。切段，晒干，生用，或用鲜品。

【性状特征】茎纤细，长可达20厘米以上，部分节上可见纤细的不定根。3叶轮生，叶片倒披针形至矩圆形，绿色，肉质，长1.5～2.8厘米，宽0.3～0.7厘米，先端近急尖，基部急狭，有距。气微，味微苦。

【药性特点】甘、淡、微酸，微寒。归心、肝、胆经。

【功效应用】

1. **利湿退黄**：用于湿热黄疸，每与虎杖、茵陈等同用。

2. **清热解毒**：用于痈肿疮疡，可单用内服或外敷；或配野菊花、紫花地丁等同用。治疗咽喉肿痛，可与山豆根等配伍煎服。治疗毒蛇咬伤，可与白花蛇舌草、鱼腥草合用。治疗烫伤，烧伤，鲜品捣汁外涂即可。

【用量用法】15～30克。鲜品可达250克。

【实用验方】

1. **无名肿毒**：鲜垂盆草适量入胡桃油、烧酒各少许，捣烂外涂。

2. **水火烫伤**：鲜垂盆草洗净捣汁外涂。

3. **传染性肝炎**：垂盆草煎水饮服。

4. **肺癌**：垂盆草、白英各30克，水煎服，日1剂。坚持服用。

5. **急、慢性肝炎**：鲜垂盆草50～100克，洗净，加红糖20克，水煎服，每日1剂。

6. **痈肿初起**：鲜垂盆草洗净捣烂外敷。

7. **蛇毒**：鲜垂盆草200克捣汁内服，每日1～2次，并用鲜草洗净捣烂外敷。

8. **鼻咽癌**：鲜垂盆草适量，捣烂局部外敷，日1～2次。

29 鸡骨草 Jīgǔcǎo

【药材来源】为豆科植物广东相思子的干燥全株。

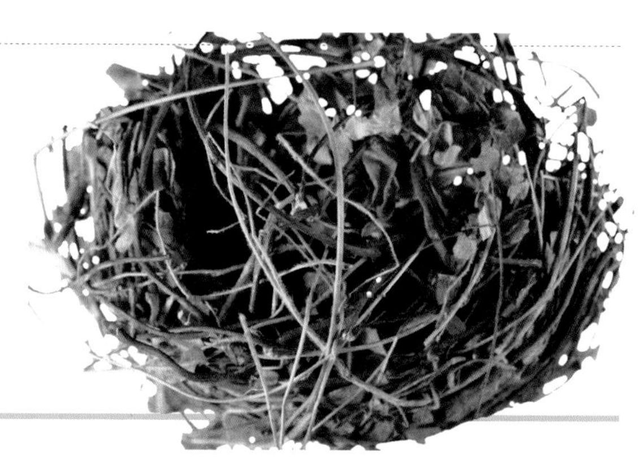

【处方用名】鸡骨草。

【产地采收】全年均可采挖，除去泥沙，干燥。

【性状特征】根多呈圆锥形，上粗下细，有分枝，长短不一，直径0.5～1.5厘米；表面灰棕色，粗糙，有细纵纹，支根极细，有的断落或留有残基；质硬。茎丛生，长50～100厘米，直径约0.2厘米；灰棕色至紫褐色，小枝纤细，疏被短柔毛。羽状复叶互生，小叶8～11对，多脱落，小叶矩圆形，长0.8～1.2厘米，先端平截，有小突尖，下表面被伏毛。气微香，味微苦。

【药性特点】甘、微苦，凉。归肝、胃经。

【功效应用】

1. **利湿退黄：**用于肝胆湿热郁蒸引起的黄疸，可单味使用，或与茵陈、地耳草等药配伍，以加强清热解毒，利湿退黄作用。

2. **清热解毒：**用于乳痈，可用本品鲜叶捣烂外敷。

3. **疏肝止痛：**用于肝气郁结之胁肋不舒，胃脘疼痛，常与两面针同用。

【用量用法】15～30克。煎服。

【实用验方】

1. **清热祛湿：**鸡骨草50克，猪脊骨500克，大枣10克，煲汤食用。

2. **病毒性肝炎，转氨酶升高，口苦纳差腹胀：**鸡骨草50克，大枣5枚，水煎服，每天1剂。

3. **黄疸肝炎：**鸡骨草30克，蛇舌草30克，茵陈30克，栀子10克，虎杖25克，水煎服。

4. **慢性肝炎，胁痛，烦热，尿黄，疲倦：**鸡蛋2个，鸡骨草30克，山栀根30克，猪瘦肉50

克，共煮，食肉、蛋，取汤饮之。

5. 肝炎，尿少色黄，双眼红肿：鸡蛋1～2个，猪瘦肉25克，鸡骨草20克、山栀10克，同入锅加水煮至七八成熟时，拍碎蛋壳，继续加热煨之。吃肉、蛋，喝汤。每日1剂，分2次服食。连续5～7日为1个疗程。

6. 黄疸：鸡骨草100克，红枣8枚。煎服。

7. 瘰疬：鸡骨草、豨莶草按3∶2的比例，研末，蜜为丸，每次5克，日服3次，连服2～4周。

8. 肝区疼痛、烦热、尿黄、疲倦：鸡骨草30克，蜜枣20克，白芍10克，水煎服。

第七章 温里药

以温散里寒为主要功效，治疗里寒证的药物，称温里药。又称祛寒药。其主要功效是温里祛寒止痛。部分药物兼行气，降逆，止呕，燥湿，杀虫，止痒等功效。主要适用于里寒证。如脾胃虚寒脘腹冷痛，呕吐，泄泻；寒凝肝脉少腹冷痛，寒疝腹痛，厥阴头痛；肾阳亏虚阳痿宫冷，腰膝冷痛，夜尿频多，滑精遗尿；心肾阳虚心悸怔忡，畏寒肢冷，小便不利，肢体水肿；肺寒痰饮痰鸣咳喘，痰白清稀，背部寒冷；亡阳证畏寒蜷卧，汗出神疲，四肢厥逆，脉微欲绝。

1 附子 Fùzǐ

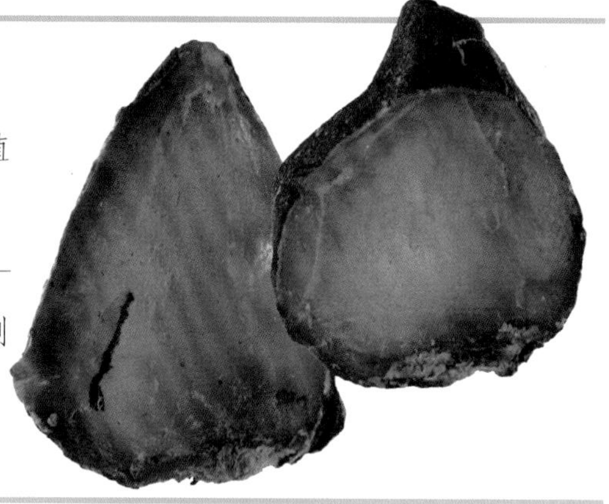

【药材来源】为毛茛科植物乌头子根的加工品。

【处方用名】制附片、制附子、黑附子（片）。

【产地采收】主产于四川、湖北等地。6月下旬到8月上旬采挖。

【性状特征】

1. 黑顺片：为不规则的纵切片，上宽下窄，表面黑褐色，切开面暗黄色，油润光泽，略透明，有类三角形形成层环，并有纵向脉纹（导管）。质硬而脆，断面角质样。气微，味淡。

2. 白附片： 形状、气味与黑顺片相同，但无外皮，全体黄白色，半透明状。

3. 黄附片： 呈圆形或不规则的片状，无外皮，黄色，半透明。

4. 盐附子： 呈圆锥形。表面灰黑色，有盐霜。顶端宽大，中央有凹陷的芽痕，周围有瘤状突起的支根（钉角）或支根痕。横切面灰褐色，有多角形环纹（形成层），并有食盐结晶。味咸而麻舌。

【药性特点】 辛、甘，大热。有毒。归心、肾、脾经。

【功效应用】

1. 回阳救逆： 用于亡阳证之四肢厥冷、冷汗自出、脉微欲绝，配伍干姜、甘草同用，如四逆汤。治亡阳兼气脱者，配大补元气之人参同用，如参附汤。本品药力颇强，能助心阳以通脉，补肾阳以益火，挽救散失之元阳，为“回阳救逆第一品药。”

2. 补火壮阳: 用于肾阳不足、命门火衰所致阳痿滑精、宫寒不孕、腰膝冷痛、夜尿频多者，配肉桂、鹿角胶等同用，如右归丸。治脾肾阳虚、寒湿内盛所致脘腹冷痛、大便溏泻，配党参、白术等，如附子理中汤。其上助心阳、中温脾阳、下补肾阳，凡心、脾、肾诸脏阳气衰弱者均可选用。

3. 散寒止痛: 用于寒痹疼痛。既温散止痛，又逐风寒湿邪，止痛力强，乃治寒痹要药。

【用量用法】 3 ~ 15 克。本品有毒，宜先煎 0.5 ~ 1 小时，至口尝无麻辣感为度。

【使用注意】 辛热燥烈，易伤阴动火，故热证、阴虚阳亢及孕妇忌用。反半夏、瓜蒌、贝母、白蔹、白及。内服须炮制。内服过量，或炮制、煎煮方法不当，可引起中毒。

【实用验方】

1. 腰膝冷痛，夜尿频多，手足不温: 制附片 10 克，杜仲 15 克，川断 15 克，川牛膝 15 克，益智仁 15 克，水煎服。

2. 骨节冷痛，酸楚重着，

屈伸不利，遇风寒加重：制附子10克，桂枝10克，威灵仙15克，白芍12克，甘草10克，水煎服。

3. 腹痛泻泄，恶寒发热，四肢拘急，手足厥冷：制附子10克，干姜10克，香附10克，甘草10克，水煎服。

4. 小儿咽喉炎，咳嗽流清涕：制附子10克，吴茱萸20克，研细粉醋调敷双脚涌泉穴。

5. 血栓闭塞性脉管炎：附子15克，桂枝15克，伸筋草30克，苦参15克，煎水泡脚。

6. 肺气虚寒性鼻渊：生附子，研末，煨葱捣和如泥，敷足心。

7. 阴虚牙痛：生附子，研末，醋调敷足心。

8. 风寒湿痹，关节疼痛，四肢拘挛：取附片10克，煎取汁，入薏苡仁30克，粳米100克，加水煮至粥熟。分2次食。

9. 里寒腹痛、腹泻，大便稀：制附子10克，炮姜15克，研为细末，每次用5克，与粳米100克，加水煮粥食。

10. 感受风寒，偏正头痛，年久不愈：附子、高良姜等分，为末。每服5克，用腊茶调下。

2 干姜 Gānjiāng

【药材来源】为姜科植物姜的干燥根茎。

【处方用名】干姜。

【产地采收】主产于四川、广东等地，均系栽培。冬季采收。

【性状特征】根茎呈不规则块状，略扁，具指状分枝，长3～7

厘米，厚1～2厘米。表面灰棕色或浅黄棕色，粗糙，具纵皱纹及明显的环节。分枝处常有鳞叶残存，分枝顶端有茎痕或芽。质坚实，断面黄白色或灰白色，粉性和颗粒性，有一明显圆环（内皮层），筋脉点（维管束）及黄色油点散在。气香，特异，味辛辣。以质坚实、断面色黄白、粉性足、气味浓者为佳。

【药性特点】辛，热。归脾、胃、肾、心、肺经。

【功效应用】

1. 温中散寒：用于脾胃虚寒之脘腹冷痛、食欲不振或呕吐泄泻，常配伍补脾益气之人参、白术，如理中丸。本品主要作用于中焦，散寒而健运脾阳，为温暖中焦之主药。无论外寒内侵的实寒证，还是阳虚寒从内生的虚寒证，均可使用。

2. 回阳救逆：用于心肾阳虚、阴寒内盛之亡阳厥逆、脉微欲绝，与附子相须为用，力量不及附子，既助附子回阳救逆，又能降低其毒性，如四逆汤。

3. 温肺化饮：用于寒饮喘咳之形寒背冷，痰多清稀，常配细辛、五味子同用，如小青龙汤。其上能温肺散寒以化饮，中能温脾阳以绝生痰之源。

【用量用法】3～10克。

【使用注意】阴虚内热、血热妄行者忌用。

【实用验方】

1. 风寒感冒，恶寒发热流清涕：干姜10克，葱白10克，煎水200毫升温服。

2. 虚寒胃痛：干姜30克，延胡索30克，香附30克，共研细末，每服9克，每天3次。

3. 伤食不化，腹胀呕吐酸水：干姜30克，鸡内金30克，吴茱萸30克，共研细末，每服9克，每天3次。

4. 老年性尿频：干姜10克，益智仁15克，桑螵蛸15克，山药15克，乌药10克，水煎服。

5. 除脚臭：干姜10克，黄精50克，葛根30克，煎水泡脚。

6. 手脚冰凉，恶寒喜暖，麻木疼痛：干姜15克，艾叶30克，麻黄30克，桂枝30克，煎水泡脚。

3 肉桂

Ròuguì

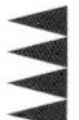

【药材来源】为樟科常绿乔木肉桂的干燥树皮。

【处方用名】肉桂、官桂、板桂、桂心。

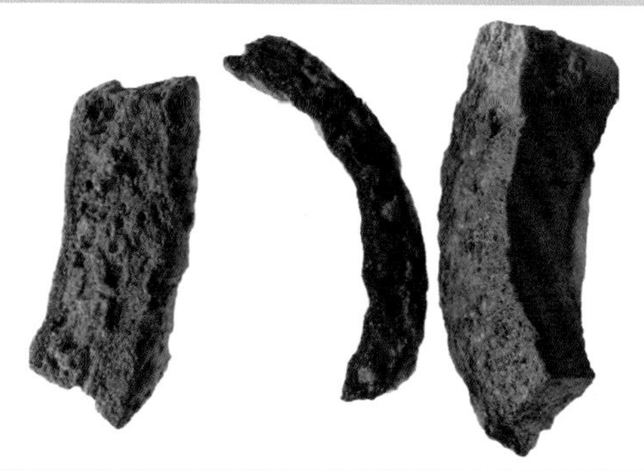

【产地采收】主产于广西、广东等地。多于秋季剥皮，阴干。

【性状特征】本品呈槽状或卷筒状，长 30 ~ 40 厘米，宽或直径 3 ~ 10 厘米，厚 0.2 ~ 0.8 厘米。外表面灰棕色，稍粗糙，有不规则的细皱纹及横向突起的皮孔，有的可见灰白色的斑纹；内表面红棕色，略平坦，有细纵纹，划之显油痕。质硬而脆，易折断，断面不平坦，外层棕色而较粗糙，内层红棕色而油润，两层间有 1 条黄棕色的线纹。气香浓烈，味甜、辣。

【药性特点】辛、甘，热。归肾、脾、心、肝经。

【功效应用】

1. 补火壮阳: 用于肾阳不足、命门火衰之畏寒肢冷，腰膝冷痛，夜尿频多，阳痿，宫寒，滑精早泄等，配鹿角胶、附子等同用，如右归丸。本品辛甘而热，益阳消阴，功效与附子相似，为补火壮阳要药。

2. 散寒止痛: 用于寒邪内侵或脾胃虚寒之脘腹冷痛，胸阳不振之胸痹心痛，寒疝腹痛，风寒湿痹痛兼肝肾亏虚者。其辛热温散，善去痼冷沉寒而止痛。

3. 温经通脉: 用于寒邪凝滞，血脉瘀滞之月经不调、痛经或闭经，产后瘀血阻滞之恶露不尽、腹痛不止，妇人气滞血瘀之癥瘕积聚，阳虚寒凝、血滞痰阻之阴疽、流注等。本品能温通血脉，促进血行，消散瘀滞，为治寒凝血滞之要药。

4. 引火归原：用于肾阳虚虚阳上浮之面赤，咽痛，心悸，失眠，脉微弱者。

5. 鼓舞气血生长：用于久病体虚气血不足者，在补气益血方中少量加入肉桂，可以促进气血生长。

【用量用法】1 ~ 5克，宜后下。

【使用注意】阴虚火旺、里有实热郁火、血热出血及孕妇忌用。畏赤石脂。

【实用验方】

1. 过食生冷，胃冷痛：肉桂6克，干姜9克，煮15分钟，当茶饮。

2. 小儿秋季腹泻：肉桂10克，丁香3克，五倍子15克，共研细末，醋调敷肚脐。

3. 慢性咽炎缠绵不愈：肉桂3克，黄连1克，细辛1克，开水泡，当茶饮。

4. 伤筋疼痛，曲伸不利：肉桂9克，麻黄30克，伸筋草30克，延胡索30克，桑枝30克，煎水熏洗患处。

5. 咳嗽气喘，遇寒易发，遇寒更甚：肉桂50克，法半夏100克，干姜50克，陈皮100克，炙麻黄50克，共为细末，炼蜜为丸，如梧桐子大，每服6克，每天2次。

6. 肾气虚乏，脐腹疼痛，腰痛膝软，小便不利：《金匮》肾气丸（市售）（肉桂、附子、熟地、山萸肉、山药、丹皮、茯苓、泽泻）内服。

7. 久寒积冷，心腹疼痛，胁肋胀满，泄泻肠鸣，自利自汗，米谷不化：荜茇、肉桂、炮姜、高良姜各等量，为细末，水泛丸，每次5克，米饮汤下，食前服之。

8. **产后腹中痛**：肉桂研末，用开水泡服。

9. **虚寒阴火之喉痛、喉痹**：肉桂、干姜、甘草各等分，各研极细末，滚水冲淖，将碗顿于滚水内，再淖，慢以咽下。

10. **咽喉肿痛**：肉桂研末，用醋调后，敷于足底（脚底的前1/3处）。

4 吴茱萸 Wúzhūyú

【**药材来源**】本品为芸香科植物吴茱萸、石虎或疏毛吴茱萸的干燥近成熟果实。

【**处方用名**】吴茱萸、吴萸。

【**产地采收**】疏毛吴茱萸分布于江西，湖南，两广及贵州等省区；吴茱萸分布于陕西，甘肃及长江以南地区，石虎分布于江西，湖南，两广及贵州等省区。8～11月果实尚未开裂时采集。

【**性状特征**】本品呈球形或略呈五角状扁球形，直径2～5毫米。表面暗黄绿色至褐色，粗糙，有多数点状突起或凹下的油点。顶端有五角星状的裂隙，基部残留被有黄色茸毛的果梗。质硬而脆，横切面可见子房5室，每室有淡黄色种子1粒。气芳香浓郁，味辛辣而苦。

【**药性特点**】辛、苦，热。有小毒。归肝、脾、胃、肾经。

【**功效应用**】

1. **散寒止痛**：用于寒凝诸痛及气滞疼痛，尤以中焦虚寒，肝寒上逆之厥阴头痛，干呕，吐涎沫，苔白，脉迟者为宜，配伍生姜等同用，如吴茱萸汤。也用于寒疝腹痛。

2. 疏肝下气： 用于肝郁、肝胃不和之胁痛，口苦，呕吐者，配黄连同用，如左金丸。

3. 燥湿止呕： 用于胃寒呕吐，湿浊内阻之呕吐。为治呕吐吞酸之要药。

4. 助阳止泻： 用于脾肾阳虚，五更泄泻，多与补骨脂、肉豆蔻等同用，如四神丸。同时因又能燥湿，对于湿浊泄泻也可选用。

以本品研末，用米醋调敷足心（涌泉穴），还治口疮和高血压等。

【用量用法】 1 ~ 5 克。外用适量，煎汤洗，研末干掺或调敷。

【使用注意】 不宜过量或久服，阴虚有热者忌用。

【实用验方】

1. 口舌生疮： 吴茱萸研末，醋调，敷足心。

2. 小儿口角流涎： 吴茱萸 15 克，胆南星 5 克，共研细末，醋调敷双脚涌泉穴。

3. 胃寒吐酸： 吴茱萸、干姜等份，为末，每次服 3 克，一日 3 次。

4. 牙齿疼痛： 吴茱萸煎酒含嗽。

5. 阴部湿痒生疮： 吴茱萸 30 克，水煎，洗。

6. 消化不良： 吴茱萸研末，每次 3 克，用食醋调，敷脐部。12 小时一换。

7. 黄水疮： 吴茱萸研粉，用凡士林调成 10% 软膏，局部涂擦，每日 1 ~ 2 次。

8. 久泻： 吴茱萸 10 克，加盐少许，水煎服。

9. 高血压病： 吴茱萸研末，每次 20 克，食醋调，于睡前敷两足心。

10. 荤腥鱼肉，宿食不消，引起心腹冷痛，呕吐泄泻： 吴茱萸、白胡椒、橘皮等份，共研末，温开水送服，每次 3 克，每日 2 次。

5 小茴香 Xiǎohuíxiāng

【药材来源】为伞形科植物茴香的干燥成熟果实。

【处方用名】小茴香、茴香。

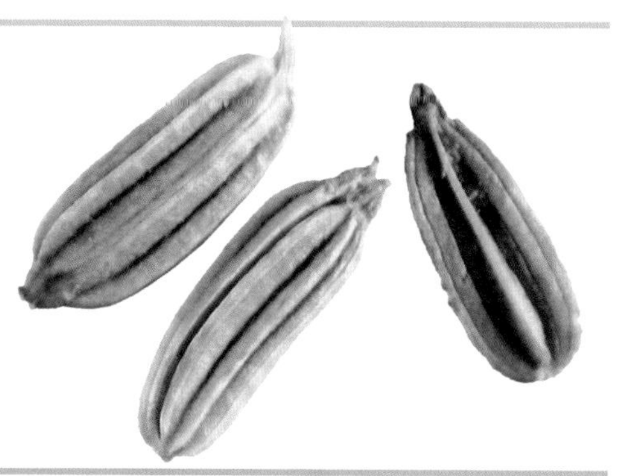

【产地采收】全国各地均有栽培。秋季果实初熟时采集。

【性状特征】本品为双悬果，呈圆柱形，有的稍弯曲，长4～8毫米，直径1.5～2.5毫米。表面黄绿色或淡黄色，两端略尖，顶端残留有黄棕色突起的柱基，基部有时有细小的果梗。分果呈长椭圆形，背面有纵棱5条，接合面平坦而较宽。横切面略呈五边形，背面的四边约等长。有特异香气，味微甜、辛。

【药性特点】辛，温。归肝、肾、脾、胃经。

【功效应用】

1. **散寒止痛：** 用于寒滞肝脉之疝气疼痛，肝郁气滞有寒之睾丸偏坠胀痛，肝经受寒之少腹冷痛，或冲任虚寒、气滞血瘀之痛经。

2. **理气和胃：** 用于胃寒气滞之脘腹胀痛，可与高良姜、香附、乌药等同用。本品入脾胃，既温中散寒止痛，又能理气开胃止呕。

【用量用法】3～6克。外用适量。

【使用注意】阴虚火旺者慎用。

【实用验方】

1. **狐臭：** 小茴香100克，焙干研细粉，白醋调敷腋下。

2. **女性痛经，小腹冷痛：** 小茴香10克，艾叶10克，延胡索

15克，生山楂15克，橘核10克，水煎服。

3. 风湿性关节炎，肢体关节冷痛，遇寒增加，得热痛减： 小茴香100克，石菖蒲100克，粗盐500克，同炒热，布包烫患处。

4. 脾胃虚寒食少，腹痛，痛经： 小茴香少许，炒后煎汤去渣，然后加大米，煮成米粥食用。

5. 疝气，小腹冷痛、胀满： 小茴香15克，胡椒10克。研末，酒糊为丸，每次服3～6克，温酒送下。

6. 肝胃气滞，脘腹胁下胀痛： 小茴香30克，枳壳15克。微炒研末，每次服6克，温开水送下。

7. 消化不良： 小茴香3克、陈皮6克，煎水空腹服用，每日1次。

8. 便秘： 小茴香3克、萝卜子（莱菔子）3克，共研细末，开水冲服，每日2次。

6 丁香 Dīngxiāng

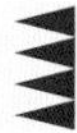

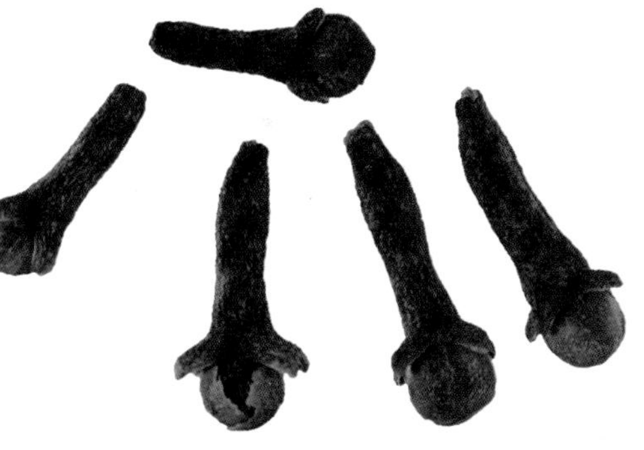

【药材来源】 为桃金娘科常绿乔木丁香的干燥花蕾，习称公丁香。

【处方用名】 丁香、公丁香。

【产地采收】 我国广东、海南等地产。通常于9月至次年3月，花蕾由绿转红时采收。

【性状特征】 花蕾略呈研棒状，长1～2厘米。花冠圆球形，直径0.3～0.5厘米。花瓣4，覆瓦状抱合，棕褐色或黄褐色，花瓣内为雄蕊和花柱，搓碎后可见众多黄色细粒状的花药。萼筒圆柱状。略扁，有的稍弯曲，长0.7 ~ 1.4厘米，直径0.3 ~ 0.6厘米，红棕色或棕褐色、上部有4枚三角状的萼片，十字状分开。质坚实，富油性。气芳香浓烈，味辛辣，有麻舌感。以个大粗壮、鲜紫棕色、香气浓郁、富有油性者为佳。

【药性特点】辛，温。归脾、胃、肺、肾经。

【功效应用】

1. 温中降逆：用于虚寒呃逆，配伍柿蒂等同用，如丁香柿蒂汤。其既温中散寒，又降逆止呕、止呃，为治胃寒呕吐、呃逆之要药。

2. 散寒止痛：用于中焦虚寒脘腹冷痛。

3. 温肾助阳：用于肾虚阳痿证。其温肾助阳起痿之功，单用力弱，可配附子、肉桂等同用。

【用量用法】1 ~ 3克。外用适量。

【使用注意】热证及阴虚内热者忌用。畏郁金。

【实用验方】

1. 婴幼儿吐乳：丁香2克，枇杷叶5克，研末乳汁冲服。

2. 胃寒反胃呕吐：丁香15克，干姜10克，竹茹10克，法半夏10克，陈皮12克，水煎服。

3. 胃寒胀痛：丁香10克，延胡索15克，川楝子10克，干姜10克，枳壳10克，水煎服。

4. 阳痿早泄：丁香20克，细辛20克，蛇床子20克，45°白酒200毫升浸泡15天，性交前10分钟擦龟头。

5. 冻疮：细辛、丁香各15克，加入75%乙醇或上等白酒100毫升中，密封浸泡7天。每天用消毒棉签蘸药液少许涂擦患处，并揉搓至局部发热，每日3次。

6. 足癣：丁香15克，苦参30克，大黄30克，明砂10克，地肤子30克，黄柏20克，百部30克，水煎取汁，泡足。每次15分钟，每日1剂，水煎2次。

7. 萎缩性鼻炎：丁香10克，菊花10克，苍耳10克，石菖蒲10克，冰片1克，水煎取汁，纳入冰片溶化，趁热倒入杯中，用棉罩住杯口，用鼻吸入蒸气。每次30分钟，每日2次，连续

3 ~ 5 日。

8. 癣症： 丁香 15 克，加入 75% 的乙醇至 100 毫升，浸 48 小时后去渣。每日外擦患处 3 次。

9. 狐臭： 公丁香 5 克，白芷 10 克，冰片 1 克，尖头的小红辣椒 10 克（烘干切碎）放入 75% 的乙醇 100 毫升内封闭，浸泡 10 天，以乙醇涂擦腋窝。

7 高良姜 Gāoliángjiāng

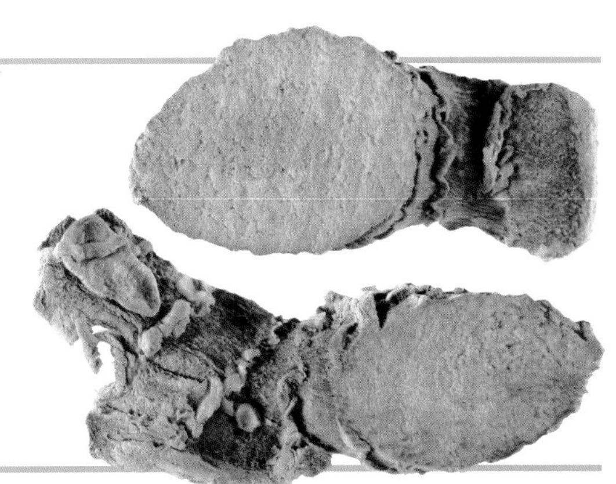

【药材来源】为姜科植物高良姜的干燥根茎。

【处方用名】高良姜、良姜。

【产地采收】主产于广东、广西等地。夏末秋初采挖。

【性状特征】本品呈圆柱形，多弯曲，有分枝，长 5 ~ 9 厘米，直径 1 ~ 1.5 厘米。表面棕红色至暗褐色，有细密的纵皱纹及灰棕色的波状环节，节间长 0.2 ~ 1 厘米，一面有圆形的根痕。质坚韧，不易折断，断面灰棕色或红棕色，纤维性，中柱约占 1/3 。气香，味辛辣。

【药性特点】辛，热。归脾、胃经。

【功效应用】

1. 散寒止痛： 用于脾胃虚寒之脘腹冷痛，配伍干姜同用，如二姜丸。本品为治脘腹冷痛之常用药。

2. 温中止呕： 用于胃寒呕吐，或肝寒犯胃呕吐，配伍香附同用，如良附丸。

【用量用法】3 ~ 6 克。

【使用注意】热证及阴虚火旺者忌服，孕妇慎服。

【实用验方】

1. **小儿伤食腹泄：**高良姜10克，陈皮10克，槟榔30克，共研细末，醋调敷肚脐。

2. **双目突然红痛：**高良姜末入鼻，使打喷嚏，红痛即消。

3. **心脾痛：**高良姜、槟榔等分，各炒，为细末，米饮调下。

4. **胃脘胀痛，包括胃及十二指肠溃疡：**高良姜10克，延胡索15克，姜半夏10克，草豆蔻10克，香附10克，水煎服。

5. **胃脘受寒疼痛：**高良姜、香附子各焙、各研、各贮，取高良姜10克，香附5克，以米饮汤饮服。

6. **虚寒胃痛：**高良姜30克，香附12克，干姜10克，粳米200克，煮粥分3次服。

7. **腹部冷痛：**高良姜、干姜等分为细末，为丸，每服5克。

8 胡椒 Hújiāo

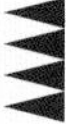

【药材来源】为胡椒科植物胡椒的干燥近成熟或成熟果实。

【处方用名】胡椒、黑胡椒、白胡椒。

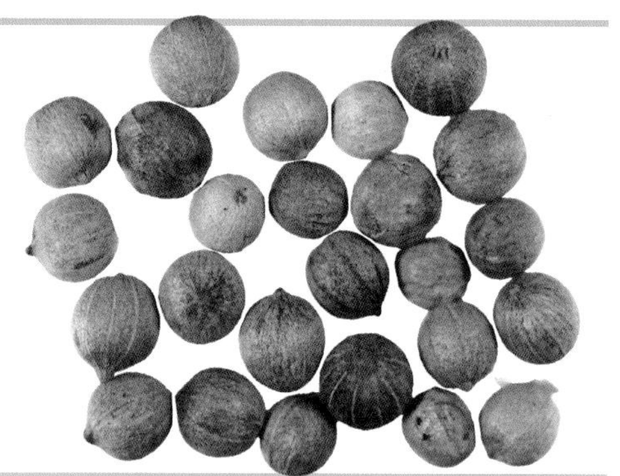

【产地采收】主产于海南、广东等地。秋末至次春果实呈暗绿色时采收，晒干，为黑胡椒；果实变红时采收，用水浸渍数日，擦去果皮，晒干，为白胡椒。

【性状特征】

1. **黑胡椒：**呈球形，直径3.5 ~ 5毫米。表面黑褐色，具隆起网状皱纹，顶端有细小花柱残迹，基部有自果轴脱落的疤痕。质硬，外果皮可剥离，内果皮灰白色或淡黄色。断面黄白色，粉性，中有小空隙。气芳香，味辛辣。

2. 白胡椒：表面灰白色或淡黄白色，平滑，顶端与基部间有多数浅色线状条纹。

【药性特点】辛，热。归胃、大肠经。

【功效应用】

温中散寒：用治胃寒脘腹冷痛、呕吐。本品味辛性热，既可作药物，也可作食物应用。

此外，作调味品，有开胃进食的作用。

【用量用法】1 ~ 3 克。外用适量，研末调敷。

【使用注意】热病及阴虚火旺者忌服，孕妇慎服。

【实用验方】

1. 小儿单纯性腹泻：取白胡椒研成细末后填满孩子肚脐，胶布贴敷，24 小时更换 1 次，连用 2 ~ 3 天。

2. 小儿遗尿：在鸡蛋顶端钻一小孔，放进 7 颗白胡椒，再用纸糊住孔眼，蒸熟食用，每天吃 1 个。

3. 牙痛：白胡椒少许，掺食盐少许，塞入龋齿内。

4. 肺寒痰多：将白胡椒与羊肉同煮汤食用。

5. 汗斑：白胡椒、海螵蛸、蛇床子各等份，共研末，用茄子蒂蘸粉末在患处轻轻摩擦，早晚各用 1 次。

6. 冻疮：将白胡椒放入白酒中浸泡 7 天后，外涂患处。

7. 肠胃虚寒腹痛：在炖肉时加人参、白术，白胡椒，能起到温补脾胃的作用。

8. 消化不良、食后饱胀、食欲不振：取胡椒粉 1 克填脐部，纱布覆盖，胶布固定，隔日 1 次。

9. 痛经：白胡椒 1 克，白酒 1 盅，冲服。

10. 腹泻：胡椒、大蒜各适量，捣成糊状，敷肚脐眼。

9 花椒 Huājiāo

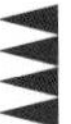

【药材来源】为芸香科植物青椒或花椒的干燥成熟果皮。

【处方用名】花椒、川椒、蜀椒。

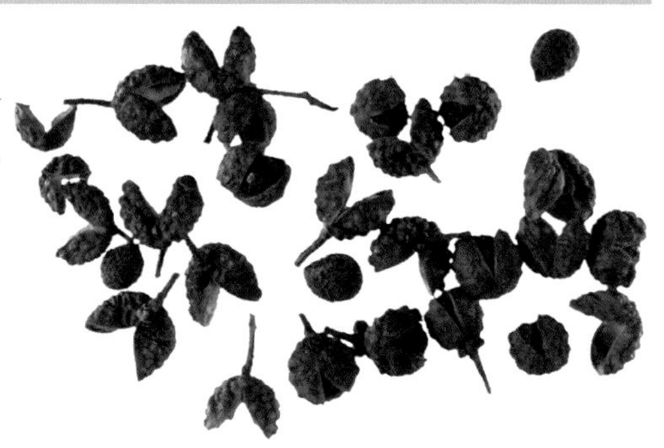

【产地采收】以四川产者为佳。秋季采收。

【性状特征】

1. 青椒：多为2～3个上部离生的小蓇葖果，集生于小果梗上，蓇葖果球形，沿腹缝线开裂。外表面灰绿色或暗绿色，散有多数油点和细密的网状隆起皱纹；内表面类白色，光滑。内果皮常由基部与外果皮分离。残存种子呈卵形，表面黑色，有光泽。气香，味微甜而辛。

2. 花椒：蓇葖果多单生，外表面紫红色或棕红色，散有多数疣状突起的油点，直径0.5～1毫米，对光观察半透明；内表面淡黄色。香气浓，味麻辣而持久。

【药性特点】辛，热。有小毒。归脾、胃、肾经。

【功效应用】

1. 温中止痛：用于脾胃虚寒之脘腹冷痛，呕吐，不思饮食，配温中健脾之干姜、人参，如大建中汤。本品为治中寒腹痛常用药物。又兼能燥湿，可治寒湿吐泻。

2. 杀虫止痒：用于三个方面：其一对蛔虫有驱杀作用，亦用于蛔虫所致腹痛，吐蛔，如乌梅丸；其二用于疥疮，皮肤湿疹瘙痒等，常同其他杀虫药煎水后熏洗；其三能防止药物等被虫蛀，保管易被虫蛀的药物常加入花椒。

【用量用法】3～6克。外用适量，煎汤含漱、熏洗，或研末调敷。

【使用注意】热证及阴虚火旺者忌服，孕妇慎服。

【实用验方】

1. 蛔虫腹痛：花椒6克，乌梅30克，煎水服。

2. 蛔虫：以麻油120克，加热，倒入花椒10克，煎熬，至微焦取出，滤去花椒，频服油。

3. 反胃呕吐：花椒6克，绿豆1把，水煎服。

4. 脘腹冷痛：将花椒炒热，布包熨疼痛处。

5. 胃中寒冷疼痛：花椒炒焦研末，每日3次，每次3克，米汤送服。

6. 脘腹冷痛：花椒、干姜各6克，党参10克，水煎取汁，加饴糖30克，烊化，2次分服。

7. 皮肤瘙痒：花椒、白矾各15克，煎洗患处。

8. 呃逆不止：花椒研末，面糊丸，每次1克。

9. 虚寒性泄泻，久痢：花椒1份，苍术2份，研末，醋糊为丸，每次2克。

10. 齿痛：花椒醋煎含之，亦可微烧令热，咬痛牙处。

10 荜茇 Bìbá

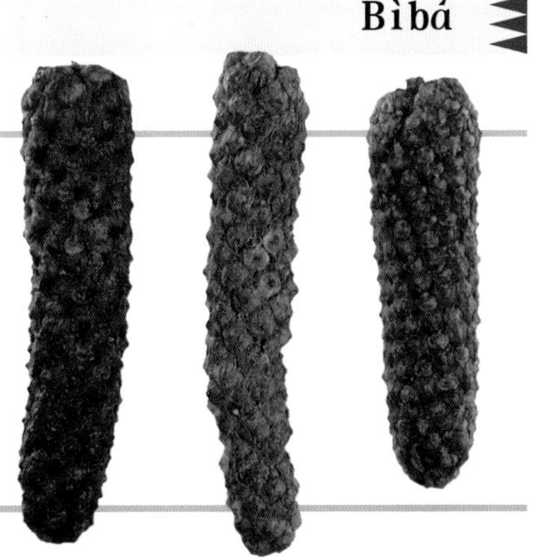

【药材来源】为胡椒科植物荜茇的干燥近成熟或成熟果穗。

【处方用名】荜茇。

【产地采收】产于广东、云南等地。9～10月间果穗由绿变黑时采收，除去杂质，晒干。

【性状特征】本品呈圆柱形，

稍弯曲，由多数小浆果集合而成，长 1.5 ~ 3.5 厘米，直径 0.3 ~ 0.5 厘米。表面黑褐色或棕色，有斜向排列整齐的小突起，基部有果穗梗残存或脱落。质硬而脆，易折断，断面不整齐，颗粒状。小浆果球形，直径约 0.1 厘米。有特异香气，味辛辣。

【药性特点】辛，热。归胃、大肠经。

【功效应用】

1. **温中散寒**：用治胃寒呕吐、呃逆、泄泻等，可与白术、干姜等同用。

2. **下气止痛**：用于虚寒胃痛，腹痛，常与干姜、厚朴、附子等配伍同用。

此外，以本品配胡椒研末，填塞龋齿孔中，可治龋齿疼痛。

【用量用法】1.5 ~ 3 克。煎服，外用适量。

【实用验方】

1. **老年性胃肠胀气，食生冷加剧**：荜茇 5 克，人参 10 克，法半夏 12 克，厚朴 10 克，炒莱菔子 15 克，水煎服。

2. **小儿腹泻**：荜茇 10 克，肉桂 6 克，木香 10 克，车前子 20 克，共研细末，适量醋调敷肚脐。

3. **牙齿疼痛**：荜拨、胡椒等分，为末，每用 1 丸，入蛀孔中。

4. **呃逆**：荜拨捣细为末，饭前服用，每次 2 克，每日 2 次。

5. **胃痛**：荜茇 50 克加入 600 毫升黄酒中，浸泡 7 日，每次服 10 毫升，每日 3 次。

6. **偏头痛**：荜茇为末，令患者口中含温水，左边疼令左鼻吸入荜拨细粉，右边疼令右鼻吸入荜茇粉。

7. **痰饮恶心**：荜茇为散，每于食前，用清粥饮调下 2 克。

8. **腹胀、肠鸣**：荜茇 10 克，肉桂 10 克，干姜各 8 克，水煎服，每日 2 次。

9. **鼻塞脑流清涕**：荜茇、香附、大蒜，杵作饼，纱衬炙热贴囟门上，其涕自止。

10. **龋齿疼痛**：取荜茇、胡椒各等分，研末混均，将药粉塞入蛀孔中。

11 荜澄茄 Bìchéngqié

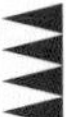

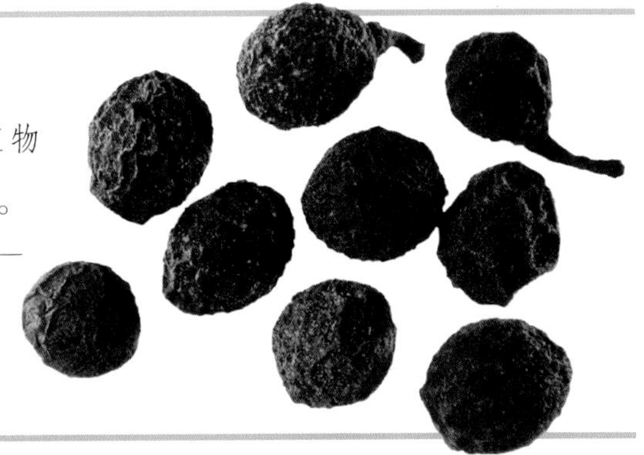

【药材来源】为樟科植物山鸡椒的干燥成熟果实。

【处方用名】荜澄茄。

【产地采收】主产于广西、四川等地。秋季果实成熟时采收，晒干。

【性状特征】本品呈类球形，直径4～6毫米。表面棕褐色至黑褐色，有网状皱纹。基部偶有宿萼和细果梗。除去外皮可见硬脆的果核，种子1，子叶2，黄棕色，富油性。气芳香，味稍辣而微苦。

【药性特点】辛，温。归脾、胃、肾、膀胱经。

【功效应用】

1. **温中散寒：**用于胃寒脘腹冷痛、呕吐、呃逆，功似荜茇，可单用或与高良姜、丁香、厚朴等同用。

2. **行气止痛：**用于寒凝气滞寒疝腹痛，常与吴茱萸、香附、木香等同用。

此外，治下焦虚寒之小便不利或寒湿郁滞之小便浑浊，可与萆薢、茯苓、乌药等同用。

【用量用法】煎服，1.5～3克。

【实用验方】

1. **反胃：**荜澄茄研末，加米糊做成丸子，每服5克，姜汤送下。

2. **支气管哮喘：**荜澄茄、胡颓子叶、生地各15克，水煎服。

3. **无名肿毒：**荜澄茄鲜果实捣烂外敷。

4. 呃噫日夜不定者：荜澄茄、高良姜等份，为散，每服5克。

5. 胃脘胀痛，恶寒喜暖：荜澄茄6克，佛手15克，木香6克，青皮10克，延胡索15克，水煎服。

6. 脾胃虚弱，胸膈不快，不进饮食：荜澄茄不拘多少，为细末，姜汁煮糊为丸，食后淡姜汤下，每次5克。

7. 噎食不纳：荜澄茄、白豆蔻等分，为末，干舐之。

第八章 理气药

凡以疏理气机为主要作用，治疗气滞或气逆证的药物，称为理气药，又名行气药。其主要功效是行气止痛。由于药物性能不同，分别具有理气健脾，疏肝解郁，理气宽胸，破气散结等作用。主要适用于气滞或气逆证，如脾胃气滞脘腹胀满，食欲不振或嗳气吞酸，恶心呕吐，大便失常；肝气郁滞胁肋胀痛，抑郁不乐，疝气疼痛，月经不调，乳房胀痛或结块；肺气壅滞呼吸不畅，胸闷胸痛，咳嗽气喘等证。

1 陈皮 Chénpí

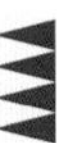

【**药材来源**】为芸香科植物橘的成熟果实的果皮。

【**处方用名**】陈皮、橘皮、广陈皮、新会皮。

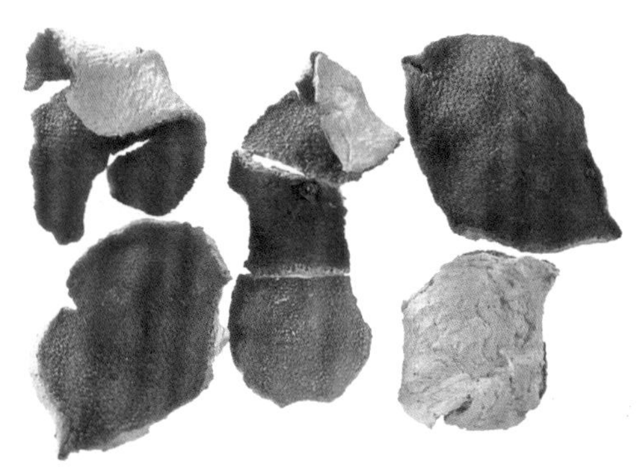

【**产地采收**】主产于广东、福建等省。秋季果实成熟时收集干燥果皮备用。入药以陈久者佳，故称陈皮。

【**性状特征**】

1. 陈皮：常剥成数瓣，基部相连，有的呈不规则的片状，厚1～4毫米。外表面橙红色或红棕色，有细皱纹和凹下的点状油室；内表面浅黄白色，粗糙，附黄白色或黄棕色筋络状维管束。质稍硬而脆。气香，味辛、苦。

2. 广陈皮： 常3瓣相连，形状整齐，厚度均匀，约1毫米。点状油室较大，对光照视，透明清晰。质较柔软。

【药性特点】 辛、苦，温。归脾、肺经。

【功效应用】

1. 理气健脾： 用于脾胃气滞所致的脘腹胀满、恶心呕吐、不思饮食等证，常与厚朴、木香等同用，如平胃散。若脾虚气滞者，可与党参、白术等配伍，如五味异功散。此外，又常用于补益剂中，以助脾运，使之补而不滞。

2. 燥湿化痰： 用于湿痰咳嗽，痰多胸闷者，可配半夏、茯苓同用，如二陈汤。治寒痰咳嗽，多与干姜、细辛等同用，如苓甘五味姜辛汤。若脾虚失运而致痰湿犯肺者，可配党参、白术同用，如六君子汤。本品为治湿痰之要药。

3. 降逆止呕： 用于气机阻滞恶心，呕吐，呃逆，属寒者，与生姜同用，如姜橘汤；属热者，配竹茹同用，如橘皮竹茹汤。

【用量用法】 3 ~ 10克。

【实用验方】

1. 消化不良： 橘皮2份，白术1份，共研末。水泛为丸，每日3次，每次3克。亦可水煎服，每次10克。

2. 脾胃不调，反复呕吐，消化不良，不思饮食： 橘皮6克，生姜3克，水泡服，每日2次，或橘饼30克，慢慢嚼服。

3. 痰膈气胀： 陈皮10克，水煎服。

4. 感冒，呕吐，咳嗽痰多： 陈皮10克，生姜3克，红糖适量，煎汤去渣，加入红糖服。

5. 伤食生冷水果，泄泻不止： 橘饼 1 个，切片，放碗内以沸水冲入，泡汁饮汤食饼，1 饼可作数次服。

6. 驱杀蚊子： 将晒干的陈皮用乙醇泡后，关好门窗，点燃陈皮熏室内。

7. 痰热咳嗽： 鲜橘子 60 克，冰糖 30 克，隔水炖烂服，每晚睡前服 1 次。

8. 冻疮： 橘皮适量，烤焦研末，加凡士林调涂患处，每日 1 ~ 2 次。

9. 慢性胃炎： 橘皮炒后研末，每次取 6 克，加白糖适量，空腹温开水冲服。

10. 去腥除膻： 陈皮研细，少许加入鲜鱼类食用。做肉汤时，加点橘皮可使汤味鲜美，无油腻的感觉。

2 青皮 Qīngpí

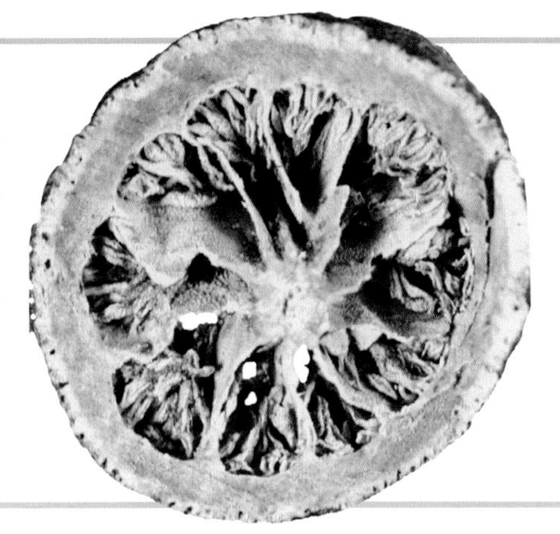

【药材来源】 为芸香科植物橘及其栽培变种的幼果或未成熟果实的果皮。

【处方用名】 青皮、小青皮、四花青皮。

【产地采收】 5 ~ 6 月间，采集自落的幼果。洗净，晒干，备用。7 ~ 8 月摘取未成熟果实，除果肉，晒干。生用或醋炒用。

【性状特征】 呈不规则的圆球形，部分被横剖为两瓣，直径 0.3 ~ 2 厘米。外表面深灰色或黑绿色，有细皱纹及小瘤状突起，可见细密小凹点（油室），顶端有稍突起的花柱残基，基部有圆形的果柄痕。质坚硬，横剖面果皮黄白色或淡黄棕色，厚 0.15 ~ 0.4 厘米，中央有瓤囊 7 ~ 13 瓣，干缩成片状，气清香，味苦辛。以个匀、质硬、体重、肉厚、瓤小、香气浓者为佳。

【药性特点】苦、辛，温。归肝、胆、胃经。

【功效应用】

1. 疏肝破气：用于肝气郁结所致的胸胁胀痛，乳房胀痛及疝气痛等证。治胸胁胀痛，常配香附、郁金等同用；治乳房胀痛，宜配柴胡、橘叶等同用。治疝气痛，每与小茴香、乌药等配伍。

2. 消积化滞：用于食积气滞的脘腹痞闷胀痛等证，常与山楂、神曲等同用。若气滞较甚者，可与木香、槟榔或枳实、大黄等配伍。

此外，取破气散结作用，用于气滞血瘀所致的癥瘕积聚，以及久疟痞块等证，常配三棱、莪术等同用。

【用量用法】3 ~ 10 克。醋炙疏肝止痛力强。

【使用注意】气虚者忌用。

【实用验方】

1. 胸腹部胀：青皮、枳壳、大腹皮各等分。水煎服。若上焦胀加桔梗；中焦胀加苏梗；下焦胀加木通。

2. 久积忧郁，乳房内有核如指头，不痛不痒：青皮 20 克水煎，徐徐服之，日 1 服，或用酒服。

3. 心胃久痛不愈、得饮食米汤即痛极者：青皮 25 克，玄胡索 15 克（俱醋拌炒），甘草 5 克，大枣 3 个，水煎服。

4. 呃逆：青皮研末，每服 10 克，白汤下。

5. 肝气不和，胁肋刺痛如击如裂者：青皮 400 克（酒炒），白芥子、苏子各 200 克，龙胆草、当归尾各 150 克。共为末，每早晚各服 15 克。

6. 疟疾寒热：青皮炒存性，研末，发前温酒服 5 克，临时再服。

7. 食痛、饱闷、噫败卵气：青皮、山楂、神曲、麦芽、草果等量，为丸服。

3 枳实 Zhǐshí

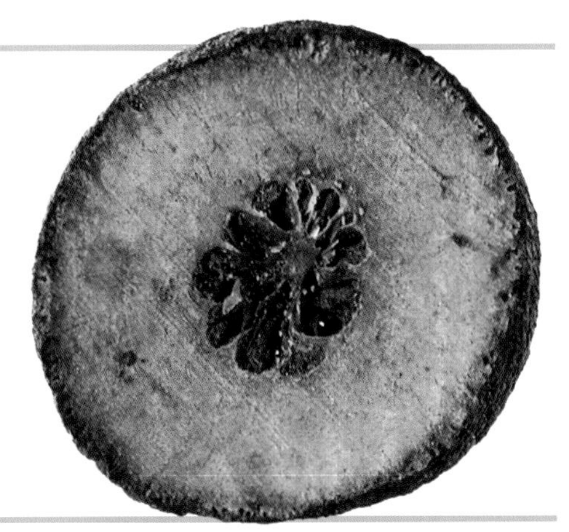

【药材来源】为芸香科植物酸橙、甜橙的未成熟的果实。

【处方用名】枳实、生枳实、炒枳实。

【产地采收】主产四川、江西等地。5 ~ 6 月间采集自落的果实，自中部横切为两半，晒干后低温干燥。

【性状特征】本品呈半球形，少数为球形，直径 0.5 ~ 2.5 厘米。外果皮黑绿色或暗棕绿色，具颗粒状突起和皱纹，有明显的花柱残迹或果梗痕。切面中果皮略隆起，厚 0.3 ~ 1.2 厘米，黄白色或黄褐色，边缘有 1 ~ 2 列油室，瓤囊棕褐色。质坚硬。气清香，味苦、微酸。

【药性特点】苦、辛、酸，微寒。归脾、胃、大肠经。

【功效应用】

1. 破气消积：用于饮食积滞之脘腹胀满，嗳腐气臭等证，可配麦芽、神曲等同用。如湿热积滞所致的泻痢后重之证，可与黄芩、黄连等配伍，如枳实导滞丸。若胃肠积滞，热结便秘，腹痛脉实者，常配大黄、芒硝等同用，如大承气汤。如脾虚失运，食后腹胀者，多与白术配伍以攻补兼施，如枳术丸。

2. 化痰除痞：用于痰浊痹阻胸膈之胸痛、短气痞闷的胸痹轻证，常与橘皮、生姜同用，如橘枳姜汤。若胸痹重证，可配薤白、桂枝同用，如枳实薤白桂枝汤。若痰热结胸，可与黄连、瓜蒌等配用，如小陷胸加枳实汤。若心下痞满，食欲不振者，每与厚朴、白术等配伍，如枳实消痞丸。本品为治胸痹，结胸常用药。

【用量用法】3～10克，大量可用至30克。生用作用猛烈，麸炒作用较缓和。

【使用注意】体虚，孕妇应慎用。

【实用验方】

1. **大便不通**：枳实、皂荚等分，为末，饭丸，米饮下。

2. **小儿头疮**：枳实烧灰，猪脂调涂。

3. **风疹**：枳实以醋渍令湿，火炙令热，适寒温用熨上。

4. **产后腹痛，烦满不得卧**：枳实（烧令黑，勿太过）、芍药等分。杵为散，服5克，日3服。

5. **妇人阴肿坚痛**：枳实碎，炒，令熟帛裹熨之，冷即易。

6. **卒胸膈闭痛**：枳实麸炒为末，米饮服10克，日2服。

7. **胃下垂**：枳实洗净，加2倍量的水浸泡24小时待发胀变软取出，煎剂，口服，每次10～20毫升，日服3次，饭前半小时服。

8. **胸膈闭痛**：枳实，麸炒为末，米饮服6克，日2服。

4 木香 Mùxiāng

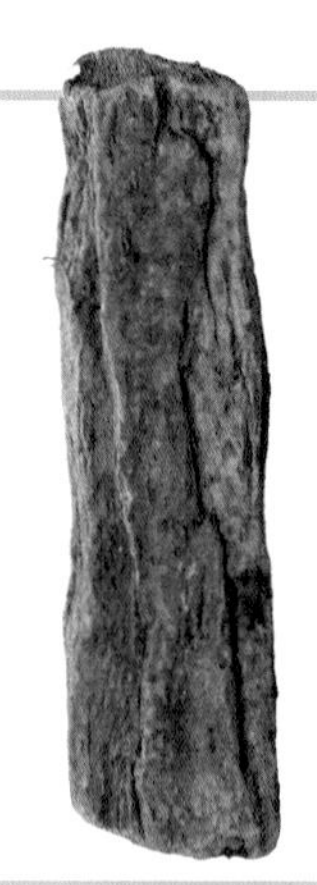

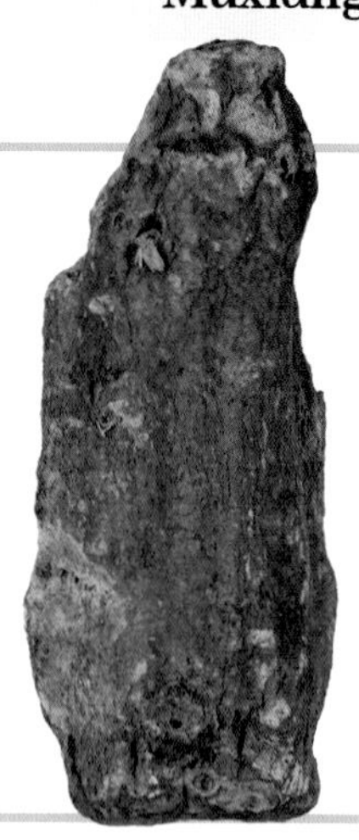

【药材来源】为菊科植物木香的根。

【处方用名】木香、广木香、云木香、煨木香。

【产地采收】产于印度、巴基斯坦者，称为广木香，现我国已栽培成功。主产云南，又称为云木香。秋、冬季采挖。

【性状特征】

1. 木香：呈圆柱形或半圆柱形，长5～10厘米，直径0.5～5厘米。表面黄棕色至灰褐色，有明显的皱纹、纵沟及侧根痕。质坚，不易折断，断面灰褐色至暗褐色，周边灰黄色或浅棕黄色，形成层环棕色，有放射状纹理及散在的褐色油点。气香特异，味微苦。老根中心常呈朽木状，气强烈芳香。

2. 木香片：呈类圆形厚片，直径15～30厘米。表面显灰褐色或棕黄色，中部“菊花心”明显，间有暗褐色或灰褐色环纹，褐色油点散在，周边外皮显黄棕色至灰褐色，有纵皱纹。质坚。有特异香气，味苦。

3. 煨木香：形如木香片，棕黄色，气微香。

【药性特点】辛、苦，温。归脾、胃、大肠、胆、三焦经。

【功效应用】

行气止痛：用于脾胃气滞所致的脘腹胀痛、食少呕吐等证，宜配砂仁、陈皮等同用，如香砂六君子汤；用于湿热泻痢后重者，常与黄连配伍，如香连丸。若治食积之腹胀便秘或泻而不爽者，可配槟榔、大黄等同用，如木香槟榔丸。本品辛行苦泄，药性温通，芳香气烈而味厚，善行脾胃、大肠之滞气而止痛，为行气止痛之要药。

此外，于补益药中，少佐本品，可使其补而不腻。

【用量用法】3～10克。生用专于行气，煨用有止泻之效。

【使用注意】阴虚者宜慎用。

【实用验方】

1. 下痢脓血，里急后重，日夜无度：香连丸（市售）内服。

2. **气机不和，走注腹痛：**木香3克，温水磨浓，热酒调下。

3. **阴茎无故肿或痛缩：**广木香、枳壳（麸炒）各10克，甘草6克，水煎服。

4. **疝痛：**川楝子15克，小茴香2.5克，木香5克，淡吴茱萸5克，长流水煎服。

5. **胃冷痛，不入饮食：**木香、蜀椒、干姜各等量，为末和丸，空腹温酒服4克。

6. **宿食腹胀：**木香、牵牛子（炒）、槟榔等分，为末，水泛丸，如桐子大，每次5克。

7. **霍乱转筋：**木瓜汁，木香粉5克，以热酒调下，不拘时。

5 香附 Xiāngfù

【**药材来源**】为莎草科植物莎草的干燥根茎。

【**处方用名**】香附、制香附、醋香附。

【**产地采收**】主产于广东、河南等地。秋季采挖。

【**性状特征**】本品多呈纺锤形，有的略弯曲，长2～3.5厘米，直径0.5～1厘米。表面棕褐色或黑褐色，有纵皱纹，并有6～10个略隆起的环节，节上有未除净的棕色毛须及须根断痕；去净毛须者较光滑，环节不明显。质硬，经蒸煮者断面黄棕色或红棕色，角质样；生晒者断面色白而显粉性，内皮层环纹明显，中柱色较深，点状维管束散在。气香，味微苦。

【药性特点】辛、微甘、微苦，平。归肝、脾、三焦经。

【功效应用】

1. **疏肝解郁：**用于肝郁气滞所致的胁肋胀痛等证，宜与柴胡，枳壳等配用，如柴胡疏肝散，还可用于气、血、痰、食、湿、热诸郁所致的胸膈满闷，吞酸呕吐等证，宜配川芎、苍术、栀子等同用，如越鞠丸。亦可用治寒凝气滞的胃脘疼痛，多配高良姜同用，如良附丸。若治寒滞肝脉之寒疝腹痛，每与吴茱萸，小茴香等配伍。乃疏肝、行气、解郁要药。

2. **调经止痛：**用于肝郁气滞的月经不调、痛经等证，如四制香附丸；或配当归、川芎等药同用。李时珍称其为“气病之总司，女科之主帅”。本品为妇科调经要药。

【用量用法】6～10克。醋制止痛作用增强。

【使用注意】气虚无滞，阴虚血热者忌用。

【实用验方】

1. **心气痛、腹痛、少腹痛、血气痛不可忍者：**香附4份，蕲艾叶1分。以醋汤同煮熟，去艾，将香附研末，每次服8克。

2. **偏正头痛：**川芎1份，香附2份，研末。以茶调服，每次8克。

3. **安胎：**香附炒，为细末，浓煎紫苏汤调下，每次8克。

4. **鸡眼，疣：**先将患处洗净，去硬茧，以不出血为度。再将香附、木贼各等量，文火煎，以少量药液加热，用棉签蘸药液涂患处，每日2次。

5. **月经不调，痛经：**四制香附丸（市售）内服。

6. **乳痛，一切痛肿：**香附30克，麝香0.2克。上2味研匀，以鲜蒲公英100克，煎酒去渣，以酒调药，热敷患处。

7. **耳卒聋闭：**香附研末，萝卜子煎汤，早夜各服8克，忌铁器。

8. **瘊子：**木贼草40克，香附40克，水煎后洗患处，日洗3次。

6 乌药 Wūyào

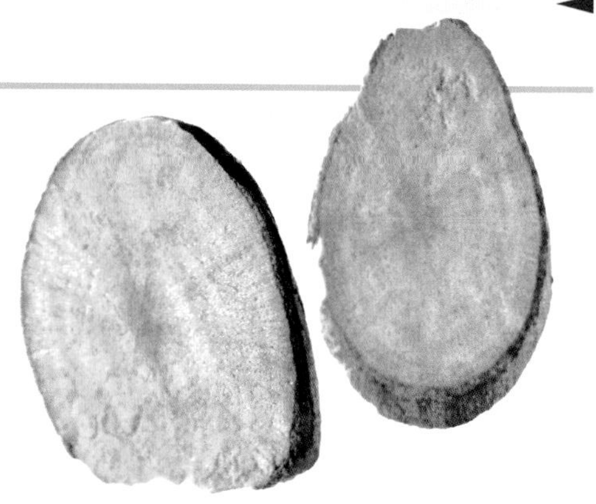

【药材来源】为樟科植物乌药的块根。

【处方用名】乌药、台乌、天台乌药。

【产地采收】主产于浙江、安徽等地。全年均可采挖。

【性状特征】本品多呈纺锤状，略弯曲，有的中部收缩成连珠状，长6～15厘米，直径1～3厘米。表面黄棕色或黄褐色，有纵皱纹及稀疏的细根痕。质坚硬。切片厚0.2～2毫米，切面黄白色或淡黄棕色，射线放射状，可见年轮环纹，中心颜色较深。气香，味微苦、辛，有清凉感。质老、不呈纺锤状的直根，不可供药用。

【药性特点】辛，温。归脾、肺、肾、膀胱经。

【功效应用】

1. 行气止痛： 用于胸胁腹痛，或少腹冷痛等，常与香附等同用。用于脘腹胀痛，可配木香、青皮等同用。用于寒凝气滞的小肠疝气，少腹痛引睾丸等证，可与小茴香、木香等配伍，如天台乌药散。

2. 温肾散寒： 用于肾阳不足，膀胱虚寒引起的小便频数、遗尿等证，常与益智仁、山药同用，如缩泉丸。

【用量用法】3～10克。

【实用验方】

1. 胃气痛： 乌药、橘皮、苏叶各10克，水煎服。

2. 产后腹痛： 乌药、当归各10克，水煎服。

3. 跌打损伤：乌药20克，威灵仙10克，水煎服。

4. 食道痉挛：乌药6克，枳壳6克，当归10克，煎汤，冲服沉香粉4克。

5. 小便频数：乌药、益智仁各10克，水煎服。

6. 宿食不化：乌药、神曲、山楂各10克，枳实6克，水煎服。

7. 寒疝腹痛：乌药、橘核各10克，小茴香、高良姜各6克，水煎服。

8. 气滞痛经：乌药、延胡索、当归各10克，香附12克，小茴香6克，川芎4克，水煎服。

9. 心腹气痛：乌药5克，橘皮1片，苏叶1片，泡服。

10. 气逆冷痛：气郁胃腹胀痛：乌药12克，木香、甘草各3克，香附、当归各10克，水煎服。

7 佛手 Fóshǒu

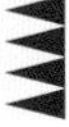

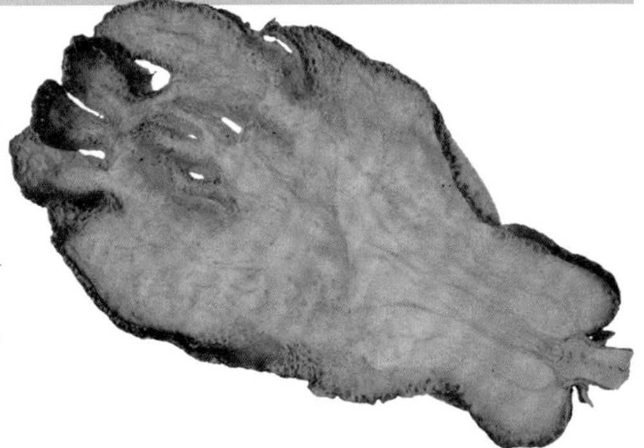

【药材来源】为芸香科植物佛手的干燥果实。

【处方用名】佛手、佛手柑。

【产地采收】主产广东、福建等地。秋季果实尚未变黄或刚变黄时采收。

【性状特征】本品为类椭圆形或卵圆形的薄片，常皱缩或卷曲，长6～10厘米，宽3～7厘米。顶端稍宽，常有3～5个手指状的裂瓣，基部略窄，有的可见果梗痕。外皮黄绿色或橙黄色，有皱纹和油点。果肉浅黄白色，散有凹凸不平的线状或点状维管束。质硬而脆，受潮后柔韧。气香，味微甜后苦。

【药性特点】辛、苦，温。归肝、脾、胃、肺经。

【功效应用】

1. **疏肝解郁：** 用于肝郁气滞及肝胃不和之胸胁胀痛、脘腹痞满等，常配柴胡、香附等药同用。

2. **理气和中：** 用于脾胃气滞之脘腹胀满、呕恶食少等，多与木香、砂仁等配用。此乃芳香醒脾常用之药。

3. **燥湿化痰：** 用于咳嗽痰多，胸闷胸痛之证，可与瓜蒌皮、陈皮等配伍同用。

【用量用法】3 ~ 10 克。

【实用验方】

1. **胃脘气胀：** 佛手泡水代茶饮。

2. **呃逆反胃：** 佛手鲜果皮适量，糖制品少量，一同嚼服。

3. **消化不良：** 鲜佛手果 30 克，切片，煎服。

4. **食欲不振：** 佛手、枳壳、生姜各 3 克，黄连 1 克，水煎服。

5. **醒酒：** 鲜佛手，泡服。

6. **痰多咳嗽：** 佛手煎水服，亦可泡服。

7. **妇女白带过多：** 佛手泡水代茶饮。

8. **慢性胃炎：** 鲜佛手开水冲泡，代茶饮。或佛手、玄胡索各 10 克，水煎服。

9. **恶心呕吐：** 佛手 15 克，陈皮 10 克，生姜 3 克，水泡服。

10. **白带过多：** 佛手 20 克，猪小肠适量，共炖，食肉饮汤。

8 香橼 Xiāngyuán

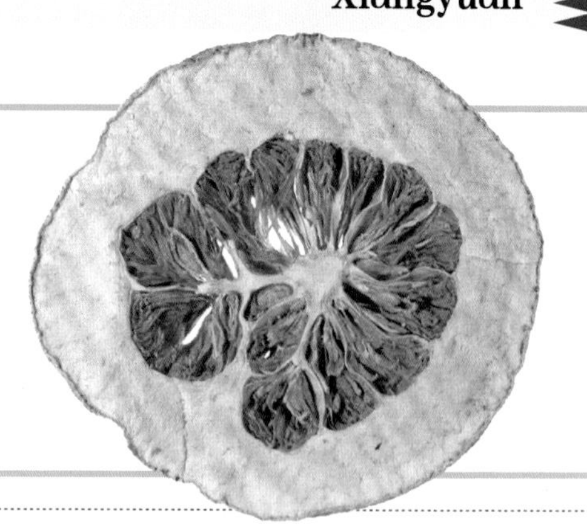

【药材来源】为芸香科植物枸橼或香圆的干燥成熟果实。

【处方用名】香橼。

【产地采收】主产于广东、广西等地。秋季果实成熟时采收。

【性状特征】

1. 枸橼： 本品呈圆形或长圆形片，直径4 ~ 10厘米，厚0.2 ~ 0.5厘米。横切片外果皮黄色或黄绿色，边缘呈波状，散有凹入的油点；中果皮厚1 ~ 3厘米，黄白色，有不规则的网状突起的维管束；瓤囊10 ~ 17室。纵切片中心柱较粗壮。质柔韧。气清香，味微甜而苦辛。

2. 香圆： 本品呈类球形，半球形或圆片，直径4 ~ 7厘米。表面黑绿色或黄棕色，密被凹陷的小油点及网状隆起的粗皱纹，顶端有花柱残痕及隆起的环圈，基部有果梗残基。质坚硬。剖面或横切薄片边缘油点明显；中果皮厚约0.5厘米；瓤囊9 ~ 11室，棕色或淡红棕色，间或有黄白色种子。气香，味酸而苦。

【药性特点】辛、微苦、酸，温。归肝、脾、胃、肺经。

【功效应用】

1. 疏肝解郁： 用于肝气郁滞所致胸胁胀痛，常配柴胡、佛手等同用。本品功同佛手，但效力较逊。

2. 理气和中： 用于脾胃气滞之脘腹胀痛，嗳气吞酸，呕恶食少，可与木香、砂仁、藿香等同用。本品气香醒脾作用好。

3. 燥湿化痰： 用于痰多、咳嗽、胸闷等，常配伍生姜、半夏、茯苓等。

【用量用法】3 ~ 10克。煎服。

【实用验方】

1. 不进饮食，呕哕： 香橼30克，川贝20克，当归15克，通草10克，陈西瓜皮10克，甜桔梗3克，共研细末，为丸，如桐子大，每服10克，开水送下。

2. 肝胃不和、脘胁胀痛、呕吐嗳气、食少： 香橼10克，陈皮10克，香附10克，水煎服，每日3次。

3. 肝痛，胃气痛： 鲜香橼12 ~ 15克，开水冲泡代茶饮。

4. 咳嗽： 香橼以酒同入砂瓶内，煮令熟烂，用蜜拌匀服。

5. 胃痛胸闷，消化不良： 陈香橼30克（焙干），花椒、小茴香各12克，共研细末，每次服3克，每日2次，温开水送服。

6. 食滞胃胀痛：香橼用适量食盐腌渍，每次10～20克，温开水冲服。

7. 痰饮咳嗽、胸膈不利：香橼10克，法半夏10克，茯苓15克，生姜3片，水煎服，每日2～3次。

8. 痰湿咳嗽、哮喘：鲜香橼1～2个，切碎放在有盖的碗中，加入等量的麦芽糖，隔水蒸数小时，以香橼稀烂为度，每服1匙，早晚各1次。

9. 鼓胀：陈香橼1枚（连瓤），大核桃肉2枚（连皮），缩砂仁6克，为散，砂糖拌调，空腹顿服。

9 沉香 Chénxiāng

【**药材来源**】为瑞香科植物白木香含树脂的心材。

【**处方用名**】沉香、沉水香、落水沉香。

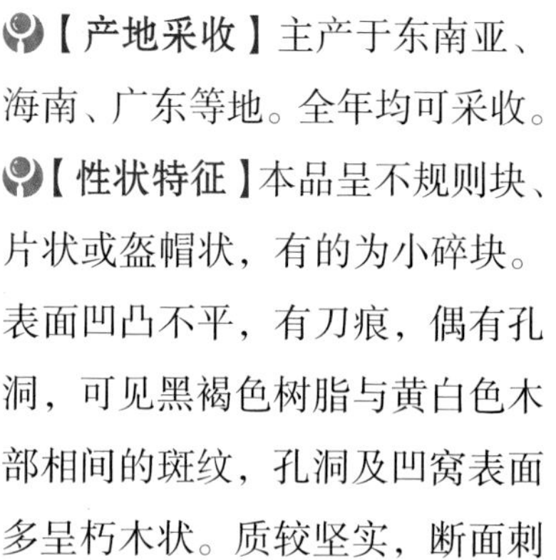

【**产地采收**】主产于东南亚、海南、广东等地。全年均可采收。

【**性状特征**】本品呈不规则块、片状或盔帽状，有的为小碎块。表面凹凸不平，有刀痕，偶有孔洞，可见黑褐色树脂与黄白色木部相间的斑纹，孔洞及凹窝表面多呈朽木状。质较坚实，断面刺状。气芳香，味苦。

【**药性特点**】辛、苦，微温。归脾、胃、肾经。

【**功效应用**】

1. 行气止痛：用于寒凝气滞的胸腹胀痛，常与木香、槟榔等同用。若治脾胃虚寒之脘腹冷痛，每与肉桂、干姜等配伍。

2. 温中止呕： 用于胃寒呕吐清水及呃逆等证，常配丁香、白豆蔻等同用。

3. 纳气平喘： 用于下元虚冷，肾不纳气之虚喘证，常与附子、补骨脂等同用，如黑锡丹。若治上盛下虚之痰饮喘嗽，多与苏子、厚朴等配伍。

【用量用法】 1 ~ 5 克。宜后下。亦可入丸散，每次 0.5 ~ 1 克。

【实用验方】

1. 久心痛： 沉香、鸡舌香各 10 克，乳香 5 克，麝香 0.2 克，为细末 每服 3 克，食后温服。

2. 大肠气滞，虚闭不行： 沉香磨汁 2 克，以当归、枳壳、杏仁泥、肉苁蓉各 10 克，紫菀 20 克，水煎，和沉香汁服。

3. 心神不定，恍惚不乐： 茯神（去皮）100 克，沉香 20 克，为细末，炼蜜为丸，每服 5 克，食后人参汤下。

4. 胃冷久呃： 沉香、紫苏、白豆蔻各 5 克，为末，每服 3 克，柿蒂汤下。

5. 哮症： 沉香 20 克，莱菔子 50 克，为细末，生姜汁为细丸，每服 4 克。

6. 腹胀气喘，坐卧不安： 沉香、木香、枳壳各 20 克，萝卜子炒 15 克，姜 3 片，水煎服。

10 檀香 Tánxiāng

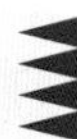

【药材来源】 为檀香科植物檀香的木质心材。

【处方用名】 檀香、白檀香。

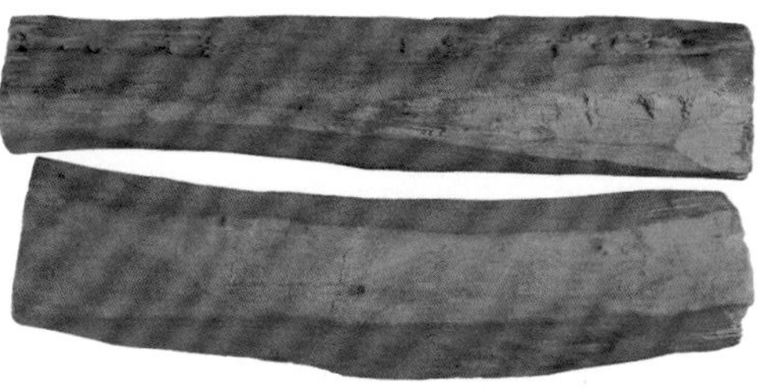

【产地采收】 主产印度等地，我国海南、广东等地亦产。夏季采

收为佳。

【性状特征】本品为长短不一的圆柱形木段，有的略弯曲，一般长约1米，直径10～30厘米。外表面灰黄色或黄褐色，光滑细腻，有的具疤节或纵裂，横截面呈棕黄色，显油迹；棕色年轮明显或不明显，纵向劈开纹理顺直。质坚实，不易折断。气清香，燃烧时香气更浓；味淡，嚼之微有辛辣感。

【药性特点】辛，温。归脾、胃、心、肺经。

【功效应用】

行气止痛，散寒调中：用于寒凝气滞之胸腹冷痛，常配白豆蔻、丁香等同用。若治寒凝气滞之胸痹绞痛，可配延胡索、高良姜等同用。用于胃脘冷痛、食少呕吐，可以单品研末，干姜汤泡服，或与沉香、砂仁等同用。本品辛散温通，气味芳香，善理脾胃，调肺气，利胸膈，偏治胸膈气滞病证。

【用量用法】2～5克。入煎剂宜后下。若入丸散，1～3克。

【使用注意】阴虚火旺、实热吐血者慎用。

【实用验方】

1. **心腹冷痛：**白檀香5克，丁姜15克，泡汤调下。

2. **心腹诸痛：**丹参20克，白檀香、砂仁各10克，水煎服。

3. **阴寒霍乱：**白檀香、藿香梗、木香、肉桂各等量，为极细末。每用3克，炮姜15克，泡汤调下。

4. **卒毒肿起，急痛：**紫檀粉以醋磨敷上。

5. **金疮出血：**紫檀末敷。

6. **胃脘寒痛，呕吐食少：**檀香3克、干姜10克泡服。

7. **高脂血症：**檀香5克、丹参15克、山楂15克、制何首乌20克，水煎服，

8. **噎膈饮食不入：**白檀香3克，茯苓，橘红各6克，为细末，人参汤调下。

11 薤白 Xièbái

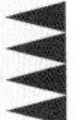

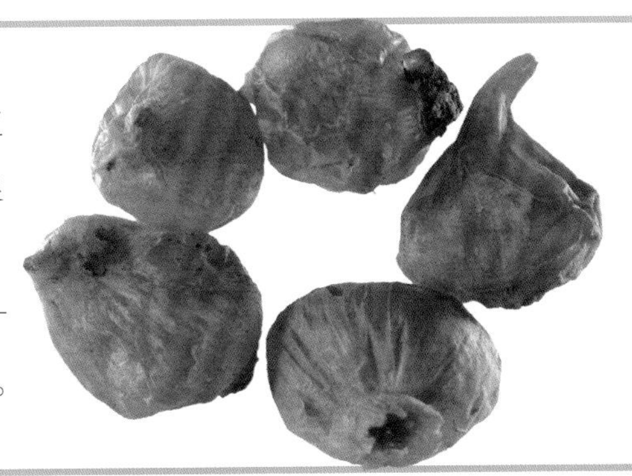

【药材来源】为百合科植物小根蒜或薤的地下干燥鳞茎。

【处方用名】薤白、薤白头。

【产地采收】主产江苏、浙江等地。夏、秋二季采挖。

【性状特征】

1. 小根蒜: 呈不规则卵圆形，高 0.5 ~ 1.5 厘米，直径 0.5 ~ 1.8 厘米。表面黄白色或淡黄棕色，皱缩，半透明，有类白色膜质鳞片包被，底部有突起的鳞茎盘。质硬，角质样。有蒜臭，味微辣。

2. 薤: 呈略扁的长卵形，高 1 ~ 3 厘米，直径 0.3 ~ 1.2 厘米。表面淡黄棕色或棕褐色，具浅纵皱纹。质较软，断面可见鳞叶 2 ~ 3 层，嚼之粘牙。

【药性特点】辛、苦，温。归肺、胃、大肠经。

【功效应用】

1. 通阳散结: 用于寒痰阻滞、胸阳不振之胸痹证，常与瓜蒌、半夏配伍，如瓜蒌薤白白酒汤、瓜蒌薤白半夏汤、枳实薤白桂枝汤。治痰瘀胸痹，可与丹参，川芎等同用。为治胸痹之要药。

2. 行气导滞: 用于胃寒气滞之脘腹痞满胀痛，可与高良姜、砂仁同用，治胃肠气滞的泻痢，里急后重者，多与木香、枳实等配伍。

【用量用法】3 ~ 10 克。

【实用验方】

1. 胸痹: 薤白 30 克，瓜蒌 15 克，白酒少许，水煎服。

2. 赤白痢：薤白、黄柏等份，水煎服。

3. 心绞痛，脘腹胀痛：鲜薤白 100 克，或薤白 50 克，捣烂，冲入开水，浸取汁液内服。

4. 痢疾，腹泻：薤白 30 克，粳米 30 ~ 60 克，加水煮粥服。

5. 少食羸瘦，饮食不消：猪肚 1 具，薤白 150 克，薏苡仁 300 克，混合装入猪肚里，用绳扎住，加水和适量作料，炖熟服食。

6. 气滞胃脘痛：薤白 10 克，大米 50 克，煮粥食，常服。

12 川楝子 Chuānliànzǐ

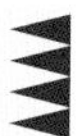

【药材来源】为楝科植物川楝的果实。

【处方用名】川楝子、苦楝子、楝实、金铃子。

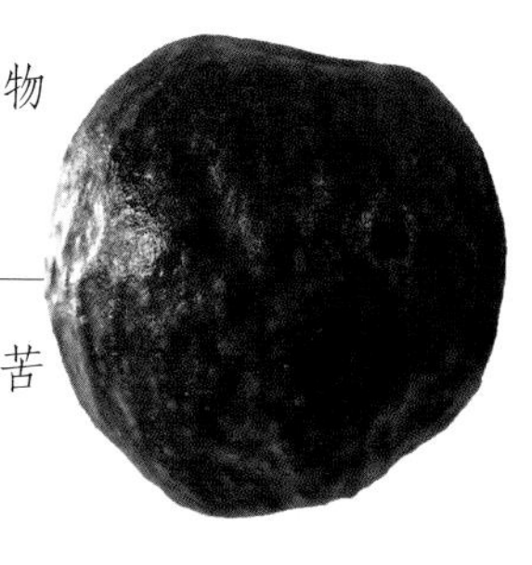

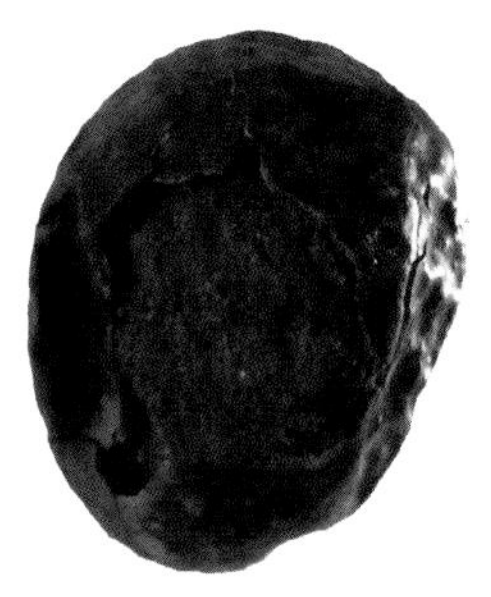

【产地采收】我国南方各地均产，以四川产者为佳。冬季果实成熟时采收。

【性状特征】本品呈类球形，直径 2 ~ 3.2 厘米。表面金黄色至棕黄色，微有光泽，少数凹陷或皱缩，具深棕色小点。顶端有花柱残痕，基部凹陷，有果梗痕。外果皮革质，与果肉间常成空隙，果肉松软，淡黄色，遇水润湿显黏性。果核球形或卵圆形，质坚硬，两端平截，有 6 ~ 8 条纵棱，内分 6 ~ 8 室，每室含黑棕色长圆形的种子 1 粒。气特异，味酸、苦。

【药性特点】苦，寒。有小毒。归肝、胃、小肠、膀胱经。

【功效应用】

1. **理气止痛**：用于肝气郁滞或肝郁化火所致的胸胁胀痛、脘腹疼痛及疝痛，多与延胡索同用，如金铃子散。若治寒疝少腹胀痛，可配小茴香、木香等同用。对于肝肾阴虚、肝气不舒之胸脘胁痛、吞酸口苦、舌赤少津等证，可与沙参、麦冬等配伍，如一贯煎。

2. **杀虫疗癣**：用于虫积腹痛，常配合槟榔、使君子等杀虫药同用。治疗头癣，秃疮，本品以油调膏外涂即可。

【用量用法】3～10克。外用适量。炒用寒性减低。

【使用注意】不宜过量或持续服用。脾胃虚寒者不宜用。

【实用验方】

1. **头癣**：炒川楝子、木槿皮各15克，樟脑3克，研细末，用香油调成油膏，涂患处。

2. **冻疮**：生川楝子300克，白及20克，红花15克，煎熬取汁，浓缩成膏，每晚用温开淡盐水洗净患处后，涂此膏。

3. **秃疮**：川楝子焙焦研末，用猪油调成软膏，涂擦患处，每日1次。

4. **乳腺炎**：川楝子15克，蒲公英18克，连翘20克。水煎，每日1剂，黄酒送服，连服7天。

5. **胃痛**：川楝子、白芍各15克，延胡素12克，香附10克，槟榔、乌梅各8克。水煎分两次服，每日1剂。

6. **热厥胃痛**：金铃子、玄胡索各等量，为细末，每服5克。

7. **膏淋，病在下焦**：苦楝子、小茴香等分，为末，每温酒服4克。

13 青木香 Qīngmùxiāng

【药材来源】为马兜铃科植物马兜铃的干燥根。

【处方用名】青木香。

【产地采收】主产江苏、浙江等地。春、秋二季采挖。

【性状特征】本品呈圆柱形或扁圆柱形，略弯曲，长3～15厘米，直径0.5～1.5厘米。表面黄褐色或灰棕色，粗糙不平，有纵皱纹及须根痕。质脆，易折断，断面不平坦，皮部淡黄色，木部宽广，射线类白色，放射状排列，形成层环明显，黄棕色。气香特异，味苦。

【药性特点】辛、苦，寒。有毒。归肝、胃经。

【功效应用】

1. 行气止痛：用于肝胃气滞之胸胁胀痛、脘腹疼痛等，单味服用有效，或与佛手、川楝子等同用。

2. 解毒消肿：用治泻痢腹痛，可鲜品捣汁服或干品研末服，或与黄连、木香等配伍。用于疔疮肿毒、毒蛇咬伤和皮肤湿疮，可单味研末，水蜜调敷，或煎水外洗，或与白蚤休、穿心莲等同用。

【用量用法】3～10克。散剂每次1.5～2克，温开水送服。外用适量。

【使用注意】本品不宜多服，过量可引起恶心、呕吐等胃肠道反应。

【实用验方】

1. 中暑腹痛：鲜青木香20克捣汁，温开水送服；亦可用青木香根5克，研末，温开水送服。

2. 牙痛：青木香鲜品，放牙痛处咬之。

3. 皮肤湿烂疮：青木香，研成细末，用麻油调搽。

4. 疔肿：青木香捣烂，敷。

5. 肠炎，腹痛下痢：青木香10克，槟榔5克，黄连克，共研细末。每次2克，开水冲服。

6. 指疔：鲜青木香，切碎，同适量的蜂蜜捣烂，敷于患处。

7. 恶蛇虺伤：青木香不拘多少，煎水服。

8. 高血压：青木香15克水煎服，红糖为引。

9. 蛇咬及粪毒：青木香、雄黄等量共研末，调酒擦局部。

10. 腋臭：好醋浸青木香，置腋下夹之。

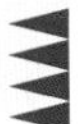

14 荔枝核 Lìzhīhé

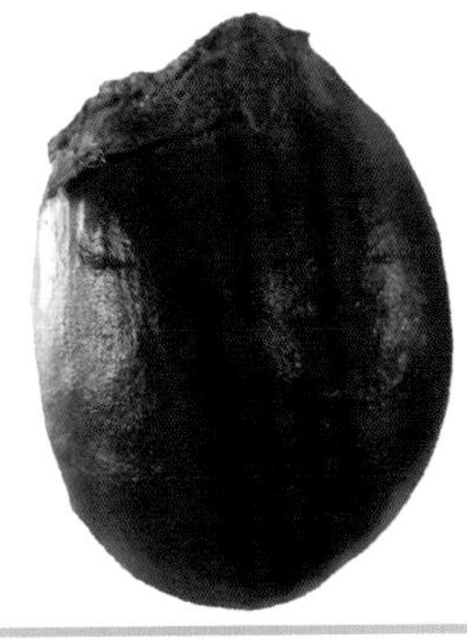

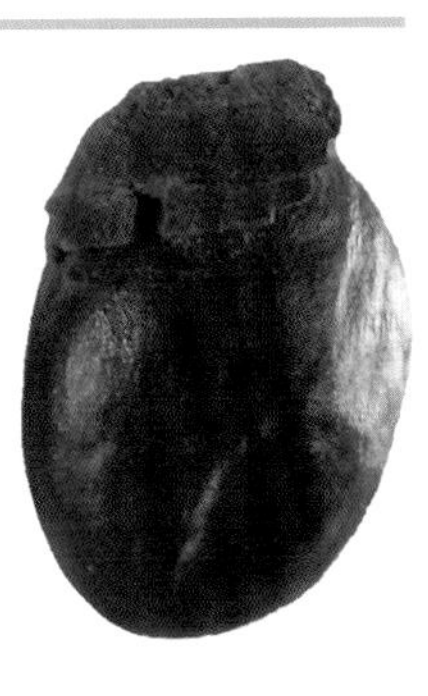

【药材来源】为无患子科植物荔枝的成熟种子。

【处方用名】荔枝核、荔核。

【产地采收】主产福建、广东、广西等地。夏季采摘成熟果实。除去果皮及肉质假种皮，洗净，晒干。

【性状特征】本品呈长圆形或卵圆形，略扁，长1.5～2.2厘米，直径1～1.5厘米。表面棕红色或紫棕色，平滑，有光泽，略有凹陷及细波纹，一端有类圆形黄棕色的种脐，直径约7毫米。质硬。子叶2，棕黄色。气微，味微甘、苦、涩。

【药性特点】辛、微苦，温。归肝、胃经。

【功效应用】

行气散结，散寒止痛：用于肝经寒凝气滞所致的疝气、睾丸肿痛，多与小茴香、橘核等配伍；还可用于寒性的胃脘疼痛或妇人气滞血瘀之痛经、产后腹痛等，前者多与木香配用；后者每与香附同用。

【用量用法】5～10克。或入丸散剂。

【实用验方】

1. 心痛及小肠气：荔枝核1枚，煅存性，酒调服。

2. 心腹胃脘久痛：荔枝核、木香等量，为末，每服5克，清汤调服。

3. 妇女痛经：荔枝核10克，川楝子10克，延胡索10克，黄芪30克，当归20克，川芎10克，丹参20克，益母草30克，水煎服。

4. **肋间神经痛**：荔枝核烧炭存性、香附各10克，水煎服。

5. **疝气疼痛**：荔枝核15克，焙干研末，空腹时用开水送服。

6. **癣**：荔枝核研末，调醋搽患处。

15 玫瑰花

Méiguīhuā

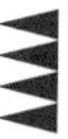

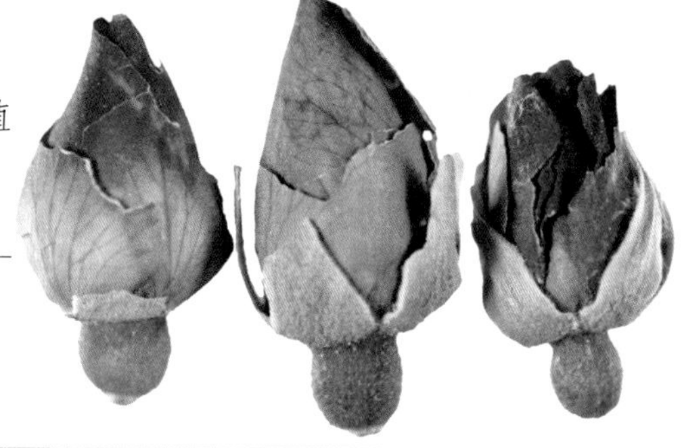

【药材来源】为蔷薇科植物玫瑰的干燥花蕾。

【处方用名】玫瑰花。

【产地采收】主产于浙江、四川等地。春末夏初花将开放时分批采摘。

【性状特征】本品略呈半球形或不规则团状，直径1～2.5厘米。花托半球形，与花萼基部合生；萼片5，披针形，黄绿色或棕绿色，被有细柔毛；花瓣多皱缩，展平后宽卵形，呈覆瓦状排列，紫红色，有的黄棕色；雄蕊多数，黄褐色。体轻，质脆。气芳香浓郁，味微苦涩。

【药性特点】甘、微苦，温。归肝、脾经。

【功效应用】

1. **疏肝解郁**：用于肝郁犯胃之胸胁脘腹胀痛，呕恶食少，可与香附，佛手，砂仁等配伍。本品芳香行气止痛之功作用好。

2. **调经止痛**：用于肝气郁滞之通经，月经不调，经前乳房胀痛，可与当归、川芎、白芍等配伍。

3. **活血化瘀**：用于跌打损伤，瘀肿疼痛，可与当归、川芎、赤芍等配伍。作用较平和。

【用量用法】2 ~ 10 克。煎服。

【实用验方】

1. 月经不调，闭经，痛经： 玫瑰花末 15 克，黄酒引服。一日 2 次，亦可用花朵水蒸服。

2. 更年期综合征，潮热汗出，急躁易怒，失眠多梦： 玫瑰花末 20 克，全当归 15 克，水煎服。

3. 肝风头痛： 玫瑰花 5 朵，蚕豆花 10 克，泡开水代茶频饮。

4. 肝胃气痛： 玫瑰花阴干，冲汤代茶服。

5. 赤白带下，时清时浊，淋沥难净，或伴有腥臭阴痒： 玫瑰花末 5 克，用土茯苓 15 克水煎服。

6. 乳痛： 玫瑰花 15 克，母丁香 3 克，酒煎服。

7. 胸痛，以及肋间神经痛： 每服玫瑰 5 克，黄酒引服。

8. 肺病咳嗽吐血： 鲜玫瑰花捣汁炖冰糖服。

9. 肿毒初起： 玫瑰花，焙为末，每次 6 克，好酒调和外用。

10. 胃、十二指肠球部溃疡： 黑枣、玫瑰花适量，枣去核，装入玫瑰花，放碗内盖好，隔水蒸服，每次吃枣 5 枚，每日 3 次。

16 梅花 Méihuā

【药材来源】为蔷薇科植物梅的干燥花蕾。入药分白梅花、红梅花两种。

【处方用名】绿萼梅。

【产地采收】白梅花主产于江苏，浙江等地，红梅花主产于四川、湖北等地。初春花未开放时采摘花蕾，及时低温干燥。

【性状特征】花蕾呈圆球形，直径 4 ~ 8 毫米，基部常带有小梗。苞片 3 ~ 4 层，褐色鳞片状。苞片内有萼片 5 枚，淡黄褐色，微带绿色，卵圆形，覆瓦状排列，基部与花托愈合。花瓣 5 枚或多数，黄白色或粉红色。雄蕊对数；中心有一枚雌蕊，子房密被细柔毛。质轻。气清香，味微苦涩。

【药性特点】微酸、涩，平。归肝、胃、肺经。

【功效应用】

1. 疏肝解郁： 用于肝胃气滞之胁肋胀痛，脘腹痞满，嗳气纳呆等，可与柴胡、佛手、香附等配伍。

2. 和中化痰： 用于痰气郁结之梅核气，可与半夏、厚朴、茯苓等同用。

【用量用法】3 ~ 5 克。煎服。

【实用验方】

1. 咽部梗塞感： 绿萼梅 6 克，橘饼 2 个，煎服。

2. 美容驻颜： 先将粳米 50 ~ 100 克煮粥，待粥将成时加入梅花 10 克，同煮开即可食用。

3. 唇上生疮： 白梅瓣贴之。

4. 痘已出未出，不起不发，隐在皮肤： 梅花 30 克，桃仁、金银花、甘草各 10 克，丝瓜络 20 克。为末，每服 3 克。

5. 预防痘疹： 每年腊月清晨，摘带露绿萼梅蕊，加上白糖，捣成小饼，食。

6. 脘闷，食欲减退： 粳米 30 ~ 60 克，煮成稀粥，加绿萼梅 3 克，再煮至花刚熟即成。一次服用。

7. 暑热或热伤胃阴之心烦口渴： 绿萼梅 3 ~ 6 克，蜂蜜适量。用沸水浸泡，代茶饮。

8. 瘰疬不消： 鸡蛋 1 个，一端开孔，放入绿萼梅 7 朵，封口，饭上蒸熟。去梅花食蛋，每日 1 个，连服 7 日。

17 大腹皮 Dàfùpí

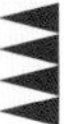

【药材来源】为棕榈科植物槟榔的干燥果皮。

【处方用名】大腹皮、大腹毛、槟榔衣。

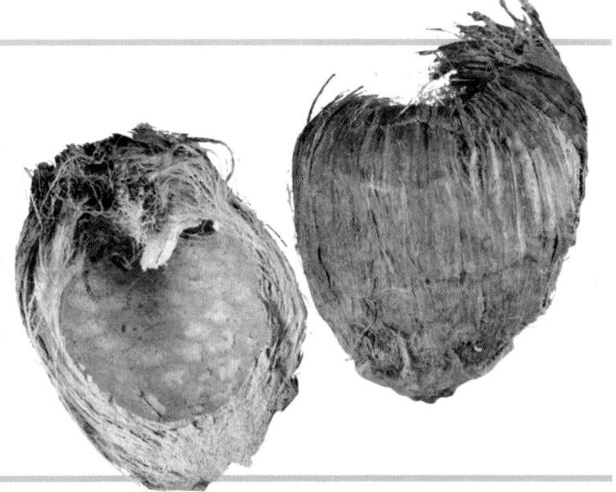

【产地采收】主产海南、广东等地。冬季至次春采收未成熟的果实，煮后干燥，剥取果皮，习称大腹皮；春末至秋初采收成熟果实，煮后干燥，剥取果皮，晒干，习称大腹毛。

【性状特征】

1. **大腹皮**：略呈椭圆形或长卵形瓢状，长4～7厘米，宽2～3.5厘米，厚0.2～0.5厘米。外果皮深棕色至近黑色，具不规则的纵皱纹及隆起的横纹，顶端有花柱残痕，基部有果梗及残存萼片。内果皮凹陷，褐色或深棕色，光滑呈硬壳状。体轻，质硬，纵向撕裂后可见中果皮纤维。气微，味微涩。

2. **大腹毛**：略呈椭圆形或瓢状。外果皮多已脱落或残存。中果皮棕毛状，黄白色或淡棕色，疏松质柔。内果皮硬壳状，黄棕色或棕色，内表面光滑，有时纵向破裂。气微，味淡。

【药性特点】辛，微温。归脾、胃、大肠、小肠经。

【功效应用】

1. **行气宽中**：用于食积气滞的脘腹胀闷、大便秘结或泻而不爽，可与山楂、枳实等同用。若治湿阻气滞之脘腹胀满，多与陈皮、厚朴等配伍。

2. **利水消肿**：用于水肿，小

便不利，可与五加皮、茯苓皮等同用，如五皮饮。治脚气肿痛，二便不利，每与桑白皮、牵牛子等配伍。

【用量用法】5 ~ 10克。

【实用验方】

1. **大便秘滞，胸胁胀满：** 大腹皮、紫苏、独活、沉香、木瓜、川芎各3克，白术、木香、甘草、槟榔各1克，陈橘皮0.6克。水煎，每日1剂，分2次服。

2. **头面虚浮，四肢肿满，心腹膨胀，上气喘急：** 五加皮、地骨皮、生姜皮、大腹皮、茯苓皮各等分，上为粗末，每服10克。

3. **脚气冲心，胸膈烦闷：** 大腹皮、紫苏、干木瓜、甘草、木香、羌活各0.3克。水煎，每日1剂，分3次服。

4. **喘，手足皆肿：** 大腹皮60克，莪术、三棱各30克，槟榔20克，木香15克。上为末，为丸，每服10克，生姜汤下。

5. **漏疮恶秽：** 大腹皮煎汤洗之。

18 柿蒂 Shìdì

【药材来源】为柿树科植物柿的干燥宿萼。

【处方用名】柿蒂。

【产地采收】主产于四川、广东等地。秋、冬二季果实成熟时采摘或食用时收集。

【性状特征】本品呈扁圆形，直径1.5 ~ 2.5厘米。中央较厚，微隆起，有果实脱落后的圆形疤痕，边缘较薄，4裂，裂片多反卷，易碎；基部有果梗或圆孔状的果梗痕。外表面黄褐色或红棕色，内表面黄棕色，密被细绒毛。质硬而脆。气微，味涩。

【药性特点】苦、涩，平。归胃经。

【功效应用】

降气止呃：用于胃气上逆所致各种呃逆。治胃寒呃逆，常配丁香、生姜等同用，如柿蒂汤。治虚寒呃逆，常与丁香配伍，如丁香柿蒂汤。胃热呃逆，可配黄连、竹茹同用。痰浊内阻之呃逆，多与半夏、陈皮等配用。本品善降胃气止呃逆，为止呃要药。

【用量用法】5 ~ 10 克。

【实用验方】

1. **百日咳：**柿蒂 20 克，乌梅核 10 个，加白糖 10 克，水煎服。

2. **血淋：**干柿蒂（烧灰存性），为末。每服 6 克，空腹米饮调服。

3. **呃逆：**柿蒂、丁香、人参等分，为细末，水煎，食后服。

4. **呃逆：**柿蒂 15 克，熬成黄色液体，饮下。

5. **呃逆不止：**炒柿蒂为末，黄酒调服，或用姜汁、砂糖等分和匀，炖热徐服。

6. **呕哕不止：**干柿蒂 7 枚，白梅 3 枚，水泡服。

7. **咳逆：**丁香 10 粒，柿蒂 15 个，用水煎，去滓热服。

第九章 消食药

凡能消化食积，主治饮食积滞证的药物，称为消食药。其主要功效是消食化积。部分药物还具有健脾开胃，和中的作用。主要适用于饮食积滞脘腹胀闷，嗳气吞酸，恶心呕吐，大便失常等。

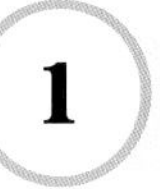

山楂 Shānzhā

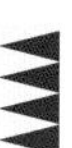

【药材来源】为蔷薇科植物山里红或山楂的成熟果实。

【处方用名】山楂、炒山楂、焦山楂、山楂炭。

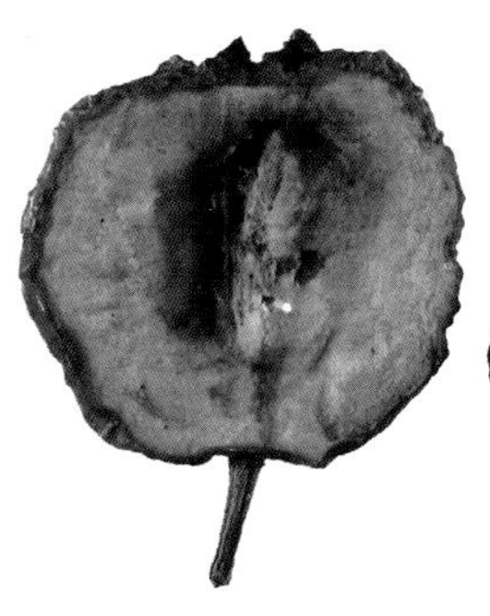

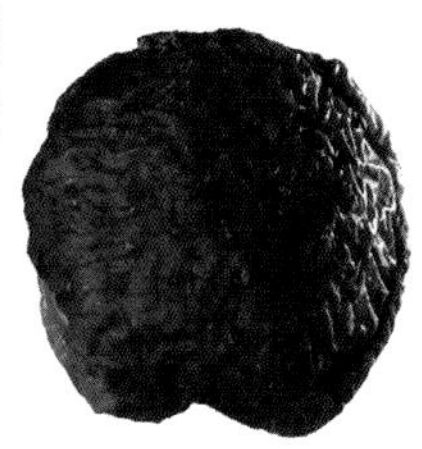

【产地采收】主产于山东、河北等地，山东产量大质优。习称“北山楂”。多为栽培品。秋季果实成熟时采收。

【性状特征】本品为圆形片，皱缩不平，直径 1 ~ 2.5 厘米，厚 0.2 ~ 0.4 厘米。外皮红色，具皱纹，有灰白色小斑点。果肉深黄色至浅棕色。中部横切片具5粒浅黄色果核，但核多脱落而中空。有的片上可见短而细的果梗或花萼残迹。气微清香，味酸、微甜。

【药性特点】酸、甘，微温，归脾、胃、肝经。

【功效应用】

1. 消食化积：用于肉食积滞之脘腹胀满，嗳气吞酸，腹痛便秘证。治肉食积滞，可单用本品煎服。治食积气滞之脘腹胀痛，常配伍木香、青皮等同用。亦治泻痢腹痛，可单用焦山楂水煎服，或用山楂炭研末服。本品尤为消化油腻肉食积滞之要药。

2. 行气散瘀：用于瘀阻胸腹痛，常与川芎、红花等同用。若治产后瘀阻腹痛，恶露不尽或痛经、经闭，可单用本品加糖水煎服，亦可与当归、香附等同用。治疝气痛，常与橘核、荔枝核等同用。

【用量用法】6 ~ 12 克。炒焦能增加消食之力。

【使用注意】脾胃虚弱而无积滞者或胃酸分泌过多者均应慎用。

【实用验方】

1. 食肉不消：山楂 12 克，水煎食之，并饮其汁。或生山楂、炒麦芽各 10 克，水煎服。

2. 痛经：山楂、红糖水泡服。

3. 食积气滞之脘腹胀痛：山楂 15 个、木香 6 克、青皮 10 克，煎水服。

4. 脱力劳伤：鲜山楂果，洗净破碎，装瓶加入白糖适量，加盖，以后常摇动，使之均匀，经 1 ~ 2 月后，以纱布绞榨，过滤去渣即可饮用，每次 1 小杯。

5. 高血压、脂肪肝、肥胖者：山楂 15 克，水煎或泡开水代茶长期服用，亦可每日食 5 ~ 7 枚。

6. 急慢性胃炎、肠炎及痢疾引起的腹痛、腹泻：山楂炭 6 ~ 10 克，开水送服。

7. 高血压，高血脂，胆囊炎，脂肪肝，肥胖：山楂 10 克，冰糖适量，水煎服，或每日食 5 ~ 7 枚。亦可泡开水代茶饮。

8. 伤食，腹痛泄泻：山楂，炒焦，研末，每次 10 克，加少量红糖，内服，每日 2 次。

9. 冠心病、高脂血症：山楂、荷叶适量，煎水代茶饮。或用山楂 30 克，决明子 60 克，加水煎汤服。

10. 闭经，月经量少，下腹坠，产后瘀血作痛：山楂 30 克，红糖适量，煎服，连服 7 天。

2 神曲

Shénqǔ

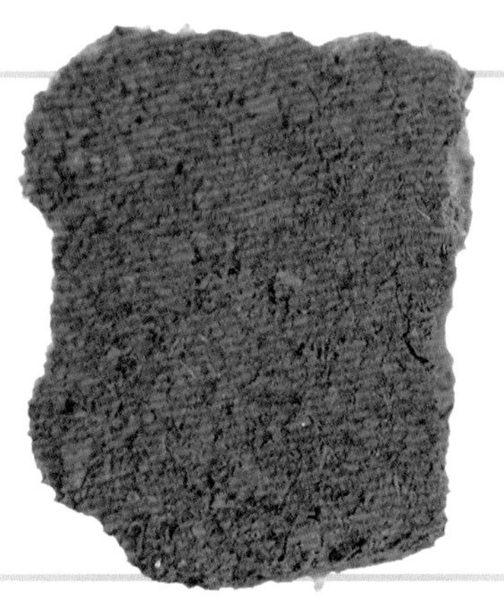

【药材来源】为辣蓼、青蒿、杏仁等药加入面粉或麸皮混和后，经发酵而成的曲剂。

【处方用名】神曲、六曲、焦神曲。

【产地采收】全国各地均有生产。

【性状特征】呈方形或长方形的块状，宽约 3 厘米，厚约 1 厘米。外表土黄色，粗糙。质硬脆易断，断面不平，类白色，可见未被粉碎的褐色残渣及发酵后的空洞。有陈腐气，味苦。以陈久、无虫蛀者佳。

【药性特点】甘、辛，温。归脾、胃经。

【功效应用】

消食和胃：用于食滞脘腹胀满，食少纳呆，肠鸣腹泻者，常与山楂、麦芽等同用。又因其能解表退热，故尤宜外感表证兼食滞者。

此外，本品兼助金石药的消化，若丸剂中有金石、贝壳类药物者，可加用本品糊丸以助消化，如磁朱丸、万氏牛黄清心丸。

【用量用法】6 ~ 15 克。炒焦消食之力增强。

【实用验方】

1. 暑天暴泻及伤食：神曲、苍术各等份，为末，面糊为丸，每次服 5 克，米饮送服。

2. 暴泻：炒神曲、吴茱萸等份，研末，米醋为丸，每次 5 克，饭前米饮送服。

3. 食积胃痛：陈神曲 1 块，烧红，立即淬酒服。

4. 产后晕厥，亦治难产： 神曲为末，水调服。

5. 感冒及消化不良： 神曲、茶叶、葱白各等份，泡热开水，当茶饮用。

6. 小儿厌食： 神曲10克，麦芽10克，山楂10克，鸡内金10克，陈皮5克，党参12克，白术6克，茯苓8克，苍术6克，枳实6克。水煎服，每日1剂。

7. 腹痛： 山楂180克，神曲60克，半夏、茯苓各90克，陈皮、连翘、莱菔子各30克。共研为末，水泛为丸。每次服10克，每天2～3次，温开水或麦芽汤送服。亦可水煎服。

8. 面食过多： 神曲30克、炒莱菔子10克、麦芽10克，水煎服，一日3次。

9. 小儿流涎： 生姜、神曲、食糖、茶叶适量，煎服。

10. 食欲不振： 山药120克，薏苡仁120克，芡实100克，焦山楂60克，神曲60克，麦芽60克，槟榔60克，鸡内金30克。共研为细末，开水或米汤调服，每日3次，每次5～10克，10日为1个疗程。

3 麦芽 Màiyá

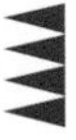

【药材来源】为禾本科草本植物大麦的成熟果实经发芽而成。

【处方用名】麦芽、大麦芽、炒麦芽。

【产地采收】全国产麦区均可生产。将麦粒用水浸泡后，保持适宜温、湿度，待幼芽长至约0.5厘米时，干燥。

【性状特征】本品呈梭形，长约1厘米，直径3～4毫米。表面黄色，背面为外稃包围，先端长芒断落，具5脉；腹面为内稃包围。果皮黄色，背面基部胚处长出胚芽及须根，胚芽紧贴颖果，长披针状线形，黄白色，须根数条，细而弯曲，腹面纵沟一条。质硬，断面白色。气无，味微甘。

【药性特点】甘，平。归脾、胃经。

【功效应用】

1. 消食健胃：用于食积证，常与山楂、神曲配用，如炒三仙。治脾虚食少，食后饱胀，常配伍白术、陈皮等，如健脾丸。治小儿乳食停滞，单用本品煎服或研末服有效。本品长于消米面淀粉类食积。

2. 回乳消胀：用于妇女断乳或乳汁郁积之乳房胀痛等。取其回乳之功，可单用生麦芽或炒麦芽120克（或生、炒麦芽各60克），煎服。

3. 疏肝解郁：用于肝气郁滞或肝胃不和之胁痛，常配川楝子、柴胡等同用。

【用量用法】6～12克。用于回乳，剂量可增至30～120克。生麦芽功偏消食健胃；炒麦芽多用于回乳消胀。

【使用注意】妇女哺乳期不宜用。

【实用验方】

1. 小儿厌食：麦芽、神曲、山楂、莱菔子各等份，研磨成细粉，用水调用成糊状敷脐。

2. 小儿厌食症：炒麦芽、茯苓、太子参各100克，芡实150克，白豆蔻25克，陈皮、神曲、鸡内金各50克。诸药共研成粉末，每次10克，加入适量粳米粉中煮熟成糊状。每日早晚分2次服食。

3. 产后腹中鼓胀，坐卧不安：麦芽粉，和酒服食，良久通转。

4. 血脂高：麦芽40克，山楂50克，丹参30克，延胡索15克，菊花15克，红花15克，每日1服，早晚各服1次。

5. 快膈进食：麦芽200克，神曲100克，白术、橘皮各50克，为丸，每次5克。

6. 乳房胀痛：麦芽60克，

水煎分3次服。

7. 急慢性肝炎：麦芽磨粉制成糖浆内服，每次10毫升（内含麦芽粉15克），每日3次，饭后服。

8. 消化不良：麦芽200克，神曲150克，山楂50克，甘草50克，研成细粉，1～3岁的小孩每次2克，日服3次。

9. 黄疸：酒蒸大黄12克，生麦芽30克，水煎服，一日2次。

10. 溢乳：生麦芽100～200克，用水煎煮后，分3～4次服用。

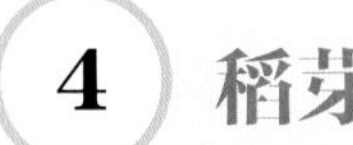

4 稻芽 Dàoyá

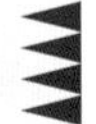

【药材来源】为禾本科植物稻的成熟果实经过发芽干燥而成。

【处方用名】稻芽、稻谷芽。

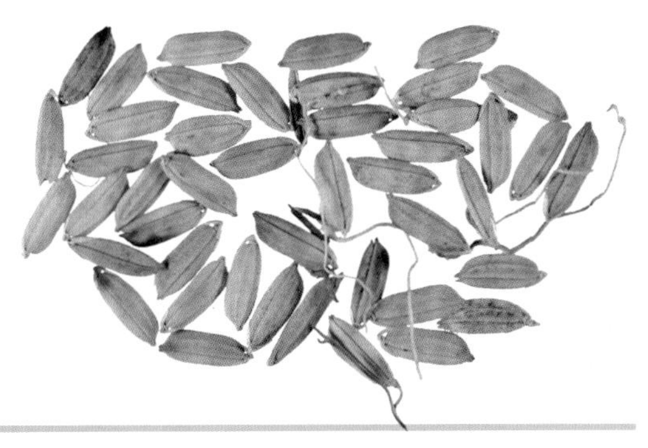

【产地采收】全国多数地方均可生产，主产南方各省区。

【性状特征】本品呈扁长椭圆形，两端略尖，长7～9毫米，直径约3毫米，外稃黄色，有白色细绒毛，具5脉。一端有2枚对称的白色条形浆片，长2～3毫米，于一浆片内侧伸出弯曲的须根1～3条，长0.5～1.2厘米。质硬，断面白色，粉性。无臭，味淡。以身干、粒饱满、大小均匀、色黄、无杂质者为佳。

【药性特点】甘，平。归脾、胃经。

【功效应用】

消食健胃：本品用于饮食积滞，脾虚食少，常与砂仁、白术等同用。其消食和中，作用和缓，助消化而不伤胃气，尤善消米面薯芋类食积，常与麦芽相须为用。

【用量用法】6 ~ 15 克。生用偏于和中，炒用偏于消食。

【实用验方】

1. **食少纳差**：谷芽煎水代茶饮。

2. **食欲不振**：谷芽 30 克、山楂、枳实各 10 克，洗净，装入纱布袋，与洗净粟米 100 克同入锅中，加适量水大火煮沸，中火煮 20 分钟，取出药袋，再将粟米煮烂，早晚分食。

3. **饮食积滞，食欲不振**：谷芽、山楂、鸡内金、槟榔、枳壳各等份，将以上各味共研为细末，每次服 6 克。

4. **慢性胃炎**：谷芽 30 克，麦芽 30 克，鸡内金 15 克，山药 15 克，党参 10 克，甘草 5 克，水煎服。

5. **高血压、高脂血症**：麦芽 30 克，谷芽 30 克，山药 15 克，水煎服。

5 莱菔子 Láifúzǐ

【药材来源】为十字花科植物萝卜的成熟种子。

【处方用名】莱菔子、萝卜子。

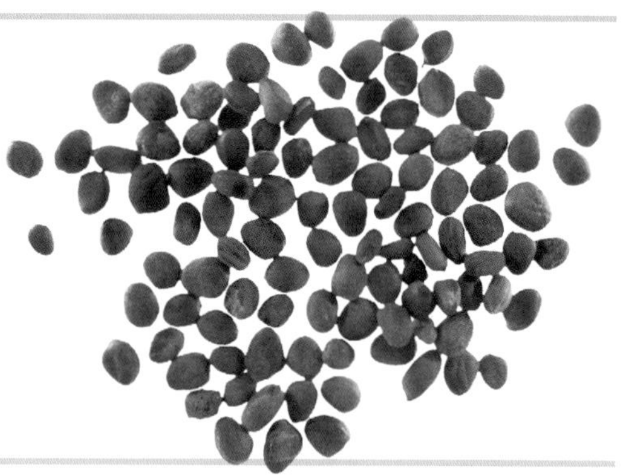

【产地采收】全国各地均栽培，夏季果实成熟时采收。

【性状特征】种子类卵圆形或椭圆形，稍扁，长 2.5 ~ 4 毫米，宽 2 ~ 3 毫米。表面黄棕色、红棕色或灰棕色，一端有深棕色圆形种脐，一侧有数条纵沟。种皮薄而脆，子叶 2，黄白色，有油性。

味淡、微苦、辛。

【药性特点】辛、甘，平。归脾、胃、肺经。

【功效应用】

1. 消食除胀：用于食积气滞，脘腹胀满或疼痛，嗳气吞酸等，常与山楂、麦芽等配伍，如保和丸；治疗食积气滞兼脾虚者，常配白术同用。本品消食化积之中，尤善行气消胀。

2. 降气化痰：用于痰涎壅盛，咳喘，胸闷兼食积者，可单用本品为末服；亦可与白芥子、苏子同用，如三子养亲汤。

【用量用法】6～12克。入药多炒用。

【使用注意】气虚及无食积，痰滞者忌用。

【实用验方】

1. 牙疼：莱菔子细研，以人乳和，左边牙痛，即于右鼻中点少许，如右边牙疼，即于左鼻中点之。

2. 头痛：莱菔子30克绞取汁，与生姜汁，少许麝香滴鼻中。

3. 百日咳：白萝卜种子，焙燥，研细粉，白砂糖水送服少许。

4. 老年慢性气管炎、肺气肿：莱菔子末15克与粳米100克同煮为粥，早晚温热食。

5. 便秘：炒莱菔子50克，水煎，每日1剂，分2次空腹服。

6. 食积蕴热，呕吐腹胀，大便秘结：粳米50克常法煮粥，粥将熟前放入鸡内金末6克、炒莱菔子末5克，再煮至粥烂熟，调入白糖或食盐，早晚食之。

7. 食滞腹满：莱菔子干品炒微黄，研面冲服，每日3次，每次5克。

8. 积年上气咳嗽，多痰喘促，唾脓血：莱菔子30克，研，煎汤，服之。

9. 高脂血症：莱菔子、白芥子、决明子各30克，水煎服。每日1剂，早晚2次服用。

10. 黄褐斑：莱菔子用文火炒至略焦，碾碎，于饭前冲服，每日1次，每次6～10克，1个月为1疗程。

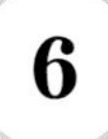

6 鸡内金 Jīnèijīn

【药材来源】为雉科动物家鸡的砂囊内壁。

【处方用名】鸡内金、炒内金。

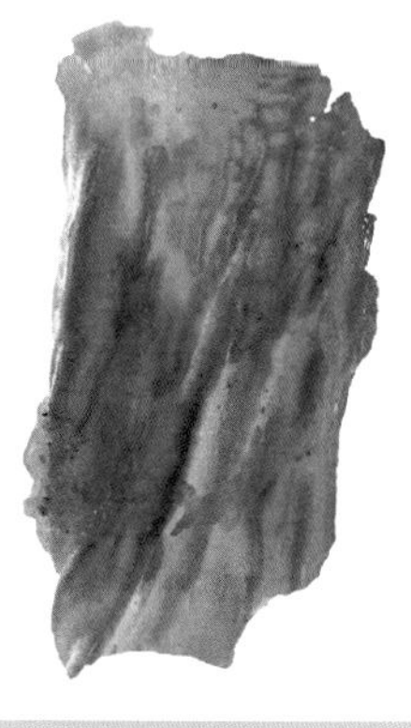

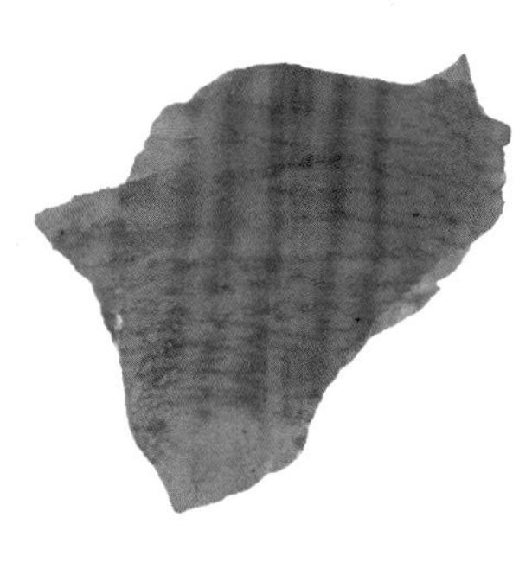

【产地采收】全国各地均产。杀鸡后，取出鸡肫，趁热剥取内壁。

【性状特征】

本品呈不规则皱缩的囊片状，略卷曲。大小不一，完整者长约 3.5 厘米，宽约 3 厘米，厚 1 ~ 2 毫米，表面黄色、黄绿色或黄褐色，薄而半透明，有多数明显的条棱状波纹。质脆，易碎，断面角质样，有光泽。气微腥，味微苦。以个大、色黄、完整少破碎者佳。

【药性特点】甘，平。归脾、胃、膀胱经。

【功效应用】

1. 消食健脾：用于饮食停滞所致的各种证候，尤宜于食积兼脾虚之证。单用或配伍其他消导药、健脾药同用。如小儿脾虚疳积，多与茯苓、山药等同用。若脾胃虚寒，食欲不振，消化不良者，可与白术、干姜等同用。本品消食化积作用强。

2. 涩精止遗：用于治疗遗精，可单用炒焦研末，温酒送服；用治遗尿，常与桑螵蛸、菟丝子等同用。

3. 化石通淋：用于结石，治砂石淋证，常与海金沙、金钱草等同用。若小便淋沥，痛不可忍，可以本品研末服。若治胆结石，常配金钱草、郁金等同用。

【用量用法】3 ~ 10克。散剂酌减。本品微炒研末内服，疗效较入汤剂为好。

【使用注意】脾虚无积滞者慎用。

【实用验方】

1. 口疮：鸡内金适量（视口疮面积大小而定），研末外用，每日至少涂3次。

2. 小儿夜啼：鸡内金15克，研为细末，分3次服，连服3天。

3. 小便淋沥，痛不可忍：炒鸡内金15克阴干，服，白汤下。

4. 牙疳：鸡内金10克，枯矾15克，研搽。

5. 泌尿系统结石：鸡内金10克，金钱草30克，海金沙20克，郁金10克，水煎服，每日1剂。

6. 扁平疣：鸡内金20克，加水200毫升，浸泡2 ~ 3天，取汁外涂患处，每日5 ~ 6次。

7. 胃溃疡：鸡内金15克，香附15克，研细末，混合，每次3克，每日2 ~ 3次。

8. 胆结石及泌尿系结石：鸡内金焙干，研为细末，每次服15克，用白开水冲服。

9. 食积腹满：鸡内金研末服。

10. 遗精：鸡内金30克，炒焦研末，每服5克，以热黄酒冲服。

第十章 驱虫药

以杀灭或驱除人体肠道寄生虫为主要功效，治疗肠道寄生虫证的药物，称为驱虫药。其主要功效是驱虫或杀虫。部分药物兼有行气，消积，润肠等功效。主要适用于肠道寄生虫证。用于蛔虫病、绦虫病、蛲虫病、钩虫病及姜片虫病。症见腹痛、阵发性疼痛、不思饮食或多食善饥、胃中嘈杂，或见面色萎黄、形体消瘦、腹部膨大、青筋浮露、周身水肿等。兼能治疗食积气滞、小儿疳积、便秘等。

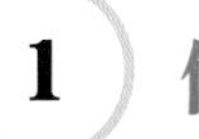

1 使君子 Shǐjūnzǐ

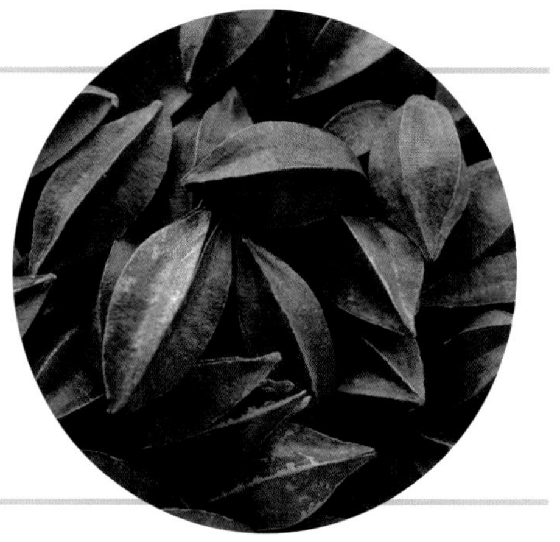

【药材来源】为使君子科植物使君子的干燥成熟果实。

【处方用名】使君子、使君肉、使君子仁。

【产地采收】主产于广东、广西等地。9～10月果皮变紫黑时采收。

【性状特征】本品呈椭圆形或卵圆形，具5条纵棱，偶有4～9棱，长2.5～4厘米，直径约2厘米。表面黑褐色至紫黑色，平滑，微具光泽。顶端狭尖，基部钝圆，有明显圆形的果梗痕。质坚硬，横切面多呈五角星形，棱角处壳较厚，中间呈类圆形空腔。种子长椭圆形或纺锤形，长约2厘米，直径约1厘米；表面棕褐色或黑褐色，有多数纵皱纹；种皮薄，易剥离；子叶2，黄白色，有油性，断面有裂纹。气微香，味微甜。

【药性特点】甘，温。归脾、胃、小肠经。

【功效应用】

1. **驱杀蛔虫**：用于蛔虫病证。轻证单用本品炒香嚼服。因其作用缓和，重证可与苦楝皮、槟榔等同用。本品为驱蛔要药。

2. **消积除疳**：用于小儿疳积面色萎黄，形瘦腹大，腹痛有虫者，常与槟榔、麦芽等配伍，如肥儿丸。

【用量用法】10 ~ 12克，捣碎煎服。炒香嚼服，小儿每岁1 ~ 1.5粒，一日总量不超过20粒。空腹服用，每日1次，连用3天。

【使用注意】过量致呃逆，眩晕，呕吐，腹泻。忌茶。

【实用验方】

1. **小儿蛔虫腹痛**：使君子炒香，每岁每天1粒，每日量不超过20粒。

2. **小儿蛔虫病**：使君子仁、百部等量，各研粉，拌匀，每服3克，空腹时服。

3. **疳积**：使君子、槟榔各等份，炒，研末，每次3克，每日3次。

4. **疳积**：使君子、鸡内金、白术等量，研末，内服，每次10克。

5. **虫牙疼痛**：使君子煎汤，频漱。

6. **头面疮**：使君子仁，以香油少许浸3日，临睡前细嚼，含下，每次3 ~ 5个。

7. **头疮久不愈**：使君子烧令焦，上捣罗为末，以生油调涂之。

2 槟榔 Bīnláng

【药材来源】为棕榈科植物槟榔的干燥成熟种子。

【处方用名】槟榔、大腹子、大白、花大白。

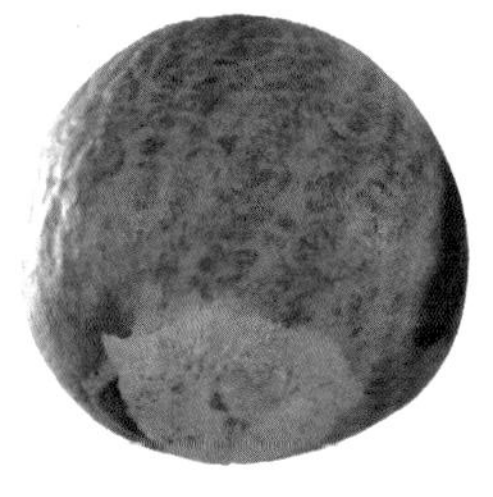

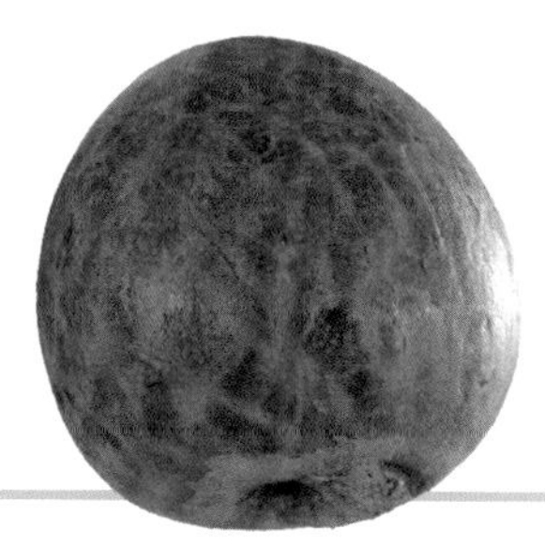

【产地采收】主产于海南、福建等地。春末至秋初采收成熟果实。

【性状特征】本品呈扁球形或圆锥形，高1.5～3.5厘米，底部直径1.5～3厘米。表面淡黄棕色或淡红棕色，具稍凹下的网状沟纹，底部中心有圆形凹陷的珠孔，其旁有1明显疤痕状种脐。质坚硬，不易破碎，断面可见棕色种皮与白色胚乳相间的大理石样花纹。气微，味涩、微苦。

【药性特点】苦、辛、温。归胃、大肠经。

【功效应用】

1. 驱虫：对绦虫、蛔虫、蛲虫、姜片虫、钩虫等肠道寄生虫都有驱杀作用，并借其缓泻作用而有助于驱除虫体，治绦虫证疗效最佳，但须重用。与南瓜子同用，其杀绦虫疗效更佳。

2. 行气消积：用于食积气滞，脘腹胀满，痢疾里急后重之证，常与木香、大黄等配伍，如木香槟榔丸。本品善行胃肠之气，兼缓泻通便而消积导滞。配伍沉香、乌药可治气逆证。

3. 利水消肿：用于水肿实证，二便不利，常与木通、泽泻等同用，如疏凿饮子，尤以腰以下水肿多用。治寒湿脚气肿痛，常配吴茱萸、木瓜等，如鸡鸣散。

4. 截疟：用于治疗多种疟疾，并能减轻常山催吐的副作用。

【用量用法】3～10克，行气消积利水；30～60克，驱绦虫、姜片虫。生用力佳，炒用力缓。

【使用注意】脾虚便溏或气虚下陷者忌用。孕妇慎用。

【实用验方】

1. 多种肠道寄生虫：槟榔，泡，研末，每次10克，水煎服，每日3次。

2. 大小便不通：槟榔10克，麦冬5克，水煎服。

3. 驱杀姜片虫、绦虫、蛔虫：南瓜子20～30克，研细，加适量白糖，另用槟榔20～30克，煎汤送服，一日1次，空腹服。

4. 脚气水肿：槟榔，水煎服。

5. 痰涎过多：槟榔研末，每次服3克。

6. 头疮：槟榔研末，晒干，以植物油调涂。

7. 聤耳出脓：槟榔研末吹入耳中。

8. 虚寒脘腹痛：槟榔、高良姜等份，炒黄，研细末，米汤调下。

9. 青光眼，眼压增高：槟榔15克，水煎服，服后以轻泻为度。

10. 阴虱：槟榔煎水洗。

3 苦楝皮 Kǔliànpí

【药材来源】为楝科植物川楝或楝的干燥根皮或树皮。

【处方用名】苦楝皮、苦楝根皮。

【产地采收】主产于四川等地。四时可采，但以春、秋两季为宜。

【性状特征】本品呈不规则板片状、槽状或半卷筒状，长宽不一，厚2～6毫米。外表面灰棕色或灰褐色，粗糙，有交织的纵皱纹及点状灰棕色皮孔，除去粗皮者淡黄色；内表面类白色或淡黄色。质韧，不易折断，断面纤维性，呈层片状，易剥离。无臭，味苦。

【药性特点】苦，寒。有毒。归肝、脾、胃、小肠经。

【功效应用】

1. **驱杀蛔虫**：用于蛔虫证，以本品与使君子、槟榔等同用，如化虫丸。本品杀虫力强，为广谱驱虫药，以驱杀蛔虫为主。

2. **杀虫疗癣**：用于疥疮、头癣、湿疮、湿疹瘙痒等证，可单用本品为末，用醋或猪脂调涂患处。

【用量用法】5～10克。鲜品15～30克。外用适量。

【使用注意】有毒不宜过量或持续久服。有效成分难溶于水，需文火久煎。

【实用验方】

1. **虫牙痛** 苦楝树皮煎汤漱口。

2. **虫痛不可忍者**：苦楝根皮100克，芜荑25克，为末，每服10克，水煎服。

3. **秃疮及诸恶疮**：苦楝皮烧灰，和猪膏敷之。

4. **疥疮风虫**：楝根皮、皂角（去皮子）等分，为末，猪脂调涂。

5. **钩虫病**：苦楝皮100克，石榴皮80克，煎水，分4天服。

6. **浸淫疮**：苦楝根晒干，烧存性为末，猪脂调敷，湿则干掺。

7. **蛲虫**：苦楝根皮6克，苦参6克，蛇床子3克，皂角2克，共为末，以蜜炼成丸，如枣大，纳入肛门或阴道内。

8. **瘾疹**：楝皮浓煎浴。

4 南瓜子 Nánguāzǐ

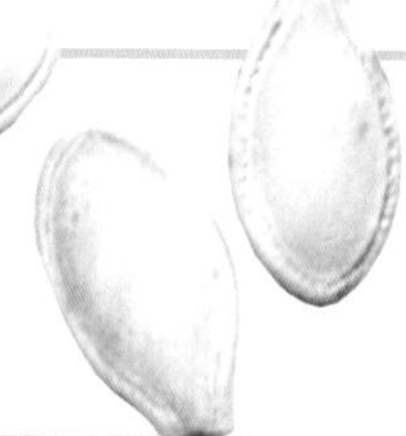

【药材来源】为葫芦科植物南瓜的种子。

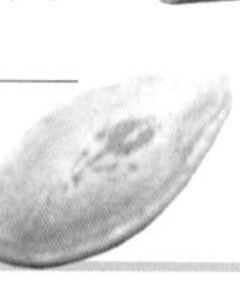

【处方用名】南瓜子。

【产地采收】主产于浙江、江西等地。夏、秋果实成熟时采收。

【性状特征】种子扁椭圆形，一端较尖，外表面黄白色，边缘稍有棱，长约 1.2 ~ 2.0 厘米，宽 0.6 ~ 1.2 厘米，表面稍有毛茸。种皮较厚，种脐位于尖的一端。除去种皮，可见绿色菲薄胚乳，内有两枚黄色肥厚子叶。气香，性平，味微甘。

【药性特点】甘，平。归胃、小肠经。

【功效应用】

驱杀绦虫：用于驱杀绦虫病证，其驱虫而不伤正气，常与槟榔相须为用。可先用本品研粉，冷开水调服 60 ~ 120 克，两小时后服槟榔 60 ~ 120 克的水煎剂，再过半小时，服玄明粉 15 克，促使泻下，以利虫体排出。

此外，南瓜子亦可用治血吸虫病，但须较大剂量长期服用。

【用量用法】60 ~ 120 克。冷开水调服。

【实用验方】

1. 产后缺乳：南瓜子仁 15 克。捣烂成泥状，冲入适量沸水，或再加白糖调味服用，早晚空腹各服 1 次。

2. 前列腺炎：南瓜子煎水服，或炒熟食用。

3. 钩虫病：南瓜子、槟榔各 120 克，共研为末，每日早晚各服 12 克。或取生南瓜子 90 克，饭前食下，每日 3 次。

4. 绦虫病：南瓜子 120 克，早晨空腹吃下，两小时后再服槟榔煎液，30 分钟后服硫酸镁 20 克。

5. 痔疮：南瓜子加水煎煮，趁热熏肛门，每天最少 2 次，连熏数天可愈。

6. 脾虚水肿，小便短少：南瓜子 20 克，薏苡仁 30 克，加水煎服。

5 鹤草芽 Hècǎoyá

【药材来源】为蔷薇科植物龙芽草（即仙鹤草）的冬芽。

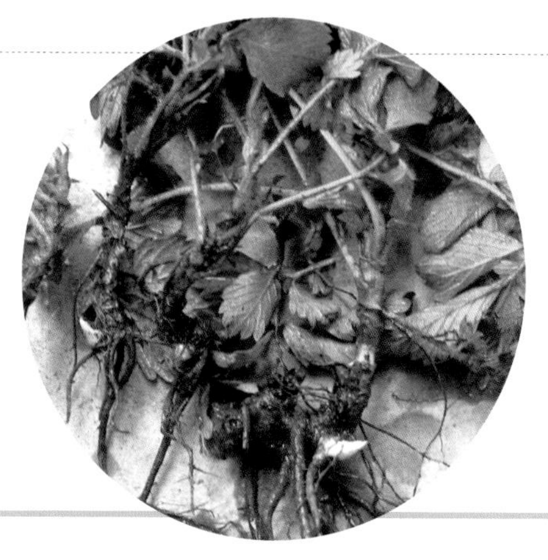

【处方用名】鹤草芽。

【产地采收】全国各地均有分布。冬、春季新株萌发前挖取根茎。

【性状特征】茎基部圆柱形，木质化，淡棕褐色，上部茎方形，四边略凹陷，绿褐色，有纵沟和棱线，茎节明显，体轻，质硬，易折断，断面中空。叶灰绿色，皱缩而卷曲，质脆，易碎。气微，味微苦。

【药性特点】苦、涩，凉。归肝、小肠、大肠经。

【功效应用】

杀虫：用于驱杀绦虫，并有泻下作用，有利于虫体排出，为治绦虫病的新药。

此外，本品制成栓剂，治疗滴虫性阴道炎，有一定疗效。亦可用治小儿头部疖肿。

【用量用法】30 ~ 50 克，研粉吞服，小儿 0.7 ~ 0.8 克 / 公斤，每日 1 次，早起空腹服。

【使用注意】不宜入煎剂。服药后偶见恶心、呕吐、腹泻、头晕、出汗等反应。

【实用验方】

1. 咯血，吐血，衄血，尿血，便血，崩漏：鹤草芽研粉内服。

2. 疮疖痈肿、痔肿：将鹤草芽内服，研粉，每次 20 克。

3. 绦虫：鲜鹤草芽 250 克，糯米适量煮粥，去渣，加糖顿服，每日 1 剂，连服 3 ~ 5 剂。

4. 绦虫病：将鹤草芽制成粉剂：成人 30 ~ 50 克，小儿 0.7 ~ 0.8 克 / 公斤，晨空腹 1 次顿服，无需另服泻药。

5. 滴虫性阴道炎：鹤草芽研末置于阴道。

6 雷丸 Léiwán

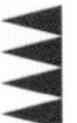

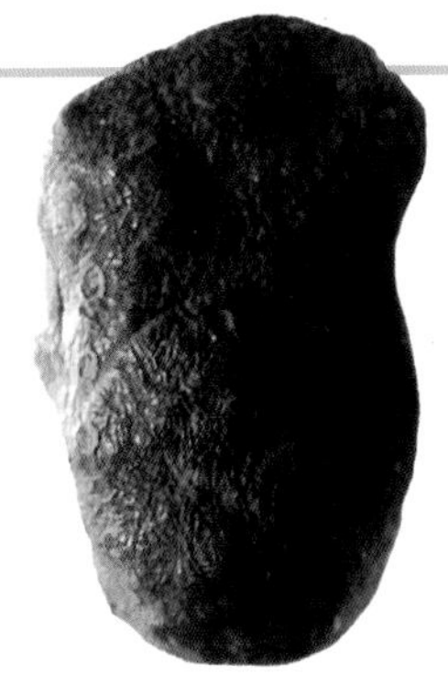
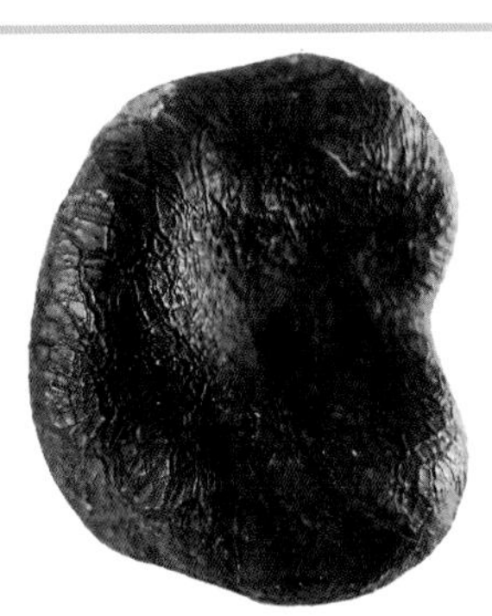

【药材来源】为白蘑科真菌雷丸的菌核。

【处方用名】雷丸。

【产地采收】主产于四川、贵州等地。秋季采挖。

【性状特征】本品为类球形或不规则团块，直径 1 ~ 3 厘米。表面黑褐色或灰褐色，有略隆起的网状细纹。质坚实，不易破裂，断面不平坦，白色或浅灰黄色，似粉状或颗粒状，常有黄棕色大理石样纹理。无臭，味微苦，嚼之有颗粒感，微带黏性，久嚼无渣。断面色褐呈角质样者，不可供药用。

【药性特点】微苦，寒。归胃、小肠经。

【功效应用】

驱虫：对多种肠道寄生虫均有驱杀作用，尤以驱杀绦虫为佳。

【用量用法】15 ~ 20 克。温开水调服或吞服，一日 3 次，连服 3 天。

【使用注意】不入煎剂。

【实用验方】

1. 小儿有热不汗：雷丸研末，以粉儿身。

2. 多种肠道寄生虫：雷丸、川芎等量为细散，每服 3 克，空腹煎粟米饮调下。

3. 钩虫：雷丸研成极细末，加适量乳糖或葡萄糖粉用开水调服。成人每次 20 克。

4. 消疳杀虫：雷丸、使君子、鹤虱、榧子、槟榔各等分，为细末，每服3克，乳食前，温米饮调下。

5. 绦虫： 雷丸焙干为末，以稀粥调服，每次6克。

6. 蛲虫： 雷丸10克，大黄30克，牵牛子30克，共研细末混匀，晨起空腹时用冷开水送服3克。

7 鹤虱 Hèshī

【药材来源】为菊科植物天名精的干燥成熟果实，又称北鹤虱。伞形科野胡萝卜的种子，称南鹤虱。

【处方用名】鹤虱。

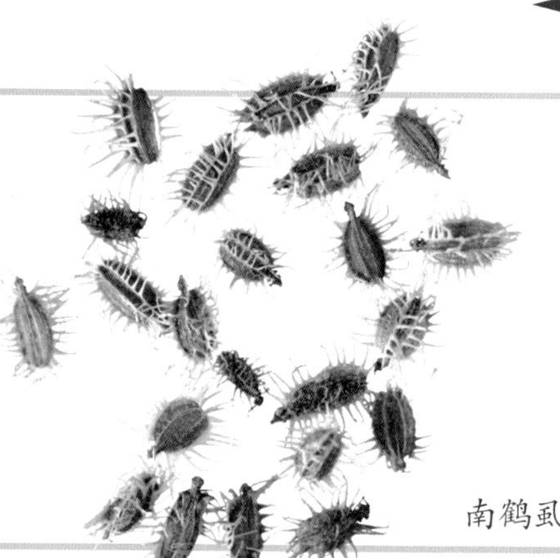

南鹤虱

【产地采收】主产于华北各地，称北鹤虱，为正品；产于江苏、浙江等地，称南鹤虱。秋季种子成熟时采收，晒干。

【性状特征】

鹤虱 干燥果实呈圆柱状，细小，长约3 ~ 4毫米，宽不达1毫米，无毛，表面黄褐色，有多数纵棱及沟纹，顶端收缩呈线状短喙，先端有灰白色的环状物。横断面类圆形，种仁黄白色，有油性。气微，味微苦，尝之有粘性。

南鹤虱 本品为双悬果，广椭圆形，长0.3 ~ 0.4厘米，宽0.15 ~ 0.25厘米。表面黄褐色，先端有花柱残基，基部钝圆，有小果柄。分果背面隆起，有4条突起的棱线，棱上密生1列黄白色钩状刺，棱线间及结合面均具短柔毛。搓碎有特异香气，味稍辛苦。

【药性特点】苦、辛、平。有小毒。归脾、胃经。

【功效应用】

1. 杀虫：用于多种肠道寄生虫，对蛔虫、蛲虫、钩虫及绦虫等引发的虫积腹痛均有效。可单用本品作散剂服。

2. 消积：用于虫积所致四肢羸瘦，面色萎黄，饮食不佳，如化虫丸。

【用量用法】3 ~ 10 克。煎服。或入丸散。外用适量。

【使用注意】本品有小毒，服后可有头晕、恶心、耳鸣、腹痛等反应，故孕妇、腹泻者忌用；又南鹤虱有抗生育作用，孕妇忌用。

【实用验方】

1. 齿痛：鹤虱置齿中。

2. 齿痛：鹤虱煎米醋漱口。

3. 蛔虫：鹤虱研末，蜜为丸，每服 3 克。

4. 肠道多种寄生虫：鹤虱煎水饮服。

5. 蛔虫：鹤虱、大黄各 0.3 克，朴硝 15 克。水煎，每日 1 剂，分 2 次服。

8 榧子 Fěizǐ

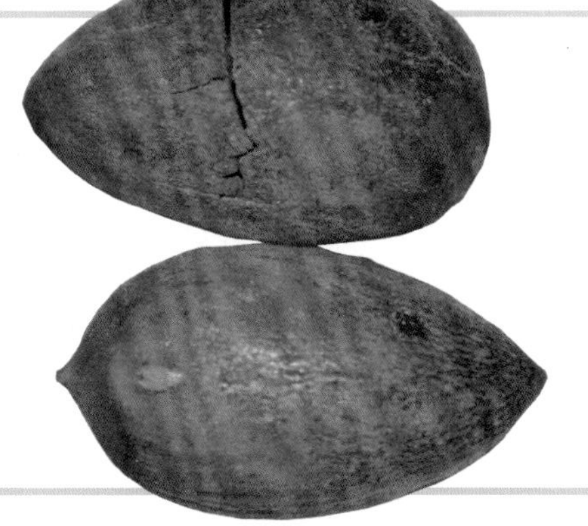

【药材来源】为红豆杉科植物榧的干燥成熟种子。

【处方用名】榧子。

【产地采收】主产于安徽、湖北等地。秋季种子成熟时采收，除去肉质假种皮，洗净，晒干。

【性状特征】本品呈卵圆形或长卵圆形，长 2 ~ 3.5 厘米，直径 1.3 ~ 2 厘米。表面灰黄色或淡黄棕色，有纵皱纹，一端钝圆，可见椭圆形的种脐，另端稍尖。

种皮质硬，厚约1毫米。种仁表面皱缩，外胚乳灰褐色，膜质；内胚乳黄白色，肥大，富油性。气微，味微甜而涩。

【药性特点】甘，平。归肺、胃、大肠经。

【功效应用】

1. **杀虫消积**：用于蛔虫、钩虫、绦虫、姜片虫等多种肠道寄生虫，治蛔虫病，常与使君子、苦楝皮同用。治钩虫病，单用或与槟榔、贯众同用。治绦虫病，与槟榔、南瓜子同用。本品兼能润肠通便，可不配泻下药同用。亦可治丝虫病。

2. **润肠通便**：用于肠燥便秘，可与麻仁、瓜蒌仁等同用。

3. **润肺止咳**：用于肺燥所致咳嗽，其力弱，只宜于轻证，可与川贝母、瓜蒌仁等养阴润肺止咳药同用。

【用法用量】10～15克。煎服。炒熟嚼服，一次用15克。

【使用注意】煎剂宜生用。大便溏薄，肺热咳嗽者不宜用。

【实用验方】

1. **驱蛔虫**：每日食榧子，连用7天。

2. **驱绦虫、蛲虫**：榧子50克，使君子50克，大蒜瓣50克，水煎去渣，一日3次，空腹服。

3. **蛔虫、蛲虫、姜片虫、绦虫等**：榧子炒熟，每日早晨空腹时嚼食50克左右。

4. **卒吐血出**：先食蒸饼后，以榧子为末，服适量。

5. **丝虫病**：榧子肉5份，血余炭1份，研末混合，调蜜搓成丸。日服3次，每次4克，以4天为1疗程。

9 芜荑 Wúyí

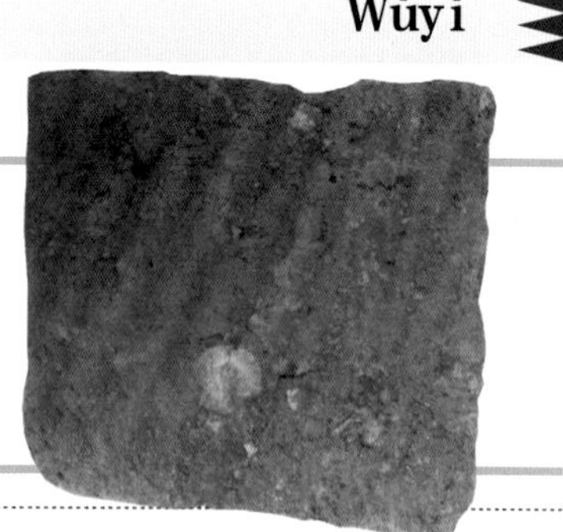

【药材来源】为榆科植物大果榆果实的加工品。

【处方用名】芜荑。

【产地采收】主产于黑龙江、山西等地。

【性状特征】本品呈扁平方块状，表面黄褐色，有多数小孔和空隙，杂有纤维和种子。体质松脆而粗糙，断面黄黑色，易成鳞片状剥离。气特异，味微酸涩。

【药性特点】辛、苦，温。归脾、胃经。

【功效应用】

1. 杀虫：用于蛔虫、蛲虫、绦虫之面黄、腹痛，可单用本品和面粉炒成黄色，为末，米饮送服；亦可与槟榔、木香研末，石榴根煎汤送服。

2. 消积：用于小儿疳积腹痛有虫，消瘦，泄泻，可与使君子、茯苓等同用。

此外，本品研末，用醋或蜜调涂患处，用治疥癣瘙痒、皮肤恶疮。

【用量用法】3 ~ 10 克。煎服。入丸散，每次 2 ~ 3 克。外用适量，研末调敷。

【使用注意】脾胃虚弱者、肺及脾燥热者忌服。

【实用验方】

1. 久痢不瘥，有虫，下部脱肛：芜荑 20 克，黄连 10 克，为末，炼蜜和丸，每服 5 克。

2. 气泄不止：芜荑捣末，每日空腹服 10 克。

3. 虫牙作痛：芜荑仁安蛀孔中及缝中。

4. 体内寄生虫：生芜荑、生槟榔各等量，研为末，加蒸饼做成丸子，每次服 5 克。

5. 蛔痛：芜荑、雷丸各等量，调和服，不拘时服。小儿每服 5 克。

6. 腹部积滞，冷气：芜荑 20 克，大茴香、木香各 10 克，共为末，红曲打糊为丸，每次 5 克。

第十一章 止血药

凡以制止人体内外出血，治疗各种出血病证为主的药物，称为止血药。其主要功效是止血。因其药性有寒、温、散、敛之异，故分为凉血止血药、化瘀止血药、收敛止血药、温经止血药四类。主要适用于各种出血病证。如咳血、咯血、吐血、衄血、便血、尿血、崩漏、紫癜及创伤出血等。

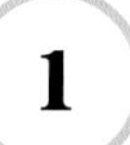

1 小蓟

Xiǎojì

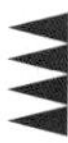

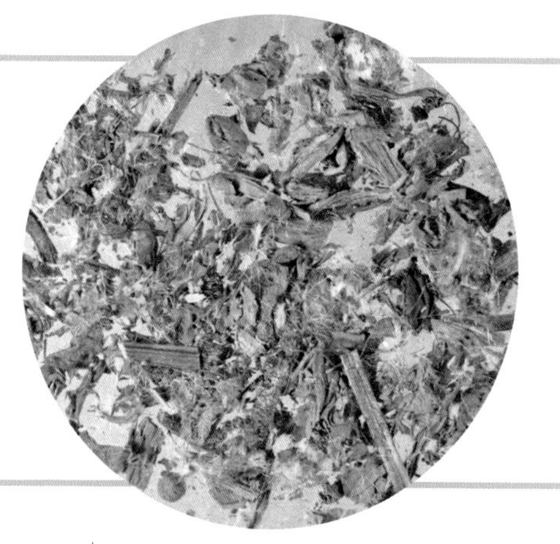

【药材来源】为菊科植物刺儿菜的干燥地上部分。

【处方用名】小蓟、小蓟炭。

【产地采收】全国大部分地区均产。夏、秋季花期采摘。

【性状特征】本品茎呈圆柱形，有的上部分枝，长 5 ~ 30 厘米，直径 0.2 ~ 0.5 厘米；表面灰绿色或带紫色，具纵棱及白色柔毛；质脆，易折断，断面中空。叶互生，无柄或有短柄；叶片皱缩或破碎，完整者展平后呈长椭圆形或长圆状披针形，长 3 ~ 12 厘米，宽 0.5 ~ 3 厘米；全缘或微齿裂至羽状深裂，齿尖具针刺；上表面绿褐色，下表面灰绿色，两面均具白色柔毛。头状花序单个或数个顶生；总苞钟状，苞片5～8层，黄绿色；花紫红色。气微，味微苦。

【药性特点】甘、苦，凉。入心、肝经。

【功效应用】

1. **凉血止血：**用于血热妄行引起的吐血、衄血、尿血、便血、崩漏等证，每与大蓟、侧柏叶等配伍应用。或单品捣汁服用，以鲜品为佳。因其兼能利尿通淋，故尤善治尿血、血淋，可单味应用，也可配伍生地、滑石等同用，如小蓟饮子。

2. **清热解毒：**用于疮痈肿毒，可单品捣汁外敷患处，也可与金银花、连翘等同用。

【用量用法】10～15克，鲜品加倍。外用适量，捣敷患处。消痈宜生用，止血宜炒炭用。

【实用验方】

1. **心热吐血口干：**生藕汁、生牛蒡汁、生地黄汁、小蓟根汁各等量，白蜜少许搅令匀，不计时候细细呷之。

2. **传染性肝炎，肝肿大：**鲜小蓟根60克，水煎服。

3. **吐血：**小蓟、大蓟、侧柏叶各10克，仙鹤草15克、焦栀子6克，水煎服。

4. **吐血：**小蓟叶，捣汁，温服。

5. **妇人阴痒不止：**小蓟不拘多少，水煮作汤，热洗。

6. **舌上出血：**小蓟绞取汁内服。

7. **浸淫疮，疼痛不可忍，发寒热：**小蓟末，新水调敷，干即易。

8. **高血压：**小蓟、夏枯草各15克，煎水代茶饮。

9. **崩中下血：**小蓟茎、叶汁，生地黄汁各50毫升，煎白术25克，兑付。

2 大蓟 Dàjì

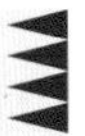

【药材来源】为菊科植物蓟的干燥地上部分或根。

【处方用名】大蓟、大蓟炭。

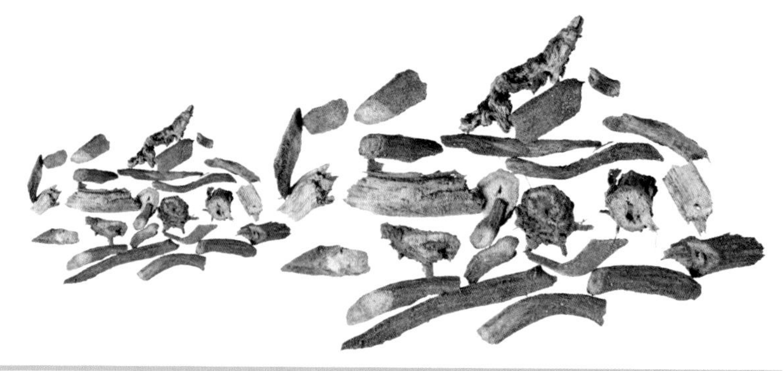

【产地采收】全国大部分地区均产。华北地区多用地上部分；华东地区多用地上部分及根；中南及西南地区多用根。夏、秋季花开时割取地上部分，或秋末挖根。

【性状特征】

1. 大蓟草： 茎呈圆柱形，基部直径可达 1.2 厘米；表面褐棕色或绿褐色，有数条纵棱，质略硬而脆；断面灰白色，髓部疏松或中空。叶皱缩，多破碎，绿褐色，完整叶片展平后呈倒披针形或倒卵状椭圆形，羽状深裂，边缘具有不等长针刺，茎、叶均被灰白色蛛丝状毛。头状花序顶生，球形或椭圆形，总苞黄褐色，苞片披针形，先端微带紫黑色，花冠常脱落，露出灰白色羽状冠毛。气微味淡。

2. 大蓟根： 根呈长纺锤形，常簇生而扭曲，长 5 ~ 15 厘米，直径 0.2 ~ 0.6 厘米。表面暗褐色，有不规则的纵皱纹。质硬而脆，易折断，断面粗糙，灰白色。气微特异，味甘、微苦。

【药性特点】甘、苦，凉。入心，肝经。

【功效应用】

1. 凉血止血： 用于血热妄行引起的吐血、衄血、尿血、便血、崩漏等证。常与小蓟相须为用，或与生地、白茅根等配伍应用。亦可单味应用，以鲜品为佳。

2. 清热解毒： 用于热毒所致内外痈肿，单品内服、外敷均宜，以鲜品为佳。作用平和。

【用量用法】10 ~ 15 克；鲜

者可用30～60克。外用适量，捣敷患处。消痈宜生用，止血可炒炭用。

【实用验方】

1. **鼻衄：**鲜大蓟、小蓟适量，捣烂取汁，每服20毫升，每日2次。

2. **肺痈：**大蓟、鱼腥草各30克。水煎，每日1剂。

3. **白带不止：**大蓟15克，艾叶10克，白鸡冠花6克，炒黄柏12克。水煎服。

4. **汤火烫伤：**大蓟新鲜根，以冷开水洗净后捣烂，包麻布炖热绞汁涂抹。

5. **疔疖疮疡，灼热赤肿：**大蓟鲜根和冬蜜捣匀贴患处，日换2次。

6. **肺热咳血：**大蓟50克。黄芩15克，桔梗、白及各10克，水煎，每日1剂，蜂蜜送服。

7. **肺热咳血：**大蓟鲜根洗净后杵碎，30毫升，酌加冰糖，温服，日服两次。

8. **带状疱疹：**大蓟、小蓟、鲜牛奶各适量。将大、小蓟放在鲜牛奶中泡软后，捣成膏，外敷。

9. **漆疮：**大蓟鲜根1握，洗净，绞汁涂抹。

10. **臁疮：**大蓟炭、甘草炭各50克，研末混均，香油调敷患处。每日1次。

3 地榆 Dìyú

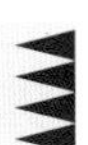

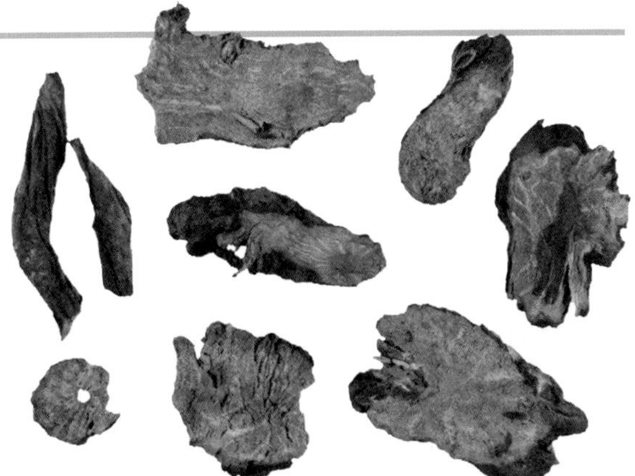

【药材来源】为蔷薇科植物地榆或长叶地榆的根。

【处方用名】地榆、地榆炭。

【产地采收】前者产于我国南北各地，后者习称“绵地榆”，主产安徽、江苏等地。春季发芽时或秋季植株枯萎后采挖。

【性状特征】本品呈不规则纺锤形或圆柱形，稍弯曲，长5 ~ 25厘米，直径0.5 ~ 2厘米。表面灰褐色、棕褐色或暗紫色，粗糙，有纵皱纹、横裂纹及支根痕。质硬，断面较平坦或皮部有众多的黄白色至黄棕色绵状纤维，木部黄色或黄褐色，略呈放射状排列。切片呈不规则圆形或椭圆形，厚0.2 ~ 0.5厘米；切面紫红色或棕褐色。无臭，味微苦涩。

【药性特点】苦、酸、涩，微寒。归肝、大肠经。

【功效应用】

1. **凉血止血**：用于多种血热出血之证。因其性降走下，故以下焦的便血、痔血及崩漏、血痢等证用之尤宜。用治便血、痔疮出血，常配槐角、黄芩等同用。若治崩漏量多色红者，可与生地黄、牡丹皮等配伍。用于血痢，每与侧柏叶、仙鹤草等同用。本品味兼酸涩，又能收敛止血。

2. **解毒敛疮**：用于疮疡，水火烫伤，其既能清热解毒消肿，又可收敛生肌，促进创面愈合，为治水火烫伤之要药。可单用或配大黄研末，香油调敷。

【用量用法】10 ~ 15克；大剂量可用至30克。外用适量。止血宜炒炭用；解毒敛疮宜生用。

【使用注意】凡虚寒性便血、下痢、崩漏及出血有瘀者慎用。对于大面积烧伤病人，不宜使用地榆制剂外涂，以防其所含鞣质被大量吸收而引起中毒性肝炎。

【实用验方】

1. **湿疹**：地榆煎水后用纱布沾药液湿敷。

2. **烧伤**：将地榆焙干研成极细粉末，过筛；另用麻油（或菜油）煮沸，然后迅速投入地榆粉，搅拌使成糊状，盛于消毒缸内备用。用时将药糊直接涂于创面，可以很快形成1层厚厚的药痂，能起到预防和控制感染，消除疼痛，促进创面迅速愈合等作用。此法一般适用于一、二度烧伤、烫伤病人。

3. **血痢不止**：地榆4份，炙

甘草1份。研末，水泡服。

4. 原发性血小板减少性紫癜： 生地榆、太子参各等量，水煎服。

5. 无名肿毒，疖肿，痈肿，深部脓肿： 地榆500克，田基黄200克，研末，田七粉5 ~ 15克。调入700克凡士林中成膏，外敷患处。

4 槐花 Huáihuā

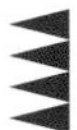

【药材来源】为豆科植物槐树的花蕾及花。

【处方用名】槐花、槐米、槐花炭。

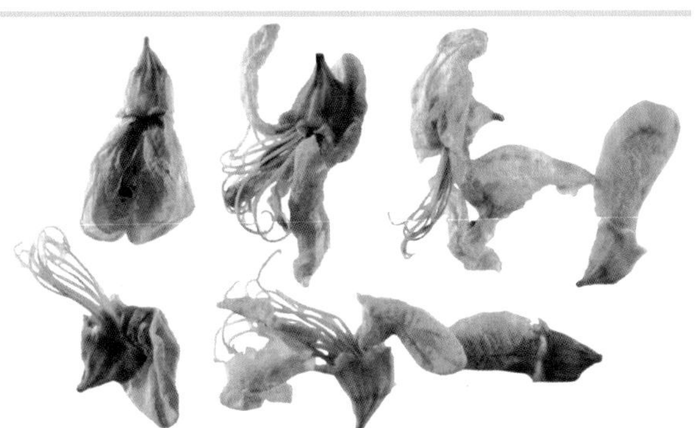

【产地采收】全国各地均产，以黄土高原和华北平原为多。夏季花未开放时采收其花蕾，称为槐米；花开放时采收，称为槐花。

【性状特征】皱缩而卷曲，花瓣多散落。完整者花萼钟状，黄绿色，先端5浅裂；花瓣5，黄色或黄白色，1片较大，近圆形，先端微凹，其余4片长圆形。雄蕊10，其中9个基部连合，花丝细长。雌蕊圆柱形，弯曲。体轻。气微，味微苦。

【药性特点】苦，微寒。归肝、大肠经。

【功效应用】

1. 凉血止血： 用于下部血热出血证。治疗新久痔血，常配黄连、地榆等同用；用于血热便血，常与地榆、栀子等配伍。本品善清泄大肠之热而止血。

2. 清肝泻火： 用于肝火上炎所致的头胀头痛、目赤眩晕等证。可单味煎汤代茶饮，或与夏枯草、菊花等配伍。

【用量用法】10 ~ 15 克。止血宜炒炭用，清泻肝火宜生用。

【使用注意】脾胃虚寒及阴虚发热而无实火者慎用。

【实用验方】

1. 便血，血色鲜红，及痛术后便血： 槐花 30 克，先煎，入生大黄 4 克，绿茶 2 克，略煎，将汤液倒出，趁温热调拌入蜂蜜 15 克后饮用。

2. 月经过多，经色深红或紫红，质地黏稠有块，腰腹胀痛，心烦口渴： 生地、地骨皮、槐花各 30 克，洗净煎水去渣取汁，与粳米 30 ~ 60 克。共煮为粥食用。

3. 鼻出血： 槐花炒至深黄色及黑褐色，研细末，用纸筒吹入鼻腔。

4. 消化道出血如呕血、便血、痔疮出血： 槐花煎水服。

5. 痔疮肿痛，出血： 刺猬皮、槐花各 10 克，地榆、黄芪各 15 克，水煎服。

5 侧柏叶 Cèbǎiyè

【药材来源】为柏科植物侧柏的嫩枝叶。

【处方用名】侧柏叶、柏叶、扁柏叶、侧柏叶炭。

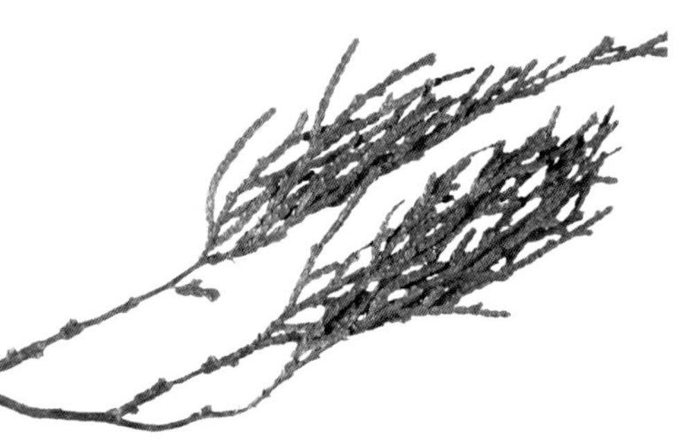

【产地采收】全国各地均有产。多在夏、秋季节采收。

【性状特征】本品多分枝，小枝扁平。叶细小鳞片状，交互对生，贴伏于枝上，深绿色或黄绿色。质脆，易折断。气清香，味苦涩、微辛。

【药性特点】苦、涩，寒。归

肺、肝、脾经。

【功效应用】

1. 凉血止血： 用于各种出血证，如吐血、咳血、便血、血痢、尿血、崩漏等。以治热证出血较好，常与仙鹤草、生地等同用。亦可治疗寒性出血，但应与炮姜、艾叶等温经止血药配用。本品凉血止血之中兼有收敛作用。

2. 化痰止咳： 用于肺热咳喘、痰稠难咯者，可单用，或配贝母、瓜蒌等同用。

3. 生发乌发： 用于治疗脱发，须发早白，单用本品研末与麻油涂之；或生柏叶、附子研末，猪脂为丸，入汤中洗头。

【用量用法】10 ～ 15 克。止血多炒炭用，化痰止咳宜生用。

【实用验方】

1. 鼻衄出血： 石榴花、侧柏叶等分，为末，吹鼻中。

2. 小便尿血： 柏叶，黄连（焙研），每次以酒送服 10 克。

3. 痔、肠风、脏毒、下血不止： 柏叶烧灰调服。

4. 鹅掌风： 鲜侧柏叶，放锅内水煮二三沸，先熏后洗，一日 2 ～ 3 次。

5. 肠风，脏毒，下血不止： 嫩侧柏叶 100 克，陈槐花 50 克，炒半黑色，为末，以此比例，炼蜜丸，每次 10 克。

6 白茅根 Báimáogēn

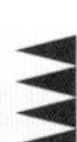

【药材来源】为禾本科植物白茅的根茎。

【处方用名】白茅根、茅根。

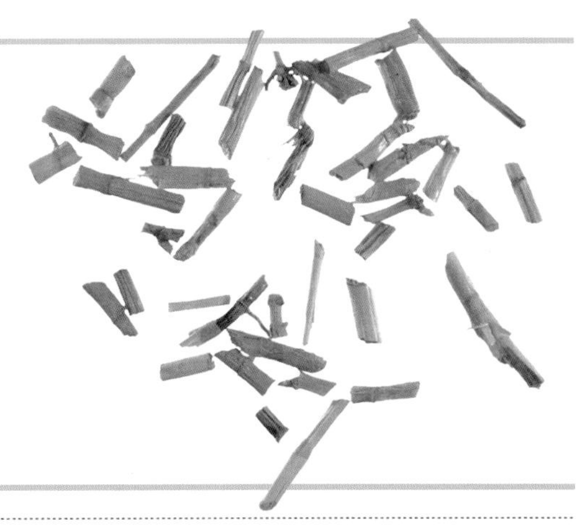

【产地采收】全国各地均有产，但以华北地区较多。春秋二季采挖。

【性状特征】本品呈长圆柱形，长 30 ~ 60 厘米，直径 0.2 ~ 0.4 厘米。表面黄白色或淡黄色，微有光泽，具纵皱纹，节明显，稍突起，节间长短不等，通常长 1.5 ~ 3 厘米。体轻，质略脆，断面皮部白色，多有裂隙，放射状排列，中柱淡黄色，易与皮部剥离。无臭，味微甜。

【药性特点】甘，寒。归肺、胃、膀胱经。

【功效应用】

1. 凉血止血：用于多种血热出血证。此药不仅善治上部火热之出血证，又能导热下行，对血热尿血、血淋更为适宜。单用煎服有效，或配侧柏叶，大小蓟等同用。

2. 清热利尿：用于水肿，热淋，可单用本品煎服，亦可与车前子、木通等配用。用于湿热黄疸，每与茵陈、栀子等同用。

3. 清肺胃热：用于胃热呕吐，多与竹茹、黄连等配伍。若治肺热咳嗽，常与芦根、枇杷叶等同用。

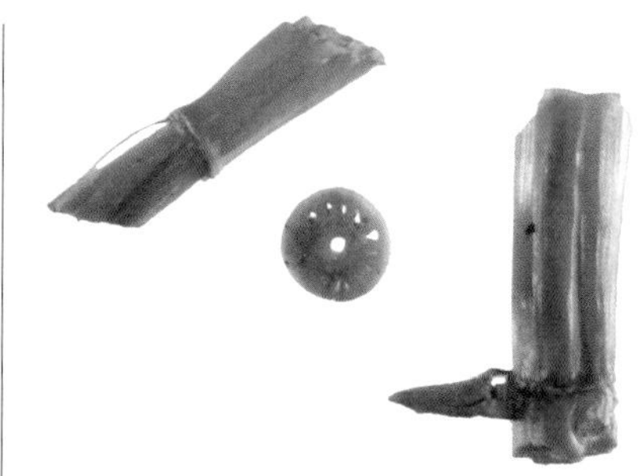

【用量用法】15 ~ 30 克；鲜品 30 ~ 60 克。鲜用功效尤佳，可捣汁服。多生用。

【实用验方】

1. 刀伤出血：白茅花适量，干敷伤口，轻轻加压后包扎即可。

2. 小便热淋：鲜白茅根 90 克，车前草 30 克，水煎服。

3. 反胃，酒醉呕吐，暑日口渴少津：鲜白茅根 80 克，鲜芦根 60 克，水煎，顿服。

4. 血尿：鲜血茅根 60 克，小蓟 30 克，车前草 30 克，水煎服。

5. 肝硬化腹水：鲜白茅根 300 克，水煎，分 2 次服，每天 1 剂。

6. 经行吐衄，血色深红，口干心烦：白茅根 100 克，捣汁与藕汁 1 杯调服。

7. 肺热咯血：鲜白茅根 90 克，仙鹤草 15 克，水煎服。

8. **热喘：** 鲜白茅根、桑白皮各30克，水煎，分2次服。

9. **高热后，口渴多饮：** 鲜白茅根100克，葛根30克，水煎当茶饮。

10. **黄汗：** 白茅根200克与猪肉200克共炖烂，分次食肉喝汤。

7 苎麻根 Zhùmágēn

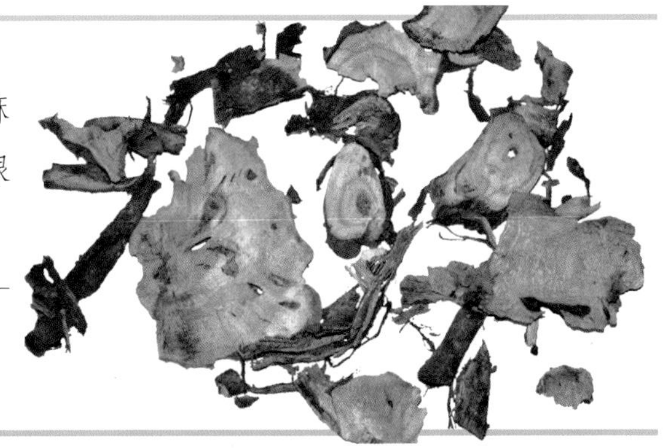

【药材来源】 为荨麻科植物苎麻的干燥根茎及根。

【处方用名】 苎麻根。

【产地采收】 主产江苏、浙江等地。冬、春季采挖。

【性状特征】

根茎呈不规则圆柱形，稍弯曲，长8～25厘米，直径0.4～4.5厘米。表面灰棕色，有纵纹及多数皮孔，并有多数疣状突起及残留须根。质坚硬，不易折断，折断面纤维性，皮部棕色，木部淡棕色，有的中间有数个同心环纹，中央有髓或中空。根略呈纺锤形，表面灰棕色，有纵皱纹及横长皮孔；断面粉性。气微，味淡，有黏性。

【药性特点】 甘，寒。归心、肝经。

【功效应用】

1. **凉血止血：** 用于血热出血证。若出血量少，证情较轻者，可单品煎服。证情较重，出血不止，有气随血脱者，宜配伍人参、蛤蚧等同用。

2. **安胎：** 用于胎热不安，胎漏下血之证，可单用取效。若治劳损所致胎动下血，多配当归、白芍等同用。

3. **清热解毒**：用于热毒痈肿和丹毒，多以外用为主，常以鲜品捣敷患处为宜。

【**用量用法**】10 ~ 30克；鲜品30 ~ 60克。外用适量。

【**实用验方**】

1. **习惯性流产**：苎麻根30克，莲子、怀山药各15克。水煎服。

2. **小便不通**：苎麻根，洗，研，摊绢上，贴小腹连阴际。

3. **血热崩漏**：苎麻干根水煎服。

4. **咳嗽痰哮**：苎麻根研细，取生豆腐蘸药吃下。

5. **痈疽发背，乳房肿痛**：苎麻根敷之，数易。

6. **淋证**：苎麻根茎，水煎，频服。

7. **蛇咬伤**：鲜苎麻根，捣烂敷。

8 羊蹄 Yángtí

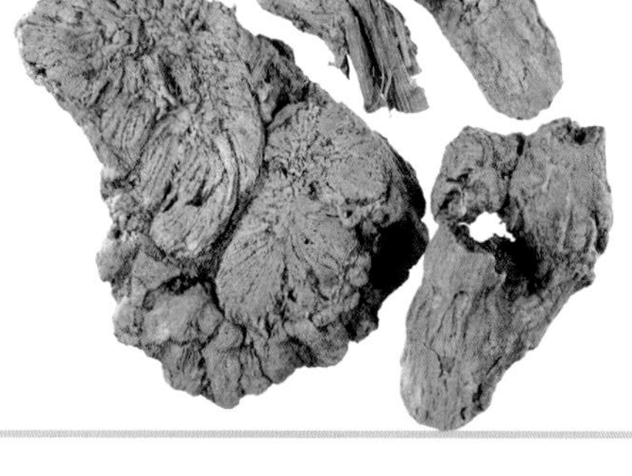

【**药材来源**】为蓼科 植物羊蹄或尼泊尔羊蹄的干燥根。

【**处方用名**】羊蹄、土大黄。

【**产地采收**】全国大部分地区均有，主产于江苏、浙江等地。秋季8 ~ 9月采挖。

【**性状特征**】根类圆锥形，长6 ~ 18厘米，直径0.8 ~ 1.8厘米。根头部有残留茎基及支根痕。根表面棕灰色，具纵皱纹及横向突起的皮孔样疤痕。质硬易折断，断面灰黄色颗粒状。气特殊，味微苦涩。

【**药性特点**】苦、涩，寒。归心、肝、大肠经。

【功效应用】

1. **凉血止血：**用于血热所致的咯血、吐血、衄血及紫癜等出血之证，可用单味内服，也可配伍其他止血药物同用。其特点是味苦涩而性寒，既能凉血止血，又能收敛止血。

2. **解毒杀虫：**用于疥疮，多以鲜品捣敷患处。治癣，常与枯矾同用，共研末，醋调敷。治烫伤，可用鲜品捣敷，或研末油调外涂。为治癣、疥之良药。

3. **泻下通便：**用于热邪所致大便秘结，可单味煎服，也可配芒硝同用。其苦寒，泻热通便，功类大黄，作用缓和，素有“土大黄”之称。

【用量用法】10 ~ 15 克；鲜品 30 ~ 50 克。煎服，也可绞汁去渣服用。外用适量。

【实用验方】

1. **湿热黄疸、便秘：**羊蹄根，水煎服。

2. **湿癣，痒不可忍，出黄水，愈后易复发：**羊蹄根捣烂，和醋调匀涂搽，再用冷水洗去。每日1次。或用鲜羊蹄磨醋涂癣。

3. 汗斑初起：硼砂研末，用鲜羊蹄根蘸擦之；或单用鲜羊蹄根擦患处，初起者有效。

4. **热郁吐血：**羊蹄草根和麦门冬煎汤饮，或熬膏，炼蜜收，白汤调服数匙。

5. **肛门周围炎症：**鲜品羊蹄根。水煎冲冰糖，早晚空腹服。或用羊蹄煎水外洗。

9 三七 Sānqī

【药材来源】为五加科植物三七的干燥根。支根习称“筋条”，茎基习称“剪口”。

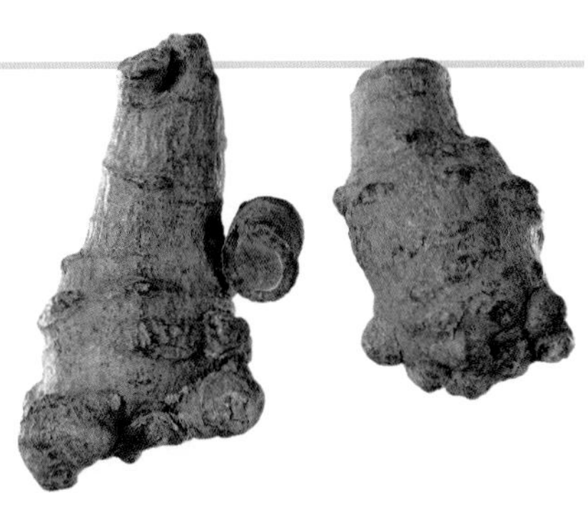

【处方用名】三七、参三七、滇三七、田三七、猴三七。

【产地采收】

主产于云南、广西等地。夏末秋初开花前或冬季种子成熟后采挖。

【性状特征】主根呈类圆锥形或圆柱形，长1～6厘米，直径1～4厘米。表面灰褐色或灰黄色，有断续的纵皱纹及支根痕。顶端有茎痕，周围有瘤状突起。体重，质坚实，断面灰绿色、黄绿色或灰白色，木部微呈放射状排列。气微，味苦回甜。筋条呈圆柱形，长2～6厘米，上端直径约0.8厘米，下端直径约0.3厘米。剪口呈不规则的皱缩块状及条状，表面有数个明显的茎痕及环纹，断面中心灰白色，边缘灰色。

【药性特点】甘、微苦，温。归肝、胃经。

【功效应用】

1. **活血止血：**用于体内外各种出血证，无论有无瘀滞，均可应用，但以出血兼有瘀滞者尤为适宜。可单味研末吞服，或配伍血余炭、花蕊石等同用。本品有祛瘀生新，止血不留瘀，化瘀不伤正的特点，为止血良药。

2. **散瘀定痛：**用于跌打损伤，或筋骨折伤，瘀肿疼痛，可单用研末冲服，或配伍其他活血行气药同用。其止痛作用强，为治瘀血诸证佳品，外伤科之要药。

【用量用法】3～5克，多研末冲服。煎服，3～10克。亦可入丸、散。外用适量，研末外掺或调敷。

【使用注意】孕妇慎用。

【实用验方】

1. **体内出血，如鼻血、吐血、胃出血、便血、尿血、子宫功能性出血、皮下出血、脑血管出血：**三七粉、三七片或三七胶囊，1次2克，每日2～3次，温开水或温米汤送服。

2. **冠心病，心绞痛，月经不调，闭经，痛经及产后恶露不停，小腹瘀滞疼痛：**三七粉或三七片或三七胶囊，1次2克，每日2～3次，温开水或温酒送服。

3. **跌打损伤：**直接用三七粉撒布伤口即可，伤口较大的，撒布三七粉后，再用消毒纱布加压包扎，可迅速止血。生三七粉

3 ~ 6克，温酒和温开水送服。亦可用三七10 ~ 30克，白酒500克，泡7天后服，每次5 ~ 10毫升，每日2 ~ 3次。

4. 急性咽喉炎：少量三七花与适量青果一起用开水冲泡饮。

5. 抗衰老，使皮肤光洁、细嫩：适量三七粉与适量蜂蜜调和成糊状，直接敷面10 ~ 20分钟。

6. 吐血：鸡蛋1个，开1小孔，将三七末3克灌入，封口，隔汤炖煮食。

7. 无名痈肿疼痛：三七研末，米醋调涂。

8. 身体匮乏，益寿延年：三七5克，炖鸡食。

9. 不明原因突然出血：三七3克，花蕊石18克，血余炭10克，用童尿200毫升冲服，分2次服完。

10. 骨髓炎：三七30克，蜈蚣100条，金银花450克，共研细末，混合，分装为70包，或装入胶囊，日服2次，每次1包。

10 茜草 Qiàncǎo

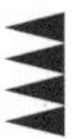

【药材来源】为茜草科植物茜草的干燥根及根茎。

【处方用名】茜草、茜草根、茜草炭。

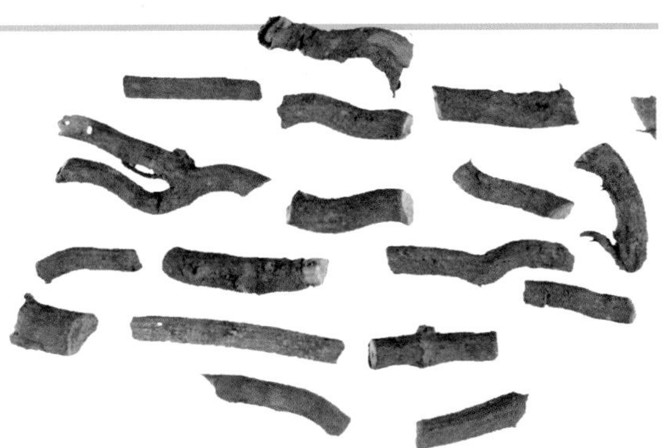

【产地采收】主产于安徽、江苏等地。春、秋二季采挖。

【性状特征】

1. 茜草药材：根茎呈结节状，下部着生粗细不等的数条根。根呈圆柱形，常弯曲或扭曲，长10 ~ 25厘米，直径1 ~ 1.5厘米；表面红棕色或棕色，具有细纵皱纹及少数须根痕，皮部易剥落，露出黄红色木部；质脆，易折断；断面平坦，皮部窄，紫红色，木部宽广，浅黄红色，可见多数小孔。气微，味微苦，久嚼刺舌。

2. 茜草饮片： 呈类圆形片状或小段，大小不一，厚 0.15 ～ 0.3 厘米；表面显棕红色，具有多数小孔；外皮棕红色或暗红色；质轻脆。

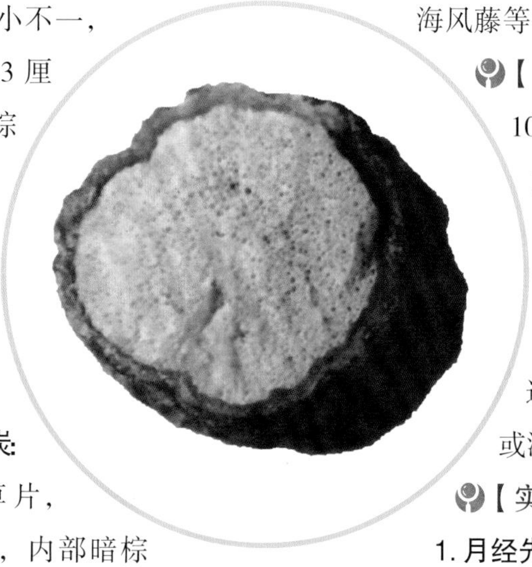

3. 茜草炭： 形如生茜草片，表面焦黑色，内部暗棕色，味焦苦。

【药性特点】 苦，寒。归肝经。

【功效应用】

1. 凉血化瘀止血： 用于血热妄行或血瘀脉络之出血证，尤宜于血热挟瘀所致的各种出血证。治血热吐衄，崩漏等证，常与侧柏叶、生地等药配用。气虚崩漏，每与黄芪、山茱萸等同用，如固冲汤。

2. 活血通经： 用于瘀血阻滞所致的血瘀经闭，可单用本品酒煎服，或配桃仁、红花等同用。治跌打损伤，可单品泡酒内服，或与三七、乳香等配伍。治风湿痹痛，常与鸡血藤、海风藤等同用。

【用量用法】 10 ～ 15 克；大剂量可用至 30 克。止血宜炒炭用，行血通经宜生用或酒炒用。

【实用验方】

1. 月经先期，量多、血色深红： 茜草 15 克，荆芥炭 10 克，牡丹皮 10 克，乌贼骨 15 克。水煎服。

2. 外伤出血： 茜草根、三七适量，研细末，外敷伤处。

3. 过敏性紫癜： 茜草根 30 克，生地黄 15 克，元参 12 克，牡丹皮 10 克，防风 10 克，白芍 10 克，黄芩 10 克，甘草 6 克。水煎服。

4. **荨麻疹：** 茜草根20克，地肤子、蛇床子各10克。水煎服。

5. **痔疮肿痛：** 茜草30克，大黄10克，虎杖15克，地榆15克。水煎服。

6. **跌打损伤：** 茜草根120克，红花20克，川芎30克，白酒1000毫升。将上药置白酒中浸泡7天，每次服30毫升，每日2次。

7. **慢性气管炎：** 茜草20克，浙贝母10克，杏仁10克，麻黄5克，石膏30克，甘草10克。水煎服。

8. **慢性腹泻：** 茜草、山药适量，炒黑存性，研为细末，加少许红糖。每天3次，每次10克。

11 蒲黄 Púhuáng

【药材来源】 为香蒲科植物水烛香蒲、东方香蒲或同属植物的干燥花粉。

【处方用名】 蒲黄、炒蒲黄、蒲黄炭。

【产地采收】 主产于浙江、安徽等地。夏季采收蒲棒上部的黄色雄性花序。

【性状特征】 本品为黄色细粉，质轻松，易飞扬，手捻之有润滑感，入水不沉，加热亦不沉。无臭，味淡。以色鲜黄，润滑感强，纯净者为佳。

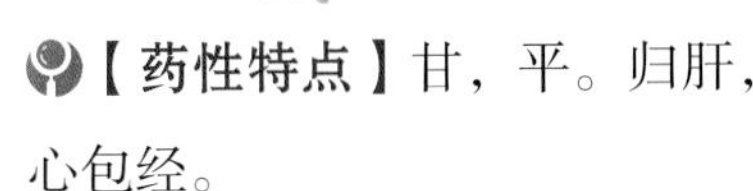

【药性特点】 甘，平。归肝，心包经。

【功效应用】

1. **止血：** 用于外伤出血和吐血、衄血、咳血、尿血、便血、崩漏及皮下出血等，单用或配伍其他止血药同用。本品行血止血，又收敛止血，有止血不留瘀的特点，为止血行瘀之良药。对出血证无论属寒属热，有无瘀滞，均可应用，但以属实挟瘀者尤宜。

2. 活血化瘀：生用性质滑利，有活血通经，消瘀止痛作用，凡经闭痛经，产后腹痛及心腹疼痛，跌打损伤等瘀血作痛者均可应用，尤为妇科所常用。若治跌打损伤，单用本品研末，黄酒送服。用于心腹疼痛，产后瘀痛及痛经，常配五灵脂同用，如失笑散。

3. 利尿通淋：用于血淋，尿血，多与生地、冬葵子等配伍。

【用量用法】3 ~ 10 克，宜包煎。外用适量。生用活血、利尿力强；炒用止血力胜。

【实用验方】

1. 心腹痛欲死：醋蒲黄、醋五灵脂各等分，为末，每次 5 克。

2. 产后血不下：蒲黄 50 克，水煎，顿服。

3. 吐血、唾血：蒲黄捣为散，每服 15 克，温酒或冷水调。

4. 耳中出血：蒲黄、炒黑研末，掺入。

5. 舌胀满口，不能出声：蒲黄频掺。

6. 阴下湿痒：蒲黄末敷之。

7. 坠伤扑损，瘀血在内，烦闷者：蒲黄末，空腹温酒服 10 克。

8. 脱肛：蒲黄二两。以猪脂和敷肛上，纳之。

9. 鼻衄经久不止：蒲黄 20 克，石榴花 15 克，研为散，每服 5 克。

10. 聤耳出脓：蒲黄末，掺之。

12 降香 Jiàngxiāng

【药材来源】为豆科植物降香檀的树干和根的干燥心材。

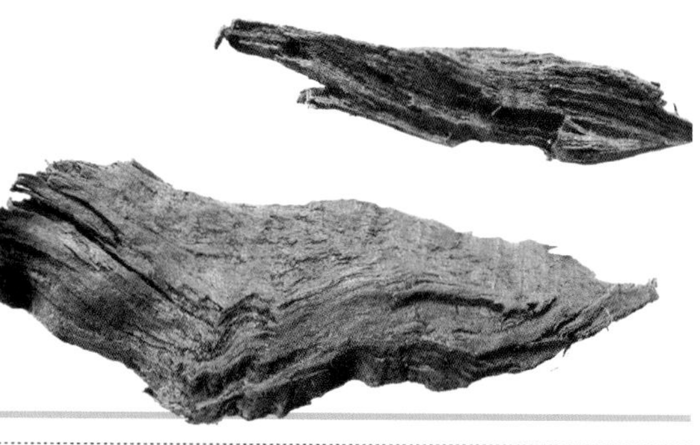

【处方用名】降香。

【产地采收】主产于海南、广东、广西等地。全年均可采集。

【性状特征】本品呈类圆柱形或不规则块状。表面紫红色或红褐色，切面有致密的纹理。质硬，有油性。气微香，味微苦。

【药性特点】辛，温。归肝、脾经。

【功效应用】

1. 化瘀止血：用于瘀滞性出血证。如跌打损伤所致的内外出血，为外科常用之品。治刀伤出血，单用本品研末外敷。若治内伤吐血、衄血，常与丹皮、郁金等同用。

2. 理气止痛：用于血瘀气滞之胸胁心腹疼痛及跌损瘀肿疼痛，可以为末煎服，亦常与川芎、郁金等同用。治跌打损伤，瘀肿疼痛，常配乳香、没药等同用。

3. 和中止呕：用于秽浊内阻脾胃之呕吐腹痛，常与藿香、木香等同用。本品能降气辟秽。

【用量用法】3～6克，煎服，宜后下。研末吞服，每次1～2克；外用适量，研末外敷。

【实用验方】

1. 冠心病心绞痛，心肌梗死：丹参、降香泡水饮。

2. 金刃或打扑伤损，血出不止：降香末、五倍子末、铜末等分，上拌匀敷。

3. 外伤性吐血：紫降香3克，花蕊石3克，没药1.5克，乳香1.5克，共研极细末，每服0.3克，或黄酒1杯送服。

4. 食道癌：降香24克、佩兰12克、粉防己12克、半夏12克、乌梅10克、陈皮10克、炮山甲5克，水煎服。

5. 瘀阻血脉、脉管炎：丹参20克、降香15克、川芎15克、薤白90克，水煎服。

13 白及 Báijí

【药材来源】为兰科植物白及的干燥块茎。

【处方用名】白及、白及粉。

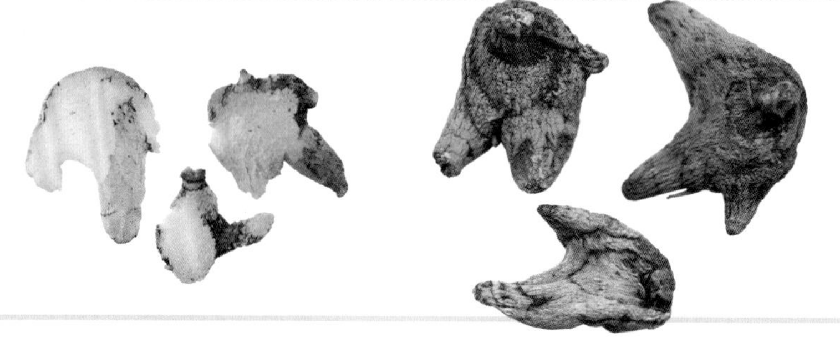

【产地采收】主产于贵州、四川等地。夏、秋二季采挖。

【性状特征】呈不规则扁圆形，多有2～3个爪状分枝，长1.5～5厘米，厚0.5～1.5厘米。表面灰白色或黄白色，有数圈同心环节和棕色点状须根痕，上面有凸起的茎痕，下面有连接另一块茎的痕迹。质坚硬，不易折断，断面类白色，角质样。无臭，味苦，嚼之有黏性。

【药性特点】苦、甘、涩，寒。归肺、肝、胃经。

【功效应用】

1.**收敛止血**：用于体内外诸出血证，对肺胃出血者更为适宜，如验方独圣散。又因其味甘兼有补肺及生肌之功，故对肺痨（肺结核）或消化道的出血，不但能有效止血，而且还有促进病灶愈合的作用。可单用，或配乌贼骨、阿胶等同用。用于外伤出血，常单味研末外掺或水调外敷。本品味涩质黏，为收敛止血之要药。

2.**收敛生肌**：用于疮疡，无论未溃或已溃均可应用。未溃者能消散痈肿，已溃者能收口生肌。多单味研末外敷，或与其他消肿生肌药配用。治烧伤、烫伤及皮肤皲裂，可研末以麻油调涂外用，能促进生肌结痂、裂口愈合。本品为外科生肌之常用药。

【用量用法】3～10克；大剂量可用至30克。入散剂每次用2～5克；研末吞服每次1.5～3克。外用适量。

【使用注意】不宜与乌头类药材同用。

【实用验方】

1.**肺痈**：白及50克，麦冬、甘草各15克，豆腐500克，煎药汁煮豆腐，调味服食。

2. **肺结核，痰中带血**：白及粉5克，鸡蛋1个，搅匀，早上用开水冲成蛋花服用。

3. **肺热吐血不止**：白及研细末，每次6克，温开水送服，每日2次。

4. **手足皲裂**：白及末，水调外擦。

5. **支气管扩张**：白及研末，每次2～4克，每日3次。

6. **胃及十二指肠溃疡**：白及粉，开水调服。

7. **胃、十二指肠溃疡出血**：白及研末，每次3～6克，每日3～4次。

8. **疔疮肿毒**：白及末，以水搅，澄清，去水，摊于纸上外贴。

9. **外伤出血**：白及研细末掺之。

10. **烫火灼伤**：白及末，植物油调敷。

14 仙鹤草 Xiānhècǎo

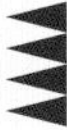

【药材来源】为蔷薇科植物龙芽草的干燥全草。

【处方用名】仙鹤草、龙芽草、狼牙草。

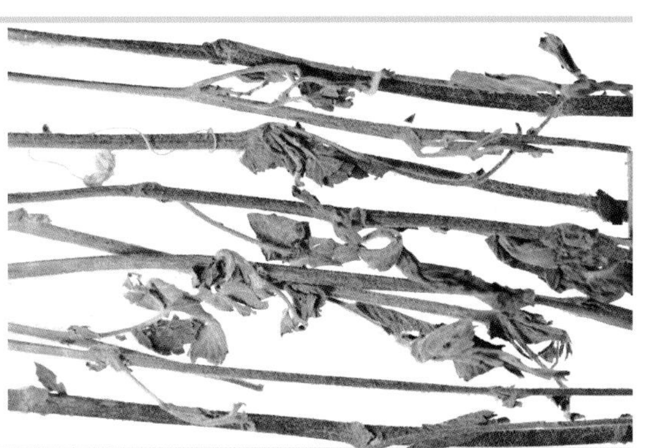

【产地采收】主产于浙江、江苏等地。夏、秋季茎叶茂盛时采割。

【性状特征】本品长50～100厘米，全体被白绒毛。茎下部圆柱形，红棕色；上部方柱形，四边略凹陷绿褐色，有纵沟及棱线，节明显；体轻，质硬，易折断，断面中空。单数羽状复叶，互生，叶片大小相间生于叶轴上，边缘有锯齿；托叶2。气微，味微苦。

【药性特点】苦、涩，平，归心、肝经。

【功效应用】

1. **收敛止血**：用于全身各部

位的出血证，无论寒热虚实，皆可应用。若治血热妄行之出血证，常配生地黄、侧柏叶等同用。若虚寒性出血证，多与党参、熟地、艾叶等益气养血、温经止血药配伍。本品且性较缓和。

2. 止痢：用于血痢及久泻久痢者，既可单用，又可配伍其他止泻痢的药物同用。

3. 截疟：用于疟疾寒热，可单品研末，于疟发前2小时吞服，或水煎服。

4. 补虚：用治脱力劳伤，神疲乏力者，常与大枣同煮，也可与补益气血的党参、熟地等同用。本品有补虚、强壮之功。

【用量用法】3 ~ 10克；大剂量可用至30 ~ 60克。

【实用验方】

1. 肺结核出血：仙鹤草20克，捣烂，入冷开水1小碗，搅拌，取汁，入白糖50克，1次饮用。

2. 乳腺炎：仙鹤草50克，酒适量，水煎服。

3. 小儿疳积：仙鹤草20克，先煎，再入猪肝200克，至肝熟，饮汤食肝。

4. 劳力脱伤：仙鹤草50克，红枣10个，水煎服。

5. 咯血，吐血，赤白痢疾：仙鹤草20克，水煎服。外伤出血：鲜仙鹤草适量，捣烂外敷，或干品研末，涂敷患处。

6. 外伤出血：鲜仙鹤草适量，捣烂外敷，或干品研末，涂敷患处。

7. 血热咯血：鲜仙鹤草30克，鲜旱莲草12克，侧柏叶10克，水煎服。

8. 产后出血不止：鸡蛋1个，仙鹤草30克，红枣15枚，煎水，以鸡蛋打壳放入碗中调匀，乘热以药汤冲蛋调服。

15 棕榈炭 Zōnglǘ tàn

【药材来源】为棕榈科植物棕榈的干燥叶柄。

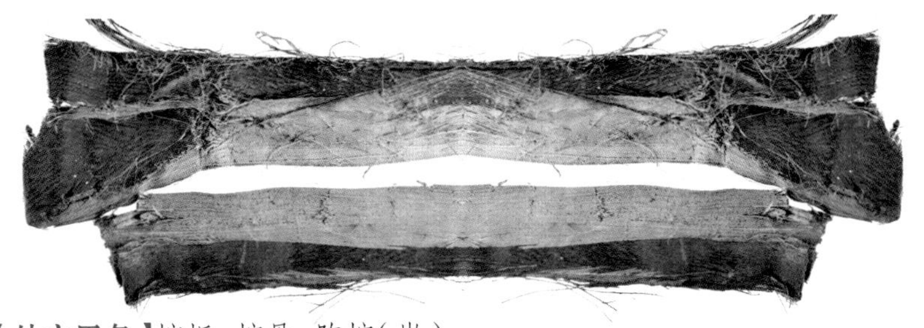

【处方用名】棕板、棕骨、陈棕(炭)。

【产地采收】主产于广东、福建等地。一般多在9～10月间采收，以陈久者为佳。

【性状特征】呈长条板状，一端较窄而厚，另一端较宽而稍薄，大小不等。表面红棕色，粗糙，有纵直皱纹；一面有明显的凸出纤维，纤维的两侧着生多数茸毛。质硬而韧，不易折断，断面纤维性，无臭，味淡。

【药性特点】苦、涩、平。归肝、肺、大肠经。

【功效应用】

收敛止血：用于各种出血之证，以治出血过多而无瘀滞者为宜，临床以妇科崩漏尤为常用。若属血热妄行者，每与大蓟、小蓟等同用，如十灰散。若治冲脉不固之虚寒崩漏者，常与炮姜、乌梅等配伍。

此外，取其苦涩收敛，且能止泻止带，用于久泻久痢，妇人带下。治泻痢，单用本品，烧研，以水调服；治赤白带下，以本品与蒲黄各等分，用酒调服。

【用量用法】3～10克。

【使用注意】出血而有瘀滞者则不宜用。

【实用验方】

1. 妇人崩中：棕榈炭90克，紫参30克，麝香3克，伏龙肝60克。上药捣细罗为散，入麝香研令匀，不计时候，以热酒调下6克。

2. 血崩不止：棕榈炭，空腹淡酒送服10克。

3. 血淋不止：棕榈炭为末，每服5克。

4. 妊娠胎动，下血不止，脐腹疼痛：棕榈炭、蚕沙各30克，阿胶1克。为散，每服6克。

5. 带下，崩漏：棕榈炭、炒蒲黄各等分，每服10克，好酒下，空腹食前服，日进2服。

6. 鼻血不止：棕榈炭，随左右吹之。

16 紫珠叶 Zǐzhūyè

【药材来源】为马鞭草科植物杜虹花带枝的干燥叶或带茎的叶。

【处方用名】紫珠、紫珠草。

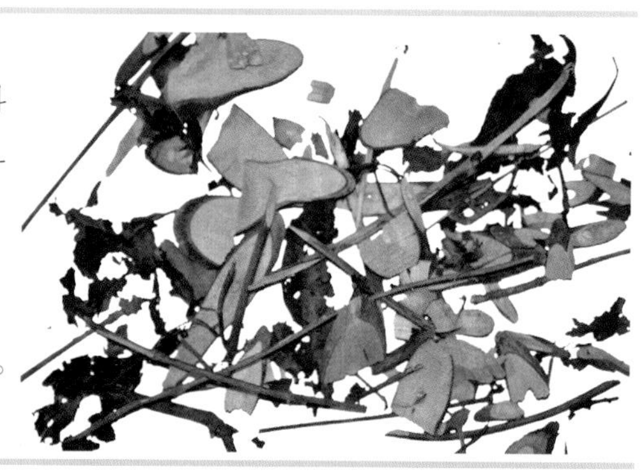

【产地采收】分布于陕西及河南南部至长江以南各省，分布于东南沿海各地。夏、秋季采收。

【性状特征】本品多皱缩卷曲，有的破碎。完整叶片展平后呈卵状椭圆形，长4～19厘米，宽2.5～9厘米；先端渐尖或钝圆，基部宽楔形或钝圆，边缘有细锯齿，近基部全缘，上表面灰绿色或棕绿色，在扩大镜下可见星状毛和短粗毛，下表面淡绿色或淡棕绿色，密被黄褐色星状毛和金黄色腺色，主脉和侧脉突起，侧脉8～12对；叶柄长0.5～1.5厘米。嫩枝灰黄色，有时可见白色点状皮孔。气微，味微苦涩。

【药性特点】苦、涩，凉。归肝、肺、胃经。

【功效应用】

1. 凉血收敛止血：用于各种内外伤出血，尤多用于肺胃出血之证。可单用也可配伍应用。其特点是味涩能收敛，性凉能凉血，故既能收敛止血，又能凉血止血。

2. 清热解毒：用于烧烫伤，用本品研末撒布患处，或用本品煎煮滤取药液，浸湿纱布外敷。治热毒疮疡，可单用鲜品捣敷，并煮汁内服，也可配其他清热解毒药物同用。

【用量用法】10 ~ 15 克；研末 1.5 ~ 3 克。煎服。外用适量。

【实用验方】

1. **上呼吸道感染，扁桃体炎，肺炎，支气管炎：**紫珠叶、紫金牛各 15 克，秦皮 10 克。水煎服，每日 1 剂。

2. **创伤出血：**紫珠叶捣匀后敷创口。

3. **阴道炎，宫颈炎：**紫珠煎水外洗。

4. **扭伤肿痛：**紫珠草叶 30 克，鹅不食草 30 克，威灵仙 15 克。

5. **拔牙后出血不止：**用消毒棉花蘸紫珠叶末塞之。

6. **肺结核咯血，胃十二指肠溃疡出血：**紫珠叶、白及各等量。共研细粉。每服 6 克，每日 3 次。

7. **咯血：**紫珠叶水煎，代茶常饮。

8. **胃溃疡出血：**紫珠叶 120 克，水煎服。

9. **跌打内伤出血：**紫珠 60 克，冰糖 30 克，开水炖，分 2 次服。

17 血余炭 Xuèyútàn

【药材来源】为人发制成的炭化物。

【处方用名】血余炭

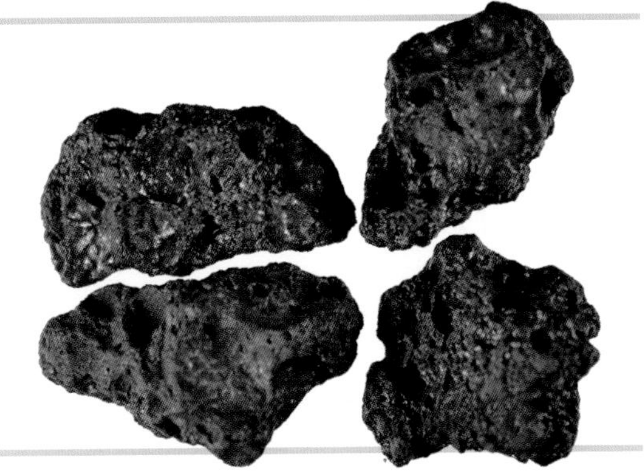

【产地采收】全国各地均有。

【性状特征】本品为大小不规则的块状物。色乌黑而光亮，表面稍平坦并有多数小孔，状似海绵。折断面成蜂窝状，质松易碎。用火烧之有焦臭气。味苦。以身轻、有光泽、不焦枯、无焦臭味者为佳。

【药性特点】苦，平。归肝、胃经。

【功效应用】

1. **收敛止血**：用于各种出血之证，可用于咳血、衄血、吐血、血淋、尿血等出血病证。即可内服，又可外用。若治咳血、吐血，可与花蕊石、三七等同用，如化血丹。若治血淋，宜与蒲黄、生地等同用。治便血，常与地榆、槐花等配伍。本品有止血不留瘀的特点。

2. **化瘀利尿**：用于瘀滞小便不利之证。本品苦降下行，能祛瘀通窍而利小便，每与滑石配用。

【用量用法】6 ~ 10 克。研末服，1.5 ~ 3 克。

【使用注意】气味难闻，不宜量大。

【实用验方】

1. **鼻出血不止**：乱发灰 3 克，人中白 15 克，麝香 1.5 克。同研匀，每用 1 小豆许，吹入鼻中。

2. **月经过多**：血余炭、当归炭各 10 克，益母草 15 克，制首乌 10 克，生地 20 克，大枣 5 枚。水煎服。

3. **久疮不合**：乱发、露蜂房、蛇蜕皮各烧灰存性。每味取 2 克，酒调服。

4. **褥疮**：血余炭、冰片各 5 克研成粉末，将药粉均匀地撒在创面上，然后用红外线灯照射 30 分钟。

5. **咯血、呕血、便血、尿血、阴道出血**：血余炭 10 克，藕节 150 克，水煎服。

6. **黄疸尿赤**：血余炭 3 克，水送服。一日 3 次。

18 藕节 Ǒujié

【药材来源】为睡莲科植物莲的根茎节部。

【处方用名】藕节、藕节炭。

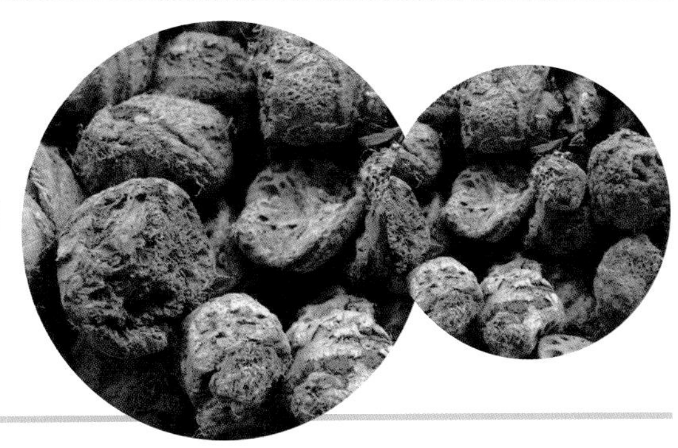

【产地采收】主产于湖南、湖北等地。秋、冬二季采挖根茎（藕）。

【性状特征】干燥的藕节，呈短圆柱形，长约2～4厘米，直径约2厘米。表面黄棕色至灰棕色，中央节部稍膨大，上有多数残留的须根及根痕，有时可见暗红棕色的鳞叶残基；节两端残留的节间部表面有纵纹，横切面中央可见较小的圆孔，其周围约有8个大孔。体轻，节部质坚硬，难折断。气无，味微甘涩。以节部黑褐色、两头白色、干燥、无须根泥土者为佳。

【药性特点】甘、涩，平。归肝、肺、胃经。

【功效应用】

收敛止血：用于各种出血之证，对吐血、咳血、咯血等上部出血病证尤为多用。可单用。治吐血、衄血不止，均以鲜藕捣汁饮。本品药性平和，单用力薄，常入复方中使用。若治咳血、咯血，可与阿胶、白及等同用。治血淋、尿血，常配小蓟、滑石等同用，如小蓟饮子。本品有止血而不留瘀的特点。

【用量用法】10～15克，大剂量可用至30克；鲜品30～60克，捣汁饮用。煎服。亦可入丸、散。

【使用注意】止血需炒炭用。

【实用验方】

1. 吐血，咳血，鼻衄血：藕节30克，水煎服。

2. 大便下血：藕节30克，白果30克，水煎服。

3. 鼻衄、牙出血、咯血：鲜藕1000克，鲜梨1个，生荸荠500克，生甘蔗500克，鲜生地

250克，同榨汁，每次服1小杯，每日3～4次。

4. 虚寒性崩漏： 藕节30克艾叶10克，炮姜10克，煎水服。

5. 血热尿血： 藕节、小蓟、蒲黄、白茅根各适量，煎水服。

19 艾叶 Àiyè

【药材来源】为菊科植物艾的叶。

【处方用名】艾叶、蕲艾、陈艾叶、艾叶炭。

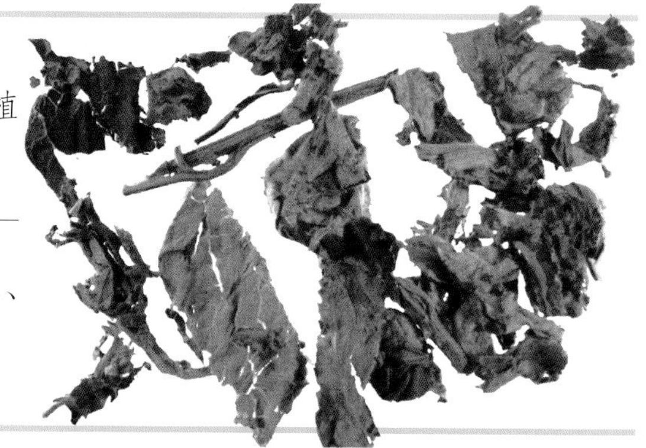

【产地采收】全国大部分地区均产，以湖北蕲州产者为佳。夏季花未开时采摘。

【性状特征】本品多皱缩、破碎，有短柄。完整叶片展平后呈卵状椭圆形，羽状深裂，裂片椭圆状披针形，边缘有不规则的粗锯齿；上表面灰绿色或深黄绿色，有稀疏的柔毛和腺点；下表面密生灰白色绒毛。质柔软。气清香，味苦。

【药性特点】苦、辛，温。有小毒。归肝、脾、肾经。

【功效应用】

1. 温经止血： 用于虚寒性出血证，尤宜于妇科月经过多和崩漏者，可单用本品，或配白芍、阿胶等同用，如胶艾汤。亦可用于血热妄行之吐血、衄血，须与凉血止血的生地黄、鲜荷叶等配伍，如四生丸。本品为温经止血之要药。

2. 散寒调经： 用于下焦虚寒的月经不调、经行腹痛或宫寒不孕，带下清稀，每与香附、当归等同用。若腹部冷痛者，可与吴茱萸、肉桂等配伍。其为治妇科下焦虚寒或寒客胞宫之要药。

3. 安胎：用于虚寒或寒客胞宫之胎动不安，胎漏下血，临床多与阿胶、桑寄生等配伍同用。

4. 祛湿止痒：外用煎水洗，可治皮肤瘙痒。因其辛香，可用其辟秽。

此外，本品捣绒，制成艾条、艾柱等，用以熏灸体表穴位，有温煦气血，透达通络的作用，为温灸的主要原料。

【用量用法】3 ~ 10 克。外用适量。温经止血宜炒炭用，余生用。

【使用注意】实热者不宜应用。

【实用验方】

1. 痛经：生姜 5 片，大枣 5 枚，艾叶 15 克，红糖适量，水煎服。

2. 崩漏，血色暗淡，疲乏无力：将艾叶炒炭，煎服。

3. 妇人白带：艾叶 15 克，煎汤去渣，鸡蛋 2 个入汤内煮熟，吃蛋喝汤，连服 5 天。

4. 胎动不安：艾叶 3 克，苎麻根 30 克，鸡蛋 3 个，去药渣，汤蛋同服。

5. 寻常疣：鲜艾叶擦拭局部，每日数次。至疣自行脱落。

6. 妇人虚寒崩中，连日不止：艾叶 15 克，阿胶 10 克，干姜 6 克，水煎服。

7. 腹内冷痛：将艾叶捣绒，制成艾条，艾柱，用以烧灸，使热气内注。

8. 小儿咳嗽、哮喘：艾叶 2 片，紫苏叶 2 片，鸡蛋 1 个，将二药切碎，与鸡蛋拌匀，用棉油烤熟吃，日服 1 次，连服 3 周。

9. 鼻血不止：艾叶炒炭研末吹鼻，亦可以艾叶煎服。

10. 湿疹：艾叶不拘多少，煎汤外洗。

20 炮姜 Páojiāng

【药材来源】为姜科植物姜的干燥根茎的炮制品。

【处方用名】炮姜、黑姜、干姜炭。

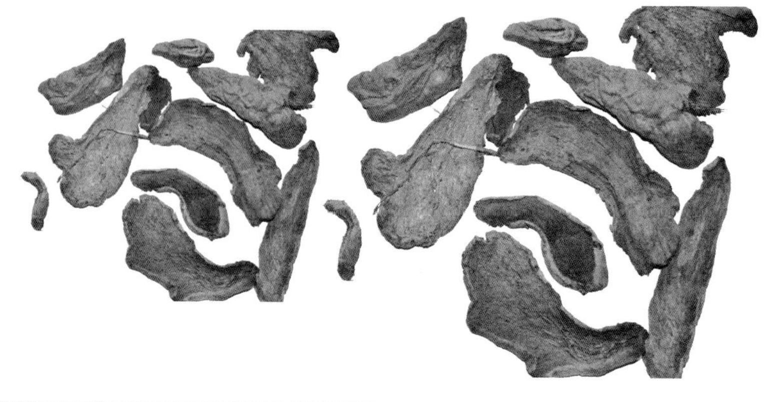

【产地采收】主产于四川、贵州等地。冬至前采挖。

【性状特征】该品呈不规则膨胀的块状，具指状分枝。表面棕黑色或棕褐色。质轻泡，断面边缘处显棕黑色，中心棕黄色，细颗粒性，维管束散在。气香、特异，味微辛、辣。

【药性特点】苦、涩、温。归脾、肝经。

【功效应用】

1. **温经止血**：用于脾胃虚寒，脾不统血之出血病证。可单味应用或配其他止血药同用。

2. **温中止痛**：用于虚寒性之腹痛腹泻。治中寒水泻，以之与附子、厚朴等同用。治寒凝腹痛，常配高良姜，如二姜丸。若治产后血虚寒凝腹痛者，每与当归、桃仁等配伍同用，如生化汤。

【用量用法】3 ~ 6克。

【使用注意】实热者不宜应用。

【实用验方】

1. **中寒水泻**：炮姜研末，粥饮服6克。

2. **牙痛不止**：炮姜、川椒等分为末，掺之。

3. **吐血不止**：炮姜为末，水调服5克。

4. **鼻衄不止**：炮姜塞鼻中即止。

5. **吐逆，胃冷生痰**：炮姜15克，甘草5克，煎水饮服。

6. **血痢不止**：炮姜为末，每服5克，米饮下。

21 灶心土 Zàoxīntǔ

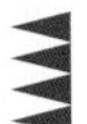

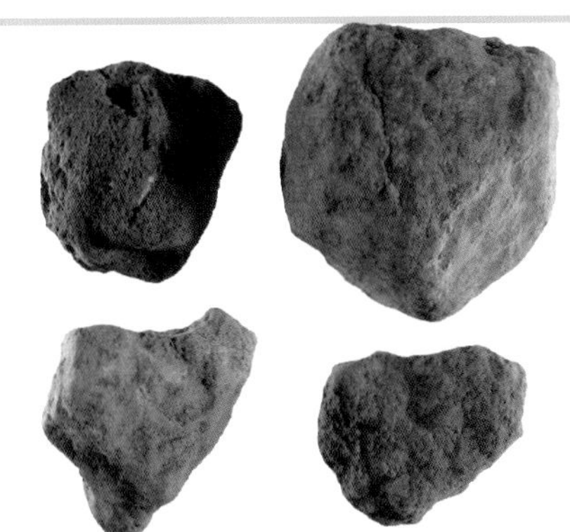

【药材来源】为烧木材或杂草的土灶内底部中心的焦黄土块。

【处方用名】灶心土、伏龙肝。

【产地采收】全国各地均有。在拆修柴火灶或烧柴火的窑时，将烧结的土块取下，用刀削去焦黑部分及杂质即可。

【性状特征】本品为不规则块状，橙黄色或红褐色，表面有刀削痕。体轻，质较硬，用指甲可刻划成痕，断面细软，色稍深，显颗粒状，并有蜂窝状小孔。具烟熏气，味淡，有吸湿性。以块大整齐、色红褐、断面具蜂窝状小孔、质细软者为佳。

【药性特点】辛，温。归脾、胃经。

【功效应用】

1. **温中止血**：用于脾气虚寒，脾不统血之出血病证，尤其对吐血、便血的疗效较好。可单味应用或配附子、白术等药同用，如黄土汤。本品能温暖中焦，收摄脾气而止血，为温经止血之要药。

2. **止呕**：用于脾胃虚寒，胃气不降所致的呕吐，每与干姜、半夏等配用，也可用治反胃，妊娠呕吐。

3. **止泻**：用于脾虚久泻，常与干姜、白术等配用。

【用量用法】15 ~ 30克，包煎；或60 ~ 120克，煎汤代水。亦可入丸、散。外用适量。

【使用注意】湿热者不宜。

【实用验方】

1. 小儿热疖：伏龙肝末、生椒末等分，和醋调敷。

2. 反胃：伏龙肝，研末，米汤送下，每次服 10 克。

3. 产后血气攻心，恶物不下：伏龙肝研末和酒服，每服 6 克。

4. 吐血、衄血：伏龙肝煎水，和蜜服。

5. 舌头变硬，不能转动：伏龙肝调牛蒡汁涂搽。

6. 冷气入腹，肿满难当，男子阴部突然肿痛：伏龙肝调鸡蛋白涂搽。

7. 胃寒呕吐：伏龙肝研细，米饮送服。

8. 痈肿：伏龙肝加蒜捣粒成泥贴患处。

9. 脐疮：伏龙肝末敷上。

10. 臁疮久烂：伏龙肝、黄丹、赤石脂等分，调清油，敷布上，贴患处。

第十二章 活血化瘀药

凡以通行血脉，促进血行，消散瘀血为主要作用，治疗瘀血病证的药物，称为活血化瘀药，简称活血药，或化瘀药。其中活血作用较强者，又称破血药或逐瘀药。其主要功效是活血（祛瘀、散瘀、化瘀、行血）、破血（逐瘀）、通经、止痛。根据药性特点及功效主治的不同，分为活血行气药、活血调经药、活血疗伤药、破血消癥药四类。主要适用于瘀血所致的各种病证，如胸痛，腹痛，头痛，中风，痹痛，癥瘕积聚，跌打损伤，疮疡肿痛，瘀血致月经不调，经闭痛经，产后瘀滞腹痛等。

1 川芎 Chuānxiōng

【药材来源】为伞形科植物川芎的干燥根茎。

【处方用名】川芎、酒川芎。

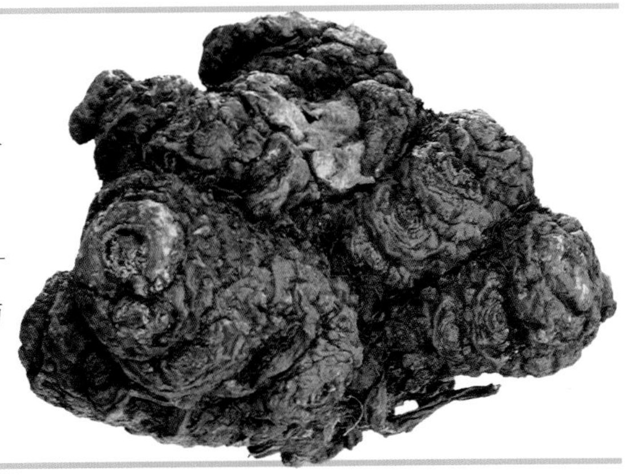

【产地采收】以四川产者质优，系人工栽培。五月采挖。

【性状特征】本品呈不规则结节状拳形团块，直径2～7厘米。表面有多数平行隆起的轮节，顶端有类圆形凹陷的茎痕。质坚实，断面黄白色，可见波状环纹（形成层），散有黄棕色小油点（油室）。有特异浓郁的香气，味苦、辛，稍有麻舌感，后微甜。

【药性特点】辛，温。归肝、胆、心包经。

【功效应用】

1. 活血行气：用于血瘀气滞痛证。治胸胁、腹部诸痛，宜配丹参、檀香等同用。治积聚痞块，每与桃仁、红花等配伍。治跌打损伤之瘀痛，多与乳香、三七等配用。若治痈肿疮疡，可配穿山甲等。本品有“血中气药”之称，为妇科要药。用于多种妇产科疾病。如治血瘀之月经不调、经闭痛经，每与赤芍、桃仁等同用，如血府逐瘀汤。若属寒凝血瘀者，常与桂枝、当归等配用，如温经汤。治产后腹痛，恶露不下等证，可配当归、炮姜等，如生化汤。也可用于难产、胞衣不下等证。

2. 祛风止痛：用于风寒、风热、风湿、血虚、血瘀头痛皆可随证配用。治风寒头痛，常配白芷、防风等同用，如川芎茶调散。治风热头痛，宜配石膏、僵蚕、菊花等同用，如川芎散。用于风湿头痛，多与独活、羌活等同用，如羌活胜湿汤。血虚头痛，可配当归、白芍同用。治血瘀头痛，配赤芍、麝香等，如通窍活血汤。川芎为治头痛要药。

【用量用法】3 ~ 10克。研末吞服，每次1 ~ 1.5克。

【使用注意】阴虚火旺的头痛、多汗，热盛及无瘀之出血证和月经过多、孕妇均当慎用。

【实用验方】

1. 心绞痛：川芎、红花各等分，以其泡水服。

2. 偏头痛：川芎研细，适量，酒浸服。

3. 神经性头痛：川芎、蔓荆子各10克，水煎服。

4. 产后血虚头痛： 当归、川芎等分，生姜5片。焙干，同煎服。

5. 牙齿疼痛： 全蝎10克，川芎5克，细辛2克，白芷2克，上为细末。每服少许，或蘸药擦牙痛处。

6. 关节炎： 川芎100克，浸白酒500毫升，置半月，每日少量饮用，若肩关节疼痛，入姜黄50克，若上肢疼痛入桂枝30克，若上半身疼痛入羌活50克，若下半身疼痛入独活50克，若腰痛入杜仲100克，若膝痛，入牛膝40克，共泡酒服。

7. 化脓性副鼻窦炎： 川芎15克，白芷6克，细辛6克，薄荷6克，辛夷10克，黄连10克，黄芩12克，水煎服。每日1剂。

8. 神经性头痛： 川芎、蔓荆子各10克，水煎服。

2 延胡索 Yánhúsuǒ

【药材来源】 为罂粟科植物延胡索的干燥块根。

【处方用名】 延胡索、玄胡索、元胡索、醋玄胡。

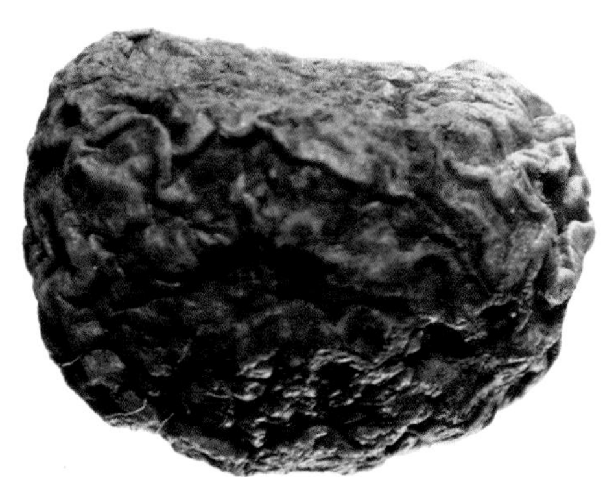

【产地采收】

主产于浙江、江苏等地。夏初茎叶枯萎时采挖。

【性状特征】

呈不规则的扁球形，直径0.5 ~ 1.5厘米。表面黄色或黄褐色，有不规则网状皱纹，顶端有略凹陷的茎痕，底部常有疙瘩状凸起。质硬而脆，断面黄色，角质样，有蜡样光泽。气微，味苦。

【药性特点】辛、苦，温。归心、肝、脾经。

【功效应用】

活血，行气，止痛：用于气血瘀滞所致全身各个部位疼痛。血瘀胸痹心痛，多与丹参、薤白等同用。若治脘腹疼痛，属热者，常配川楝子，如金铃子散。属寒者，可配高良姜等。气滞者，宜配木香、砂仁等。血瘀者，多与丹参、五灵脂等配伍。治寒疝疼痛，每与小茴香、吴茱萸等配用。治气滞血瘀之痛经，常与当归、川芎等同用。本品既行血中气滞，又行气中血滞，止痛力强，为常用的止痛药，无论何种痛证，均可配伍应用。为止痛要药。

【用量用法】3 ~ 10 克。研粉吞服，每次 1 ~ 3 克。醋炙加强止痛作用。

【实用验方】

1. 肝胃气痛（包括慢性肝炎，胃神经痛等）：延胡索 6 克，佛手 6 克，水煎服。

2. 慢性胃炎，溃疡病，胃胀痛牵连两肋，口苦：延胡索、炒川楝子等分，研末，为丸，每次 6 克，温开水送服，或用上药各 3 克，水煎服。

3. 胃寒痛，吐清水：延胡索、高良姜各 10 克，水煎服。

4. 产后诸病，恶露不尽，腹内痛，产后血晕：延胡索炒后研细，每服 6 克，酒送下。

5. 经来小腹疼痛，有瘀块：延胡索 2 份，血余炭 1 份。研末。每次 10 克，分上下午 2 次用黄酒调服，连服 7 日。

6. 妇女月经不调，腹中刺痛：延胡索 10 克，当归 10 克，橘红 20 克，共研为末，酒煮米糊和药做成丸子，如梧子大。每服 10 克，空腹服。

7. 跌打损伤：延胡索研末，每次 6 克，开水送服，亦可加黄酒适量调匀外敷。

8. 跌打损伤：延胡索、乌药、丹参各 10 克，水煎服。

3 郁金 Yùjīn

【药材来源】为姜科植物温郁金、姜黄、广西莪术或蓬莪术的干燥块根。

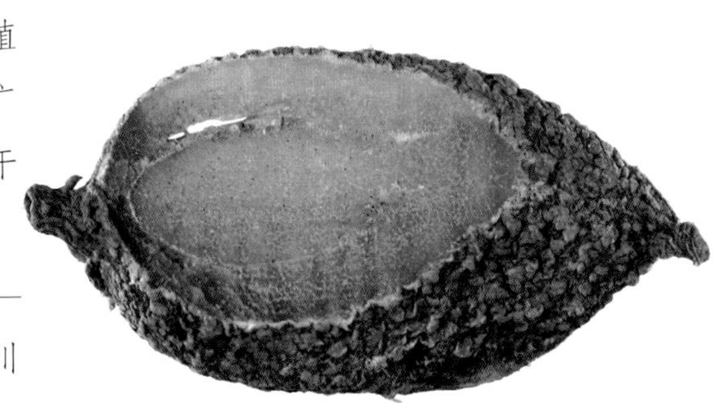

【处方用名】郁金、川郁金、温郁金、广郁金。

【产地采收】温郁金主产于浙江，以温州地区最有名；蓬郁金主产于四川；广西郁金主产于广西。冬季采挖。

【性状特征】

1. 温郁金：呈长圆形或卵圆形，稍扁，有的弯曲，两端渐尖，长 3.5 ~ 7 厘米，直径 1.2 ~ 2.5 厘米。表面灰褐色或灰棕色，具不规则的纵皱纹，纵纹隆起处色较浅。质坚实，断面灰棕色，角质样，内皮层环明显。气微香，味微苦。

2. 黄丝郁金：呈纺锤形，有的一端细长，长 2.5 ~ 4.5 厘米，直径 1 ~ 1.5 厘米。表面棕灰色或灰黄色，具细皱纹。断面橙黄色，外周棕黄色至棕红色。气芳香，味辛辣。

3. 桂郁金：呈长圆锥形或长圆形，长 2 ~ 6.5 厘米，直径 1 ~ 1.8 厘米。表面具疏浅纵纹或较粗糙网状皱纹。气微，味淡。

4. 绿丝郁金：呈长椭圆形，较粗壮，长 1.5 ~ 3.5 厘米，直径 1 ~ 1.2 厘米。气微，味淡。

【药性特点】辛、苦，寒。归

肝、胆、心经。

【功效应用】

1. **活血止痛**：用于血瘀之胸痹，心痛，胁痛，每与瓜蒌、薤白等配用。又可用于癥瘕积聚。因其性寒，以血热兼有瘀滞之证尤为适宜。

2. **行气解郁**：用于肝气郁滞之痛经、乳房胀痛，胸胁刺痛及月经不调等证，宜配柴胡、栀子等。与木香配伍，治疗气滞血瘀病证，若气滞者倍木香，血瘀者倍郁金，即颠倒木金散。为治气血瘀滞证常用药。

3. **清心凉血**：用于热闭神昏，常配石菖蒲、栀子同用，如菖蒲郁金汤。治疗癫痫痰闭，则与白矾配用，如白金丸。若治血热之吐衄、倒经等证，可配丹皮、栀子等以清热凉血、解郁降火。用于下焦血热的尿血、血淋，多配小蓟、生地等药同用。

4. **利胆退黄**：用于肝胆湿热黄疸，常配茵陈、栀子。若配金钱草等药，可治胆石症。

【用量用法】5 ~ 12 克；研末服 2 ~ 5 克。本品有川郁金、广郁金之分，一般认为药材来源为川郁金活血祛瘀的功效较好，广郁金行气解郁的作用较强。

【使用注意】畏丁香。

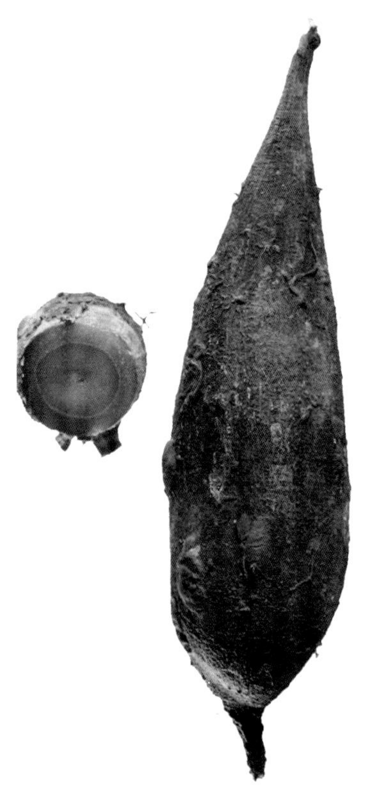

【实用验方】

1. **癫狂因忧郁而得，痰涎阻塞**：白矾 30 克，郁金 70 克，研末，米糊为丸，每次 5 克。

2. **心气痛**：郁金、附子、干姜，等分为末，加醋做成丸子，每次

5克。

3. 衄血吐血：郁金为末，每日冲水服5克，甚者再服。

4. 痔疮肿痛：郁金研细，加水调匀搽患处。

5. 传染性肝炎：郁金粉每次5克，日服3次。

4 姜黄 Jiānghuáng

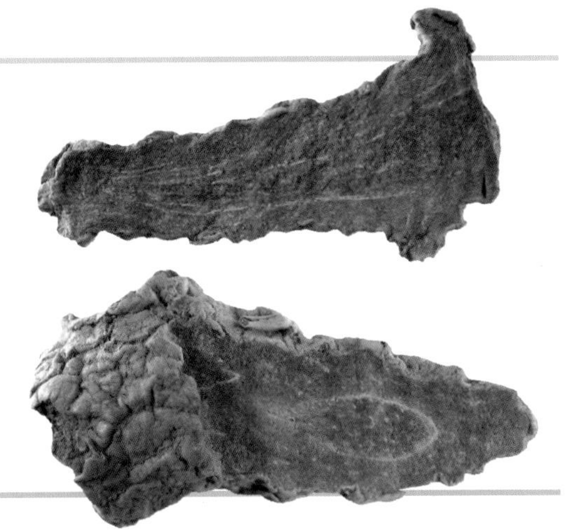

【药材来源】为姜科植物姜黄的根茎。

【处方用名】姜黄、片姜黄。

【产地采收】主产于四川、福建等地。冬季采挖。

【性状特征】呈不规则卵圆形、圆柱形或纺锤形，常弯曲，有的具短叉状分枝，长2～5厘米，直径1～3厘米。表面深黄色，粗糙，有皱纹和不明显环节，并有圆形分枝痕及须根痕。质坚实，不易折断，断面棕黄色至金黄色，角质样，有蜡样光泽，内皮层环明显，维管束呈点状散在。气香特异，味苦、辛。

【药性特点】苦、辛，温。归肝、脾经。

【功效应用】

1. 活血行气：用于血瘀气滞所致的胸腹疼痛，可配木香、枳壳等药同用。治疗经闭痛经，产后腹痛者，常与当归、川芎等配伍，如姜黄散。治跌打损伤之瘀肿疼痛，可配苏木、乳香等同用。

2. 通经止痛：用于风湿臂痛，

常与羌活、当归等同用，如蠲痹汤。本品外散风寒湿邪，内行气血而通经止痛，尤长于行肢臂而除痹痛。

【用量用法】3～10克。

【使用注意】孕妇忌用。

【实用验方】

1. 心痛不可忍：姜黄(微炒)、当归各20克两，木香、乌药各10克，为散，每服5克。

2. 产后血痛：姜黄10克，桂枝30克，共研为末，每服3克，醋汤送下。

3. 牙痛不可忍：姜黄、细辛、白芷等，为细末，盐汤漱口。

4. 疮癣初发：姜黄研末擦上。

5. 臂背痛，非风非痰：姜黄、甘草、羌活各50克，白术25克，研末，每服10克。

5 乳香 Rǔxiāng

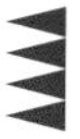

【药材来源】为橄榄科乳香树属植物乳香树、鲍达乳香树等植物皮部渗出的树脂。

【处方用名】乳香、炒乳香、制乳香、熏陆香。

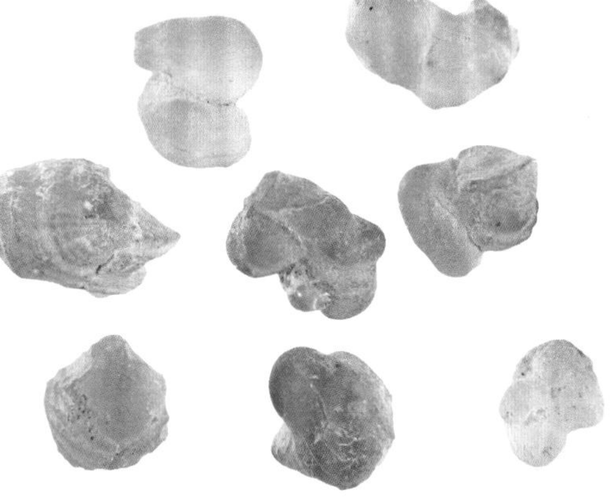

【产地采收】主产于非洲。春夏季采收。

【性状特征】本品多呈小形乳头状、泪滴状颗粒或不规则的小块，长0.5～3厘米，有时粘连成团块。淡黄色，常带轻微的绿色、蓝色或棕红色。半透明。表面有一层类白色粉尘，除去粉尘后，表面仍无光泽。质坚脆，断面蜡样，无光泽，亦有少数呈玻璃样光泽。气微芳香，味微苦。嚼之，初破碎成小块，迅即软化成胶块，黏附牙齿，唾液成为乳状，并微有香辣感。遇热则变软，烧之微有香气（但不应有松香气），冒黑烟，并遗留黑色残渣。与少量水共研，能形成白色乳状液。以淡黄色、颗粒状、半透明、无砂石树皮杂质、粉末黏手、气芳香者为佳。

【药性特点】辛、苦，温。归心、肝、脾经。

【功效应用】

1. 活血行气止痛：用于一切血瘀气滞引起的痛证。若胸痹心痛，可配丹参、川芎等药同用。若胃脘疼痛，常与延胡索、没药等配伍。若痛经，经闭，宜配当归、丹参等。若治跌打损伤的瘀肿疼痛，常配没药、红花等，如七厘散。若风寒湿痹，配羌活、防风等药同用，如蠲痹汤。本品内能宣通脏腑气血，外可透达经络，辛散走窜，味苦通泄，既入气分，又入血分。

2. 化瘀生肌：用于瘀血阻滞疮疡，无论是疮疡初起或疮疡溃烂者均宜，如仙方活命饮。其祛腐生肌，多与没药研末同用。

【用量用法】3 ~ 10 克，宜炒去油用。外用适量，生用或炒用，研末外敷。

【使用注意】胃弱者慎用，孕妇忌用。

【实用验方】

1. 口目㖞斜：乳香烧烟熏之。

2. 心气疼痛不可忍：乳香 30 克，真茶 40 克，为末，和丸，每次服 4 克。

3. 齿虫痛不可忍：嚼熏陆香咽其汁。

4. 咽喉骨哽：乳香 3 克，水研服之。

5. 急性乳腺炎：乳香 30 克，白矾、花椒各 10 克，葱白数根。水煎外洗。

6. 梦寐遗精：乳香卧时嚼，咽下。

7. 跌扑折伤筋骨：乳香、没药各 5 克，当归尾，红花、桃仁各 10 克，水煎服。

6 没药 Mòyào

【药材来源】为橄榄科植物地丁树或哈地丁树的干燥树脂。分为天然没药和胶质没药。

【处方用名】没药、明没药、制没药。

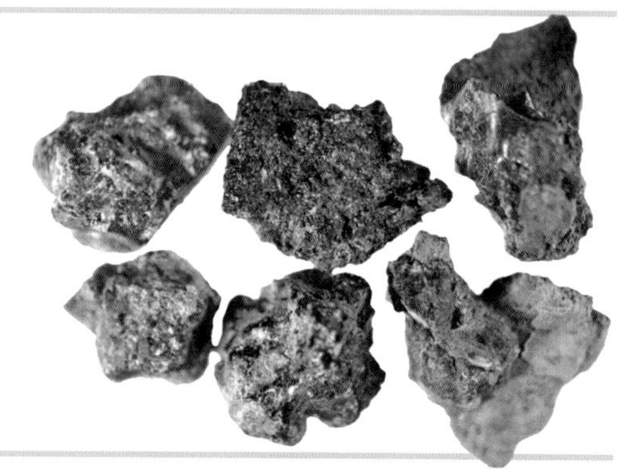

【产地采收】主产于非洲。11月至次年2月，采集由树皮裂缝处渗出于空气中变成红棕色坚块的油胶树脂。

【性状特征】

天然没药 呈不规则颗粒状性团块，直径可达6厘米以上。表面黄棕色至或红棕色。近半透明部分呈棕褐色，被有黄色粉尘。质坚脆，破碎面颗粒状，无光泽。气香而特异，味苦，微辛。

胶质没药 呈不规则块状和颗粒，多黏结成大小不等的团块，大者长达6厘米以上，表面棕黄色至棕黑色，不透明，质坚实或疏松。有特异香气，味苦而有黏性。

【药性特点】辛、苦，平。归肝、心、脾经。

【功效应用】

1. 活血行气止痛：用于血瘀气滞之胸痹心痛，可配川芎、丹参等同用。若胃脘疼痛，常与五灵脂、延胡索等配用。若痛经，经闭，常配当归、丹参等。若跌打损伤之瘀痛，每与乳香、红花等配伍，如七厘散。用治风寒湿痹，可配羌活、防风等同用。本品功用与乳香相似，既入气分，又入血分，凡脏腑经络有气血瘀滞者，均可应用，并每与乳香相须为用。

2. 化瘀生肌：用于疮疡，无

论是初起或溃烂者均宜，如仙方活命饮。本品外用生肌敛疮，内服消肿止痛，为外科常用要药，常与乳香研末为用。

【用量用法】3 ~ 10克。外用适量。

【使用注意】同乳香。

【实用验方】

1. **筋骨损伤：**没药、乳香末各10克，米粉40克（炒黄），酒调成膏摊贴之。

2. **痈疽疮毒，腐去新生：**乳香、没药各等分，研细末，以膏贴之。

3. **跌打损伤肿痛：**乳香、没药、桃仁、红花、五倍子各15克，伸筋草、透骨草各20克，泽兰、刘寄奴、赤芍各10克，白酒60克，煎水熏洗。

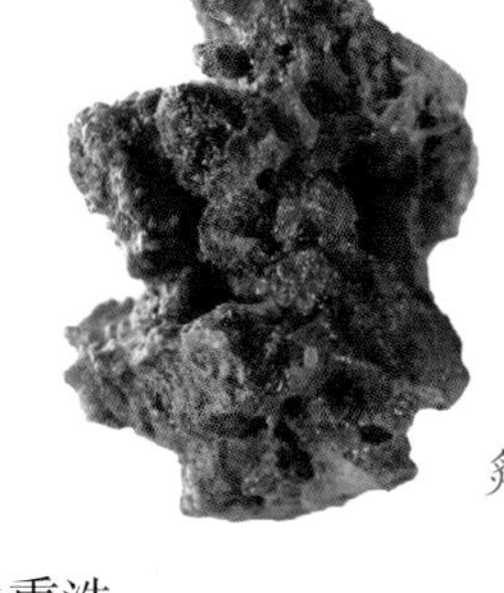

炙没药

4. **风湿痹痛：**羌活、独活、乳香、没药、牛膝10克，威灵仙、防己各10克，细辛3克，桑寄生、炒杜仲、桑枝各15克，黄芪30克，饭前服。

5. **无名肿毒：**没药、朱砂、血竭、硼砂、乳香、雄黄、蟾酥（人乳浸化）、冰片、白芷各等分，共乳细末，用乳捣和丸，如小麦大，每用3丸，含舌下，噙化咽下。

7 月季花 Yuèjìhuā

【药材来源】为蔷薇科植物月季的干燥花。

【处方用名】月季花。

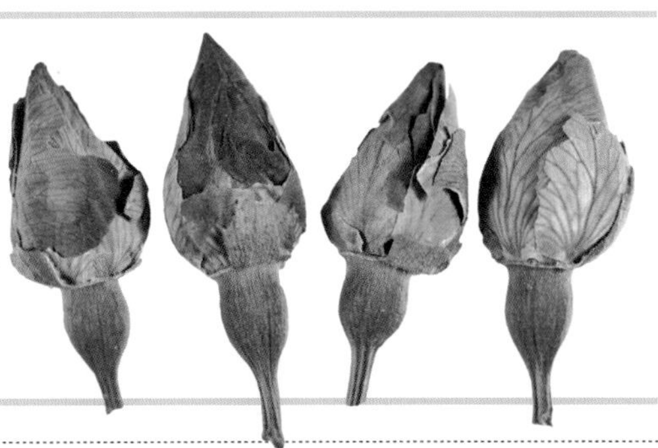

【产地采收】全国各地均产，多为栽培，主产于江苏、山东等地，以江苏产量大、品质佳。全年均可采收，花微开时采摘。

【性状特征】花蕾类球形，直径 1.5 ~ 2.5 厘米。花托长圆形；萼片 5，暗绿色先端尾尖；花瓣复瓦状排列，有的散落，长圆形，紫红色或淡紫红色；雄蕊多数，黄色。体轻，质脆。气清香，味淡、微苦。

【药性特点】甘、淡、微苦、平。归肝经。

【功效应用】

1. 活血调经，疏肝解郁：用于气血瘀滞之月经不调、痛经、闭经及胸胁胀痛，可单用开水泡服，亦可与玫瑰花、香附等同用。亦用于跌打损伤，瘀肿疼痛。

2. 消肿止痛：用于瘀肿疼痛，痈疽肿毒，可单用捣碎外敷或研末冲服；治瘰疬肿痛未溃，可与夏枯草、贝母、牡蛎等同用。

【用量用法】2 ~ 5 克，煎服。亦可泡服，或研末服。外用适量。

【使用注意】不宜久煎。用量不宜过大，多服久服可引起腹痛及便溏腹泻。孕妇慎用。

【实用验方】

1. 月经不调：鲜月季花每次 15 ~ 20 克，开水泡服，连服数次。

2. 血瘀经闭，月经不调：月季花 10 克，益母草 15 克，马鞭草 15 克，丹参 12 克，水煎服。

3. 痛经：月经花根 30 克，醋制香附 12 克，青木香 6 克，益母草 3 克，水煎服。

4. 痈肿：鲜月季花捣烂或研末敷于患处。

5. 肺虚咳嗽咯血：月季花 10 克，合冰糖炖服。

6. 慢性肝炎：月季花 6 克，当归、白芍、香附各 9 克，鳖甲 18 克，水煎服。

7. 遗精：月季花根 30 克，水煎服。

8. 瘰疬未破：月季花 15 克，沉香 15 克，芫花 3 克，入大鲫鱼腹中，封固，用水与酒（10 ：1）煮熟食鱼饮汤。

9. 子宫脱垂：月季花 50 克，炖红酒服。

10. 外伤肿痛：月季花、地鳖虫等量研细末，每次 5 克，每日2次，温酒少许冲服，另用鲜花或叶捣烂敷患处。

8 丹参

Dānshēn

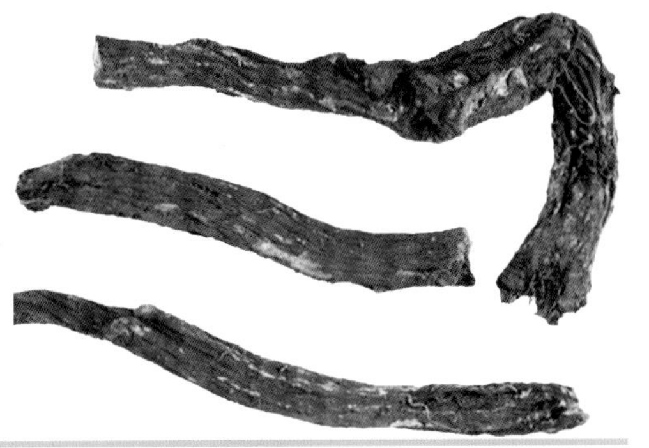

【药材来源】为唇形科植物丹参的根。

【处方用名】丹参、紫丹参。

【产地采收】主产于四川、安徽等地。春、秋二季采挖。

【性状特征】干燥根茎顶部常有茎基残余，根茎上生1至多数细长的根。根略呈长圆柱形，微弯曲，有时分支，其上生多数细须根，根长约10～25厘米，直径约0.8～1.5厘米，支根长约5～8厘米，直径约2～5毫米，表面棕红色至砖红色，粗糙，具不规则的纵皱或栓皮，多呈鳞片状剥落。质坚脆，易折断，断面不平坦，带角质或纤维性，皮部色较深，呈紫黑色或砖红色，木部维管束灰黄色或黄白色，放射状排列。气弱，味甘微苦。

【药性特点】苦，微寒。归心、心包、肝经。

【功效应用】

1. 活血调经：用于各种瘀血病证。若治胸痹心痛，脘腹刺痛，可配檀香、砂仁，如丹参散。治跌打损伤，每与乳香、没药等配用。治风湿痹痛，可与防风、秦艽等同用。若月经不调、经闭痛经、产后瘀滞腹痛，可配伍当归、川芎、益母草等。又因其性偏寒凉，故对血热而有瘀滞者更为适宜，如丹参散，即单用本品研末，陈酒送服。若与吴茱萸、肉桂等配用，也用于寒凝血滞者。本品药性平和，能祛瘀生新，为妇科调经常用药。《本草纲目》谓其“能破宿血，补新血。”并有一味丹参散，功同四物汤之说。

2. 凉血除烦： 用于热入营血之烦躁不安或神昏，常配生地、玄参等同用，如清营汤。若血不养心之心悸失眠，多与酸枣仁、柏子仁等同用，如天王补心丹。

3. 祛瘀消痈： 用于痈肿疮毒，常配伍清热解毒药同用。如治乳痈初起红肿疼痛，每与金银花、连翘等配伍。

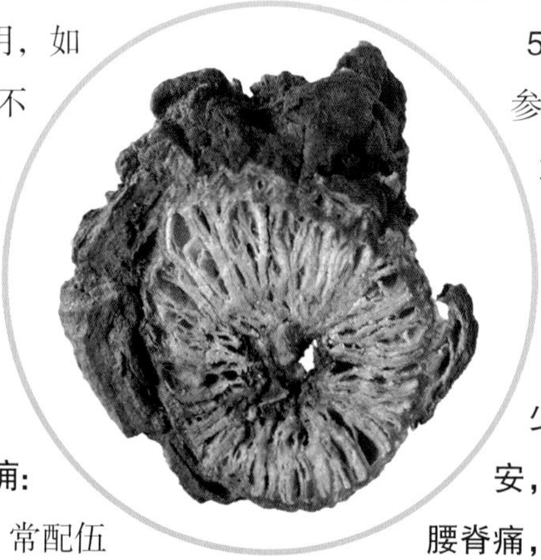

【用量用法】 5～15克。活血化瘀宜酒炙用。

【使用注意】 反藜芦。孕妇慎用。

【实用验方】

1. 经水不调： 丹参研细末，用好酒泛为丸。每服10克，清晨开水送下。

2. 痛经： 丹参15克，郁金6克。水煎，每日1剂，分2次服。

3. 经血涩少，产后瘀血腹痛，闭经腹痛： 丹参、益母草、香附各10克。水煎服。

4. 心腹诸痛： 丹参15克，檀香、砂仁各10克。水煎服。

5. 神经衰弱： 丹参15克，五味子30克。水煎服。

6. 妇人经脉不调，或前或后，或多或少，产前胎不安，产后恶血不下，腰脊痛，骨节疼： 丹参不拘多少，为末，每服5克，酒调下。

7. 腹中包块： 丹参、三棱、莪术各10克，皂角刺5克，水煎服。

8. 急、慢性肝炎，两胁作痛： 茵陈30克，郁金、丹参、板蓝根各10克，水煎服。

9. 妇人乳肿痛： 丹参、芍药各20克，白芷10克，上3味，以醋渍1夜，用猪脂微火煎成膏成敷之。

10. 血栓闭塞性脉管炎： 将丹参晒干为细末，用 55° 白酒浸泡 15 天，每次服 20 ~ 30 毫升，日服 3 次。

9 红花 Hónghuā

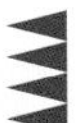

【药材来源】为菊科植物红花的干燥筒状花冠。

【处方用名】红花。

【产地采收】全国各地多有栽培，主产于河南、湖北等地。夏季开花，花色由黄转为鲜红时采摘。

【性状特征】花多聚集成不规则的团块。红色或红黄色。单个花长约 1.5 厘米。花冠筒细长，先端5裂，裂片呈狭线形，长5 ~ 7 毫米。雄蕊 5 枚，花药聚合成筒状，黄色。柱头长圆柱形，顶端微分叉。质柔软。具特异香气，味微苦。用水泡后，水变金黄色，花不退色。

【药性特点】辛，温，归心、肝经。

【功效应用】

活血通经：用于血滞之经闭、痛经、产后瘀阻腹痛，可单服，也可与桃仁、川芎等药配用，如桃红四物汤。若治癥瘕积聚，常配莪术、三棱等同用。治疗瘀热郁滞之斑疹色暗，每与清热凉血、解毒透疹的紫草、大青叶等同用，如当归红花饮。若血瘀胸痹心痛，常配桂枝、瓜蒌等同用。用于瘀

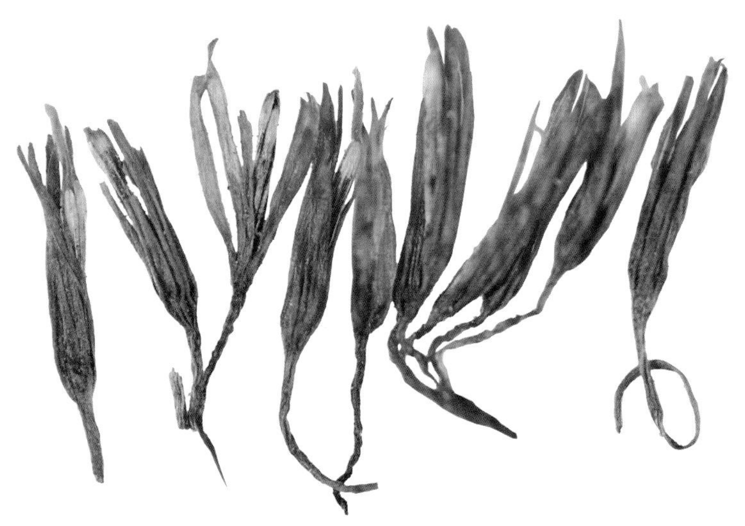

滞腹痛，多与桃仁、川芎等配伍，如血府逐瘀汤。用于胸胁刺痛或跌打损伤，可配桃仁、大黄等药，如复元活血汤。亦可制成红花油、红花酊涂擦。为治瘀血病证的常用药。

【用量用法】3 ~ 10 克。

【使用注意】孕妇忌用，有出血倾向者慎用。

【实用验方】

1. 痛经： 红花 6 克，鸡血藤 30 克，水煎调黄酒适量服。

2. 咽喉闭塞不通，须臾欲死： 红花捣绞取汁，渐渐服，以瘥为度。如干红花可水浸干者，浓绞取汁服之。

3. 腱鞘炎，扭伤，皮下充血、肿胀： 将红花按 1% 的比例浸入 40℃的白酒中 1 周，待红花呈黄白色沉于瓶底后，用纱布过滤。临用时加 1 倍蒸馏水稀释，以脱脂棉浸湿外敷，用绷带包扎，如果加热则效果更为显著。

4. 胼胝： 红花、地骨皮等量研成细末，加甘油适量搅匀备用。洗净患脚，擦干，涂油于足底，用消毒敷料包扎，每日 2 次。

5. 噎膈： 红花、血竭各等分，为细末，用酒调匀，汤炖热徐徐咽下。初次服 0.5 克，逐日加量。

10 桃仁 Táorén

【药材来源】为蔷薇科植物桃或山桃的干燥成熟种仁。

【处方用名】桃仁、桃仁泥。

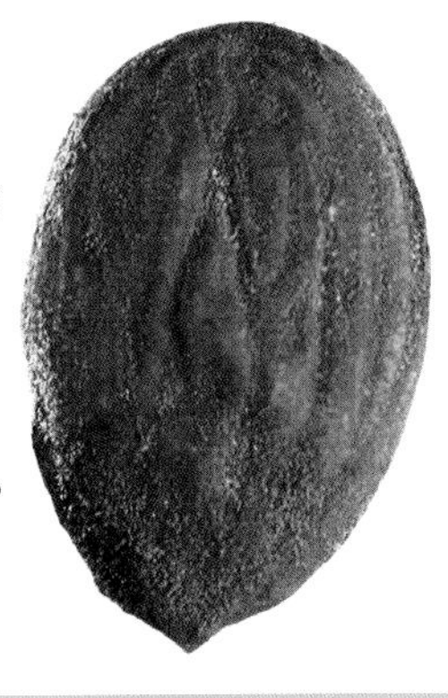
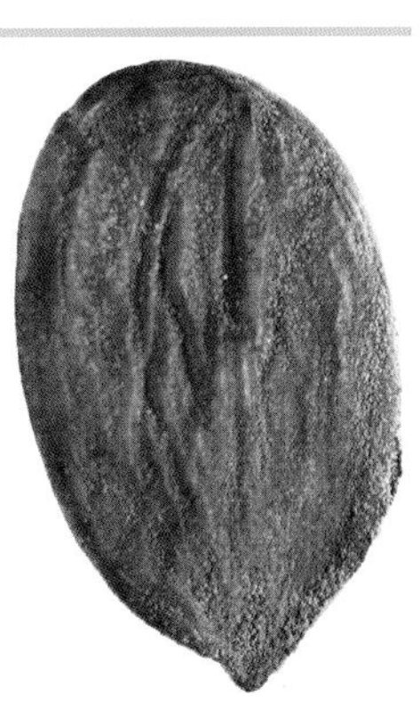

【产地采收】桃全国各地均产，多为栽培。6 ~ 7 月果实成熟时采摘。

【性状特征】呈扁长卵形，长 1.2 ~ 1.8 厘米，宽 0.8 ~ 1.2 厘米，厚 0.2 ~ 0.4 厘米。表面黄棕色至红棕色，密布颗粒状突起。一端尖，中部膨大，另端钝圆稍偏斜，边缘较薄。尖端一侧有短线形种脐，圆端有颜色略深不甚明显的合点，自合点处散出多数纵向维管束。种皮薄，子叶 2，类白色，富油性。气微，味微苦。

【药性特点】苦、甘，平。有小毒。归心、肝、大肠经。

【功效应用】

1. 活血祛瘀：用于血滞经闭、痛经，常配红花、川芎等同用，如桃红四物汤。治产后瘀滞腹痛，多与炮姜、川芎等配伍，如生化汤。治瘀血日久之癥瘕积聚，常配桂枝、丹皮等同用，如桂枝茯苓丸。若瘀滞较重者，则配大黄、芒硝等，如桃核承气汤。治跌打损伤，瘀血疼痛之证，常与红花、当归等配用，如复元活血汤。

2. 润肠通便：用于肠燥便秘证，可配火麻仁、瓜蒌仁等同用，如润肠丸。因其质润多脂，润燥滑肠。

3. 止咳平喘： 用于咳嗽气喘证，既能单用煮粥食用，又可与杏仁配用，如双仁丸。以其降肺气之故。

4. 消散内痈： 用于治疗肺痈，肠痈等证。若治肺痈，宜配苇茎、冬瓜仁等同用，如苇茎汤。若治肠痈，多与大黄、丹皮等配伍，如大黄牡丹皮汤。

【用量用法】5 ~ 10 克。

【使用注意】孕妇及月经过多均忌用。便溏者慎用。

【实用验方】

1. 高血压、便秘： 桃仁 15 克，决明子 20 克，水煎服，每日 1 剂。

2. 女人阴户内生疮，痒难忍者： 桃仁、桃叶等量，煎水外洗。

3. 小儿烂疮初起： 杵桃仁面脂敷上。

4. 风虫牙痛： 针刺桃仁，灯上烧烟出，吹灭，安痛齿上咬之。

5. 聤耳： 桃仁熟捣，绢裹，纳耳中，日三易，以瘥为度。

6. 崩中漏下，赤白不止： 烧桃核为末服。

7. 白发： 将桃仁放入清水中浸泡 3 昼夜，取出，去皮、尖。白糖加水放锅内化开，倒入桃仁，调匀，冷后食之。日食 2 次，每次 10 粒。

8. 产后血闭： 桃仁 20（去皮、尖），藕 1 块。水煎服之。

9. 哮喘： 桃仁、杏仁、白胡椒各 6 克，生糯米 10 粒，共研为细末，用鸡蛋清调匀，外敷双脚心，每晚 1 次。

10. 老人虚秘： 桃仁、柏子仁、火麻仁、松子仁等份，同研，每次 10 克。

11 益母草 Yìmǔcǎo

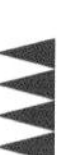

【药材来源】为唇形科植物益母草的地上部分。

【处方用名】益母草、坤草、茺蔚草。

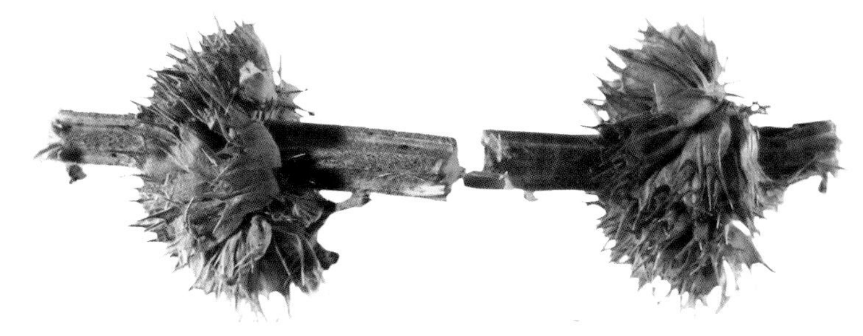

【产地采收】全国大部分地区均产。通常在夏季茎叶茂盛，花未开或初开时采摘。

【性状特征】

1. 鲜益母草：幼苗期无茎，基生叶圆心形，边缘 5 ~ 9 浅裂，每裂片有 2 ~ 3 钝齿。花前期茎呈方柱形，上部多分枝，四面凹下成纵沟，长 30 ~ 60 厘米，直径 0.2 ~ 0.5 厘米；表面青绿色；质鲜嫩，断面中部有髓。叶交互对生，有柄；叶片青绿色，质鲜嫩，揉之有汁；下部茎生叶掌状 3 裂，上部叶羽状深裂或浅裂成 3 片，裂片全缘或具少数锯齿。气微，味微苦。

2. 干益母草：茎表面灰绿色或黄绿色；体轻，质韧，断面中部有髓。叶片灰绿色，多皱缩、破碎，易脱落。轮伞花序腋生，小花淡紫色，花萼筒状，花冠二唇形。切段者长约 2 厘米。

【药性特点】辛、苦，微寒。归心、肝、膀胱经。

【功效应用】

1. 活血调经：用于血滞之经闭痛经、月经不调，可单味熬膏服用，如益母草膏。亦可配伍赤芍、当归等同用。治产后瘀滞腹痛、恶露不尽，或难产，或胎死腹中，既可单味煎汤或熬膏服用。亦可配伍丹参、川芎等。取其活血散瘀止痛作用，还可用于跌打损伤之瘀痛。为妇科经产要药。

2. 利水消肿：用于水瘀互结之水肿，可单味煎服，亦可与白茅根等配用；若配车前子、石韦等同用，可治血热及瘀滞之血淋尿血。

3. 清热解毒：用于疮痈肿毒，皮肤瘾疹，可单用外洗或外敷，也可配黄柏、苦参等药煎汤内服。

【用量用法】10 ~ 30克。煎服、熬膏或入丸剂。单味用于利尿消肿时，剂量可增至60 ~ 120克。外用适量捣敷或煎汤外洗。

【使用注意】无瘀滞及阴虚血少者忌用。

【实用验方】

1. 痛经、闭经：益母草30 ~ 60克、延明索20克、鸡蛋2个，加水同煮，鸡蛋熟后去壳再煮片刻，去药渣，吃蛋饮汤。每天1次，连服5 ~ 7次。也可用益母草90克、山楂30克、红糖50克，水煎服。每天1次，连服数次。

2. 肾炎水肿，蛋白尿：益母草3克。水煎服。

3. 产后腹痛：益母草50克、生姜30克、大枣20克、红糖15克，水煎服。每天1剂。

4. 功能性子宫出血：益母草50克、香附15克，鸡蛋2个，加水适量同煮，熟后去蛋壳再煮片刻，去药渣，吃蛋饮汤。每天1次，连服4 ~ 5天。

5. 恶露不绝：益母草50克、黑木耳10克、白糖50克，水煎服。每天1剂。

6. 痛经、闭经：益母草膏（市售）内服。

7. 月经不调，行经前烦躁，乳房胀：益母草50克、山楂30克、红糖50克，水煎服。

12 泽兰 Zélán

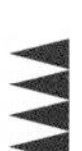

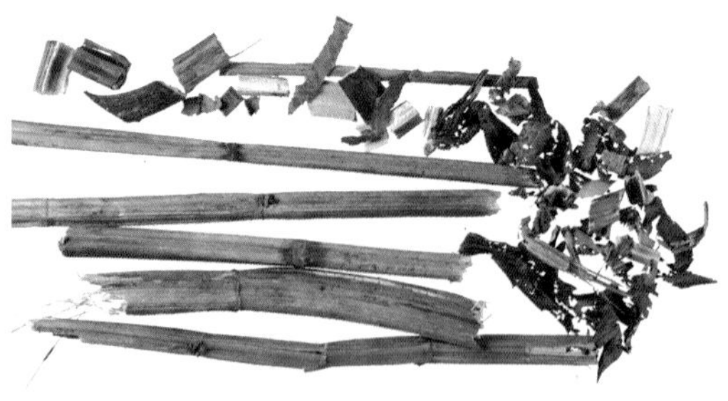

【药材来源】为唇形科植物毛叶地瓜儿苗的地上部分。

【处方用名】泽兰。

【产地采收】全国大部分地区均产，主产于黑龙江、湖北等地。夏、秋两季茎叶茂盛时采割，晒干。

【性状特征】本品茎呈方柱形，少分枝，四面均有浅纵沟，长50 ~ 100厘米，直径0.2 ~ 0.6厘米。表面黄绿色或带绿色，节处紫色明显，有白色茸毛；质脆，断面黄白色，髓部中空。叶对生，有短柄；叶片多皱缩，展平后呈披针形或长圆形，长5 ~ 10厘米；上表面黑绿色，下表面灰绿色，密具腺点，两面均有短毛；先端尖，边缘有锯齿。花簇生叶腋成轮状，花冠多脱落，苞片及花萼宿存，黄褐色。气微，味淡。

【性能特点】苦、辛，微温。归肝、脾经。

【功效应用】

1. 活血调经：用于妇科经产瘀血病证，常配伍当归、川芎、香附等药用。本品行而不峻，活血不猛，调经作用好。

2. 祛瘀消痈：用于跌打损伤，瘀肿疼痛，可单用捣碎，亦可配伍当归、红花等药用。治胸胁损伤疼痛，常配丹参、郁金、延胡索等。治疮痈肿毒，可单用捣碎，亦可配伍银花、黄连等。

3. 利水消肿：用于瘀血阻滞、水瘀互结之水肿尤为适宜。治疗产后水肿，腹水身肿，配伍白术、茯苓等同用。

【用量用法】煎服，10 ~ 15克。外用适量。

【使用注意】血虚及无瘀滞者慎用。

【实用验方】

1. 小儿褥疮：泽兰研末外用。

2. 产后水肿，血虚浮肿：泽兰为末，每服6克。

3. 产后阴翻，燥热：泽兰煎汤熏洗。

4. 疮肿初起，及损伤瘀肿：泽兰研末外敷。

5. 痈疽发背：泽兰煎服；另取鲜叶一握，调冬蜜捣烂敷贴。

6. 蛇咬伤：泽兰全草加水适量煎服；另取叶捣烂，敷贴伤口。

13 牛膝 Niúxī

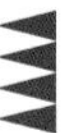

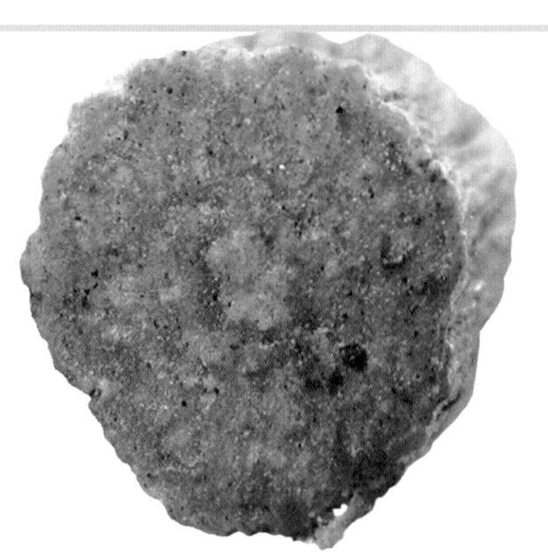

【药材来源】为苋科植物牛膝的干燥根，以栽培品为主。

【处方用名】牛膝、怀牛膝。

【产地采收】怀牛膝主产河南等地。冬季苗枯时采挖。

【性状特征】怀牛膝呈细长圆柱形，表面灰黄色，具细微纵皱纹，有细小横长皮孔及稀疏的细根痕。质硬脆，易折断，断面角质样，可见黄白色小点（异常维管束）断续排列成数轮同心环。

【药性特点】苦、甘、酸，平。归肝、肾经。

【功效应用】

1. **活血通经**：用于妇科经产诸疾和跌打伤痛。治瘀滞经闭痛经、月经不调，常配红花、桃仁等同用，如血府逐瘀汤。治胞衣不下，可与当归、瞿麦等同用。治跌打瘀痛，多与乳香、没药、续断配伍同用。本品活血通经力强。

2. **补益肝肾，强壮筋骨**：用于肝肾不足之腰膝酸痛，软弱无力，多配杜仲、续断等同用。若痹痛日久，腰膝酸痛，常配独活、桑寄生等同用，如独活寄生汤。若与苍术、黄柏配用，用治湿热下注之足膝痿软、足膝肿痛，如三妙散。本品尤以治疗下半身腰膝关节酸痛为其长。

3. **利尿通淋**：用于热淋、血淋、石淋，常与瞿麦、滑石等同用。治水肿、小便不利，多配车前子、泽泻等同用。本品性善下行，有很好的通淋之功。

4. 引火（血、热）下行： 用于肝阳上亢的眩晕头痛，可与牡蛎、代赭石配用，如镇肝熄风汤。治火热上炎之牙龈肿痛、口舌生疮，常配地黄、知母、石膏等同用，如玉女煎。治血热妄行之吐血、衄血等证，宜配白茅根、代赭石等同用。本品能导热下泄，降上炎之火，引血以下行。

5. 引药下行： 能引导其他药到达人体下半身，治疗下半身疾病多用。

【用量用法】 6 ~ 15 克。活血通经、利水通淋、引火（血）下行宜生用，补肝肾、强筋骨宜酒炒。

【使用注意】 月经过多及孕妇忌用，中气下陷，脾虚泄泻，下元不固，多梦遗精者慎用。根据中国药典记载，现在所云牛膝指的是怀牛膝。根呈圆柱形，微扭曲。表面棕黄色或灰褐色，有纵皱纹及侧根痕，可见多数横向突起的皮孔，顶端有时残留根茎和茎基。质坚韧，不易折断；切断面有多数淡黄色小点（维管束），排列成 3 ~ 8 轮同心环。川牛膝活血通经力强；怀牛膝补肝肾、强筋骨为优。

【实用验方】

1. 咽喉肿痛： 新鲜牛膝根 1 把，艾叶 7 片，捣烂加人乳，取汁灌入鼻内。

2. 口舌生疮： 牛膝水煎后，慢慢呷服。

3. 小便不利，茎中痛欲死，妇人血结腹痛： 牛膝 1 大把并叶，不以多少，酒煮饮之。

4. 高血压： 牛膝、生地各 15 克，白芍、茺蔚子、菊花各 10 克，水煎服。

5. 龋齿： 牛膝炒炭，细研为末，以少许著齿间，含之。

6. 面瘫： 木瓜、麻黄、川牛膝各等量，纱布包好，置于已除内脏的鸡腹内（男用母鸡，女用公鸡），再把鸡放砂锅内，加水淹没鸡，煮熟，吃鸡肉饮汤，把剩下的鸡骨炒黄，研末，以白酒冲服。

14 五灵脂 Wǔlíngzhī

【药材来源】为鼯鼠科动物复齿鼯鼠的干燥粪便。

【处方用名】五灵脂、灵脂米、灵脂块、糖灵脂。

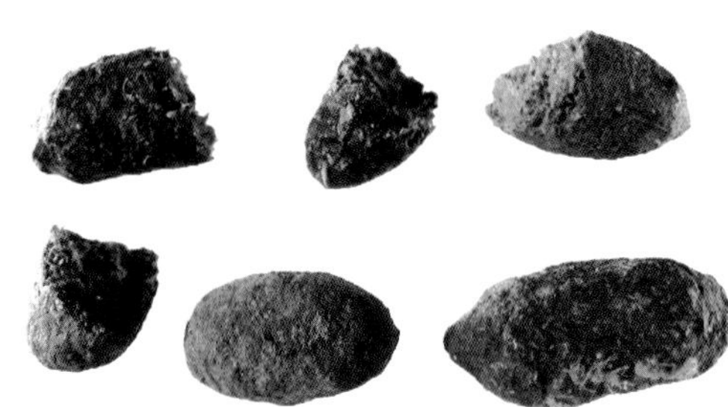

【产地采收】主产于河北、甘肃等地。全年均可采收，晒干。生用或醋炙、酒炙用。

【性状特征】

1. 灵脂米（散灵脂）：长椭圆形颗粒，两端钝圆，长0.5～1.2厘米，直径0.3～0.6厘米。表面粗糙，棕褐色或黑褐色，显麻点，体轻，质松，易折断。断面呈纤维性，黄色、黄绿色或黑棕色。气微弱，味苦咸。

2. 灵脂块：为鼯鼠尿和粪粒凝结而成的不规则团块，黑棕色、黄棕色或灰棕色，凹凸不平，有的有油润性光泽，粪粒呈长椭圆形，表面常裂碎，显纤维性，体轻，质较硬，但易碎。断面不平坦，可模糊看出粪粒的形状，有的间有黄棕色松香样物质。有腥臭气，味苦。以块状、黑褐色、有光泽、显油润、无杂质者佳。

【药性特点】苦、咸、甘，温。归肝经。

【功效应用】

1. 活血止痛：用于瘀血阻滞引起的脘腹胁痛、痛经经闭、产后腹痛及一切血滞作痛之证。可单用，或配蒲黄同用，如失笑散。若配乳香、没药研末外敷，可治骨折肿痛。本品有较强的活血化瘀止痛作用，为治瘀滞疼痛之要药。《本草纲目》记载：可治“男女一切心腹胁肋少腹诸痛”。

2. 化瘀止血：用于瘀血阻滞、血不归经之出血证，临床以妇女崩漏，色紫多块，少腹刺痛者多用，可单味炒后研末，温酒送服。古方常用五灵脂配伍雄黄同用，治疗毒蛇咬伤。

【用量用法】3～10克，入煎剂，宜包煎。醋炒可以去其腥味，并增强药效。

【使用注意】血虚无瘀及孕妇慎用。根据“十九畏”的理论，不宜与人参同用。

【实用验方】

1. 牙疼：五灵脂10克，川椒5克，共末，搽患处。

2. 牙痛：五灵脂，以米醋煎汁含咽。

3. 目生浮翳：五灵脂、海螵蛸各等分，为细末，熟猪肝日蘸食。

4. 吐血，呕血：五灵脂50克，芦荟10克，为末，滴水和丸，每服3克。

5. 妇人经血不止：五灵脂末，炒令过熟，出尽烟气，每服6克。

6. 毒蛇咬伤：五灵脂10克，雄黄5克，同为末，以酒调3克灌之，药滓敷咬处。

7. 骨折肿痛：五灵脂、白及各20克，乳香、没药各10克，水调涂患处。

8. 痈疽，疮疖，毒肿，无头疼痛：五灵脂不以多少，微炒为末，新水调，涂上。

9. 喉痹：五灵脂为细末，用米醋煎，旋噙漱口。

15 鸡血藤 Jīxuèténg

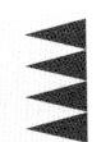

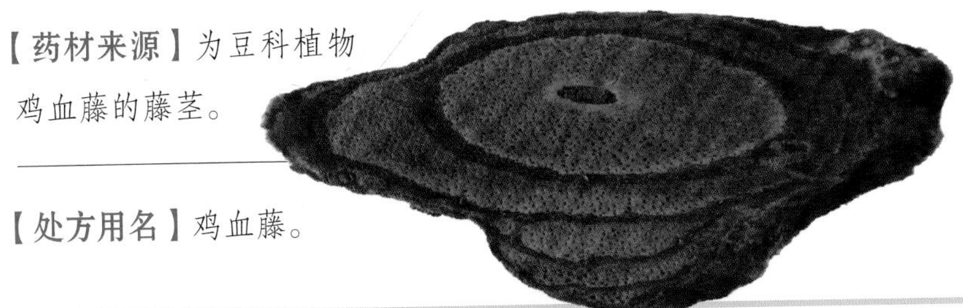

【药材来源】为豆科植物鸡血藤的藤茎。

【处方用名】鸡血藤。

【产地采收】主产于广西、云南等地。秋、冬两季采收茎藤。

【性状特征】本品为椭圆形、长矩圆形或不规则的斜切片，直径2～7厘米。栓皮灰棕色，有的可见灰白色斑，栓皮脱落处显红棕色。质坚硬。切面木部红棕色或棕色，导管孔多数；韧皮部有树脂状分泌物呈红棕色至黑棕色，与木部相间排列呈数个同心性椭圆形环或偏心性半圆形环；髓部偏向一侧。气微，味涩。

【药性特点】苦、微甘，温。归肝、肾经。

【功效应用】

1. 行血、补血、调经：用于血瘀月经不调、经闭痛经，常与当归、川芎等配伍。若治血虚月经不调、经闭痛经和血虚萎黄，每与当归，熟地等同用。本品药性和缓，温而不烈，既能行血散瘀而调经，又兼补血养血而调经，临床凡妇人血瘀、血虚之月经病证均可应用。

2. 舒筋活络：用于风湿痹痛，手足麻木，每与独活、桑寄生等同用。若治中风手足麻木，肢体瘫痪，常与黄芪、丹参、地龙等配伍同用。若治血虚之肢体麻木，则配补益气血的当归、黄芪等同用。本品为治经脉不畅，络脉不和病证的常用药。

【用量用法】10～30克。煎服；或浸酒服；或熬膏服。

【实用验方】

1. 放射线引起的白血病：鸡血藤30克，长期煎服。

2. 贫血：鸡血藤30克，当归15克，水煎服。

3. 闭经：鸡血藤熬膏，每次10～30毫升，日服3次。

4. 风湿痹痛：鸡血藤30克，川芎10克，水煎服。

5. 血虚肢体麻木瘫痪，腰膝酸痛：鸡血藤15克，当归10克，熟地10克，续断、薏苡仁各12克，桂枝6克，煎服。

6. 血虚痛经：鸡血藤15克，炒白芍10克，当归10克，炒延胡索6克，煎服。

7. 关节炎：鸡血藤根60～120克，米酒煎服。

8. 血虚手足发麻：鸡血藤20克，赤芍、白芍、当归、熟地、桑寄生各10克，川芎6克，水煎服。

9. 扭伤，腰腿痛： 鸡血藤鲜根100克，五加皮50克，共捣烂，加白酒50毫升，外敷患部。另用鸡血藤150克，白酒500毫升，浸7天后服酒，每日2次，每次50毫升。

10. 闭经： 鸡血藤糖浆（市售）每服10～30毫升，一日3次。

16 王不留行 Wángbùliúxíng

【药材来源】为石竹科植物麦蓝菜的成熟种子。

【处方用名】王不留行。

炒王不留行

【产地采收】全国各地均产，主产于江苏、河北等地，以河北邢台者质优。夏季果实成熟、果皮尚未裂开时采割植株。

【性状特征】本品呈球形，直径约2毫米。表面黑色，少数红棕色，略有光泽，有细密颗粒状突起，一侧有1凹陷的纵沟。质硬。胚乳白色，胚弯曲成环，子叶2。气微，味微涩、苦。

【药性特点】苦，平。归肝、胃经。

【功效应用】

1. 活血通经： 用于经行不畅，痛经及经闭，常配当归、川芎、香附等同用。治妇人难产，或胎死腹中，可与五灵脂、刘寄奴等药配伍。其走而不守，行而不住，善于通利血脉。

2. 下乳消痈： 用于产后气血亏虚，乳汁稀少。亦常用治乳痈肿痛，可配蒲公英、瓜蒌等药同用。治产后乳汁不下，常与穿山甲等同用，如涌泉散；亦可与黄芪、当归、猪蹄配伍同用。

3. 利尿通淋： 用于多种淋证，常配石韦、滑石、冬葵子等同用。

【用量用法】5 ~ 10 克。外用适量。

【使用注意】孕妇慎用。

【实用验方】

1. 痛经，月经不通： 王不留行 20 克，当归 15 克，红花 10 克，川芎、郁金、香附各 12 克，水煎服。

2. 疱疹： 王不留行 60 克，冰片 3 克，共研细面，用香油搅拌后，涂在疱疹局部。

3. 增乳方： 炙山甲片 10 克，王不留行 10 克。鲫鱼 1 尾去鳞肠，煎汤，不拘时服。或用王不留行 20 克，当归 15 克，穿山甲、川芎、香附各 12 克，煎服。

4. 产后乳少，乳汁清稀或无乳，乳房无胀痛感： 王不留行 25 克，黄芪 30 克，漏芦、当归各 15 克、通草 6 克，水煎分次服。

5. 鼻血不止： 王不留行连茎、叶阴干，煎成浓汁温服。

6. 竹木针刺在肉中不出，疼痛： 王不留行为末水调服，用其根敷。

7. 大便下血： 王不留行末，水泡服 5 克。

8. 头风白屑： 王不留行、白芷等分，为末。干掺，1 夜后去掉。

17 凌霄花 Língxiāohuā

【药材来源】为紫葳科植物凌霄或美洲凌霄的花。

【处方用名】凌霄花。

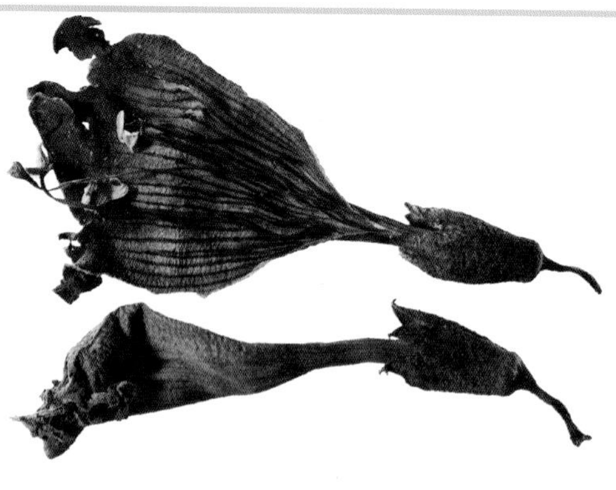

【产地采收】全国各地均产，主产于江苏、浙江等地，以江苏苏州产者质优。夏、秋两季花盛开时采摘。

【性状特征】

1. 凌霄花：花多皱缩卷曲，完整者长 3 ~ 5.5 厘米。花萼钟状，棕褐色或棕色，质薄，先端不等 5 深裂，裂片三角状披针形，萼筒表面有 10 条纵脉，其中 5 条明显；花冠黄棕色或棕色，完整无缺者展平后可见先端 5 裂，裂片半圆形，下部联合成漏斗状，表面可见细脉纹，内表面较明显；冠生雄蕊 4，二强，花药呈“个”字形，黑棕色；花柱 1 枚，柱头圆三角形。气微香，味微苦、酸。

2. 美洲凌霄花：完整花长 6 ~ 7 厘米。花萼较短，约为花冠的 1/3，黄棕色或淡紫红色，硬革质，先端 5 等裂，萼筒无明显纵脉棱；花冠黄棕色，内表面具深棕色脉纹；柱头扁短三角形。余同凌霄花。

【药性特点】辛，微寒。归肝、心包经。

【功效应用】

1. 活血通经：用于血瘀经闭，常配当归、红花等药同用。治癥瘕积聚，可与鳖甲、丹皮等药配用，如鳖甲煎丸。治跌打损伤，可单用捣敷，亦可与乳香、没药等同用。

2. 祛风止痒：用于周身瘙痒，单以本品为末，酒调服，亦可与刺蒺藜、牡丹皮等同用。治风疹，皮癣，宜配黄连、雄黄等为末外擦。本品入血分，尤宜于血分有热病证。

3. 凉血止血：用于血热便血和崩漏，可单用研末冲服或配地榆、槐花等同用。

【用量用法】3 ~ 10 克。外用适量。

【使用注意】孕妇忌用。

【实用验方】

1. 闭经：紫葳 20 克，当归、莪术各 10 克，以此比例，为细末，每次 5 克，用热酒送服。

2. 跌打损伤：凌霄花适量、捣烂敷患处。或用凌霄花 10 克、凤仙花 15 克、黄酒 50 毫升，加水煮，取汁饮用，同时将药渣捣烂敷患处。

3. **酒齄鼻：**凌霄花、山栀子，各等分，为细末。每服5克，每日2次。或以凌霄花研末，和密陀僧末，调涂。

4. **肝脾肿大：**凌霄花10克，土鳖虫10克，醋鳖甲15克，大黄10克，红花6克，桃仁10克，当归15克。水煎服，每日1剂。

5. **皮肤湿癣：**凌霄花、羊蹄根各等量，酌加枯矾，研末搽患处。或用凌霄花、雄黄、白矾、黄连、羊蹄根、天南星各等量，研细末，用水调匀搽患处，每日3次。

18 土鳖虫 Tǔbiēchóng

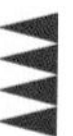

【药材来源】为鳖蠊科昆虫地鳖或冀地鳖的雌虫全体。

【处方用名】地鳖虫、土元、地乌龟、䗪虫。

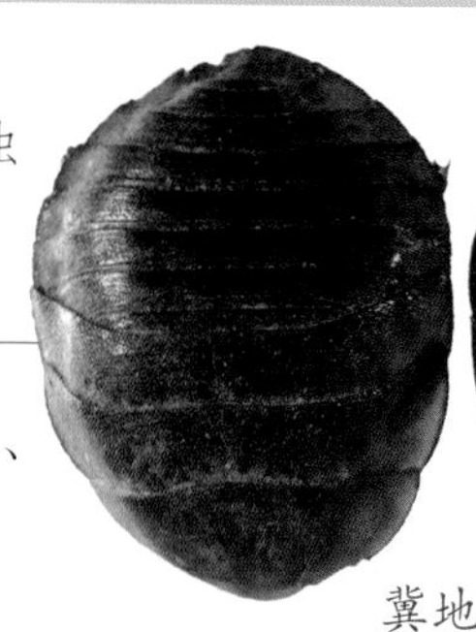

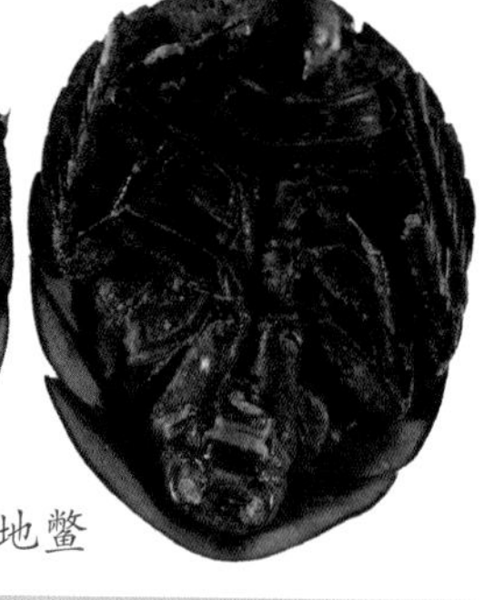

冀地鳖

【产地采收】全国均有，以江苏的产品最佳。野生者，夏季捕捉。饲养者全年可捕捉。

【性状特征】

1. **地鳖：**呈扁平卵形，长1.3 ~ 3厘米，宽1.2 ~ 2.4厘米。前端较窄，后端较宽，背部紫褐色，具光泽，无翅。前胸背板较发达，盖住头部；腹背板9节，呈覆瓦状排列。腹面红棕色，头部较小，有丝状触角1对，常脱落，胸部有足3对，具细毛和刺。腹部有横环节。质松脆，易碎。气腥臭，味微咸。

2. **冀地鳖：**长2.2 ~ 3.7厘米，宽1.4 ~ 2.5厘米。背部黑棕色，通常在边缘带有淡黄褐色斑块及黑色小点。

【药性特点】咸、寒，有小毒。归肝经。

【功效应用】

1. 破血逐淤：用于经产瘀滞之证及癥瘕积聚。治干血成劳，腹满经闭，肌肤甲错者，常配大黄、水蛭等同用，如大黄䗪虫丸，治血瘀经闭或产后瘀滞腹痛，每与桃仁、大黄等配用，如下瘀血汤；治癥瘕痞块，则配桃仁、鳖甲等同用，如鳖甲煎丸。本品行散走窜，性猛力强。

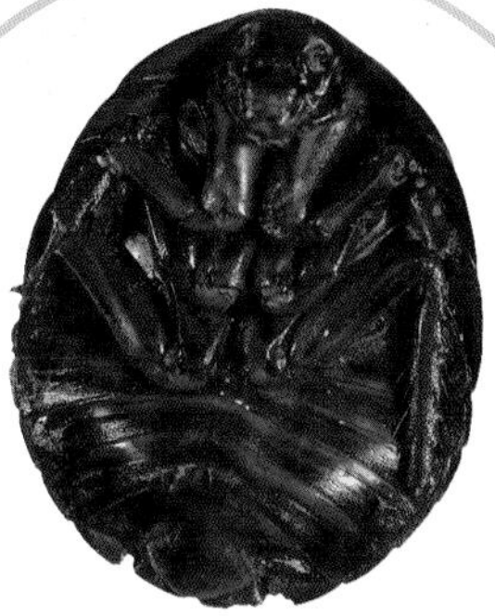

2. 续筋接骨：用于跌打损伤、筋伤骨折之瘀肿疼痛，可单用研末调敷；或研末黄酒冲服；或配自然铜、骨碎补等同用，如接骨紫金丹。为伤科常用药。

【用量用法】3 ~ 10克，煎服。研粉吞服，每次1 ~ 1.5克，黄酒送服。

【使用注意】孕妇忌用。

【实用验方】

1. 小儿夜啼如腹痛：土鳖虫、白芍药、川芎各等分，为末，以乳服之。

2. 舌肿满口，不得语：土鳖虫炙，研细末，煎，含水吐去，以瘥为度。

3. 折伤，接骨：土鳖焙存性，为末，每服5克。

4. 急性腰扭伤：用鲜土鳖虫温水洗净，捣烂，绞汁去渣，以白酒冲服，每日1 ~ 2次。

5. 重舌塞痛：土鳖虫、生薄荷研汁，放舌下肿处。

6. 骨结核：蜈蚣40克，全蝎40克，土鳖虫50克，共研成细末，每次3克，放入鸡蛋内搅拌均匀后，煎蛋或炒后内服。

7. 高血压病：土鳖虫、水蛭等份，粉碎后装入胶囊，每次1克，一日3次。

8. 瘘疮肿：干地鳖末、冰片各研少许，干掺或贴，随干湿治之。

地鳖

19 马钱子 Mǎqiánzǐ

【药材来源】为马钱科植物马钱的干燥成熟种子。

【处方用名】马钱子、番木鳖。

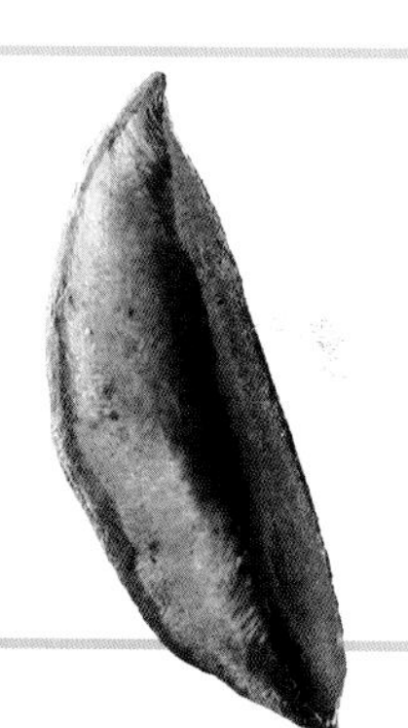

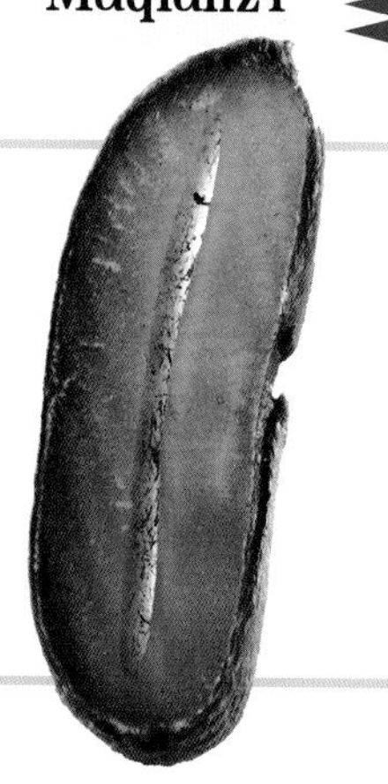

【产地采收】前者主产于云南、广东等地；后者主产于印度、越南等地。冬季果实成熟时采收。

【性状特征】本品呈圆形纽扣状，常一面隆起，一面稍凹下，直径1.5 ~ 3厘米，厚0.3 ~ 0.6厘米。表面密被灰棕或灰绿色绢状茸毛，自中间向四周呈辐射状排列，有丝样光泽。边缘稍隆起，较厚，有突起的珠孔，底面中心有突起的圆点状种脐。质坚硬，平行剖面可见淡黄白色胚乳，角质状，子叶心形，叶脉5 ~ 7条。气微，味极苦。

【药性特点】苦，寒。有大毒。归肝、脾经。

【功效应用】

1. 散结消肿: 用于跌打损伤，骨折肿痛，常配乳香、没药等份为丸；亦可与穿山甲等同用。治痈疽疮毒，多单品外用即效。治咽喉肿痛，可与山豆根、青木香等分为末吹喉。为治伤科骨折肿痛之佳品。

2. 通络止痛: 用于风湿顽痹，拘挛疼痛，肢体瘫痪。本品单用，或配全蝎、乳香等为丸服用均有较好的疗效。其善能搜筋骨间风湿，开通经络，透达关节，止痛力强。

【用量用法】0.3 ~ 0.6克，炮制后入丸散用。外用适量，研末调敷调涂。

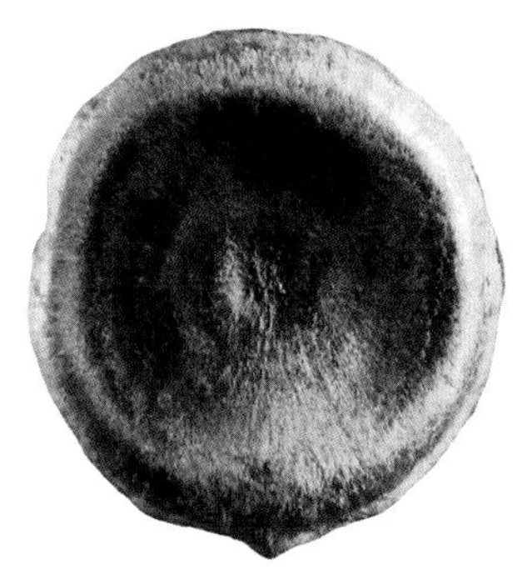

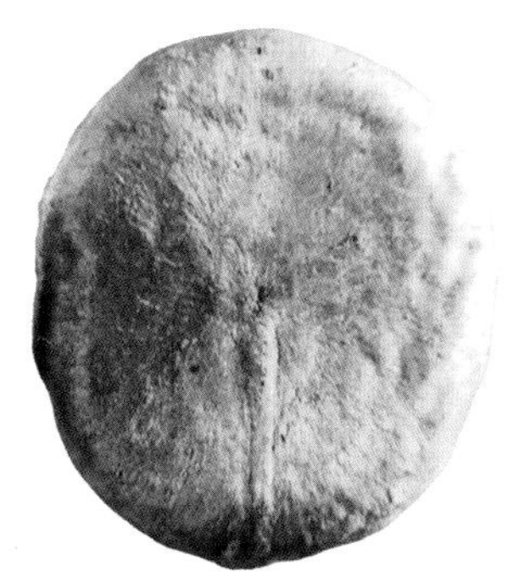

【使用注意】内服不宜生用及多服久服。外用亦不宜大面积涂敷。孕妇禁用，体虚者忌用。

【实用验方】

1. 三叉神经痛：生马钱子30克，川草乌、乳没各15克，共研细末，以香油、清凉油各适量调成膏，贴患侧太阳、下关、颊车或阿是穴。

2. 不射精：制马钱子3克，蜈蚣5克，冰片1克，共研细末，于每晚睡前吞服0.4克。

3. 中耳炎：番木鳖1个，以井水磨汁滴耳内。

4. 手足癣：生马钱子适量，放入香油锅中，炸至鼓起，切开呈黄色时即可，滤渣后用其药油。先将手足洗净，将药油涂于患处，边搓边用火烤，隔日1次。

5. 牙痛不可忍：番木鳖半个，煎水含漱，热即吐去。

6. 带状疱疹：生马钱子去皮，以普通食醋磨成糊状，用毛笔或洁净鸡毛、鹅毛蘸药糊涂擦患部。

7. 重症肌无力：炙马钱子粉装胶囊，每粒0.2克，每次1粒，每日3次，饭后开水送下。

8. 痈疽初起，跌扑内伤，风痹疼痛：炒番木鳖（去皮毛）、乳香末各15克，炮穿山甲30克，共研末。每服30克，酒下，不可多服，服后避风。

9. 脚气，手足麻痹，半身不遂，小便不禁或自遗：制番木鳖、甘草等份，炼蜜为丸，入胶囊，每粒0.5克，每次1～2粒，食后温水送服。

20 骨碎补 Gǔsuìbǔ

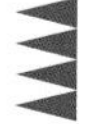

【药材来源】为水龙骨科植物槲蕨的干燥根茎。

【处方用名】骨碎补、毛姜、猴姜。

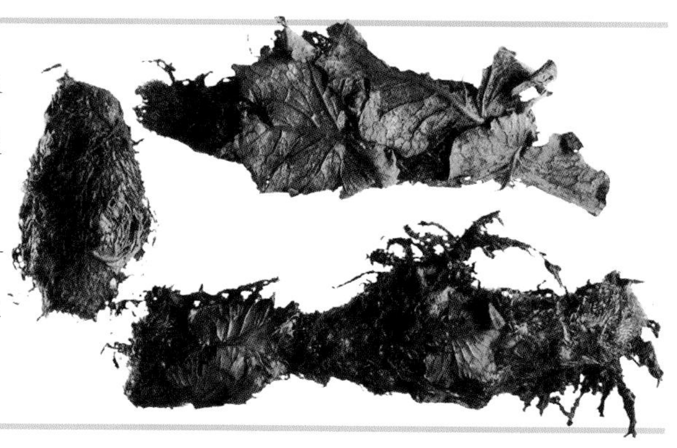

【产地采收】

主产于湖北、浙江、陕西、甘肃等地。全年均可采挖，以冬春两季为主。

【性状特征】本品呈扁平长条状，多弯曲，有分枝，长5～15厘米，宽1～1.5厘米，厚0.2～0.5厘米。表面密被深棕色至暗棕色的小鳞片，柔软如毛，经火燎者呈棕褐色或暗褐色，两侧及上表面均具凸起或凹下的圆形叶痕，少数有叶柄残基及须根残留。体轻，质脆，易折断，断面红棕色，维管束呈黄色点状，排列成环。无臭，味淡，微涩。

【药性特点】苦，温。归肝、肾经。

【功效应用】

1. 活血续伤：用于跌打损伤，筋骨损伤，或创伤之瘀滞肿痛，可单用其浸酒服，并外敷。亦可水煎服。或配没药、自然铜等同用。本品以其入肾能治骨碎伤损而得名，为伤科之要药。

2. 补肾强骨：用于肾虚腰痛脚弱，常配补骨脂、牛膝等同用。治肾虚之耳鸣、耳聋、牙痛，多与熟地、山茱萸等配伍。治肾虚久泻，既可单用，也可与补骨脂、吴茱萸等配用。

此外，本品还可治疗斑秃、白癜风等病证。

【用量用法】10～15克。外用适量，研末调敷或鲜品捣敷，亦可浸酒擦患处。

【使用注意】阴虚火旺、血虚风燥者慎用。

【实用验方】

1. 耳鸣：骨碎补去毛细切后，以蜂蜜拌蒸，暴干，捣末，再入猪肾共蒸，食用。

2. 牙痛：骨碎补，研末，加水蒸服，忌用铁器，每次3克，一日3次。

3. 跌打损伤：骨碎补2份，生姜1份，共捣烂，酒调，外敷。

4. 跌打损伤，腰背、关节酸痛：骨碎补30～60克，水煎服。

5. 跌打损伤：骨碎补65克，川芎20克，三七粉15克，冰片10克，共研成细末，调匀，每次用酒调成糊状，敷肿痛处。

6. 链霉素中毒所致耳聋：骨碎补30克，水煎服，亦可用骨碎补60克，苍耳子3克，水煎服。

7. 外伤骨折：骨碎补、续断、刘寄奴各10克，红花6克，水煎，取汁，加适量白酒温服，或用鲜骨碎补捣烂敷患处。

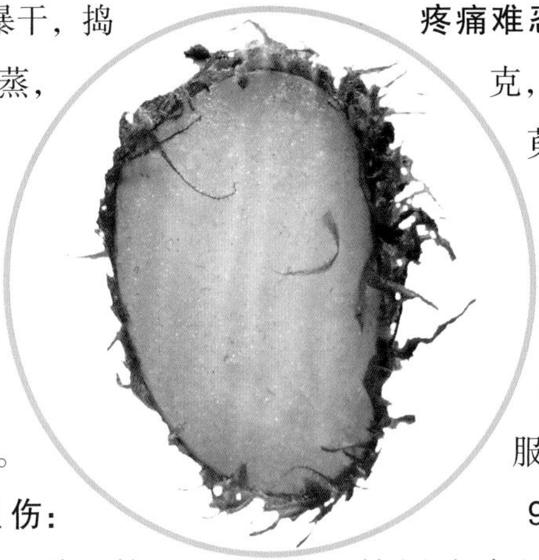

8. 肾虚耳鸣耳聋，齿牙浮动，疼痛难忍：骨碎补100克，怀熟地、山茱萸，茯苓各25克，牡丹皮20克，泽泻15克，共为末，炼蜜为丸，每服10克。

9. 斑秃：骨碎补浸泡白酒15天，酒以浸过药材略高为宜，以酒反复外擦。

10. 鸡眼：骨碎补研粗末，放入95%乙醇中浸泡3日。用时先将足部鸡眼或疣子用温水洗泡柔软，再用小刀削去外层厚皮，然后涂擦骨碎补乙醇浸剂。擦后略有痛感，几分钟可消失。

21 自然铜 Zìrántóng

【药材来源】本品为硫化物类矿物黄铁矿族黄铁矿，主含二硫化铁。

【处方用名】自然铜。

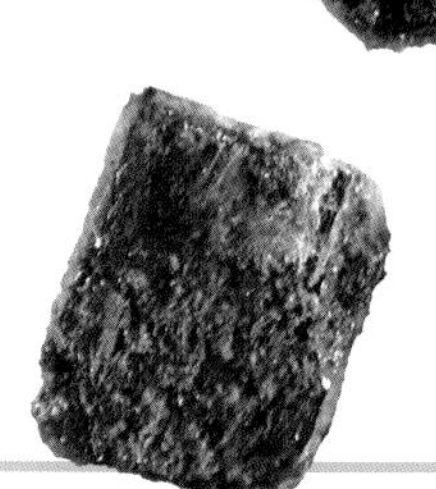

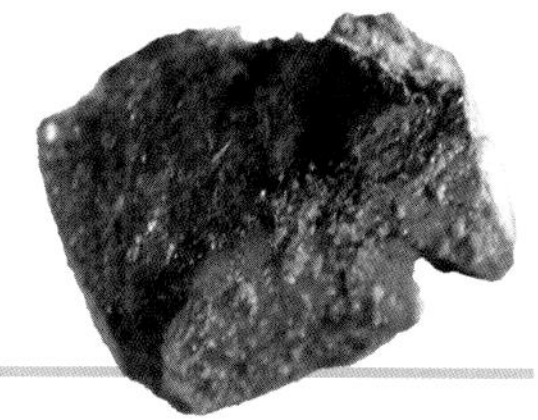

【产地采收】主产于四川、湖南等地。全年均可采集。

【性状特征】晶形多为立方体，集合体呈致密块状。直径0.2 ~ 2.5厘米。表面亮淡黄色，有金属光泽；有的黄棕色或棕褐色，无金属光泽。相邻晶面上具纵直条纹，条痕绿黑色或棕红色。体重，质坚硬或稍脆，易砸碎。断面黄白色，有金属光泽，不平坦，锯齿状；或断面棕褐色，可见银白色亮星。燃之有硫黄气。以块整齐、色黄而光亮、断面有金属光泽者为佳。

【药性特点】辛，平。归肝经。

【功效应用】

散瘀止痛，接骨疗伤：用于跌打损伤等，内服外敷均可，常配乳香、没药等同用，如八厘散。本品行散，续筋接骨，尤长于促进骨折的愈合，为伤科要药。

【用量用法】10 ~ 15克，宜入丸、散。醋淬研末服每次0.3克。外用适量。

【使用注意】不宜久服。阴虚火旺，血虚无瘀者慎用。

【实用验方】

1. 一切恶疮及烧烫伤：自然铜、密陀僧各50克（并煅研），甘草、黄柏各100克，研细，水调涂或干敷。

2. 心气刺痛：淬自然铜研末，醋调服2克。

3. 头风疼痛：黄柏10克，

自然铜5克，细辛1克，胡椒5克，共为细末，每遇头痛、头风发时，先含水1口，后用药入鼻中，涎出为度。

4. 打扑伤：淬自然铜、当归、没药各等量，以酒调2克。

5. 闪腰岔气，腰痛：煅自然铜、土鳖虫各等量，研末，每服1克，开水送下。

6. 跌扑骨断：淬自然铜、乳香、没药、当归身、羌活等分，为散，每服10克。

22 苏木

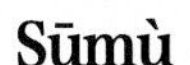
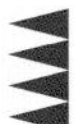

Sūmù

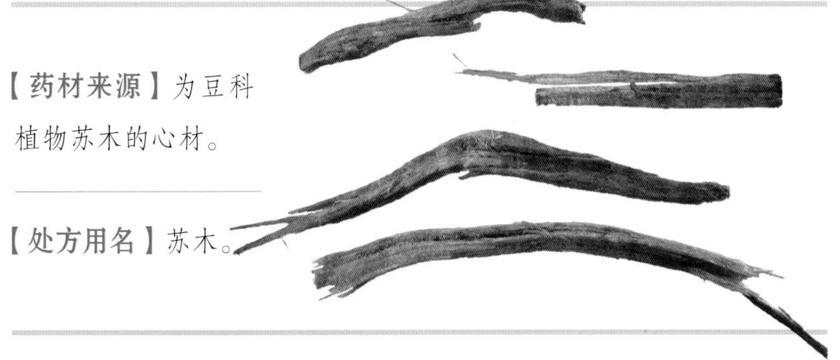

【药材来源】为豆科植物苏木的心材。

【处方用名】苏木。

【产地采收】主产于广西、广东等地，以广西产者为佳。全年均可采伐。

【性状特征】本品呈长圆柱形或对剖半圆柱形，长10～100厘米，直径3～12厘米。表面黄红色至棕红色，具刀削痕和枝痕，常见纵向裂纹。横断面略具光泽，年轮明显，有的可见暗棕色、质松、带亮点的髓部。质坚硬。气微，味微涩。

【药性特点】甘、咸、辛，平。归心、肝经。

【功效应用】

1. 活血疗伤：用于跌打损伤，骨折筋伤，多与自然铜和乳香、没药配伍同用，如八厘散。本品有较好的活血散瘀，消肿止痛作用，为治跌打伤痛常用药。

2. 祛瘀通经：用于血瘀经闭、痛经、产后瘀滞腹痛，临床多配红花、川芎等同用。

【用量用法】3 ~ 10克。或外用研末撒敷。

【使用注意】月经过多和孕妇忌用。

【实用验方】

1. 跌打损伤： 苏木研末，用酒冲服。或将苏木用酒浸泡后饮酒。

2. 妇人月水不通，烦热疼痛： 苏木水煎服。

3. 足部跌打损伤： 苏木30克，桃仁、红花各12克，乳香、没药各10克，海风藤30克，水煎滤液，趁热洗脚。

4. 跌打损伤： 苏木、松节各150克，赤芍、红花各60克，研末，每次适量用酒调后外敷。

5. 骨质增生： 苏木、川乌、独活、细辛、蜈蚣、延胡索各30克，乳香、没药各20克，威灵仙、透骨草各60克，生马钱子15克，骨碎补40克，食盐50克，共为细末，每次取适量，以白酒调成糊状敷患处。此方有毒，严禁内服。

23 血竭 Xuèjié

【药材来源】为棕榈科植物麒麟竭的果实渗出的树脂。龙血竭为百合科剑叶龙血树的含脂木材经提取得到的树脂。

【处方用名】血竭、麒麟竭。

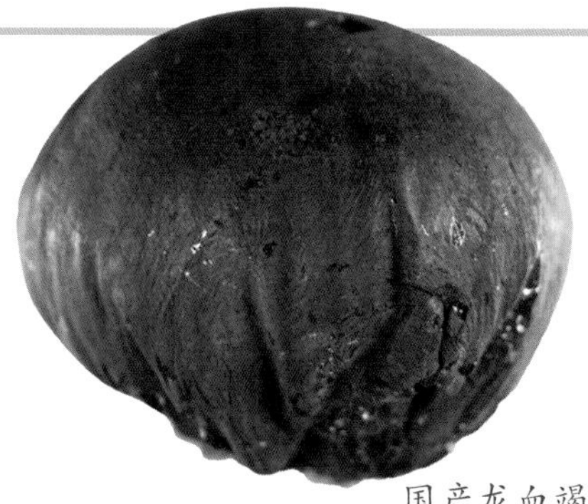

国产龙血竭

【产地采收】血竭主产于印度尼西亚、马来西亚等国。龙血竭我国主产云南、广东等省。秋季采收。

【性状特征】

血竭 略呈扁圆四方形或不规则块状，大小、重量不一。表面暗红色或黑红色，有光泽，常附有因磨擦而成的红粉。质硬脆易碎，破碎面红色，研粉则为砖红色。气微味淡。在水中不溶，在热水中软化。

龙血竭 呈不规则块片，红棕色至黑棕色，断面有光泽，有的附有少量红棕色的粉末。质脆，有空隙，气特异，微有清香，味淡微涩。嚼之有炭粒感并微粘齿。在甲醇、乙醇或稀碱液中溶解，在水、乙醚和稀酸溶液中不溶。

【药性特点】甘、咸，平。归肝经。

【功效应用】

1. **活血定痛：**用于跌打损伤，瘀肿疼痛，常配乳香、没药等同用，如七厘散。用于瘀血之心腹刺痛及产后瘀滞腹痛、痛经，多与莪术、三棱等配用。本品为治伤科及其他瘀滞痛证的要药。

2. **化瘀止血：**用于瘀血阻滞、血不归经之出血病证，若治外伤出血，可单用研末外敷患处，或配儿茶、乳香等作散剂内服，如七厘散。本品有止血不留瘀的特点。

3. **敛疮生肌：**用于疮疡久溃不敛之证，常单品研末外敷，亦可配伍乳香、没药等，如血竭散。

【用量用法】多入丸、散剂。研末服，每次 1 ~ 2 克。外用适量，研末外敷。

【使用注意】无瘀血者不宜用，孕妇及月经期忌用。

【实用验方】

1. **跌打损伤，筋断骨折之瘀血肿痛，或刀伤出血，并治一切无名肿毒，烧伤烫伤等：**七厘散（市售）内服或外用。

2. **伤损筋骨，疼痛不可忍者：**麒麟竭散内服。

3. **眼眶周围褐青色斑：**血竭 3 克，木鳖子仁（注：此药有毒，使用不要入口）3 克，桔梗 10 克，皂荚 20 克，水煎后搽洗患部。

4. **外阴白斑：**血竭、马齿苋、蒲黄、樟脑、延胡索、枯矾等分，煎水外洗。

5. **扁平疣、寻常疣：**鸦胆子、血竭各 15 克，生石灰 30 克，研细末，局部揉搓。

24 刘寄奴 Líujìnú

【药材来源】为菊科植物奇蒿的全草。

【处方用名】刘寄奴。

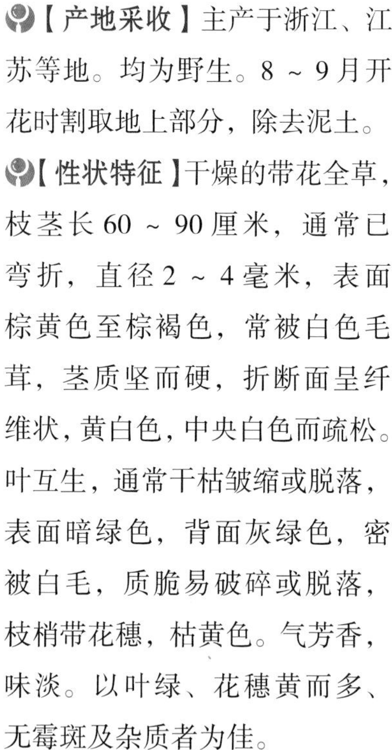

【产地采收】主产于浙江、江苏等地。均为野生。8 ~ 9月开花时割取地上部分，除去泥土。

【性状特征】干燥的带花全草，枝茎长60 ~ 90厘米，通常已弯折，直径2 ~ 4毫米，表面棕黄色至棕褐色，常被白色毛茸，茎质坚而硬，折断面呈纤维状，黄白色，中央白色而疏松。叶互生，通常干枯皱缩或脱落，表面暗绿色，背面灰绿色，密被白毛，质脆易破碎或脱落，枝梢带花穗，枯黄色。气芳香，味淡。以叶绿、花穗黄而多、无霉斑及杂质者为佳。

【药性特点】苦，温。归心、肝、脾经。

【功效应用】

1. 散瘀止痛，疗伤止血： 用于瘀血证，如跌打损伤，瘀滞肿痛，可单用研末以酒调服。亦可配伍骨碎补、延胡索等。治创伤出血，可单用鲜品捣烂外敷，或配茜草、五倍子等。

2. 破血通经： 用于血瘀经闭，可配桃仁、当归、川芎等。治产后瘀滞腹痛，配甘草等份为末，水、酒调服。

3. 消食化积： 用于食积不化，腹痛泻痢，可单用煎服，亦可配伍山楂、麦芽、鸡内金、白术等。

【用量用法】煎服，3 ~ 10克。外用适量，研末撒或调敷，亦可鲜品捣烂外敷。

【使用注意】孕妇慎用。

【实用验方】

1. 大小便出血：刘寄奴研末，茶汤送服。每次 6 克，每日 3 次。

2. 产后血晕：刘寄奴、甘草等分，水煎服。每次 15 克，每日 2 次。

3. 金疮疼痛：刘寄奴研末，掺疮口，外用布包裹。

4. 水火烫伤：刘寄奴研末，以糯米浆抹，用鸡毛掺药末于伤上。

5. 打伤，腹中有瘀血：刘寄奴、延胡索、骨碎补各等份，研末，酒送服，每次 4 克，每日 3 次。

6. 外伤出血：刘寄奴适量研末，撒患处。

7. 月经不调，痛经：刘寄奴、延胡索各 10 克，丹参 15 克，赤芍各 12 克，水煎服。

25 莪术 Ézhú

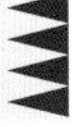

【药材来源】为姜科植物蓬莪术或广西莪术温郁金的干燥根茎。后者习称“温莪术”。

【处方用名】莪术、蓬莪术、温莪术。

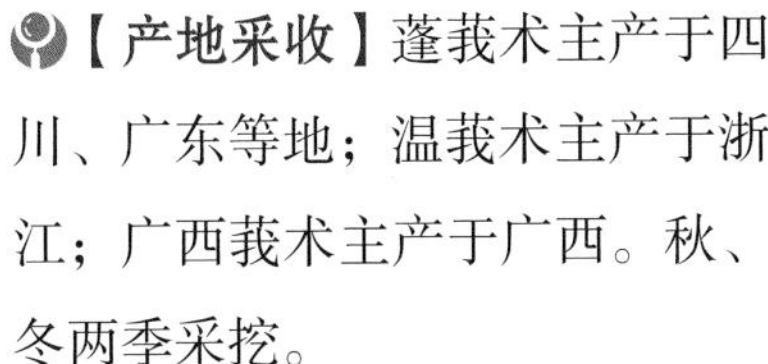

【产地采收】蓬莪术主产于四川、广东等地；温莪术主产于浙江；广西莪术主产于广西。秋、冬两季采挖。

【性状特征】

1. 蓬莪术：呈卵圆形、长卵形、圆锥形或长纺锤形，顶端多钝尖，基部钝圆，长 2 ~ 8 厘米，直径 1.5 ~ 4 厘米。表面灰黄色至灰棕色，上部环节凸起，有圆形微凹的须根痕或有残留的须根，有的两侧各有 1 列下陷的芽痕和类圆形的侧生根茎痕，有的可见刀削痕。体重，质坚实，

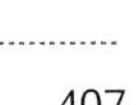

断面灰褐色至蓝褐色，蜡样，常附有灰棕色粉末，皮层与中柱易分离，内皮层环棕褐色。气微香，味微苦而辛。

2. 广西莪术：环节凸起，断面黄棕色至棕色，常附有淡黄色粉末，内皮层环黄白色。

3. 温莪术：断面黄棕色至棕褐色，常附有淡黄色至黄棕色粉末。气香或微香。

【药性特点】

苦、辛，温。归肝、脾经。

【功效应用】

1. 破血行气：用于气滞血瘀的癥瘕积聚，多与三棱相须配用。用于血瘀经闭，痛经，常与当归、红花等配伍。治胸痹心痛，可配川芎、丹参等同用。若体虚而瘀血久留不去者，宜加入党参、黄芪等药以消补兼施。

2. 消积止痛：用于饮食积滞之脘腹胀痛，常与青皮、槟榔等同用，如莪术丸。又可治脾虚兼食积，配白术、党参等补气健脾药同用。

此外，取破血祛瘀作用，可用于跌打损伤之瘀肿疼痛，常与其他祛瘀疗伤药配伍同用。

【用量用法】3 ~ 10 克。醋制可增强祛瘀止痛作用。

【使用注意】月经过多及孕妇忌用。

【实用验方】

1. 心腹痛：醋莪术 20 克，煨木香 10 克，为末。每服 5 克，淡醋汤下。

2. 腹痛气胀：莪术研末，空腹以葱酒服 3 克。

3. 初生儿吐乳不止：莪术、盐各少许，以乳合，煎沸，去滓，入牛黄 0.01 克，涂乳头上，让婴儿吮进。

4. 腹部肿块：莪术、大黄各等量，醋熬成膏，每次 1 匙，以利下为度。

5. 浑身燎泡：三棱、莪术等量，为末，每次 5 克。

26 三棱 Sānléng

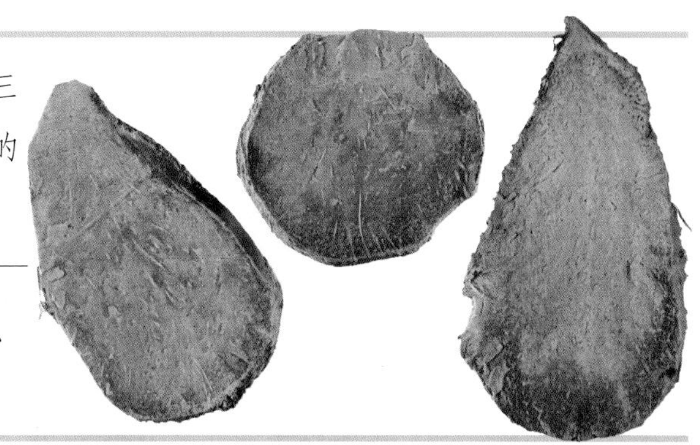

【药材来源】为黑三棱科植物黑三棱的块茎。

【处方用名】三棱、京三棱、荆三棱。

【产地采收】主产于江西、河南等地。冬季至次春采挖，洗净，削去外皮，晒干。生用或醋炙用。

【性状特征】

1. 三棱块茎：呈圆锥形，略扁，长 2 ~ 6 厘米，直径 2 ~ 4 厘米。表面黄白色或灰黄色，有刀削痕，须根痕小点状，略呈横向环状排列。体重，质坚实。无臭，味淡，嚼之有麻辣感。

2. 三棱饮片：为类圆形薄片，表面灰白色或黄白色，粗糙，有多数明显的细筋脉点，周边灰棕色，有残留的须根痕，呈疣状突起；质坚。

3. 醋三棱：形如三棱片，表面灰黄色，偶见焦黄斑，微有醋气。

【药性特点】辛、苦，平。归肝、脾经。

【功效应用】

1. 破血行气：用于气滞血瘀的癥瘕积聚，经闭，痛经，多配益母草、牛膝等同用。治胸痹心痛，每与红花、丹参等配伍。若配以党参、黄芪等补益气血药同用，又可治疗体虚而瘀血久留不去者。本品功用与莪术相似。临床每与莪术相须配用，

2. 消积止痛：用于食积气滞之脘腹胀痛，可配莪术、青皮等同用。若兼脾胃虚弱者，应与党参、白术等益气健脾药同用。

【用量用法】3 ~ 10 克。醋

炒能加强祛瘀止痛之效。

【使用注意】月经过多及孕妇忌用。畏牙硝。

【实用验方】

1. **反胃恶心，药食不下：**三棱50克、丁香1.5克，共研为末。每服5克。

2. **血瘀经闭，小腹痛：**三棱10克，当归10克，红花3克，生地15克。水煎服。

3. **乳汁不下：**三棱煎水，洗乳房，取汁出为度。

4. **室女血瘕，月经不通：**三棱、蓬莪术各100克，芫花50克，青皮75克，好醋200毫升煮干，焙为细末，醋糊为丸，每服10克。

5. **食积腹胀：**三棱、莱菔子各10克。水煎服。

6. **腹部肿块：**三棱、大黄等量，共研为末，加醋熬成膏。每日服1匙。

27 水蛭 Shuǐzhì

【药材来源】为水蛭科动物蚂蟥、水蛭、柳叶蚂蟥的干燥体。

【处方用名】水蛭、蚂蟥。

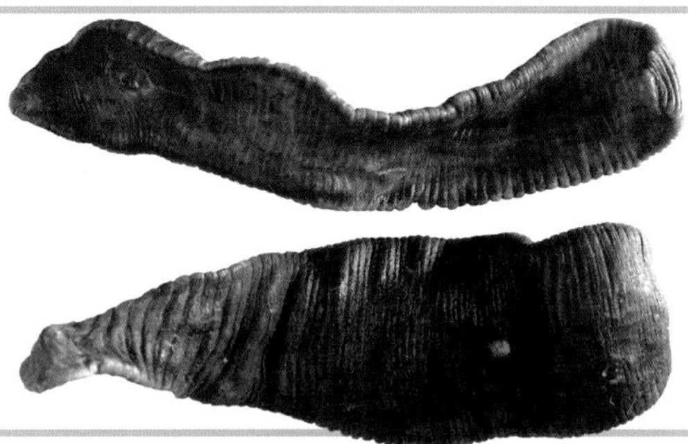

【产地采收】全国大部分地区均有出产。夏秋季捕捉。捕捉后洗净，用沸水烫死，切段晒干或低温干燥。

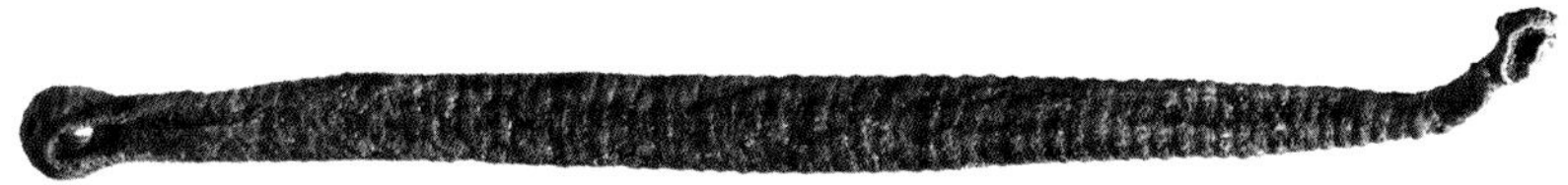

【性状特征】

1. 蚂蟥：呈扁平纺锤形，有多数环节，长 4 ～ 10 厘米，宽 0.5 ～ 2 厘米。背部黑褐色或黑棕色，稍隆起，用水浸后，可见黑色斑点排成 5 条纵纹；腹面平坦，棕黄色。两侧棕黄色，前端略尖，后端钝圆，两端各具 1 吸盘，前吸盘不显著，后吸盘较大。质脆，易折断，断面胶质状。气微腥。

2. 水蛭：扁长圆柱形，体多弯曲扭转，长 2 ～ 5 厘米，宽 0.2 ～ 0.3 厘米。

3. 柳叶蚂蟥：狭长而扁，长 5 ～ 12 厘米，宽 0.1 ～ 0.5 厘米。

【药性特点】咸、苦、平。有小毒，归肝经。

【功效应用】

破血通经，逐瘀消癥：用于瘀血蓄积，经闭腹痛，癥瘕积聚等证，常与虻虫、三棱等药同用，如抵当汤。若兼体虚者，可配人参、当归等补益气血药同用，如化癥回生丹。取其破血逐瘀之功，也可与苏木、自然铜等药配伍，治疗跌打损伤之瘀痛。若治瘀血内阻之心腹刺痛，则配大黄、牵牛子等同用。本品为破血逐瘀之峻药。

此外，活水蛭外用能吸血消肿，治疗痈肿，丹毒等证。

【用量用法】1.5 ～ 3 克，多入丸、散。研末服每次 0.3 ～ 0.5 克。

【使用注意】孕妇及月经过多者忌用。

【实用验方】

1. 小儿丹毒：水蛭放于红肿处，令吃出毒血。

2. 折伤：水蛭焙干，为细末，热酒调下 3 克。

3. 肝癌：水蛭、虻虫、地鳖虫、壁虎、蟾皮等量，炼蜜为丸，每服 6 克。

4. 跌打损伤：水蛭 15 克，

大黄、牵牛头各30克，共研为末，每服6克，热酒调下。

5. 漏下，恶血不止：水蛭研末，酒服3克。

28 穿山甲 Chuānshānjiǎ

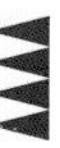

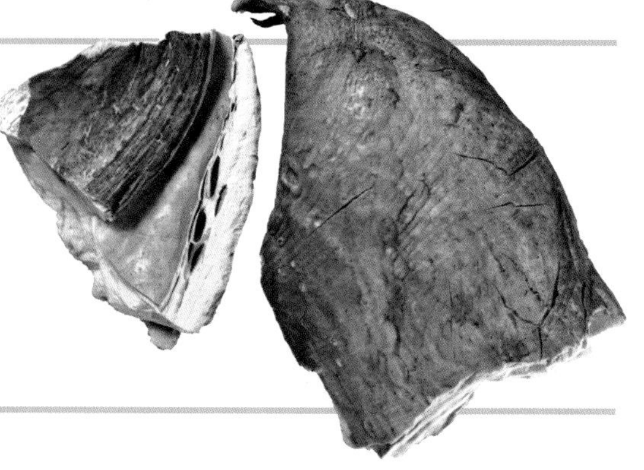

【药材来源】为鲮鲤科动物穿山甲的鳞甲。

【处方用名】穿山甲、炮山甲、炮甲珠。

【产地采收】主产于广东、广西等地，以广西产品为佳。全年均可捕捉。捕捉后杀死置沸水中略烫，取下鳞片。

【性状特征】本品呈扇面形、三角形、菱形或盾形的扁平状或半折合状，中间较厚，边缘较薄。大小不一，长宽各约0.5～5厘米。背面黑褐色或黄褐色，有光泽，腹面色较浅，中部有一条明显突起的弓形横向棱线，其下方有数条与棱线相平行的细纹。角质微透明，坚韧而有弹性，不易折断。气微腥，味微咸。

【药性特点】咸，微寒。归肝、胃经。

【功效应用】

1. 活血消癥：用于癥瘕，常配大黄、鳖甲等药同用。治疗血瘀经闭，每与红花、桃仁等配伍。本品善于走窜，性专行散。

2. 通经：用于风湿痹痛，肢体拘挛，常配羌活、白花蛇等药同用。用于中风瘫痪，关节不利，可与川乌等药研末外敷。本品性善走窜，能内至脏腑，外通经络，透达关节，作用强。

3. 下乳：产后乳汁不下，用于产后乳汁少，乳汁不通，乳房胀痛。可单味研末，以酒冲服。也可配王不留行等同用。本品为治产后乳汁不下之要药。

4. 消肿排脓：用于疮痈初起，常配皂角刺，金银花等同用，如仙方活命饮。治疗疮痈脓成未溃，则配黄芪、皂角刺等，如透脓散。若治瘰疬，可与夏枯草、贝母等配伍。本品可使脓未成者消散，脓已成者速溃，为治痈疽肿痛要药。

【用量用法】3 ~ 10 克。研末吞服，每次 1 ~ 1.5 克。

【使用注意】孕妇慎用，痈肿已溃者忌用。

【实用验方】

1. 乳汁不通：穿山甲炮，研末，以酒送服，每次 5 克。

2. 痔疮下血：猬皮、穿山甲等分，烧存性，加肉豆蔻一半，每服 8 克，空腹服，热米汤送下。

3. 肿毒初起：穿山甲炮焦，为末，入麝香少许。每次 5 克，温酒下。

4. 痈疽无头：穿山甲、猪牙皂角，共炙焦黄，为末。每用 3 克，热酒调下。或共炒焦黄，研末外敷。

5. 耵耳出脓：穿山甲烧存性，入麝香少许吹之。

6. 瘰疬溃坏：炮甲珠，研粉，外敷。

7. 胃溃疡：穿山甲适量，生姜 4 ~ 5 片，蒸熟顿服。

8. 痞块：穿山甲适量，研末，白糖 15 克，用陈醋调服，日服 3 次，每次 10 克。

9. 跌打损伤：炮山甲、土鳖虫，桃仁、制乳香、制没药各 10 克，制马钱子 3 克，共研细末，每日 3 次，每次 8 克，白酒送服。

29 斑蝥

Bānmáo

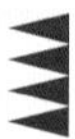

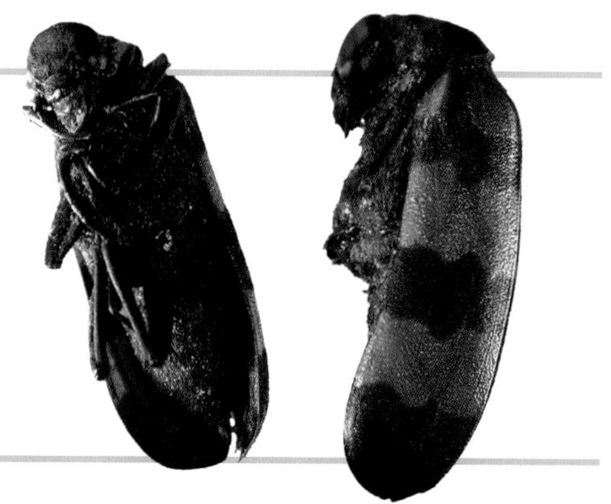

【药材来源】为芫青科昆虫南方大斑蝥或黄黑小斑蝥的干燥体。

【处方用名】斑蝥。

【产地采收】全国大部分地区均有，主产于辽宁、河南等地。夏、秋二季于清晨露水未干时捕捉。闷死或烫死，去头、足、翅。

【性状特征】

1. **南方大斑蝥**：呈长圆形，长 1.5 ～ 2.5 厘米，宽 0.5 ～ 1 厘米。头及口器向下垂，有较大的复眼及触角各 1 对，触角多已脱落。背部具革质鞘翅 1 对，黑色，有 3 条黄色或棕黄色的横纹；鞘翅下面有棕褐色薄膜状透明的内翅 2 片。胸腹部乌黑色，胸部有足 3 对。有特殊的臭气。

2. **黄黑小斑蝥**：体型较小，长 1 ～ 1.5 厘米。

【药性特点】辛，热。有大毒。归肝、肾、胃经。

【功效应用】

1. **破血逐瘀，散结消癥**：用于血瘀经闭，癥瘕，可配伍桃仁、大黄药用。近人用治多种癌肿，尤以肝癌为优，可用斑蝥 1 ～ 3 只置鸡蛋内煮食。

2. **攻毒蚀疮**：用于痈疽肿硬不破，以本品研末，和蒜捣膏贴之，可攻毒拔脓。治顽癣，以本品微炒研末，蜂蜜调敷。治瘰疬、瘘疮，配白矾、白砒等，研末外掺。

此外，本品外敷，有发泡作用，可作发泡疗法以治多种疾病，如面瘫、风湿痹痛等。

【用量用法】内服多入丸散，0.03 ～ 0.06 克。外用适量，研末敷贴，或酒、醋浸涂，或作发泡用。内服需以糯米同炒，或配青黛、丹参以缓其毒。

【使用注意】本品有大毒，内服宜慎，应严格掌握剂量，体弱忌用，孕妇禁用。外用对皮肤、黏膜有很强的刺激作用，能引起皮肤发红、灼热、起泡，甚至腐烂，故不宜久敷和大面积使用。

【实用验方】

1. 牛皮癣： 斑蝥 15 克，生半夏 30 克，共研极细末，加香油适量调成糊状，先将病变处鳞屑清除干净，使创面有点状出血为宜，将药膏摊敷于患部。

2. 外阴白斑： 斑蝥 1.5 克，75% 乙醇 100 毫升，浸泡 2 周，滤液涂病变处，局部起水泡，外涂 1% 龙胆紫预防感染。

3. 甲沟炎： 斑蝥末每次 0.01 ~ 0.02 克，均匀地撒一薄层于患处，然后用黑膏药文火烘软贴上。

4. 寻常疣： 常规消毒后，疣顶部皮肤削去至见血，将活斑蝥去其头，局部外涂其流出的水珠样黄色分泌物，一只涂 2 ~ 3 个疣体。

5. 肝癌： 斑蝥 5 ~ 6 只，去头、翅、足，纳入鸡蛋内，文火烤干，研碎分包 2 份，每次 1 份，日服 1 ~ 3 次。

6. 肱骨外上髁炎： 斑蝥粉 0.01 ~ 0.02 克，置于肱骨外上髁压痛最明显处，盖贴胶布，待皮肤潮红起泡，即去胶布及药，盖上消毒纱布。

7. 神经性皮炎： 斑蝥 15 克，入 70% 乙醇 100 毫升中，浸泡 1 周后取浸液涂患处。

8. 骨结核： 在鸡蛋顶上挖 1 小洞，入斑蝥 1 只，隔水蒸熟，去斑蝥吃蛋。

9. 晚期食道癌： 斑蝥 1 只（去足头、翅、绒毛），鸡蛋敲 1 小孔，放进斑蝥，放锅内蒸约半小时，去掉斑蝥，吃鸡蛋。

10. 梅核气： 斑蝥 3 克，全蝎、蜈蚣各 1 克，冰片 0.5 克，共研细末，加凡士林调成糊状，贴天突和曲池穴上。

11. 鹅掌风： 斑蝥（去头、足、翅）2 个，花椒 10 克，土槿皮 15 克，加醋 500 克，浸泡 1 夜，次日煮沸，待温后浸泡患手。

第十三章 化痰止咳平喘药

凡能祛痰或消痰的药物，称为化痰药。凡能减轻或制止咳嗽气喘的药物，称为止咳平喘药。其主要功效是化痰，止咳，平喘。根据药性特点及功效主治不同，分为温化寒痰药，清化热痰药及止咳平喘药三类。化痰药主要适用于多种痰证。止咳平喘药用于多种咳喘证。

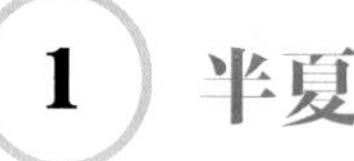

1 半夏 Bànxià

【药材来源】为天南星科植物半夏的干燥块茎。

【处方用名】法半夏、姜半夏、半夏曲。

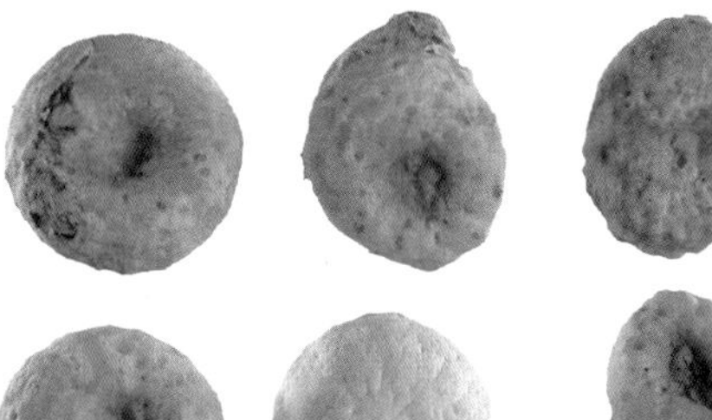

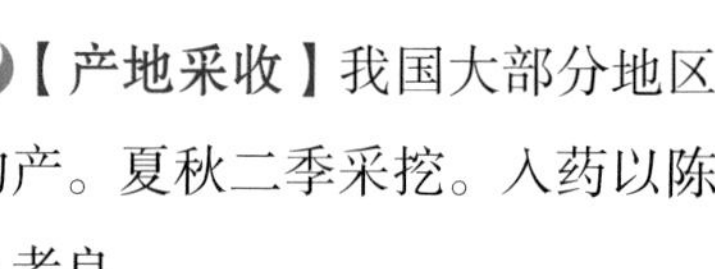

【产地采收】我国大部分地区均产。夏秋二季采挖。入药以陈久者良。

【性状特征】

1. 药材：呈类球形，有的稍偏斜，直径1 ~ 1.5厘米。表面白色或浅黄色，顶端有凹陷的茎痕，周围密布麻点状根痕。下面钝圆，较光滑。质坚实，断面洁白，富粉性。气无，味辛辣，麻舌而刺喉。

2. 清半夏：呈椭圆形、类圆

形或不规则片状。切面淡灰色至灰白色，可见灰白色点状或短线状维管束迹，有的在残留栓皮下方显淡紫红色斑纹。质脆，易折断，断面略呈角质样。气微，味微涩，微有麻舌感。

3. 姜半夏： 呈片状、不规则颗粒状或类球形。表面棕色至棕褐色。质硬脆，断面淡黄棕色，常具角质样光泽。气微香，味淡，微有麻舌感，嚼之略粘牙。

4. 法半夏： 呈类球形或破碎成不规则颗粒状。表面淡黄白色、黄色或棕黄色。质较松脆或硬脆，断面黄色或淡黄色，颗粒者质稍硬脆。气微，味淡略甘，微有麻舌感。

【药性特点】 辛，温。有毒。归脾、胃、肺经。

【功效应用】

1. 燥湿化痰： 用于脾不化湿，湿痰阻肺之咳嗽气逆，痰多色白者，常配陈皮、茯苓等同用，如二陈汤。治寒痰咳嗽，痰白清稀者，配干姜、细辛等同用，如小青龙汤。若咳嗽痰黄稠，属热者，可与黄芩、瓜蒌等同用。治湿痰上蒙清窍，眩晕头痛，多与白术、天麻同用，如半夏白术天麻汤。尤为治疗湿痰的要药。

2. 降逆止呕： 用于痰饮或胃寒所致的呕吐，常与生姜等配伍，如小半夏汤。治胃虚呕吐，可配人参、白蜜同用，如大半夏汤。治胃热呕吐，可与黄连、竹茹等同用。治妊娠呕吐，可配苏梗、砂仁等同用。为止呕要药。

3. 消痞散结： 用于痰热互结，胸脘痞闷之结胸，常配黄连、瓜蒌同用，如小陷胸汤。若痰浊阻滞，胸阳不振之胸痹心痛，配瓜蒌、薤白同用，如瓜蒌薤白半夏汤。若气郁痰结之梅核气，常与厚朴、苏叶等同用，如半夏厚朴汤。

4. **消肿止痛：** 用于痈疽瘰疬等，常以生半夏研末，鸡子白调敷患处。

【**用量用法**】6 ~ 10克。外用可生用，内服宜制用。法半夏长于燥湿化痰；姜半夏长于降逆止呕；半夏曲长于化痰消食；生半夏只宜外用。

【**使用注意**】反乌头。阴虚有热，燥咳者忌用。

【**实用验方**】

1. **口腔溃疡：** 生半夏、乌贼骨等分，研细末，撒患处。每日2 ~ 3次，连用3天。

2. **小儿无菌性腹泻：** 取生半夏粉适量用白酒调成膏状贴于小儿两侧天枢穴。

3. **牙痛：** 生半夏30克，捣碎，置高度白酒100毫升中，用时以棉球蘸药液涂擦病牙周围。

4. **外伤出血：** 生半夏末适量撒布伤口。

5. **闪挫伤筋及跌打损伤表皮未破者：** 生半夏磨粉醋调外敷。

6. **鸡眼：** 生半夏研末敷于患部。

7. **乳痈（急性乳腺炎）：** 取生半夏5克，葱白3根，共捣烂，揉成团（亦可用生半夏捣细和米饭少许捏成丸），塞于患乳对侧鼻孔，每日2次，每次塞半小时。

8. **痈疽发背，乳疮：** 半夏研末，用鸡蛋清调和，外敷。

9. **颈部淋巴结炎：** 生半夏研细末与面粉按照3 ∶ 1混合，加陈醋半匙及温开水调匀敷患处。

10. **瘢痕疙瘩：** 生半夏末、三七末各等分，醋调敷患处。

2 天南星 Tiānnánxīng

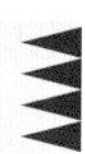

【**药材来源**】为天南星科草本植物天南星、异叶天南星或东北天南星的干燥块茎。

【**处方用名**】天南星、南星、制南星。

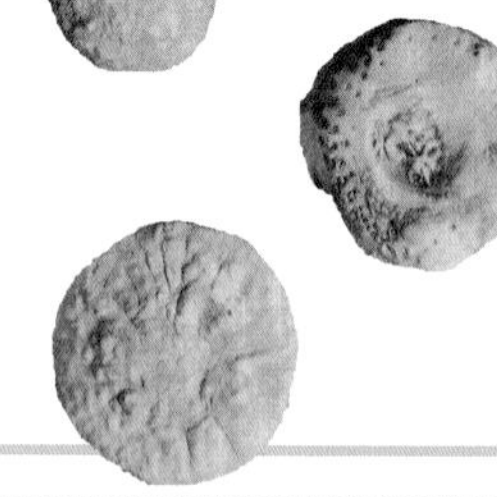

【产地采收】

主产于河南、辽宁等地。秋冬季采挖。

【性状特征】

1. 天南星： 呈扁球形，高 1 ~ 2 厘米，直径 1.5 ~ 6.5 厘米。表面类白色或淡棕色，较光滑，顶端有凹陷茎痕，周围有麻点状根痕。断面色白，粉性。气微辛，味麻辣。

2. 制天南星： 呈类圆形薄片，表面淡黄褐色，半透明，光滑，质坚脆。气微，味辛。

【药性特点】 苦、辛，温。有毒。归肺、肝、脾经。

【功效应用】

1. 燥湿化痰: 用于湿痰阻肺，咳喘痰多，胸隔痞闷等证，可与陈皮、半夏等同用，如导痰汤。治癫痫，可与半夏、全蝎等同用。

2. 祛风止痉: 用于风痰眩晕，半身不遂，口眼㖞斜及破伤风等证，常与半夏、天麻等同用，如玉壶丸。用于破伤风，可与防风、天麻等同用，如玉真散。天南星善祛经络之风痰。

3. 散结消肿: 用于痈疽肿痛，可研末，醋调外敷，常与半夏同用。

【用量用法】 3 ~ 10 克。生南星多入丸散，或外用调敷患处。

【使用注意】 阴虚燥痰忌用。孕妇忌用。

【实用验方】

1. 中风口眼㖞斜： 天南星为细末，生姜自然汁调，摊纸上贴之，左歪贴右，右歪贴左。

2. 风痰头痛不可忍: 天南星、炒小茴香，等分，为细末，入盐少许，醋糊为丸，每服 5 克。

3. 皮肤结肿，大者如拳，小者如栗，或软或硬，不疼不痒： 生天南星为末，醋为膏，贴之。

4. 身面疣子： 醋调南星末涂之。

5. 乳赤肿、欲作痈者： 天

南星为细末，生姜自然汁调涂，自散。

6. 痈疽疮肿： 天南星、赤小豆、白及等份，各为细末，和匀，冷水调，敷处。

7. 痰湿臂痛： 天南星、苍术等分，生姜3片。水煎服之。

8. 瘰疬： 南星、半夏等分为末，米醋或鸡子清调敷。

9. 瘿瘤： 生南星末，醋调，或玉簪花根汁调敷之。

10. 癫痫： 制南星为末，姜汁糊丸，每次服5克。

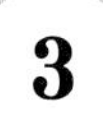

3 白附子 Báifùzǐ

【药材来源】为天南星科植物独角莲的块茎。

【处方用名】禹白附、白附子。

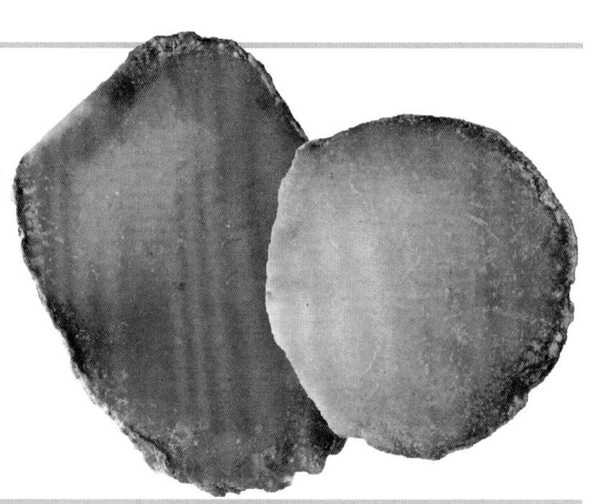

【产地采收】主产于河南、陕西等地。秋季采挖。

【性状特征】

1. 白附子： 块茎呈椭圆形或卵圆形，长2～5厘米，直径1～3厘米。表面白色至黄白色，略粗糙，有环纹及须根痕，顶端有茎痕或芽痕。质坚硬，断面白色，粉性。无臭，味淡，麻辣刺舌。

2. 制白附子： 为类圆形或椭圆形厚片，周边淡棕色，切面黄色，角质样。微有麻舌感。

【药性特点】辛，温。有毒。归胃经。

【功效应用】

1. 祛风止痉： 用于中风口眼

祸斜，常与全蝎、僵蚕等配伍。亦用于风痰壅盛之惊风，癫痫。

2. 燥湿化痰: 用于痰厥头痛，常与半夏、天南星同用。若头面部之风痰以及偏头痛，常与白芷、川芎等同用。本品功似天南星，温燥毒烈之性强。

3. 解毒散结： 用于瘰疬，痰核，可鲜品捣烂外敷。

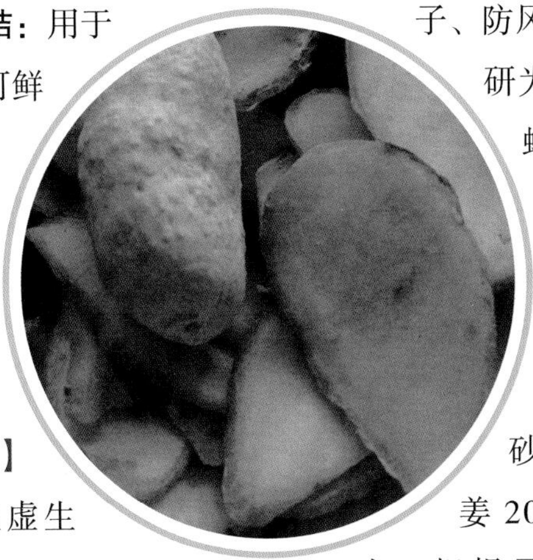

【用量用法】

3～6克；研末服，0.5～1克。宜制用。

【使用注意】

热盛动风，血虚生风及孕妇不宜用。生品一般不内服。

【实用验方】

1. 三叉神经痛，偏头痛，齿痛： 独角莲根、细辛、白芷、藁本等量研末，蜜丸，每次5克。

2. 跌打扭伤，青紫肿痛： 鲜独角莲全草适量，同酒酿糟或烧酒杵烂，敷伤处。

3. 毒蛇咬伤： 独角莲根、生南星等分，研末，水酒调涂。

4. 毒蛇咬伤： 独角莲根、雄黄以2∶1共研细末，用水或烧酒调涂伤处。

5. 毒蛇咬伤： 鲜独角莲全草和水少许，杵烂敷伤处。

6. 美容： 黄芩、白芷、白附子、防风等量组成，共研为极细末后，以蜂蜜调之，做成丸，洗脸后，用以擦面。

7. 酒毒： 白附子20克、砂仁20克、炮姜20克分别研细末；枳椇子60克捣成膏状，共和成饼状，为丸，每次10克。

8. 黄褐斑： 白芷、白附子、白及等量，研粉，加水和蜂蜜适量调匀敷面，20分钟后洗净。

9. 瘰疬: 鲜独角莲全草杵烂，稍加鸡蛋白杵匀，敷患处。

4 白芥子 Báijièzǐ

【药材来源】为十字花科草本植物白芥的成熟种子。

【处方用名】白芥子。

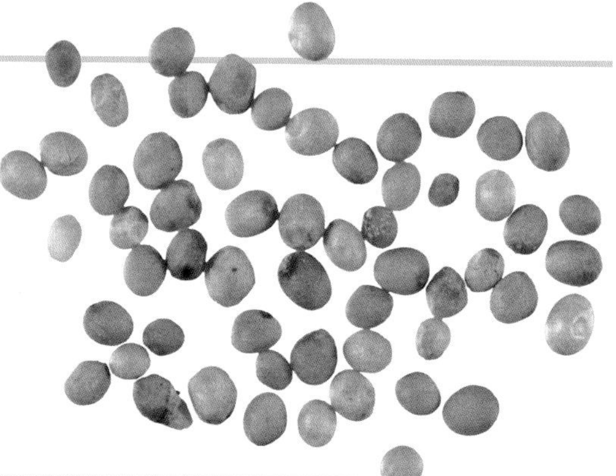

【产地采收】主产于安徽、山东等地。夏末秋初果实成熟时采割植株。晒干，打下种子。

【性状特征】呈球形，直径1.5 ~ 2.5厘米。表面灰白色至淡黄色，具细微的网纹，有明显的点状种脐。种皮薄而脆，破开后内有白色折叠的子叶，有油性。气微，味辛辣。

【药性特点】辛，温。归肺经。

【功效应用】

1. **温肺祛痰**：用于寒痰壅滞引起的胸胁胀满，咳嗽气逆，痰多稀薄等证，常配苏子、莱菔子同用，如三子养亲汤。治寒饮壅滞于胸膈之胸满胁痛者，常与甘遂、大戟等同用，如控涎丹。若冷哮日久，可配细辛、甘遂、麝香等研末，于夏令外敷肺俞、膏肓等穴。本品有较强的祛痰之力。

2. **利气通络，散结消肿**：用于阴疽流注，常与鹿角胶、肉桂、熟地等同用，如阳和汤。治痰滞经络之肢体麻木或关节肿痛者，多与马钱子、没药等药同用。本品可透达经络凝聚之寒痰，为治疗皮里膜外之痰要药。

【用量用法】3 ~ 6克。外用，研末调敷。

【使用注意】久嗽肺虚，阴虚火旺者忌用。消化道溃疡、出血及皮肤过敏者忌用。外用可引起水泡甚至溃疡，使用时应注意。

【实用验方】

1. **小儿支气管肺炎**：白芥子6克捣成粉，加面粉12克，掺水调匀成糊状，敷于背部两肩胛骨1～2胸椎之间，每次1小时，每日1次。

2. **风寒头痛**：白芥子末2克和鲜生姜汁调膏，贴敷太阳穴，胶布固定3小时取下，每日1次。

3. **关节炎**：白芥子末用醋调成糊状，摊在布上，贴敷痛处，外覆盖不透气的胶布，3小时后取下。

4. **癣**：白芥子30克，冰片5克，共研细末浸泡70%乙醇中，再加陈醋，外搽。

5. **肿毒初起**：白芥子末醋调敷之。

6. **咽喉闭塞不通甚者**：白芥子细罗为散，以水蜜调为膏，涂于外喉下。

7. **眉毛不生**：芥菜子、半夏等分，为末，生姜自然汁调搽。

8. **面瘫**：白芥子末以米醋调成膏摊于纱布上，贴敷患侧阳白、地仓、四白穴。

9. **痈肿**：芥子末，汤和敷纸上贴之。

10. **痛经**：白芥子末1克，加白面1克，调成饼，热敷神阙穴。

5 皂荚 Zàojiá

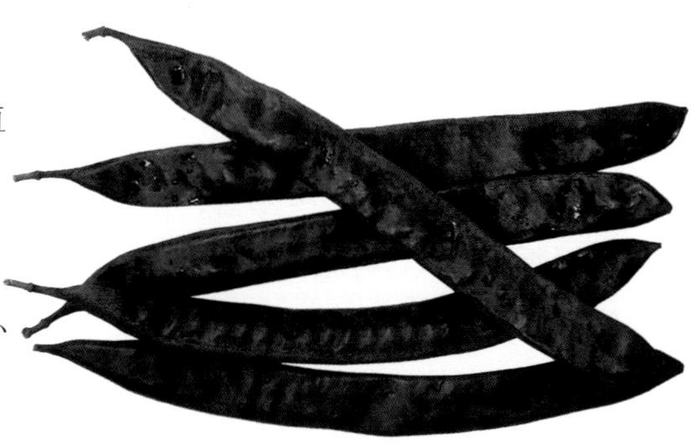

【药材来源】为豆科植物皂荚的干燥果实。

【处方用名】皂荚、牙皂、猪牙皂。

【产地采收】主产于四川、河北等地。秋季采摘成熟果实。晒干，切片生用，或炒用。

【性状特征】荚果呈长条形而扁，或稍弯曲，长 15 ~ 25 厘米，宽 2 ~ 3.5 厘米，厚 0.8 ~ 1.4 厘米。表面不平，红褐色或紫红色，被灰白色粉霜，擦去后有光泽。两端略尖，基部有短果柄或果柄断痕，背缝线突起成棱脊状。质坚硬，摇之有响声。剖开后呈浅黄色，内含多数种子。种子扁椭圆形，外皮黄棕色而光滑，质坚。气味辛辣，嗅其粉末则打喷嚏。以肥厚、饱满、质坚者为佳。

【药性特点】辛、咸，温。有小毒。归肺、大肠经。

【功效应用】

1. 祛除顽痰：用于顽痰胶阻，咳逆上气，时吐稠痰，难以平卧者，可单味研末，以蜜为丸，枣汤送服，如皂荚丸。

2. 通窍开闭：用于痰涎壅盛，关窍阻闭所致中风，痰厥，癫痫，喉痹等，常配细辛共研为散，吹鼻取嚏，即通关散。或配明矾为散，温水调服，涌吐痰涎，即稀涎散。

3. 杀虫止痒：用于皮癣，疮痒，可以陈醋浸泡后研末调涂。治疮肿未溃者，本品熬膏外敷即可。

【用量用法】多入丸散服，1 ~ 1.5 克；亦可入汤剂，1.5 ~ 5 克。外用适量。

【使用注意】内服剂量不宜过大，以免引起呕吐，腹泻。非顽疾实证，体质壮实者慎用。孕妇，气虚阴亏及有出血倾向者忌用。

【实用验方】

1. 二便不通：皂荚烧过，研为末，稀饭送服 10 克，立通。

2. 小儿头疮：皂角烧黑为末，外涂。

3. 中风口眼㖞斜：皂角去皮，为末，加陈年老醋调匀，左涂右侧，右涂左侧，药干再涂。

4. 中风口噤：皂角去皮，以猪油涂炙成黄色，研为末，每服 3 克，温酒调下。

5. 牙痛：皂荚、食盐，等分为末，每日擦牙。

6. 风虫牙痛：皂荚研末涂齿

上，有涎即吐去。

7. 风癣、疥癞或皮肤麻木，风痹顽麻等证：皂荚切碎，熬成稠膏，每日用少许搽患处。

8. 面瘫：将牙皂10克捣碎，放入食醋100毫升内浸数小时，取棉球蘸药液涂擦健侧口角的后方部位（即地仓穴与牵正穴之间）。

9. 脱肛：皂角五挺，捶碎，加水揉取汁浸患处，自收上。

10. 突然头痛：皂角研末，吹入鼻中，令打喷嚏。

6 旋覆花 Xuánfùhuā

【药材来源】为菊科草本植物旋覆花或欧亚旋覆花的干燥头状花序。

【处方用名】旋覆花。

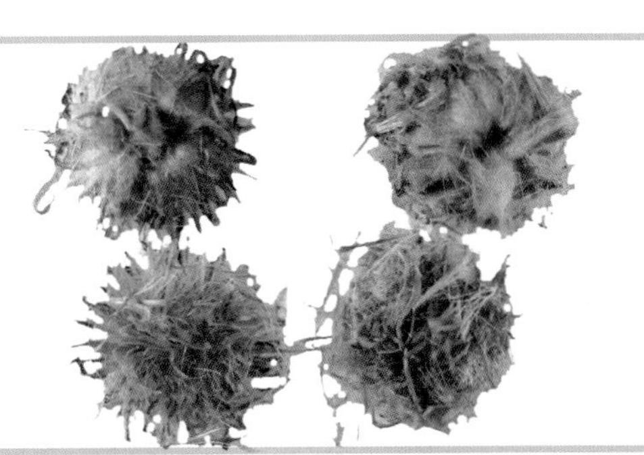

【产地采收】主产于河南、江苏等地。夏、秋二季花开时采收。

【性状特征】干燥头状花序呈扁球形，有时散落，直径1～2厘米。底部有4层灰黄色、膜质的总苞片，长4～11毫米；有时残留花梗，苞片及花梗表面被白色茸毛。外缘1层舌状花，黄色，长约1厘米，先端3齿裂，多卷曲；中央管状花密集，花冠5齿裂，子房顶端有多数白色冠毛，长约5毫米。有时可见椭圆形小瘦果。质柔软，手捻易散，气微，味微苦。

【药性特点】苦、辛、咸，微温。归肺、胃经。

【功效应用】

1. 降气化痰：用于寒痰喘咳，痰多清稀者，常与半夏、紫苏子等配伍。用于痰热喘咳的实证，与黄芩、瓜蒌等同用。若兼有表证者，常与生姜、荆芥等配伍。

2. **降逆止呕**：用于痰浊中阻，胃气上逆而噫气呕吐，胃脘痞硬者，配代赭石、半夏等，如旋覆代赭汤。

【用量用法】3 ~ 10 克。布包入煎。

【实用验方】

1. **百日咳**：旋覆花 10 克、百部 10 克、磁石 30 克，水煎服。

2. **风火牙痛**：旋覆花为末，搽牙根上，良久，去其痰涎，疼止。

3. **腹胀、腹水**：将鲤鱼洗净，入旋覆花于鱼肚内，煎服。

4. **痰饮在胸膈，呕不止，心下痞者**：旋覆花、半夏、茯苓、青皮各适量。水煎服。

5. **小便不行，因痰饮留闭者**：旋覆花 1 握，捣汁，加酒服。

7 白前 Báiqián

【药材来源】为萝藦科植物柳叶白前或芫花叶白前的干燥根茎及根。

【处方用名】白前。

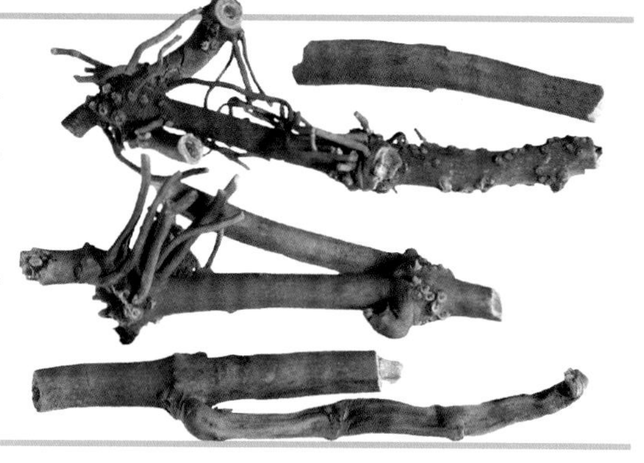

【产地采收】主产于浙江、安徽等地。秋季采挖。

【性状特征】

1. **柳叶白前**：根茎呈细长圆柱形，有分枝，稍弯曲，长 4 ~ 15 厘米，直径 1.5 ~ 4 毫米。表面黄白色或黄棕色，节明显，节间长 1.5 ~ 4.5 厘米，顶端有残茎。质脆，断面中空。节处簇生纤细弯曲的根，长可达 10 厘米，直径不及1毫米，有多次分枝呈毛须状，常盘曲成团。气微，味微甜。

2. 芫花叶白前： 根茎较短小或略呈块状。表面灰绿色或灰黄色，节间长1～2厘米。质较硬。根稍弯曲，直径约1毫米，分枝少。

【药性特点】 辛、苦，微温。归肺经。

【功效应用】

降气祛痰止咳： 用于肺气壅实，痰多气逆而咳嗽不爽之证。治外感风寒咳嗽，常与荆芥、桔梗等药同用，如止嗽散。治肺热咳嗽，与桑白皮、葶苈子等药同用，如白前丸。治寒痰咳嗽，常与苏子、半夏等药配伍。本品性微温而不燥热，善于降气化痰以止咳嗽。

【用量用法】 3～10克。

【实用验方】

1. 久咳，喉中作声，不得眠： 白前研末，以温酒送服，每次5克。

2. 久嗽兼唾血： 白前15克，桑白皮、桔梗各10克，炙甘草6克，水煎空腹服。

3. 跌打损伤胁痛： 白前10克，香附10克，青皮6克，水煎服。

4. 咳逆上气，身体浮肿，短气胀满，昼夜不得平卧： 白前、紫菀、半夏、车前子各6克，为粗末，水煎，分3次服。

5. 痰多咳喘： 白前10克，百部6克，鱼腥草20克，水煎服。

8 川贝母 Chuānbèimǔ

【药材来源】 为百合科草本植物川贝母、暗紫贝母、甘肃贝母、梭砂贝母、太白贝母或瓦布贝母的干燥鳞茎。按性状不同分别习称“松贝”、“青贝”、“炉贝”和“栽培品”

【处方用名】 川贝母、尖贝、青贝。

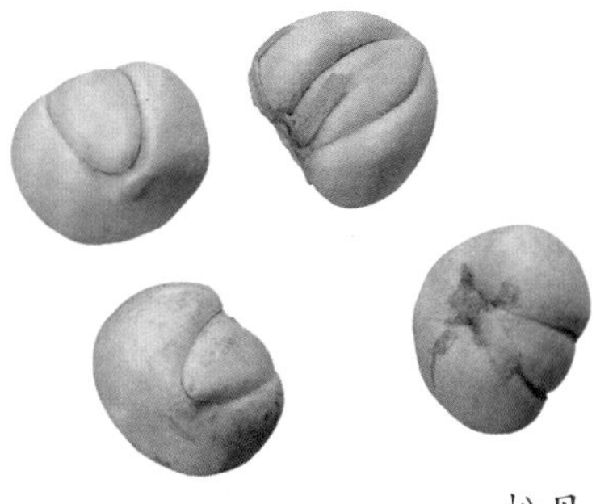

松贝

【产地采收】主产于四川、甘肃等地。夏秋二季采挖。

【性状特征】

松贝 呈类圆锥形或近球形，高 3 ~ 8 毫米， 直径 3 ~ 9 毫米。表面类白色。外层鳞叶 2 瓣，大小悬殊，人瓣紧抱小瓣，未抱部分呈新月形，习称“怀中抱月”；顶部闭合，内有类圆柱形、顶端稍尖的心芽和小鳞叶 1 ~ 2 枚；先端钝圆或稍尖，基部平，微凹入，中心有 1 灰褐色的鳞茎盘，偶有残存须根。质硬而脆，断面白色，富粉性。气微，味微苦。

青贝 呈扁球形，高 0.7 ~ 2.5 厘米，直径 0.5 ~ 2.5 厘米。外层鳞片两枚，大小相近，相对抱合，顶端开裂，内有心芽和小鳞叶 2 ~ 3 枚，及细圆柱形残茎。

炉贝 呈长圆锥形，高 0.7 ~ 2.5 毫米，直径 0.5 ~ 2.5 毫米。表面类白色或浅棕黄色，有的具棕色斑点。外层鳞片 2 瓣，大小相近，顶部开裂而略尖，基部稍尖或较钝。

栽培品 呈扁球形或短圆柱形，高 0.5 ~ 2 毫米，直径 1 ~ 2.5 毫米。表面类白色或浅棕黄色，稍粗糙，有的具浅黄色斑点。外侧鳞片 2 枚，大小相近，顶部多开裂而较平。

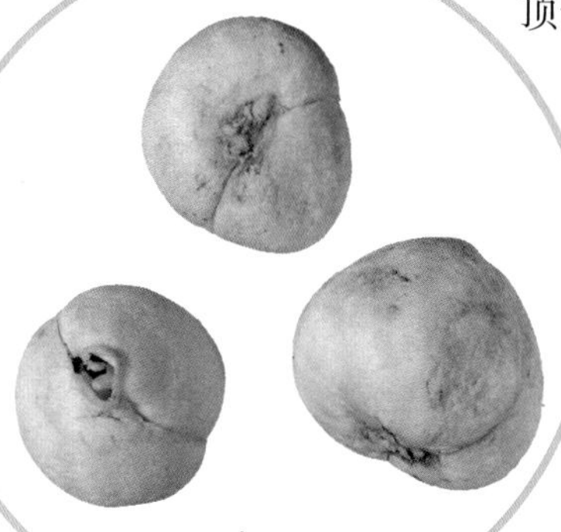

青贝

【药性特点】苦、甘，微寒。归肺、心经。

【功效应用】

1. 清热化痰，润肺止咳： 用于内伤久咳，肺燥，痰热之证。治肺阴虚劳嗽，久咳有痰者，常配沙参、麦冬等药同用。治肺热，肺燥咳嗽，常配知母同用，如二母散。乃润肺止咳要药。

2. 散结消肿： 用于痰火郁结之瘰疬，常配玄参、牡蛎等药用，如消瘰丸。治热毒壅结之乳痈，肺痈，常配蒲公英、鱼腥草等同用。

【用量用法】3 ~ 10 克。研

末服 1 ~ 2 克。

【使用注意】反乌头。脾胃虚寒及有湿痰者不宜用。

【实用验方】

1. 肺燥阴虚久咳：贝母、沙参、麦冬、生地等量煎水服。

2. 干咳少痰，或痰黏不宜咳出：川贝粉冲服。

3. 小儿百日咳：贝母 100 克，炙甘草 20 克，生甘草 20 克，共研为末，加砂糖调成丸子，如芡子大，每次以米汤化服 1 丸。

4. 咽痛咯血：川贝母研末，每次 3 克，每日 3 次。

5. 肺虚久咳：取大雪梨，去皮，挖去核，将川贝母 2 克放入梨内，加冰糖 20 克，蒸 10 分钟，服食，每次 1 个，每日 2 次。

6. 肺燥，阴虚咳嗽：3 克，冰糖适量，加开水顿服。

9 浙贝母 Zhèbèimǔ

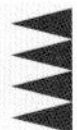

【药材来源】为百合科植物浙贝母的鳞茎。

【处方用名】浙贝母、象贝、大贝。

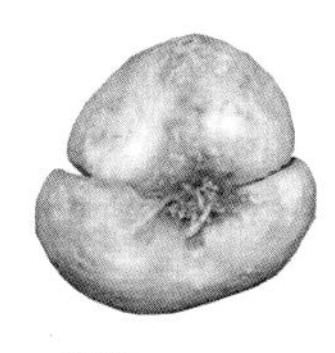
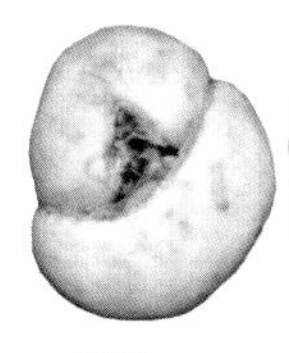
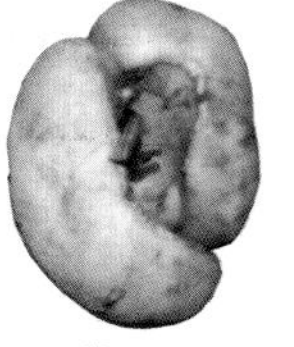
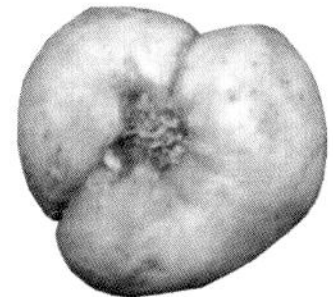
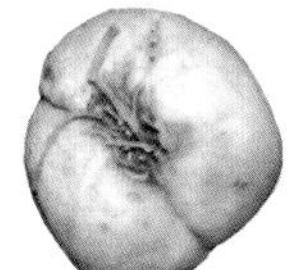
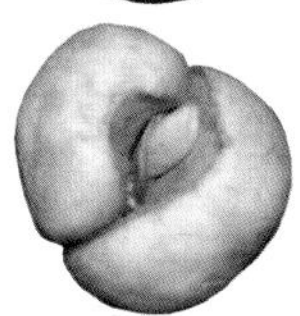

【产地采收】原产于浙江象山，现主产于浙江鄞州区。初夏植株枯萎时采挖。

【性状特征】

1. 珠贝：为完整的鳞茎、全体呈扁球形，高 1 ~ 1.5 厘米，直径 1 ~ 1.5 厘米。表面类白色，外层鳞叶 2 枚，大而肥厚，略呈肾形，互相抱合，气微，味苦。

2. 大贝：为鳞茎外层单瓣肥厚的鳞叶，一面凹入，一面凸出，呈新月状，高 1 ~ 2 厘米，直径

2 ~ 3.5 厘米。外表面类白色至淡黄色，内表面白色或淡棕色，被有白色粉末。质硬而脆，易折断，断面白色至黄白色，富粉性。气微，味微苦。

3. 浙贝片：为鳞茎外层的单瓣鳞叶切成的片。椭圆形或类圆形，直径 1 ~ 2 厘米。边缘表面淡黄色，切面平坦，粉白色。质脆，易折断，断面粉白色，富粉性。

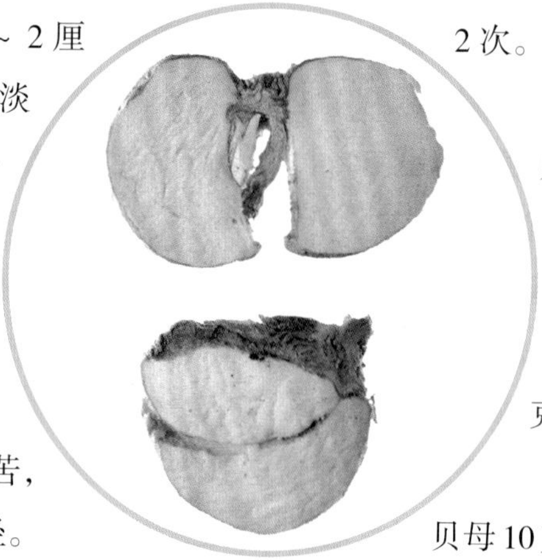

【药性特点】苦，寒。归肺、心经。

【功效应用】

1. 清热化痰：用于风热咳嗽及痰热郁肺之咳嗽，风热咳嗽常配桑叶、牛蒡子同用，痰热咳嗽多配瓜蒌、知母等同用。本品功似川贝母而偏苦泄，长于清化热痰，降泄肺气。

2. 散结消肿：用于痰火瘰疬结核，可配玄参、牡蛎等，如消瘰丸。治瘿瘤，配海藻、昆布同用。治乳痈，多配连翘、蒲公英等，内服外用均可。治肺痈咳吐脓血，常配鱼腥草、芦根等同用。

【用量用法】3 ~ 10 克。

【使用注意】同川贝母。

【实用验方】

1. 吐血衄血，或发或止：贝母，研细末，每次 6 克，每日 2 次。

2. 乳汁不下：贝母、知母、牡蛎各等分，研末，每次用猪蹄汤调服 6 克。

3. 瘰疬：浙贝母 10 克，牡蛎 20 克，玄参 15 克，水煎服。

4. 对口疮：浙贝母研末，敷之。

5. 乳痈初起：浙贝母研末，每次 6 克，温酒或开水送服，每日 2 次。

6. 热毒蕴结之疮痈、乳痈：贝母、蒲公英、连翘、金银花煎水服。

7. 紫白癜：贝母、南星，等分为末，以生姜汁调药搽癜上。

10 瓜蒌皮 Guālóupí

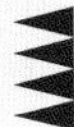

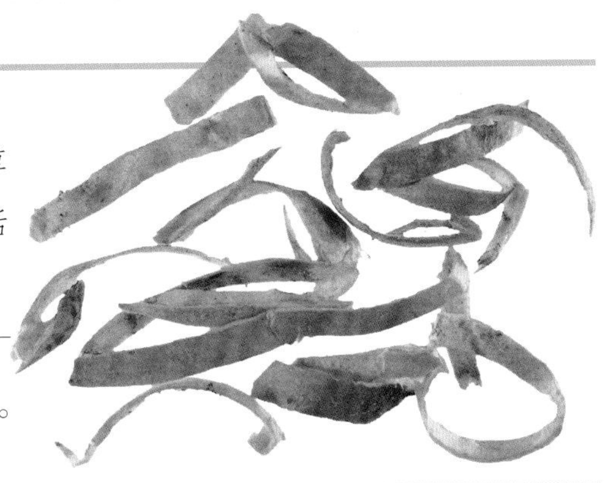

【药材来源】为葫芦科草质藤本植物栝楼或双边栝楼的干燥成熟果皮。

【处方用名】瓜蒌、瓜蒌皮。

【产地采收】主产于河北、安徽等地。秋季果实成熟时，连果梗剪下。

【性状特征】本品常切成 2 至数瓣，边缘向内卷曲，长 6 ~ 12 厘米。外表面橙红色或橙黄色，皱缩，有的有残存果梗，内表面黄白色。质较脆，易折断。具焦糖气，味淡、微酸。

【药性特点】甘、微苦，寒。归肺、胃、大肠经。

【功效应用】

1. 清热化痰: 用于痰热阻肺，咳嗽痰黄，质稠难咯，胸膈痞满者，可配黄芩、胆南星等，如清气化痰丸。若治燥热伤肺，干咳无痰或痰少质黏，咯吐不利者，则配川贝母、桔梗等。

2. 宽胸散结: 用于痰气互结，胸阳不振之胸痹疼痛，不得卧者，常配薤白、半夏同用，如栝楼薤白白酒汤、栝楼薤白半夏汤。治痰热结胸，胸膈痞满，按之则痛者，则配黄连、半夏同用，如小陷胸汤。

此外，本品还有消痈散结之功，常与清热解毒，消散痈肿药物配伍，治疗肺痈，肠痈，乳痈等内外痈。

【用量用法】全瓜蒌 10 ~ 20 克；瓜蒌皮 6 ~ 12 克。

【使用注意】反乌头。脾虚便

溏者忌用。

【实用验方】

1. **冠心病：** 瓜蒌15克，薤白12克，制成片剂（丸剂亦可），分3次服用，需坚持应用。

2. **乳痈肿痛：** 瓜蒌1枚，入少许白酒水煎，温服。

3. **肺燥热渴：** 熟透瓜蒌皮，入干葛粉拌，焙干，文火炒熟，研末，每次10克。

4. **小儿膈热咳嗽痰喘，日久不愈：** 瓜蒌皮，炙黄，为末，每次3克。

5. **痰嗽：** 瓜蒌、杏仁等分，为丸，每次服5克。

6. **乳痈肿痛：** 瓜蒌皮12克，蒲公英15克，水煎服。

7. **偏头痛：** 大瓜蒌1个（去瓤），切碎，水煎服。

8. **各种癌症：** 全瓜蒌、山豆根、野菊花、半边莲、百花蛇舌草、金银花各1500克，全蝎120克，蜈蚣20条，龙胆草、乌梅、败酱草、棕树子1000克，七叶一枝花500克，白糖1250克，制成5000毫升，每次10毫升，每日2次。

11 桔梗 Jiégěng

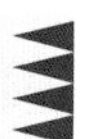

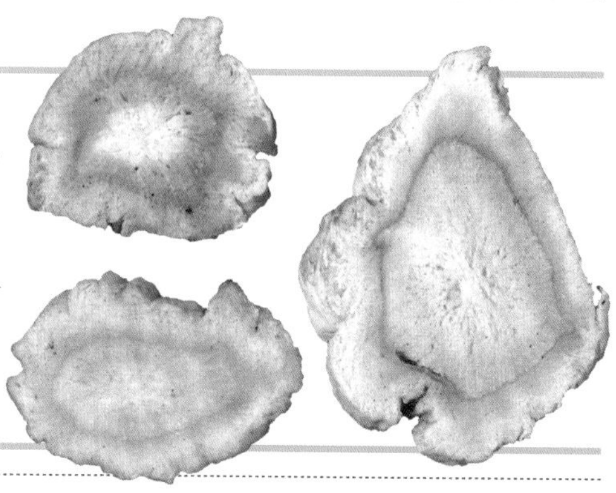

【药材来源】为桔梗科植物桔梗的根。

【处方用名】桔梗、苦桔梗。

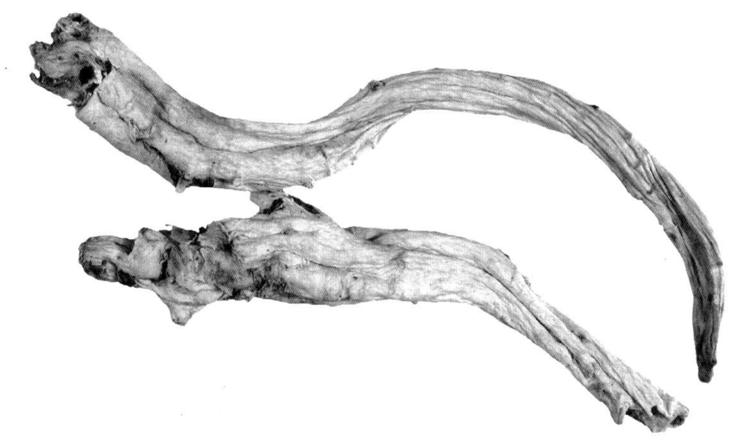

【产地采收】全国大部分地区均有。以东北、华北地区产量较大，华东地区质量较优。秋季采挖，除去须根，刮去外皮，放清水中浸2 ~ 3小时，切片，晒干生用或炒用。

【性状特征】根长圆形或长纺锤形，稍弯曲，下部稍有分支，长7 ~ 20厘米，直径0.7 ~ 2厘米。表面淡黄白色或淡黄棕色（未去栓皮者），皱缩，有扭曲的纵沟及横长的皮孔斑痕，上部有横纹；顶端芦头有半圆形凹陷的茎痕，呈盘结状。断面微显颗粒状，皮部类白色，有放射状裂隙，形成层环淡棕色，木部较紧密。

【药性特点】苦、辛，平。归肺经。

【功效应用】

1. 宣肺，祛痰：用于咳嗽痰多，胸闷不畅。本品辛散苦泄，宣开肺气，祛痰，无论寒热皆可应用。

2. 利咽：用于咽喉肿痛，失音。本品能宣肺以利咽开音。凡外邪犯肺，咽痛失音，咽喉肿痛，热毒盛者，均可应用。

3. 排脓：用于肺痈吐脓。本品性散上行，能利肺气以排壅肺之脓痰。治肺痈咳嗽胸痛。咯痰腥臭者，可配甘草用之。

此外，本品又可宣开肺气而通二便，用治癃闭、便秘。

【用量用法】煎服，3 ~ 10克；或入丸、散。

【使用注意】本品性升散，凡

气机上逆，呕吐、呛咳、眩晕、阴虚火旺咳血等不宜用，胃、十二指肠溃疡者慎服。用量过大易致恶心呕吐。

【实用验方】

1. 咳嗽痰多：桔梗10克，甘草10克，水煎服。

2. 肺痈，咳吐脓血；桔梗10克，薏苡仁60克，冬瓜子60克，鱼腥草30克，水煎服。每日1剂。

3. 声音嘶哑：桔梗10克，玄参15克，麦冬15克，甘草6克，水煎服，每日1剂。

4. 咽喉肿痛，扁桃体炎：桔梗10克，生甘草6克，水煎服。

5. 肺热咳嗽：桔梗10克，枳壳10克，陈皮10克，黄芩6克，甘草6克，水煎服。

6. 慢性咽炎：桔梗、麦冬、玄参各10克，甘草6克，水煎服。

7. 风热、风寒咳嗽：桔梗、薄荷、甘草、生姜各6克，杏仁、枳壳、荆芥各10克，水煎服。

12 竹茹 Zhúrú

【药材来源】为禾本科植物青秆竹、大头典竹或淡竹的茎秆的干燥中间层。

【处方用名】竹茹。

【产地采收】主产于长江流域地区。全年可采制。砍取茎秆，刮去外皮，然后将稍带绿色的中间层刮成丝条，或削成薄片，阴干。

【性状特征】本品呈不规则的丝状或薄带状，常卷曲扭缩而缠结成团或作刨花状，长短不一，宽0.5 ~ 0.7厘米，厚0.3 ~ 0.5

厘米。全体淡黄白色、浅绿色、青黄色、灰黄色、灰黄绿色，黄而韧，有弹性。气稍清香，味微甜。

【**药性特点**】甘，微寒。归肺、心、胃经。

【**功效应用**】

1. 清热化痰：用于肺热咳嗽，痰黄黏稠者，常配瓜蒌、桑白皮等同用。治痰火内扰，胸闷痰多，心烦不寐者，常配枳实、半夏等同用，如温胆汤。

2. 清胃止呕：用于胃虚有热之呕吐，配人参、陈皮等同用，如橘皮竹茹汤。治胎热之恶阻呕逆，常配枇杷叶、陈皮等同用。治热性呕逆，常配黄连、生姜等同用。

【**用量用法**】6～10克。生用清化热痰；姜汁炙用止呕。

【**实用验方**】

1. 小儿癫痫：青竹茹醋煎服。

2. 小便出血：竹茹水煎服。

3. 伤暑烦渴不止：竹茹20克，甘草3克，乌梅10克，水煎，时时细呷。

4. 百日咳：竹茹10克，煎水，兑入蜂蜜100克中，煮沸服，每日1剂。

5. 妊娠烦躁口干及胎不安：淡竹茹50克以水煎，去滓。不计时候，徐徐温服。

6. 饮醉头痛：刮生竹皮250克，煮取水，去滓，合鸡蛋5枚，搅稠，更煮再沸，服。

7. 经水不止：青竹茹30克，炙，煎服。

8. 肺热咳嗽，咳吐黄痰：竹茹30克水煎服。

9. 齿龈间血出不止：生竹茹醋煮含之。

10. 鼻衄不止：青竹茹15克，生地黄25克，以水煎，食后温服。

13 天竺黄 Tiānzhúhuáng

【**药材来源**】为禾本科植物青皮竹或华思劳竹等杆内的分泌液干燥后的块状物。

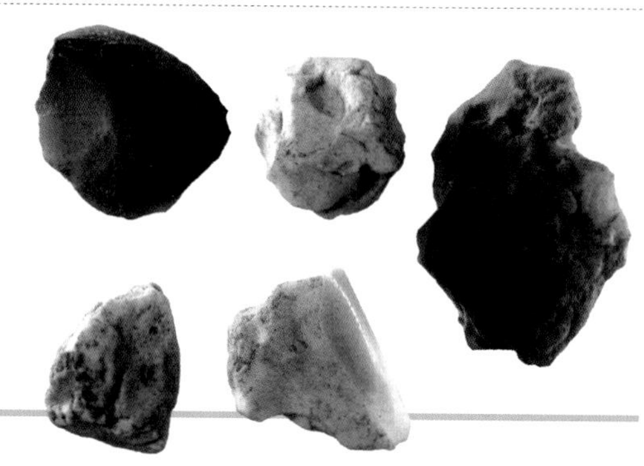

【处方用名】天竺黄、天竹黄。

【产地采收】主产于云南、广东等地。秋冬季采收。砍破竹秆，取出生用。

【性状特征】本品为不规则多角形的块状或片状物，表面乳白色、灰白色或灰蓝色相杂。质轻，松脆，易破碎。断面光亮，稍显粉性，触之有滑感。吸水力强，置水中有气泡产生，不溶于水。味甘有凉感，舐之粘舌。

【药性特点】甘，寒。归心、肝经。

【功效应用】

清热化痰，清心定惊：用于中风痰壅，痰热癫痫等，常配黄连、石菖蒲等。治热病神昏谵语，可配牛黄、连翘等。治痰热咳喘，常配瓜蒌、贝母等同用。治小儿痰热惊风，常配麝香、胆南星等同用。

【用量用法】3 ~ 6克；研粉冲服，每次0.6 ~ 1克。

【实用验方】

1. 小儿急惊风：青黛3克，牵牛子末15克，天竺黄6克，为末，白面糊丸，每次3克，薄荷汤下。

2. 小儿哮喘：天竺黄5克，蜂房6克，杏仁6克，苏子10克，白果10克，百部10克，地龙10克，诃子6克，水煎服，每日1剂，日服2次。

3. 小儿热性抽搐惊痫，咳嗽气促痰稠：天竺黄、贝母、胆南星各5克，天花粉、僵蚕、钩藤、石菖蒲各10克，水煎服。

4. 中风痰厥（脑血管意外）：天竺黄10克，石菖蒲15克，丹参20克，三七10克，研末，每次5克，煎水灌服。

5. 慢性支气管炎： 板蓝根20克，黄芩10克，浙贝10克，橘红10克，天竺黄15克，元参12克，炒杏仁10克，白前10克，鱼腥草15克，芦根20克，炙紫菀12克，甘草10克，水煎服。

14 前胡 Qiánhú

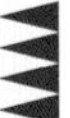

【药材来源】 为伞形科植物白花前胡或紫花前胡的干燥根，分别习称“前胡”和“紫花前胡”。

【处方用名】 前胡，白花前胡，紫花前胡。

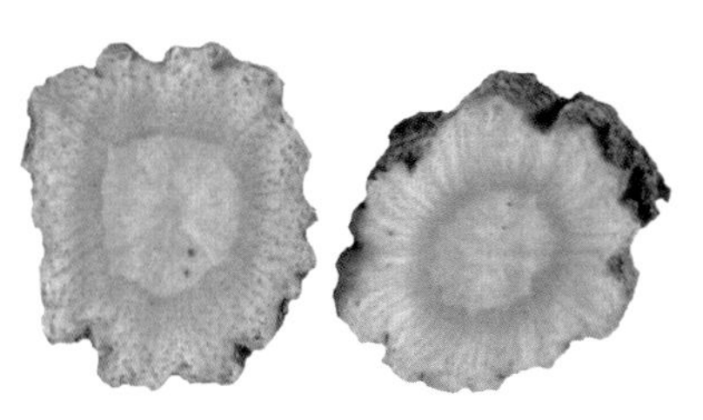

前胡

【产地采收】 主产浙江、安徽等地。秋冬季茎叶枯萎或早春未抽花茎时采挖。

【性状特征】

1. 前胡： 根呈不规则圆柱形、圆锥形，稍扭曲，下部常有分枝，长3～15厘米，直径1～2厘米。外表黑褐色，根头部有茎痕及纤维状叶鞘残基，上部有密集的横环纹——“蚯蚓头”，断面不整齐，淡黄白色，可见棕色形成层环及放射状纹理，皮部约占根面积的3/5，淡黄色，散有多数棕黄色小油点，木质部黄棕色。气芳香，味先甜后微苦辛。

2. 紫花前胡： 根呈不规则圆柱形，圆锥形，长3～15厘米，直径0.8～1.7厘米。表面棕色至黑棕色。根茎上端有残留茎基，无纤维毛状物，茎基周围常有膜状叶鞘基部残留，断面类白色，皮部较窄，油点少，放射状纹理不明显，木质部占根面积1/2或更多。气芳香，味淡而后苦辛。

【药性特点】 苦、辛，微寒。归肺经。

【功效应用】

1. **降气祛痰**：用于痰热壅肺，肺失宣降之咳喘胸满，咯痰黄稠量多，常配杏仁、桑白皮等药，如前胡散。因其性微寒，亦也用于湿痰、寒痰证，常与白前配用。

2. **疏散风热**：用于外感风热，身热头痛，咳嗽痰多，常配桑叶、牛蒡子等同用。治风寒咳嗽，配荆芥、紫苏等同用，如杏苏散。能宣能降乃是前胡的特点。

【用量用法】6 ~ 10克。或入丸、散。

【实用验方】

1. **小儿间质性肺炎（咳喘）**：前胡、玉竹、地骨皮、白薇、桑皮各8克，鼠曲草、白前各10克，甘草6克，每日1剂，连服10剂。

2. **头痛壮热**：前胡、黄芩、石膏、阿胶各50克，上粗捣筛，每用15克，水煎去滓．不计时温服。

3. **肺热咳嗽，痰壅，气喘不安**：前胡、麦门冬各15克、贝母、麻黄、白前、枳壳、白芍各10克，研末，水煎服。

4. **肺热咳嗽、痰稠难出、气逆而喘**：前胡、杏仁、贝母、桑白皮各10克，煎水饮服。

5. **骨蒸劳热**：前胡10克，柴胡10克，银柴胡10克，胡黄连5克，水煎服。

6. **慢性支气管炎**：前胡、炙麻黄、炙甘草、桔梗、葶苈子各6克，苦杏仁、炙紫菀、浙贝各9克，水煎服，每日1剂。

15 胖大海 Pàngdàhǎi

【药材来源】为梧桐科植物胖大海的干燥成熟种子。

【处方用名】胖大海、通大海。

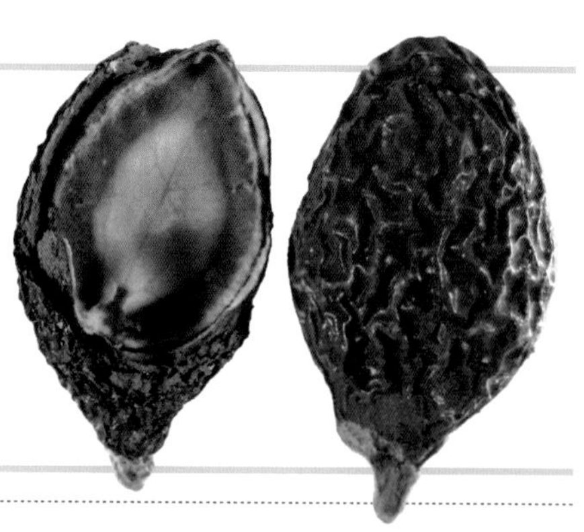

【产地采收】主产于泰国、印度等国。4 ~ 6月果实成熟开裂时，采收种子。

【性状特征】该品呈纺锤形或椭圆形，长2 ~ 3厘米，直径1 ~ 1.5厘米。先端钝圆，基部略尖而歪，具浅色的圆形种脐，表面棕色或暗棕色，微有光泽，具不规则的干缩皱纹。外层种皮极薄，质脆，易脱落。中层种皮较厚，黑褐色，质松易碎，遇水膨胀成海绵状。断面可见散在的树脂状小点。内层种皮可与中层种皮剥离，稍革质，内有2片肥厚胚乳，广卵形；子叶2枚，菲薄，紧贴于胚乳内侧，与胚乳等大。气微，味淡，嚼之有黏性。

【药性特点】甘，寒。归肺、大肠经。

【功效应用】

1. 清肺化痰，利咽开音：用于肺热咽喉不利，咽喉疼痛，可单味泡服，亦可配桔梗、甘草等同用。

2. 润肠通便：用于燥热便秘，可单味泡服，或配清热泻下药以增强药效，作用缓和。

【用量用法】2 ~ 4枚，沸水泡服。

【实用验方】

1. 肺热咳嗽，咽痛音哑：胖大海2个，桔梗10克，甘草6克。煎汤饮。

2. 肠道燥热，大便秘结：胖大海4个，蜂蜜适量，沸水浸泡饮。

3. 慢性咽炎：麦冬20克，生地15克，玄参15克，胖大海15克，黄芩10克，枇杷叶10克，石斛10克，射干10克，水煎服，每日1剂，日服2次。

4. 咽喉肿痛：金银花、连翘、玄参、麦冬、桔梗各10克，乌梅、甘草各6克，胖大海3枚，水煎服。

5. 咽喉肿痛：杭白菊1.5克，麦冬3克，生甘草3克，胖大海2枚，4药合成1包，放入茶杯中，开水冲泡，当茶饮，每日1包。

16 海藻 Hǎizǎo

【药材来源】为马尾藻科植物海蒿子或羊栖菜的干燥藻体。前者习称大叶海藻，后者习称小叶海藻。

【处方用名】海藻。

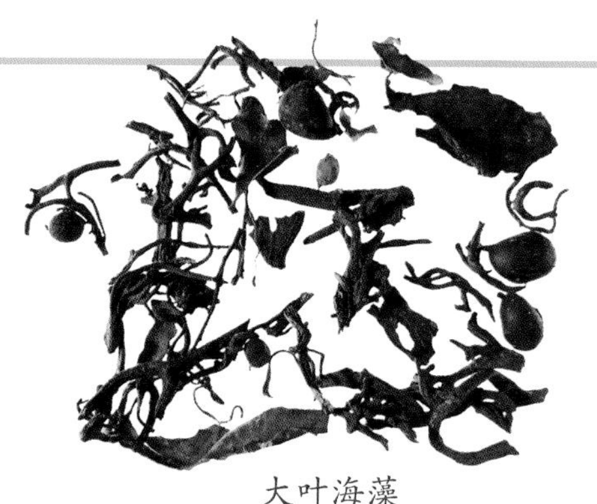

大叶海藻

【产地采收】主产于辽宁、福建等沿海地区。夏秋季捕捞。

【性状特征】

1. **大叶海藻**：皱缩卷曲，黑褐色，有的被白霜，长 30 ~ 60 厘米。主干呈圆柱状，具圆锥形突起，主枝自主干两侧生出，侧枝自主枝叶腋生出，具短小的刺状突起。初生叶披针形或倒卵形，长 5 ~ 7 厘米，宽约 1 厘米，全缘或具粗锯齿；次生叶条形或披针形，叶腋间有着生条状叶的小枝。气囊黑褐色，球形或卵圆形，有的有柄，顶端钝圆，有的具细短尖。质脆，潮润时柔软；水浸后膨胀，肉质，黏滑。气腥，味微咸。

2. **小叶海藻**：呈卷曲的团状物，黑棕色，表面有白色盐霜，质脆易碎。浸软后肉质、黏滑、柔韧。主轴圆柱状，上有短枝，叶状突起呈棒状，略扁，有时先端膨大，中空成气泡，或成盾状。腋间有纺锤形的气囊，长 5 ~ 10 毫米，丛生。气腥，味咸。

【药性特点】咸，寒。归肝、肾经。

【功效应用】

1. **消痰软坚**：用于瘿瘤，常配昆布、贝母等药，如海藻玉壶汤；治瘰疬，常与夏枯草、玄参等同用。治睾丸肿胀疼痛，配橘核、川楝子等药，如橘核丸。

2. 利水消肿： 用于水肿，小便不利，多与茯苓、猪苓等同用，但单用力薄。

【用量用法】10 ~ 15 克。

【使用注意】反甘草。

【实用验方】

1. 甲状腺肿： 海藻 15 克，黄药子、柴胡各 10 克，夏枯草 18 克，瓦楞子 30 克，水煎服，每日 1 剂，每日 2 次。

2. 疝气： 海藻、海带各 15 克，荔枝核 12 克，小茴香 30 克，水煎服。

3. 淋巴结核肿： 海藻、生牡蛎各 30 克，玄参 15 克，夏枯草 10 克，浙贝母 10 克，水煎服。

4. 颈瘿： 昆布、海藻等分，末之，蜜丸。

5. 颈瘿： 海藻，酒渍，稍稍含咽之。酒尽渣暴干，末服 10 克。

6. 睾丸肿大： 海藻 30 克，炒橘核 12 克，小茴香 10 克，研末，制成水丸，每次 6 克，每日 2 次。

7. 鼻出血： 海藻 30 克，白茅根 20 克，冷水浸泡洗净，切细，水煎服，可酌加白糖适量，每日 2 次。

8. 瘰疬、瘿瘤： 海藻 15 克，昆布 15 克，水煎服。或用海藻、昆布晒干研末为丸，每次服 6 克，每日 2 次。

9. 瘰疬： 海藻、白僵蚕等分，为末，和丸，每服 10 克，米饮下。

10. 癌症： 海藻、黄药子各 30 克，水蛭 6 克，白花蛇 10 克，共研细末，每次 6 克，每日 2 次，黄酒冲服。

17 昆布 Kūnbù

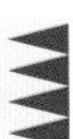

【药材来源】为海带科植物海带或翅藻科植物昆布的干燥叶状体。

【处方用名】昆布。

【产地采收】主产于山东、浙江等沿海地区。夏秋二季采捞。

【性状特征】

海带 卷曲成团状，或缠结成把。全体呈黑褐色或绿褐色，表面附有白霜。用水浸软则膨胀成扁平长带状，长50～150厘米，宽10～40厘米，中部较厚，边缘较薄而呈波状。类革质而韧，不能剥离分层，残存柄部扁圆状。气腥，味咸。

昆布 全体黑色，较薄，用水浸软则膨胀成扁平叶状，长宽各16～26厘米，厚约0.16厘米，两侧呈羽状深裂，裂片长舌状。黏滑柔韧，可捻为两层。

【药性特点】咸，寒。归肝、胃、肾经。

【功效应用】

消痰软坚：其应用同海藻，常与海藻相须为用。

【用量用法】6～升2克。

【实用验方】

1. 肥胖病：海带粉5克，话梅1粒，开水浸泡服用，每日2次。

2. 颈部淋巴结核：海带煮汤食用。

3. 皮肤湿毒瘙痒：海带50克，绿豆50克，红糖50克，水煮服食，每日1次。

4. 暑热、高血压、高血脂：海带30克，冬瓜100克，薏苡仁30克，同煮汤，加适量白糖食用，每日1次。

5. 肝火头痛、眼结膜炎：海带20克，草决明30克，水煎，吃海带饮汤，每日2次。

6. 单纯性甲状腺肿大，肥胖，动脉硬化，冠心病，淋巴结核，慢性支气管炎，咳喘：海带、粳米各等量，煮粥，加适量食盐或白糖调味食用。

7. 慢性咽炎：昆布500克，洗净切小块，煮熟后捞出，加白糖200克拌匀，腌渍一日后即可食用。每日2次，每次食用50克。

8 睾丸肿痛：昆布15克，海藻15克，小茴香6克，水煎服，每日1次。

9. 防癌：昆布（或海藻）30克，冬瓜100克，薏苡仁10克，同煮汤，用适量白糖调味食用。

18 瓦楞子 Wǎlèngzǐ

【药材来源】为蚶科动物毛蚶、泥蚶或魁蚶的贝壳。

【处方用名】瓦楞子。

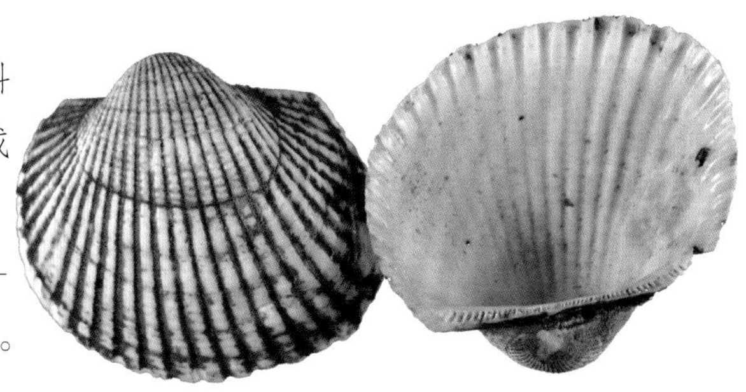

【产地采收】产于各地沿海地区。全年捕捞。洗净，置沸水中略煮，去肉，晒干，生用或煅用，用时打碎。

【性状特征】

1. 魁蚶：贝壳呈斜卵圆形，左右两壳形状相同，左壳稍大于右壳。长约 8 厘米，宽约 6 厘米。背面隆起，有 42 ~ 48 条直楞（放射肋）如瓦垄状，由顶端向周围放射楞纹明显，由灰褐色和白色相间而成，无明显结节，被棕色细毛。壳内面乳白色，光滑，上端边缘有与肋纹相应的凹陷，而形成突出的锯齿约 70 枚（铰合齿）。质坚硬，能砸碎，断面白色。气无，味淡。

2. 泥蚶：贝壳较小，长 2 ~ 4.5 厘米，宽 1.5 ~ 4 厘米，放射肋 18 ~ 20 条，由断续的粒状突起构成。铰合齿约 40 枚。

3. 毛蚶：贝壳较短而宽，长 2 ~ 4.5 厘米，宽 1.5 ~ 4 厘米，放射肋 30 ~ 34 条，肋上有小结节，表面被有带毛的壳皮。铰合齿约 50 枚。

【药性特点】咸，平。归肺、胃、肝经。

【功效应用】

1. 消痰软坚：用于瘰疬等，常与海藻、昆布等配伍同用。以其咸能软坚，消痰散结。

2. **化瘀散结**：用于气滞血瘀及痰积所致的癥瘕痞块，可单用，醋淬为丸服，也常与三棱、莪术、鳖甲等同用。

3. **制酸止痛**：用于肝胃不和，胃痛吐酸者，可单用，也可配甘草同用。

【用量用法】10 ~ 15 克。宜打碎先煎。研末服，每次 1 ~ 3 克。生用消痰散结；煅用制酸止痛。

【实用验方】

1. **外伤出血**：煅瓦楞子研末外敷。

2. **皮肤刀伤及冻疮溃疡**：瓦楞子 30 克，冰片 15 克。共研末外敷。

3. **急性胃炎**：煅瓦楞子 9 克，高良姜 3 克，香附 6 克，甘草 6 克。共研末。每服 6 克，日服 2 次。

4. **胃及十二指肠溃疡**：瓦楞子 50 克，甘草 10 克，研细末，每次 10 克，每日 3 次，饭前服。

5. **胃痛吐酸**：瓦楞子 150 克，乌贼骨 100 克，陈皮 50 克，研粉，每日 3 次，每次 6 克，食后开水送下。

6. **消化道溃疡**：瓦楞子、甘草各等份，共为细粉，每服 10 克。

7. **烧烫伤**：煅瓦楞子研成细末，加冰片少许，香油调匀，涂患处。

8. **痛经**：瓦楞子、香附、桃仁、丹皮、川芎、川大黄、当归、红花。酒糊丸。

19 黄药子 Huángyàozǐ

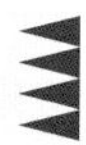

【药材来源】为薯蓣科植物黄独的干燥块茎。

【处方用名】黄药子、黄独。

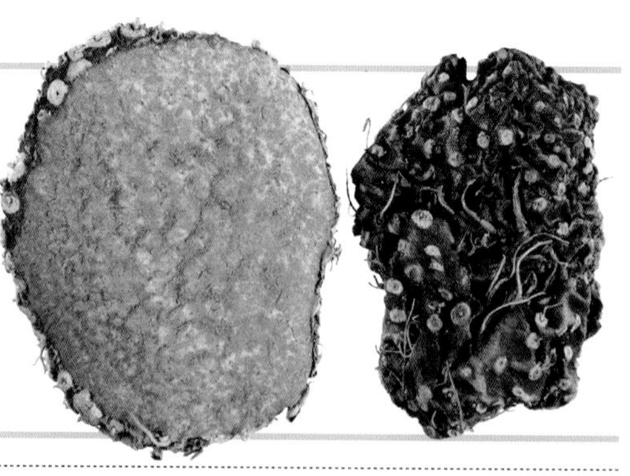

【产地采收】主产于湖北、湖南等地。秋冬两季采挖。

【性状特征】多为横切厚片，圆形或近圆形，直径 2.5 ~ 7 厘米，厚 0.5 ~ 1.5 厘米。表面棕黑色，皱缩，有众多白色、点状突起的须根痕，或有弯曲残留的细根，栓皮易剥落；切面黄白色至黄棕色，平坦或凹凸不平。质坚脆，易折断，断面颗粒状，并散有橙黄色麻点。气微，味苦。以片大、外皮棕黑色、断面黄白色者为佳。

【药性特点】苦，寒。有毒。归肺、肝经。

【功效应用】

1. **化痰散结**：用于瘿瘤，取其化痰软坚，散结消瘿，单以本品浸酒饮。亦可与海藻、牡蛎等配伍同用。

2. **清热解毒**：用于多种热毒病证。本品可单用或配其他清热解毒药同用。

3. **凉血止血**：用于血热引起的吐血，衄血，咯血等。并兼有止咳平喘作用，亦可治咳嗽、气喘、百日咳等。

【用量用法】煎服，5 ~ 15 克；研末服，1 ~ 2 克。外用，适量鲜品捣敷，或研末调敷，或磨汁涂。

【使用注意】本品有毒，不宜过量。如多服、久服可引起吐泻腹痛等消化道反应，并对肝肾有一定损害，故脾胃虚弱及肝肾功能损害者慎用。

【实用验方】

1. **银屑病**：黄药子加 75% 乙醇浸泡 7 天，直接以药液涂擦皮损局部。

2. **天泡水疮**：黄药子末搽之。

3. **甲状腺肿**：黄药子 250 克，水煎 2 次，滤液混合，每次 5 毫升，每日 2 次，饭后服。或将黄药子研粉，每日 1 克。

4. **甲状腺腺瘤**：黄药子（生药）15 克，炖服。连服 5 ~ 8 周。

5. **吐血**：蒲黄，黄药子等分，用生麻油调，以舌舐之。

6. **百日咳**：黄药子 10 克，冰糖为引，水煎分服。

7. **睾丸炎**：黄药子 10 克，猪瘦肉 200 克，水炖，服汤食肉。

8. **急性软组织损伤**：黄药子

3份，大黄5份，栀子、红花各1份，粉碎成末加白酒调糊敷患处，塑料薄膜覆盖，敷之。

9. 疮：黄药子为末，以冷水调敷疮上，干而旋敷之。

10. 食道癌、胃癌：黄药子以白酒浸泡。日服浸液50毫升。

20 海蛤壳 Hǎigéqiào

【药材来源】为帘蛤科动物文蛤和青蛤等的贝壳。

【处方用名】海蛤壳、蛤粉、海蛤粉。

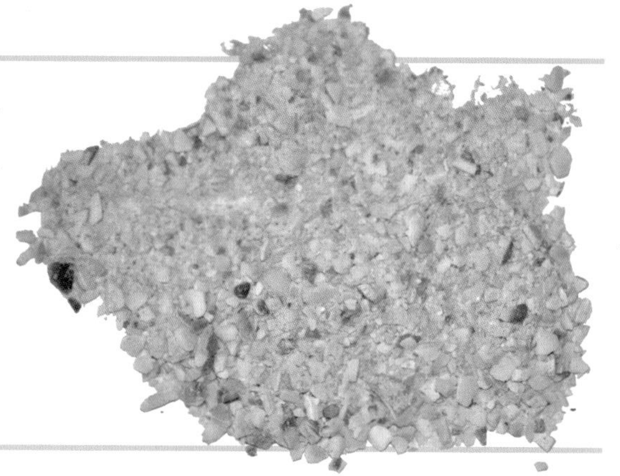

【产地采收】产各地沿海地区。夏秋两季自海滩泥沙中淘取，去肉，洗净。生用或煅用。捣末或水飞用。

【性状特征】贝壳呈类圆形，外表面黄白色。壳顶歪向一方，有排列紧密的同心环纹，沿此纹或有数条灰蓝色轮纹，腹缘细齿状。壳内面乳白或青白色，光滑无纹。体轻，质坚硬略脆，断面层纹不明显。气稍腥，味淡。以光滑、洁净者为佳。

【药性特点】咸，寒。归肺、胃经。

【功效应用】

1. 清肺化痰：用于热痰咳喘，痰稠色黄，常与瓜蒌仁、海浮石等同用。治痰火内郁，灼伤肺络之胸胁疼痛咯吐痰血，常配青黛同用，即黛蛤散。

2. 软坚散结：用于体内赘生物，如瘿瘤、痰核、瘰疬等，因其味咸能软坚，常与海藻、昆布等同用。

此外，利尿、制酸，用于水气浮肿，小便不利及胃痛泛酸之证。

收涩敛疮，治湿疮、烫伤。研末外用

【用量用法】煎服，10～15克；蛤粉宜包煎。

【实用验方】

1. 水气头面浮肿，坐卧不安或嗽喘： 海蛤粉50克，甘遂1克，郁李仁30克，桑根白皮15克，大枣60克，水煎，空腹服食。

2. 外阴炎、外阴湿疹、外阴溃疡： 煅蛤粉5克、樟脑5克，冰片1克，研细粉，清洗局部后，将上药涂于患部，覆盖纱布，每天2次。

3. 咳喘痰多： 海蛤壳、半夏、桑皮、苏子、贝母各10克，瓜蒌15克，水煎服。

4. 淋巴结结核，甲状腺腺肿： 海蛤壳15克，海藻、牡蛎各20克，夏枯草25克。水煎服。

5. 鼻衄不止： 蛤粉30克，槐花15克，研细末，不拘时服。

21 海浮石 Hǎifúshí

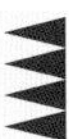

【药材来源】为胞孔科动物脊突苔虫或瘤苔虫的骨骼，俗称石花；或火山喷出的岩浆形成的多孔状石块，又称大海浮石或小海浮石。

【处方用名】浮石、浮海石。

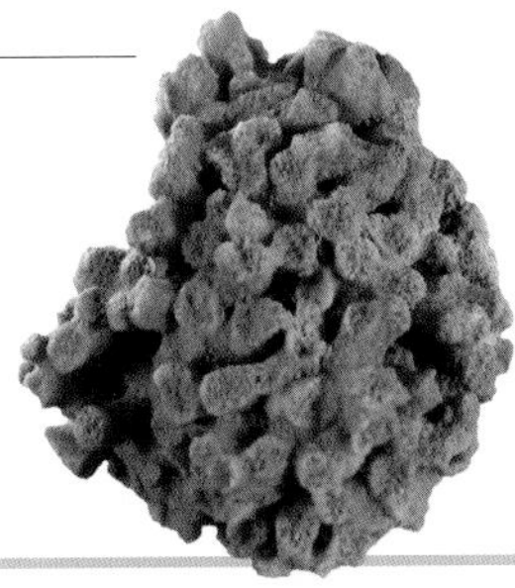

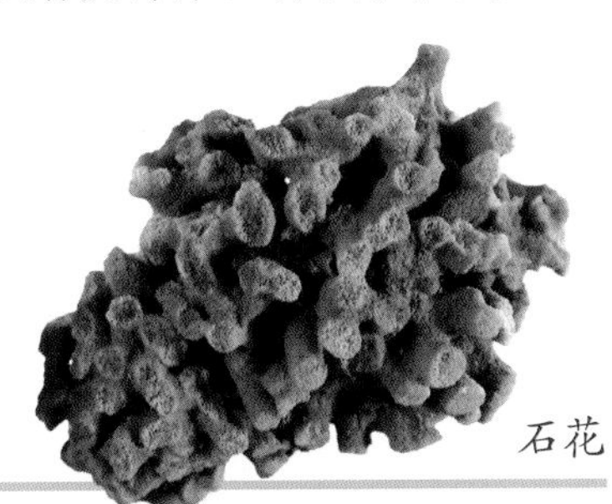

石花

【产地采收】主产于沿海。全年可采，捞出洗净晒干，捣碎或水飞用。

【性状特征】

1. 浮石： 为不规则的块状，大小不一，通常直径2～7厘米，有的可达20厘米。表面粗糙，有多数大小不等的细孔，灰白色或灰黄色。质硬而松脆，易砸碎，断面粗糙有小孔，有的具绢丝样光泽或无。体轻，投入水中，浮而不沉。气微弱，味淡。

2. 石花：呈珊瑚样不规则块状，略作扁圆形或长圆形。大小不一，直径2～5厘米。灰白色或灰黄色。基部略平坦，另一面多突起，作叉状分枝，中部交织如网状。小枝长3～5毫米，直径约2毫米，先端多折断，少数完整者呈钝圆形。质硬而脆，表面与断面均密具细孔。体轻，入水不沉。气微腥，味微咸。

浮石

【药性特点】咸，寒。归肺、肾经。

【功效应用】

1. 清肺化痰：用于痰热壅肺，咳喘咯痰黄稠者，常配瓜蒌、贝母、胆南星等同用。若肝火灼肺，久咳痰中带血者，可配青黛、山栀等同用。

2. 软坚散结：用于瘰疬等，常配牡蛎、贝母、海藻等同用。

3. 利尿通淋：用于淋证，可单味研末或配小蓟、蒲黄、木通等用。

【用量用法】10～15克。煎服。打碎先煎。

【实用验方】

1. 石淋，咳嗽：海浮石以醋煮服，每次10毫升。

2. 耳底有脓：海浮石30克，没药3克，麝香0.1克，上为细末，每用0.5克，吹入耳中。

3. 血淋，小便涩痛：海浮石为末，每服6克，生甘草煎汤调下。

4. 疔疮，发背，恶疮：浮海石30克，没药6克，为细末，醋糊为丸，每服5克。

5. 咳嗽不止：海浮石为末，炼蜜和丸，每次5克。

6. 痄疮久不愈：海浮石 100 克、金银花 50 克，为细末，每服 10 克，日用 2 服。

22 礞石 Méngshí

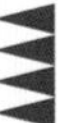

【**药材来源**】为绿泥石片岩或云母片岩的石块或碎粒。前者药材称青礞石；后者药材称金礞石。研细水飞入药。

【**处方用名**】礞石、青礞石、金礞石。

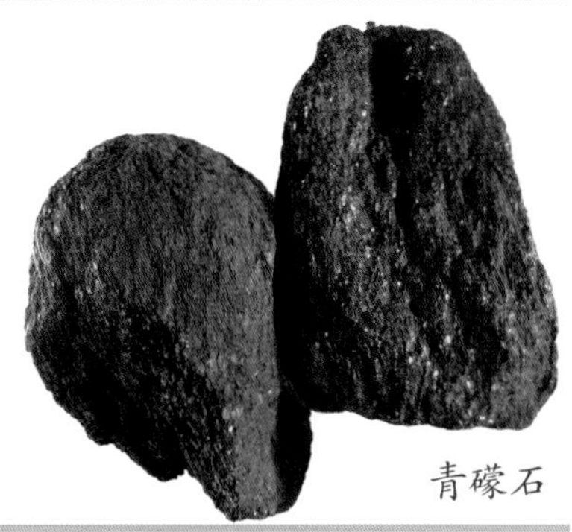
青礞石

【**产地采收**】青礞石主产于河北、河南、湖南等省；金礞石主产于河南、河北、山西等省。全年可采挖，采挖后，除去杂石及泥沙。

【**性状特征**】

1. 青礞石：①黑云母片岩：主为鳞片状或片状集合体。呈不规则扁块状或长斜块状，无明显棱角。褐黑色或绿黑色。具玻璃样光泽。质软，易碎，断面呈较明显层片状；碎粉主为黑色或绿黑色鳞片（黑云母），有似星点样闪光。气微，味淡。②绿泥石化云母碳酸盐片岩：为粒状和鳞片状集合体。呈灰色或绿灰色，夹有银色或淡黄色鳞片，具光泽。质松软，易碎，粉末为灰绿色鳞片（绿泥石化云母片）和颗粒（主为碳酸盐），片状者具星点样闪光。遇稀盐酸发生气泡，加热后泡沸激烈。气微，味淡。以灰绿色、有光泽者为佳。

2. 金礞石：①蛭石片岩：主为鳞片状矿物组成的集合体，多数呈不规则碎片状或粒状，直径 0.1 ~ 0.8 厘米。有的呈不规则扁块状或厚板状，长 2 ~ 10 厘米，宽2～5厘米，厚0.6～1.5厘米。无棱角，断面可见层状，淡棕色或棕黄色；金黄色光泽。质较软，可在硬纸上书写，并留下淡棕色划痕。具土腥气，味淡。②水黑云母片岩：均为小鳞片组成的不规则块状、黄褐色或深铁黄色。金黄色或银白色光泽。

【药性特点】甘、咸，平，归肺、肝经。

【功效应用】

1. 坠痰下气：用于顽痰、老痰胶固之证，症见咳喘痰壅难咯，大便秘结，常配沉香、大黄等同用，如礞石滚痰丸。本品善消痰，乃坠痰要药。

2. 平肝镇惊：用于热痰壅塞引起的惊风抽搐，以煅礞石为末，用薄荷汁和白蜜调服；治痰积惊痫，大便秘结者，配沉香、大黄同用。为治惊痫之良药。

【用量用法】6～10克。宜打碎布包先煎。入丸散1.5～3克。

金礞石

【使用注意】非痰热内结不化之实证不宜使用。脾虚胃弱，小儿慢惊及孕妇忌用。

【实用验方】

1. 多种痰症：煅礞石60克，大黄60克，沉香30克，姜半夏60克，陈皮60克，酒黄芩60克，为末，陈米糊为丸，每服10克。

2. 百日咳：青礞石30克，芒硝20克，白矾10克，共为细末，每次2克，每日3次。

3. 食积成痰，眩晕：青礞石20克，火硝18克，枳实、木香、白术、红曲各60克，为末，为丸，每次10克。

4. 晚期食管、贲门癌梗阻：青礞石、鼠妇等量，研末，每次1～2克，每日4～6次。

5. 癫痫：皂刺、蛇床子、僵蚕各60克，蜈蚣7条，胆星50克，朱砂10克，青礞石100克，研细，为丸，每次4克丸，日服3次。

23 苦杏仁 Kǔxìngrén

【药材来源】为蔷薇科植物山杏、西伯利亚杏、东北杏和杏的干燥成熟种子。

【处方用名】苦杏仁、杏仁。

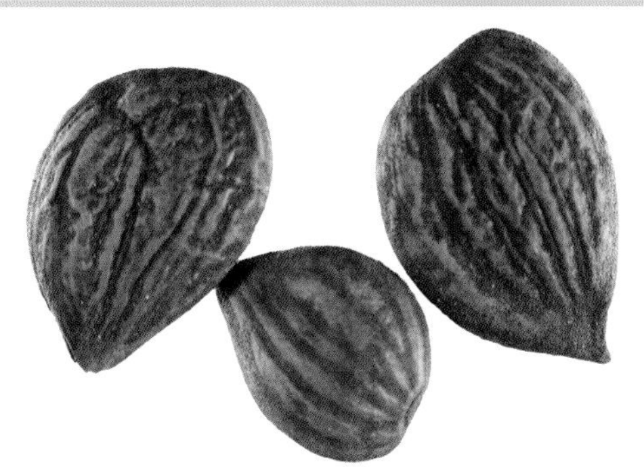

【产地采收】主产于东北、内蒙古、华北等地。夏季采收成熟果实。除去果肉及核壳，取出种子，晒干，生用，或炒用。

【性状特征】本品呈扁心形，长1 ~ 1.9厘米，宽0.8 ~ 1.5厘米，厚0.5 ~ 0.8厘米。表面黄棕色至深棕色，一端尖，另端钝圆，肥厚，左右不对称，尖端一侧有短线形种脐，圆端合点处向上具多数深棕色的脉纹。种皮薄，子叶2，乳白色，富油性。气微，味苦。

【药性特点】苦，微温，有小毒。归肺、大肠经。

【功效应用】

1. 止咳平喘：用于多种咳喘病证。若风寒咳喘，胸闷气逆，配麻黄、甘草同用，如三拗汤。若风热咳嗽，发热汗出，配桑叶、菊花同用，如桑菊饮。若燥热咳嗽，痰少难咯，配桑叶、贝母同用，如桑杏汤、清燥救肺汤。肺热咳喘，配石膏等同用，如麻杏石甘汤。本品为治咳喘要药，可随证配伍。

2. 润肠通便：用于老人或产后肠燥便秘等证，可配火麻仁、瓜蒌仁等同用，如五仁汤。

【用量用法】3 ~ 10克。宜打碎入煎，或入丸、散。

【使用注意】大便溏泻者慎用。有小毒，用量不宜过大。婴儿慎用。

【实用验方】

1. 咳喘痰多：杏子鲜吃，每次10个，或甜杏仁12～15克，猪肺250克，加清水适量炖服。若老年慢性气管炎，可用苦杏仁研碎，与等量冰糖混匀，制成杏仁糖，每日早晚各服10克，10天为1疗程。

2. 肺燥咳嗽：苦杏仁6克，研成细末，雪梨1～2个，去皮心，将杏仁末放入其中，隔水炖半小时后服，或用杏干3个连核捣碎，水煎服，早晚各服1次。若哮喘可用杏仁15克，麻黄15克（均布包），豆腐100克，共煮1小时，去药渣，吃豆腐饮汤，早晚2次分食。

3. 老年便秘及孕妇产后便秘：甜杏仁15克，大米、白糖各30克，加水适量，研磨成糊状煮熟吃，每天早晚各1次。

4. 咳喘日久，睡卧不能者：杏仁、核桃仁等分，研细，入蜂蜜少许，作蜜丸，每次5克，每日3次。

5. 热疖，黄水疮：杏仁放瓦上焙焦研末，香油调搽患处。

6. 牛皮癣：生苦杏仁研成细末，加食醋调成糊状，摊在布上，洗净患处，将药敷在患处皮肤上予以固定。

24 紫苏子 Zǐsūzǐ

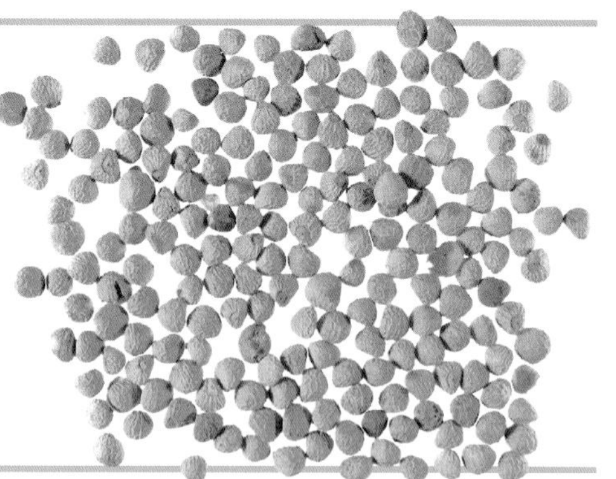

【药材来源】为唇形科植物紫苏的成熟果实。

【处方用名】紫苏子、苏子。

【产地采收】主产于江苏、安徽等地。秋季果实成熟时采收。

【性状特征】本品呈卵圆形或类球形，直径约1.5毫米。表面灰棕色或灰褐色，有微隆起的暗紫色网纹，基部稍尖，有灰白色点状果梗痕。果皮薄而脆，易压碎。种子黄白色，种皮膜质，子叶2，类白色，有油性。压碎有香气，味微辛。

【药性特点】辛，温。归肺、大肠经。

【功效应用】

1. 降气化痰，止咳平喘：用于痰壅气逆，咳嗽气喘，痰多胸痞，甚则不能平卧之证，常配白芥子、莱菔子同用，如三子养亲汤。若上盛下虚之久咳痰喘，则配肉桂、厚朴等同用，如苏子降气汤。

2. 润肠通便：用于肠燥便秘，常配伍杏仁、火麻仁等同用。本品富含油脂，能润燥滑肠，降泄肺气以助大肠传导。

【用量用法】5 ~ 10克。入煎剂或入丸、散。亦可煮粥食。

【实用验方】

1. 咳喘：苏子30克，杏仁300克，共为末，每次10克。

2. 咳嗽：紫苏子炒熟，打成粉状，与蜂蜜搅拌均匀，早晚各1次，每次5克。

3. 咳嗽痰喘：紫苏子、白芥子、莱菔子各10克，水煎2次，将药液混匀，分2 ~ 3次温服。

4. 顺气、滑大便：紫苏子、麻子仁等量，研烂，水滤取汁，煮粥食之。

5. 食蟹中毒：紫苏子捣汁饮之。

6. 脚气及风寒湿痹，四肢挛急：紫苏子，杵碎，每次15克，水研取汁，以苏子汁煮粳米作粥，和葱、豉、椒、姜食之。

25 百部 Bǎibù

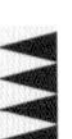

【药材来源】为百部科植物直立百部、蔓生百部或对叶百部的干燥块根。

【处方用名】百部、炙百部。

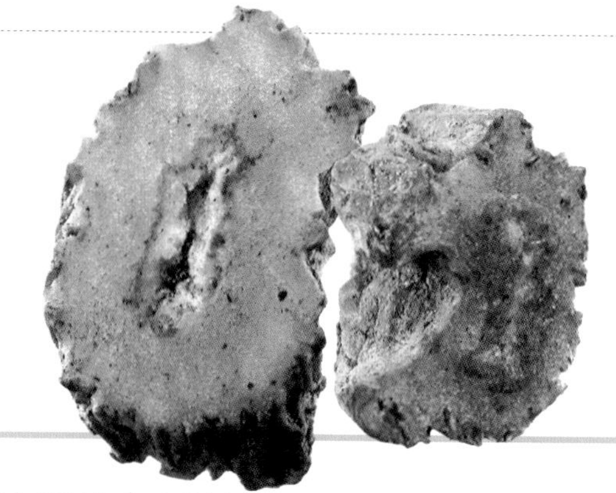

【产地采收】主产于长江流域中、下游等地。春、秋二季采挖。

【性状特征】

1. 对叶百部：呈长纺锤形或长条形，长 8 ~ 24 厘米，直径 0.8 ~ 2 厘米。表面浅黄色至灰棕色，具浅纵皱纹或不规则纵槽。质坚实，断面黄白色至暗棕色，中柱较大，髓部类白色。

2. 蔓生百部：根与直立百部类同，两端狭细，表面多不规则皱褶及横皱纹。

3. 直立百部：呈纺锤形，上端较细长，皱缩弯曲，长 5 ~ 12 厘米，直径 0.5 ~ 1 厘米。表面黄白色或淡棕黄色，有不规则的深纵沟，质脆，断面平坦，角质样，皮部较宽，中柱扁缩。气微，味甘、苦。

【药性特点】苦、甘，微温。归肺经。

【功效应用】

1. 润肺止咳：用于多种咳嗽，无论外感、内伤、暴咳、久嗽，皆可用之。可单用或配伍应用。治风寒咳嗽，配荆芥、桔梗等，如止嗽散。治久咳不已，气阴两虚者，则配黄芪、沙参等。治肺痨咳嗽，阴虚者，常配麦冬、川贝母等药同用。

2. 杀虫灭虱：用于头虱、体虱，可单用本品酒浸涂擦患处，如百部酊。治蛲虫病，可单用本品浓煎，睡前保留灌肠。用于阴道滴虫，阴部瘙痒，可单用，或配蛇床子、苦参等煎汤坐浴外洗。治疥癣，常制成 20% 乙醇液，或 50% 水煎剂外搽。

【用量用法】5 ~ 15 克。外用适量。止咳宜蜜炙用。

【实用验方】

1. 熏衣虱：百部、秦艽，共研为末，烧烟熏衣，虱自落，或用2药煮汤洗亦可。

2. 癣疾：百部20克，浸入50%乙醇100毫升内48小时，以棉签蘸药液涂搽。

3. 肺结核：童雌鸡加水入百部干粉煨汤，每日1鸡，20～30日为1个疗程。

4. 蛲虫病：百部50克，加水浓煎保留灌肠。在家庭中可以取1个去掉针头的大注射器，从肛门注入煎液，连续应用几天。

5. 滴虫性阴道炎，外阴部瘙痒：百部100克，加水1000毫升，煎成500毫升，冲洗阴道或坐浴。

26 紫菀 Zǐwǎn

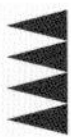

【药材来源】为菊科多年生草本植物紫菀的根及根茎。

【处方用名】紫菀、炙紫菀。

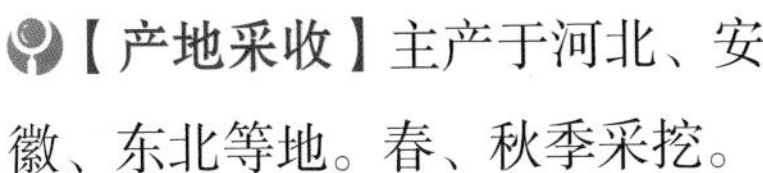

【产地采收】主产于河北、安徽、东北等地。春、秋季采挖。

【性状特征】根茎呈不规则块状，大小不一，顶端有茎、叶残基，质稍硬。根茎上簇生多数细长根，长3～15厘米，直径0.1～0.3

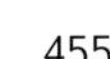

厘米，多编成辫状；表面紫红色或灰红色，有纵皱纹；质较柔韧。气微香，味甜、微苦。

【药性特点】苦、甘、辛，温。归肺经。

【功效应用】

润肺止咳化痰：用于多种咳嗽气逆症，不论寒、热或是外感、内伤，皆可配伍使用。若风寒犯肺，咳嗽咽痒，咯痰不爽，配荆芥、桔梗等同用，如止嗽散。若治阴虚劳嗽，痰中带血，则配阿胶、贝母等同用。

【用量用法】5 ~ 10克。外感咳嗽宜生用，肺虚久咳蜜炙用。

【实用验方】

1. 久咳：紫菀、款冬花30克，百部15克。为散，每服10克，以生姜3片，乌梅1个，同煎汤调服。

2. 小儿咳逆上气，喉中有声，不通利：紫菀30克，杏仁15克，细辛3克，款冬花15克，每服5克，米饮调下。

3. 产后下血：紫菀末10克水冲服。

4. 吐血、咯血、嗽血：紫菀、茜根等分，为细末，炼蜜为丸，每次服6克。

5. 吐血咳嗽：紫苑、五味子炒过，共研为末，加蜜做成丸子，如芡子大，每次6克。

6. 妇人卒不得小便：紫菀末，水调服10克。

7. 肺伤咳嗽：紫菀花20克，水煎，温服。

8. 缠喉风痹：紫菀根含于咽喉部。

27 款冬花 Kuǎndōnghuā

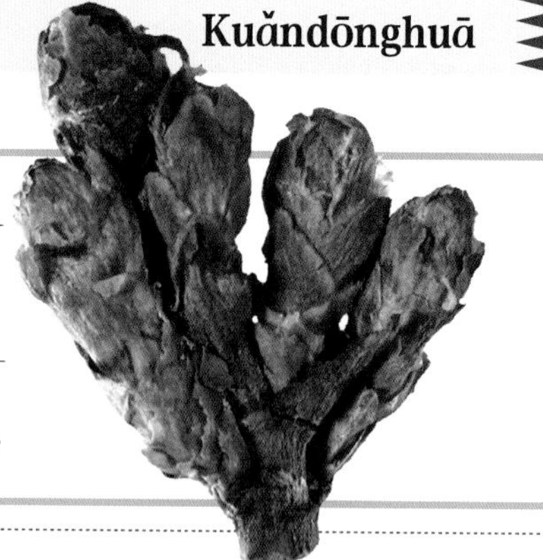

【药材来源】为菊科草本植物款冬的花蕾。

【处方用名】款冬花、冬花、炙冬花。

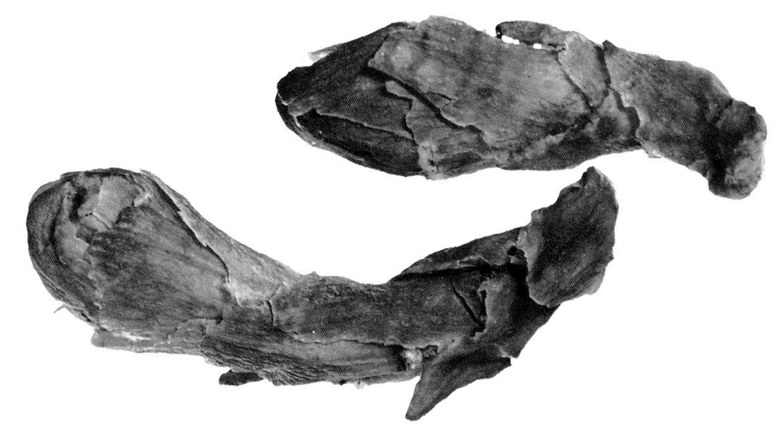

【产地采收】主产于河南、甘肃等地。12月或地冻前当花尚未出土时采挖。

【性状特征】未开放的头状药序呈不规则短棒状，单生或2～3花序基部连生，俗称“连三朵”，长1～2.5厘米。上端较粗，下面端渐细或带有短梗，外面被有多数鱼鳞状苞片；苞片外表面红紫色或淡红色，内表面密被白色絮状茸毛。体轻。撕开后可见白色丝状棉毛；舌状花及筒状花细小，长约2毫米。气香，味微苦；辛；带黏性；嚼之呈棉絮状。以个大、肥壮、色紫红、花梗短者为佳。

【药性特点】辛、微苦，温。归肺经。

【功效应用】

润肺化痰止咳：用于多种咳嗽。无论寒热虚实，皆可随证配伍。咳嗽偏寒，可与干姜、五味子同用。治肺热咳嗽，则配知母、桑叶同用。治肺气虚弱，咳嗽不已，配人参、黄芪同用。若治阴虚燥咳，则配沙参、麦冬。

【用量用法】5～10克。外感咳嗽宜生用，内伤久咳宜炙用。

【实用验方】

1. 久嗽不止：紫菀、款冬花等分，共为末，入生姜煎水服。

2. 喘嗽不已，或痰中有血：款冬花、百合，等分为细末，炼蜜为丸，如龙眼大。每服1丸，食后临卧细嚼，姜汤咽下，噙化尤佳。

3. 久咳不愈： 取款冬花1小团，拌蜜少许，放在瓦罐内烧烟，罐留一孔，让烟出，以口吸烟咽下。连用6日。

4. 暴发咳嗽： 款冬花15克，桑白皮、贝母、五味子、炙甘草各10克，知母5克，杏仁5克，煎水服。

5. 咳嗽，咽干，时出浊唾腥臭： 款冬花15克、炙甘草10克，桔梗15克，薏苡仁30克，水煎服。

6. 痰嗽带血： 款冬花、百部经蒸、焙后，等分为末，加蜜做成丸子，如龙眼大。每天临睡时嚼服一丸，姜汤送下。

7. 肺结核、哮喘、肺萎缩： 款冬花10克，绿茶1克，紫菀6克，炙甘草5克，加入清水煮沸5分钟，滤取药液，再调入蜂蜜适量代茶饮。

8. 低热不退、干咳不止，肺结核： 炙冬花30克，百合60克，将百合、炙冬花一起置于锅中，加入适量的清水，用武火煮沸后，再改用文火继续煮20分钟，然后调入冰糖即可，每日可饮1剂。

28 马兜铃 Mǎdōulíng

【药材来源】为马兜铃科植物北马兜铃或马兜铃的干燥成熟果实。

【处方用名】马兜铃、炙兜铃。

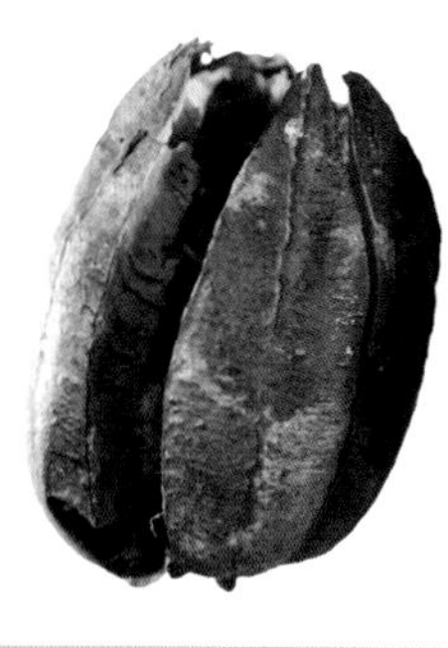

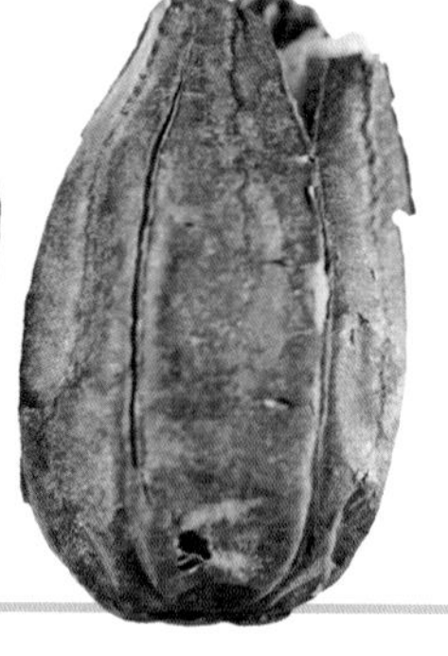

【产地采收】主产于东北、安徽等地。秋季果实由绿变黄时采收。

【性状特征】该品呈卵圆形，长3～7厘米，直径2～4厘米。表面黄绿色、灰绿色或棕褐色，有纵棱线12条，由棱线分出多数横向平行的细脉纹。顶端平钝，基部有细长果梗。果皮轻而脆，易裂为6瓣，果梗也分裂为6条。果皮内表面平滑而带光泽，有较密的横向脉纹。果实分6室，每室种子多数，平叠整齐排列。种子扁平而薄，钝三角形或扇形，长6～10毫米，宽8～12毫米，边缘有翅，淡棕色。气特异，味微苦。

【药性特点】苦，寒。有毒。归肺、大肠经。

【功效应用】

1. 清热化痰，止咳平喘：用于热郁于肺，肺失肃降，咳嗽痰喘者，常配桑白皮、黄芩等同用。治肺虚火盛，喘咳咽干，或痰中带血者，则配阿胶等同用，如补肺阿胶散。

2. 清肠消痔：用于大肠积热而致痔疮肿痛或出血，常配生地、白术等药内服。也可配地榆、槐角，煎汤熏洗患处。

此外，又能清热平肝而治高血压病属肝阳上亢者。

【用量用法】3～10克。肺虚久咳蜜炙用。

【使用注意】剂量过大，易致呕吐。近年来发现此药有毒，损伤肾脏，因此剂量不宜过大，使用时间不宜过长。

【实用验方】

1. 刀伤出血：马兜铃适量，研极细末，外撒创口。

2. 久嗽不愈：炙马兜铃15克，瓜蒌霜10克，北五味3克，共为末，每次3克。

3. 口腔溃疡：马兜铃适量炒炭，研末，加冰片少许，混匀，醋调敷患处，每日2次。

4. 肺热咳嗽，气急喘促：马兜铃七枚，桑根白皮30克，炙甘草20克，升麻10克，灯心草3克，水煎，去渣温服。

5. 降血压：马兜铃、菊花、夏枯草、钩藤各10克，石决明30克，水煎服。

6. 胃痛：马兜铃10克，延胡索、海螵蛸各15克，共研细末，水泛为丸，每次6克，每日3次。

7. 痔疮：马兜铃15克，地榆20克，槐角、甘草各12克，水煎，熏洗患处，每次15～30

分钟，分早晚各1次。

8. 睾丸肿痛： 马兜铃15克，荔枝核、橘核、川楝子各12克。水煎服，每日1剂。

9. 鼻渊： 马兜铃15克，麻黄8克，五味子10克，甘草10克，鹅不食草12克。水煎，每日1剂。

10. 瘰疬： 马兜铃12克，浙贝母、夏枯草各10克，川芎15克。水煎，每日1剂。

29 枇杷叶 Pípáyè

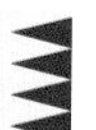

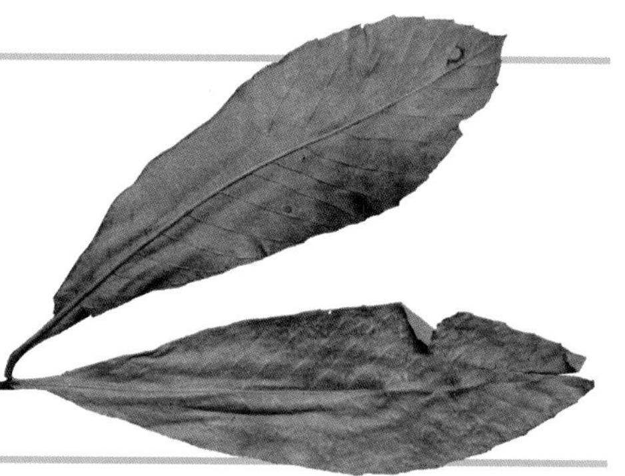

【药材来源】 为蔷薇科植物枇杷的叶。

【处方用名】 枇杷叶、炙枇杷叶。

【产地采收】 主产于广东、浙江等地。全年均可采收。

【性状特征】 叶呈长椭圆形或倒卵形，长12～30厘米，宽3～9厘米。先端尖，基部楔形，边缘上部有疏锯齿，基部全缘。上表面灰绿色、黄棕色或红棕色，有光泽，下表面淡灰色或棕绿色，密被黄色茸毛。主脉于下表面显著突起，侧脉羽状。叶柄极短，被棕黄色茸毛。革质而脆，易折断。气微，味微苦。以完整、色灰绿者为佳。

【药性特点】 苦，微寒，归肺、胃经。

【功效应用】

1. 清肺止咳： 用于肺热咳嗽，可单用制膏服用，或与黄芩、桑白皮等同用。治燥热咳喘，咯痰不爽，口干舌红者，可配桑叶、麦冬等同，如清燥救肺汤。

2. 降逆止呕： 用于胃热呕吐、呃逆，常配陈皮、竹茹等同用。

【用量用法】 5～10克。姜

汁炒治呕逆好；蜜炙治咳嗽良。

【实用验方】

1. 小儿皮肤热疮，疹，热疖：枇杷叶煎汤作浴剂，每日1～2回。

2. 回乳：枇杷叶（去毛）15克，牛膝根10克，水煎服。

3. 百日咳：枇杷叶15克，桑白皮15克，地骨皮9克，甘草3克，水煎服。

4. 呕吐：枇杷叶10克，柿蒂15克个，石菖蒲6克，竹茹15克，煎服。

5. 痔：炙枇杷叶为末，乌梅肉（焙燥）为末，和匀，先以痔洗净，次以药敷之。

6. 声音嘶哑：鲜枇杷叶30克，淡竹叶15克，水煎服。

7. 肺燥咳嗽：干枇杷叶（去毛）10克，干桑叶10克，茅根15克，水煎服。

8. 咳逆：枇杷叶30克，芫荽、前胡各15克，艾叶10克。水煎，冲红糖，早晚顿服。

9. 面上生疮：枇杷叶去毛，炙干，为末，食后茶汤调下5克。

10. 粉刺、鼻齇：枇杷叶80克，黄芩50克，甘草15克，天花粉40克，共为末，每服5克，食后服。

30 桑白皮 Sāngbáipí

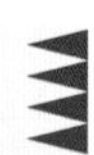

【药材来源】为桑科植物桑的根皮。

【处方用名】桑白皮、桑根白皮、炙桑皮。

【产地采收】全国大部分地区均产，主产于安徽、浙江等地。秋末叶落时至次春发芽前采挖。

【性状特征】根皮呈扭曲的卷

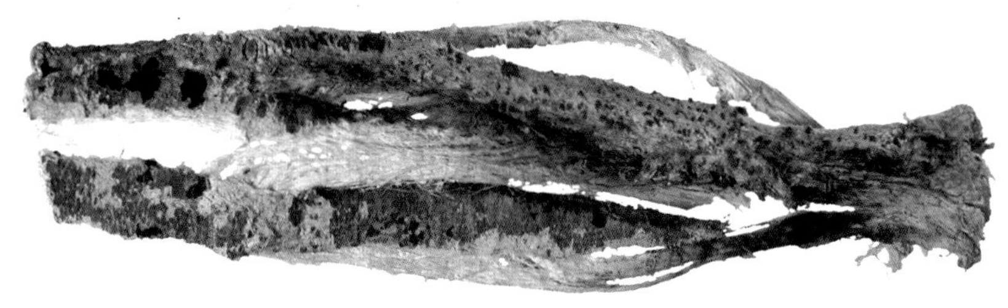

筒状、槽状或板片状，厚1～4毫米。外表面白色或淡黄白色，较平坦，偶有残留的橙黄色鳞片状栓皮；内表面黄白色或灰黄色，有细纵纹。体轻，质韧，纤维性强难折断，易纵向撕裂，撕裂时有白色粉尘飞扬。气微，味微甘。

【药性特点】甘，寒。归肺、脾经。

【功效应用】

1. 泻肺平喘：用于肺热咳喘，常配地骨皮同用，如泻白散。若水饮停肺，胀满喘急，可配麻黄、葶苈子等同用。治肺虚有热而咳喘气短，潮热，盗汗者，也可与人参、熟地等配伍。

2. 利水消肿：用于风水、皮水等阳水实证。全身水肿，面目肌肤浮肿，胀满喘急，小便不利者，常配茯苓皮、大腹皮等，如五皮饮。

此外，本品还有清肝之功，可治肝阳上亢，肝火偏旺之高血压病。

【用量用法】5～15克。泻肺利水，平肝清火宜生用；肺虚咳嗽宜蜜炙用。

【实用验方】

1. 鼻衄：桑白皮单味蜜炙水煎服。

2. 头面四肢悉肿，心腹胀满，上气喘急，小便不利，或妊娠水肿：生姜皮、桑白皮、陈橘皮、大腹皮、茯苓皮各10克，水煎服。

3. 脱发：桑白皮不拘量，以水淹浸后，煮沸，去渣，频频洗头。

4. 糖尿病：桑白皮10克，枸杞20克，煎汤服。

5. 肺热咳嗽：地骨皮、桑白皮各15克，甘草5克，研末，布包，入粳米1撮，水适量，煮至米熟，食前服。

31 葶苈子 Tínglìzǐ

【药材来源】为十字花科植物独行菜或播娘蒿的成熟种子。前者习称北葶苈子，后者习称南葶苈子。

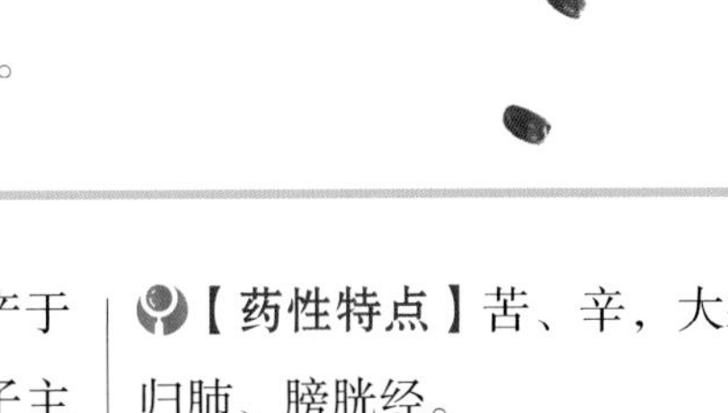

【处方用名】葶苈子、苦葶苈。

【产地采收】北葶苈子主产于东北、内蒙古等地；南葶苈子主产于安徽、江苏等地。夏季果实成熟时采割植株。晒干，搓出种子，除去杂质。

【性状特征】

1. 南葶苈子: 呈长圆形略扁，长约1毫米，宽约0.5毫米。一端钝圆，另端微凹或较平截。味微辛、苦，略带黏性。

2. 北葶苈子：呈扁卵形，长1 ~ 1.5毫米，宽0.5 ~ 1毫米。一端钝圆，另端尖而微凹，种脐位于凹入端。味微辛辣，黏性较强。

【药性特点】苦、辛，大寒。归肺、膀胱经。

【功效应用】

1. 泻肺平喘: 用于痰涎壅滞，肺气不降之咳嗽痰多，喘息不得平卧及胸痛等实证，常配大枣同用，如葶苈大枣泻肺汤。本品降泻之力颇强。

2. 利尿消肿： 用于腹水肿满属湿热蕴结者，配防己、椒目同用，如己椒苈黄丸。治结胸，胸水，腹水肿满，配杏仁、大黄同用，如大陷胸丸。

【用量用法】5 ~ 10克。研末服，3 ~ 6克。炒葶苈子可减缓其寒性。

【使用注意】肺虚喘促，脾虚肿满等证忌用。

【实用验方】

1. **大腹水肿：** 葶苈子10克，杏仁15克，煎服。

2. **小儿白秃：** 葶苈子捣末，洗净局部，涂上。

3. **月经不通：** 葶苈子为末，蜜丸如弹子大，绵裹纳阴中，每丸1宿易之。

4. **头风疼痛：** 葶苈子为末，以酒淋汁沐头。

5. **头面手足肿：** 葶苈子炒研，枣肉和丸，每晚1克，每服5丸。

6. **肺痈喘不得卧：** 葶苈子15克，大枣30克，水煎顿服。

7. **咳嗽，不得卧，或水肿，或遍体气肿，或单面肿，或足肿：** 葶苈子20克，微熬，取微利为度。

8. **疳虫蚀齿：** 葶苈子、雄黄等分为末，腊月猪脂和成，以绵裹，蘸点局部。

32 白果 Báiguǒ

【药材来源】为银杏科植物银杏的干燥成熟种子。

【处方用名】白果、银杏。

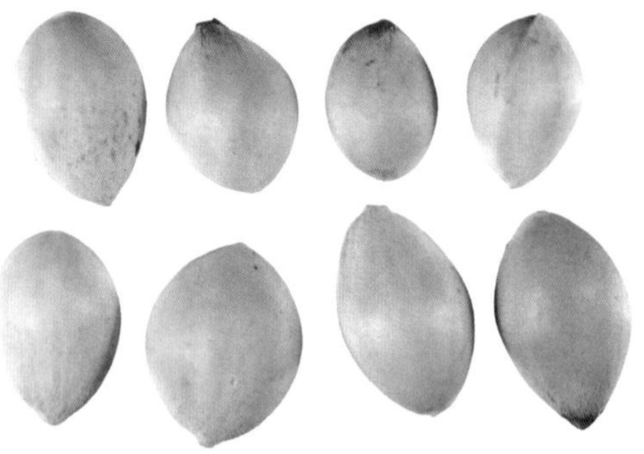

【产地采收】中国大部分地区均产。秋季种子成熟时采收。除去肉质外种皮，洗净，稍蒸或略煮后，烘干。

【性状特征】种子卵形或椭圆形，长1.5～3厘米，宽1～2.2

厘米。外壳(中种皮)骨质，光滑，表面黄白色或淡棕黄色，基部有一圆点状突起，边缘各有1条棱线，偶见3条棱线。内种皮膜质，红褐色或淡黄棕色。种仁扁球形，淡黄色，胚乳肥厚，粉质，中间有空隙；胚极小。气无，味微甘、苦。以壳色黄白、种仁饱满，断面色淡黄者为佳。

【药性特点】甘、苦、涩，平。有毒。归肺经。

【功效应用】

1. 敛肺化痰定喘：用于多种喘咳痰多证。治寒喘痰多由风寒之邪引发者，常配麻黄同用。若外感风寒而内有蕴热以致喘咳气急，痰多黄稠者，常配麻黄、黄芩等同用，如定喘汤。肺肾两虚之虚喘，又当配五味子、胡桃肉等同用。

2. 收涩止带：用于妇女带下，属脾肾亏虚，色清质稀者最宜，常配山药、莲子等同用。若属湿热带下，色黄腥臭者，也可配黄柏、车前子等，如易黄汤。治小便白浊，可单用或与萆薢、益智仁等同用。

【用量用法】5～10克，入煎前捣碎。

【使用注意】不可多用，小儿尤当注意。

【实用验方】

1. 咳喘：白果30克，冰糖15克，水煮至种仁熟透，连渣服，每日1～2次。

2. 肺结核：在中秋节前后，将半青半黄的银杏摘下，不用水洗，亦不去柄，随即投入生菜油内，100天后即可使用，每次1粒，日服3次，饭前服用，视病情1～3个月，连用。对缓解症状有效。

3. 气管炎：白果炒后去壳，加水煮熟，蜂蜜调和后食。

4. 遗尿：将白果炒香，5～10岁儿童每次5～7个，成人每次食8～10个，一日2次，食时细嚼慢咽。

5. 冠心病：银杏叶泡茶服。

6. 夜尿证：白果6枚，于睡前食用。

7. 妇女白带过多：白果15克，莲米30克，煎汤，吃物饮汤。

8. 蛲虫病：生白果数个，捣烂成糊，敷肛门上，每晚1次，连用5～7日。

9. 头面癣疮： 生白果仁切断，频擦患部。

10. 雀斑： 鲜银杏叶适量捣烂，取汁外搽。

33 罗汉果 Luóhànguǒ

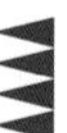

【药材来源】为葫芦科植物罗汉果的干燥果实。

【处方用名】罗汉果。

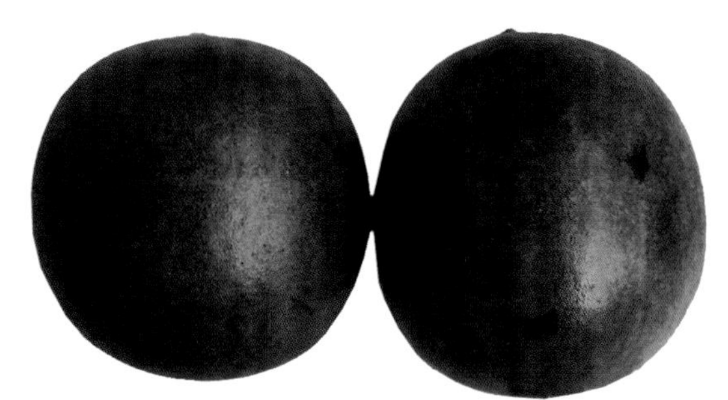

【产地采收】主产于广西。秋季果熟时采摘。

【性状特征】本品呈卵形、椭圆形或球形，长4.5～8.5厘米，直径3.5～6厘米。表面褐色、黄褐色或绿褐色，有深色斑块及黄色柔毛，有的有6～11条纵纹。顶端有花柱残痕，基部有果梗痕。体轻，质脆，果皮薄，易破。果瓤（中、内果皮）海绵状，浅棕色。种子扁圆形，多数，长约1.5厘米，宽约1.2厘米；浅红色至棕红色，两面中间微凹陷，四周有放射状沟纹，边缘有槽。气微，味甜。

【药性特点】甘，凉。归肺、大肠经。

【功效应用】

1. 清肺利咽，化痰止咳： 用于痰嗽，气喘，可单味煎服，或配百部、桑白皮同用。治咽痛失音，可单用泡茶饮。

2. 润肠通便： 用于肠燥便秘，可与蜂蜜泡饮。本品甘润，可生津润肠通便。

【用量用法】10 ~ 30克。宜开水泡服。

【实用验方】

1. 百日咳： 罗汉果1个，压碎，柿饼15克、鱼腥草25克、百部25克，煎水饮服。

2. 声音嘶哑、咳嗽不爽、咽痛： 罗汉果10克，山楂10克，同放锅中，煮熟后，入蜂蜜适量，作夏季饮料饮用。

3. 声音嘶哑： 罗汉果、无花果各20克，切片沸水中煮15分钟后当茶饮用。

4. 肺热阴虚，痰咳不爽及肺结核： 罗汉果100克，枇杷叶150克，南沙参150克，桔梗150克。加水煎煮2次，合并煎液，取上清液浓缩至适量，加入适量蔗糖，每次口服10毫升，每日3次。

5. 咳嗽、月经不调： 罗汉果1个，洗净压碎，益母草15克煎水服用。

6. 咽喉炎、失音、暑热烦渴、痰火咳嗽、小便短赤： 罗汉果30克，薄荷10克、青果5克、甘草3克，煎水取汁服。

7. 急、慢性支气管炎，扁桃体炎，咽炎，便秘： 罗汉果15 ~ 30克，开水泡，当茶饮。

8. 减 肥： 罗汉果2个、糙米150克，以小火煮至成粥食用。

9. 痰火咳嗽，声音嘶哑： 罗汉果1个，猪肺1个煲汤，加少许食盐服。

10. 慢性支气管炎、百日咳、咽喉炎、喉痛： 罗汉果15克，乌梅、五味子各5克，甘草3克，先将罗汉果、乌梅洗净捣碎与五味子、甘草一同入砂锅内，水煎取汁饮服。

34 洋金花 Yángjīnhuā

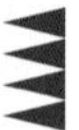

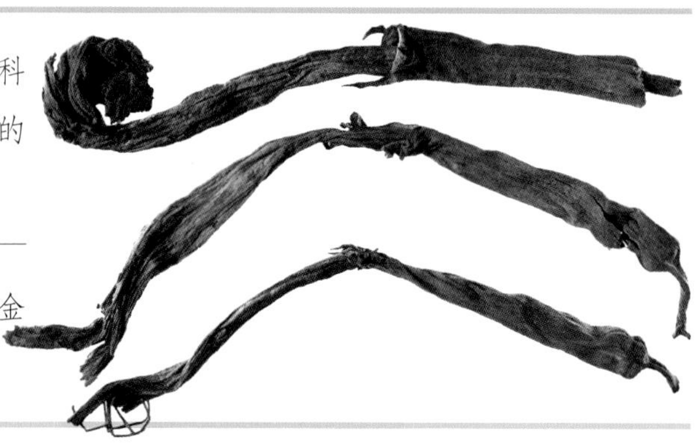

【药材来源】为茄科植物白花曼陀罗的干燥花。

【处方用名】南洋金花、曼陀罗。

【产地采收】主产于江苏、广东等地。7 ~ 9 月花盛开时采收，日西干或低温干燥。

【性状特征】本品多皱缩成条状，长 9 ~ 15 厘米。花萼筒状，长为花冠的 2/5，灰绿色或灰黄色，先端 5 裂，表面有茸毛。花冠上部呈喇叭状，先端 5 浅裂，裂片先端短尖，短尖下有 3 条明显的纵脉纹，裂片间微凹陷；雄蕊 5，花丝下部紧贴花冠筒，花药扁平，长 1 ~ 1.5 厘米。质脆易碎，气微，味微苦。

【药性特点】辛，温。有毒。归肺、肝经。

【功效应用】

1. 平喘止咳：用于成人或年老咳喘无痰或痰少，而他药乏效者。可散剂单服，或配烟叶制成卷烟燃吸。现也常配入复方用治慢性喘息性支气管炎，支气管哮喘。本品为麻醉镇咳平喘药。

2. 镇痛：用于多种疼痛疾病。单用即有效，也可配川乌、姜黄等同用。治痹痛，跌打疼痛，除煎汤内服外，还可煎水外洗或外敷。本品有良好的麻醉止痛作用。

3. 止痉：用于癫痫，惊厥，可配全蝎、天麻等药同用。

【用量用法】0.2 ~ 0.6 克。宜入丸散剂或作卷烟吸入，一日量不超过 1.5 克。外用适量，煎

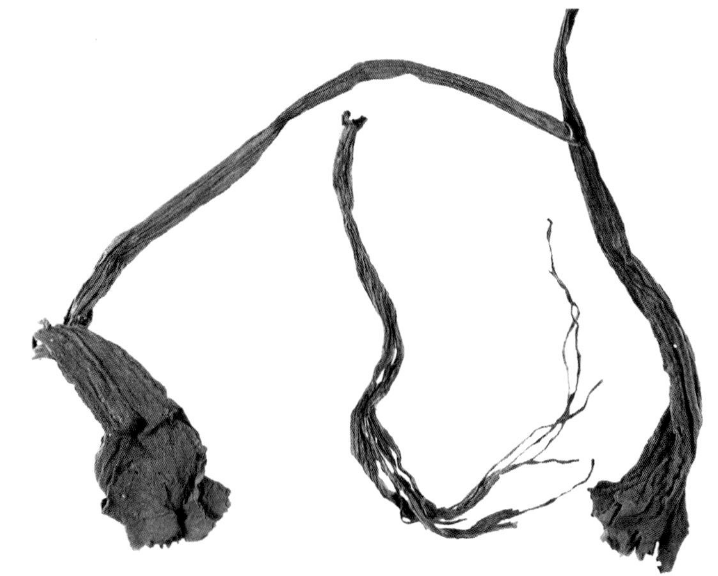

汤洗或研末外敷。

【使用注意】本品毒性强，应控制剂量。外感及痰热咳喘、青光眼、高血压，心动过速及孕妇，体弱者均禁用。

【实用验方】

1. **虚性哮喘**：洋金花少量研末，和烟同卷，发作时吸烟，不能过量。

2. **面上生疮**：洋金花研末，少许贴之。

3. **精神分裂症**：洋金花浸白酒，制成10%酊剂，每天早饭后服1次，连服6天。

4. **跌打损伤**：曼陀罗子3克，泡酒300毫升，每次服少许。

5. **风湿痛**：曼陀罗子2克，浸高粱酒500毫升，10日后饮酒，每次少许，每日1次。

6. **风湿性关节炎**：洋金花10朵，闹洋花根12克，毛姜15克，白酒500毫升，将上药泡酒1周，每晚服5毫升。（注：此方有毒，不可过量）

7. **虫牙痛**：洋金花6克，烟叶6克，混合卷成烟状，吸烟2～3口，痛止即停。（注：此方有毒，不可过量）

8. **痈疽肿毒**：曼陀罗鲜叶适量，捣烂，敷患处，干时再换。

35 矮地茶 Ǎidìchá

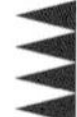

【药材来源】为紫金牛科植物紫金牛的干燥全草。又名紫金牛。

【处方用名】矮地茶、紫金牛、平地木。

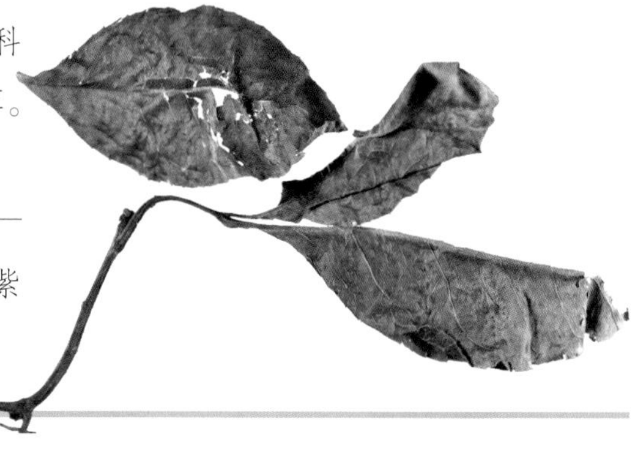

【产地采收】主产于长江流域以南各省。全年可采。

【性状特征】本品根茎呈圆柱形，疏生须根。茎略呈扁圆柱形，稍扭曲，长 10 ~ 30 厘米，直径 0.2 ~ 0.5 厘米；表面红棕色，有细纵纹、叶痕及节；质硬，易折断。叶互生，集生于茎梢；叶片略卷曲或破碎，完整者展平后呈椭圆形，长 3 ~ 7 厘米，宽 1.5 ~ 3 厘米；灰绿色、棕褐色或浅红棕色；先端尖，基部楔形，边缘具细锯齿；近革质。茎顶偶有红色球形核果。气微，味微涩。

【药性特点】苦、辛、平。归肺、肝经。

【功效应用】

1. 止咳平喘：用于肺热咳喘痰多，可单用，亦可配枇杷叶、银花等药用。若属寒痰咳喘，则配麻黄、细辛等温肺化痰，止咳平喘药同用。

2. 清利湿热：用于湿热黄疸，常配茵陈、虎杖等药用。治水肿尿少，配泽泻、茯苓等。治热淋，常配车前草、萹蓄等药。本品化痰作用极佳。

3. 活血化瘀：用于多种瘀血病证。血瘀经闭，可以配伍郁金、延胡索同用；跌打损伤，可以配伍当归、川芎同用。

【用量用法】煎服，10 ~ 30 克。

【实用验方】

1. 肺炎：紫金牛、半枝莲、紫珠草各 15 克，水煎服。

2. 老年性咳喘：紫金牛 45 克，水煎服，连服 10 日。

3. 血痢：紫金牛茎叶，煎服。

4.肺结核、结核性胸膜炎：矮地茶、夏枯草各12克，百部、白及、天冬、功劳叶、桑皮各 10 克，水煎服。

5. 肺痈：紫金牛 30 克，鱼腥草 30 克，水煎服。

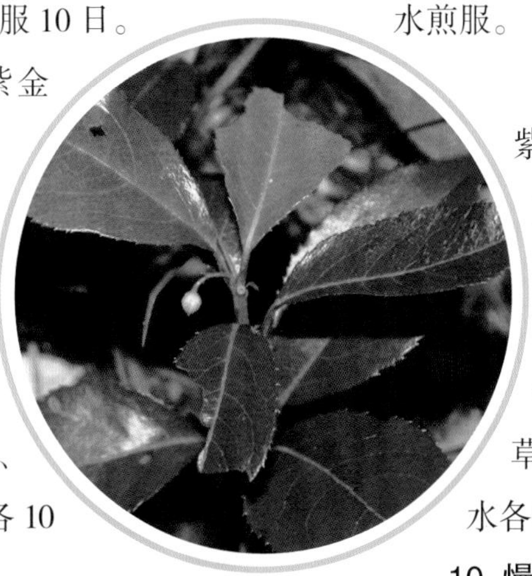

6. 肿毒：紫金牛茎叶，煎服。

7. 急性黄疸型肝炎：矮地茶 30 克，红糖适量，红枣 10 枚，水煎服。

8. 脱力劳伤：紫金牛 15 ~ 30 克，红枣适量。水煎服。

9. 跌打伤痛：紫金牛全草 30 克，酒、水各半煎服。

10. 慢性气管炎：矮地茶 30 克，水煎分 3 次服。

第十四章 安神药

凡以安定神志为主要作用，治疗心神不安病证的药物，称为安神药。其主要功效是安神。根据安神药的药性特点及功效主治的不同，可分为重镇安神药、养心安神药两类。主要适用于心神不安证。常表现为心悸怔忡，失眠多梦，健忘，心烦不寐等。亦可作为惊风、癫狂等病证的辅助药物。

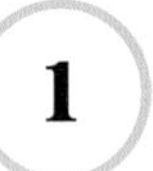

1 朱砂

Zhūshā

【药材来源】为硫化物类矿物辰砂族辰砂，主含硫化汞。

【处方用名】朱砂、辰砂、飞朱砂、丹砂。

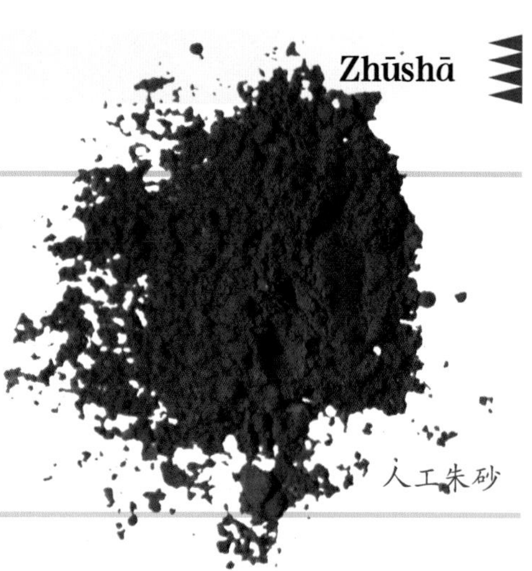

人工朱砂

【产地采收】主产湖南、贵州等地。随时可采。采挖后，选取纯净者，用磁铁吸净含铁的杂质，再用水掏去泥沙等杂质。研碎后水飞极细用。天然朱砂有“朱宝砂”，“镜面砂”和“豆瓣砂”。商品中有人工朱砂系人工合成的加工品。

【性状特征】

1. 朱砂药材：本品为粒状或块状集合体，呈颗粒状或块片状。鲜红色或暗红色，条痕红色至褐红色，具光泽，体重，质脆，片状者易破碎，粉末状者有闪烁的光泽。无臭，无味。以色鲜红、有光泽、质脆体重者为佳。

2. 镜面砂：呈斜方形或长条形板片状，大小、厚薄不一；边缘不齐，色红鲜艳，光亮如镜面；质较脆，易破碎。

3. 豆瓣砂：呈块状，方圆形或多角形；暗红色或灰褐色；质坚，不易碎。

4. 朱宝砂：呈细小块片状或颗粒状；色红明亮，有闪烁的光泽。触之不染手。

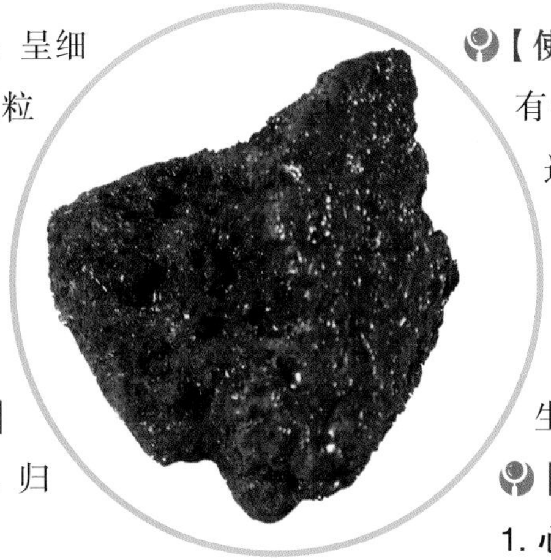

【药性特点】

甘，寒。有毒。归心经。

【功效应用】

1. 镇惊安神：用于心火亢盛，阴血不足之心神不宁、惊悸怔忡、烦躁不眠者，常与黄连、生地等同用，如朱砂安神丸。用于心肾阴虚，内热扰心之失眠多梦、虚烦少寐，可与生地、麦冬等药同用，如天王补心丹。用于癫痫，常与磁石同用，如磁朱丸。用治高热神昏、惊厥，常与牛黄、麝香等同用，如安宫牛黄丸。

2. 清热解毒：用于疮疡肿毒，常与雄黄、山慈菇等同用。若治咽喉肿痛，口舌生疮，可配冰片、硼砂外用，如冰硼散。

【用量用法】每次 0.3 ~ 1 克。内服，只宜入丸、散服。不宜入煎剂。外用适量。

【使用注意】本品有毒，内服不可过量或持续服用，孕妇及肝功能不全者禁服。入药只宜生用，忌火煅。

【实用验方】

1. 心火偏亢，心神烦乱，失眠多梦，惊悸怔忡：朱砂安神丸（市售）内服。

2. 视物昏花，耳鸣耳聋，心悸失眠，亦治癫痫：磁石 60 克，朱砂 30 克，神曲 120 克（即磁朱丸），3 味研末，蜜为丸，如梧子大，饮服 3 丸，每日 3 服。

3. 心虚遗精，癫痫：猪心 1 个，批片相连，以飞过朱砂末 0.3 克掺入，线缚，白水煮熟食之。

4. 癫狂、心风、心气不足：

朱砂、胆南星各50克，白附子25克。研细末，猪心血泡蒸饼为丸，梧桐子大（中药丸剂的梧桐子大小是指制作的丸剂一粒药的量，梧桐子比小米略大些，1般1粒相当于0.2克左右）。每服15丸。

5. 面上粉刺： 朱砂1克，麝香、牛黄各0.5克，雄黄0.3克。上细研令匀，以面脂和为膏，涂面上，避风经宿。

2 磁石 Císhí

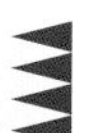

【药材来源】为氧化物类矿物尖晶石族磁铁矿的矿石。

【处方用名】磁石、煅磁石、灵磁石。

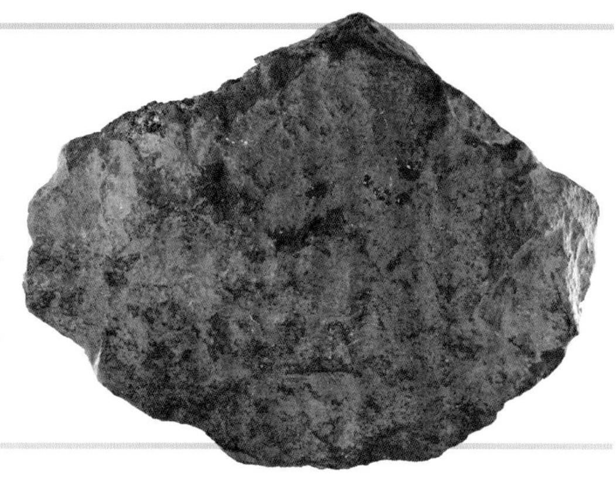

【产地采收】主产于河北、山东等地。随时可采。采挖后，除去杂石，选择吸铁能力强者入药。

【性状特征】本品呈不规则块状，多具棱角，大小不一，铁黑色，条痕黑色。不透明，半金属光泽。表面不光滑，粗糙。体重，质坚硬，难砸碎，断面不平坦。具磁性；有土腥气，味淡。以铁黑色、有光泽、吸铁能力强、杂质少者为佳。

【药性特点】咸，寒。归心、肝、肾经。

【功效应用】

1. 镇惊安神： 用于肾虚肝旺、肝火上炎、扰动心神或惊恐气乱、神不守舍所致的心神不宁，惊悸，失眠及癫痫，常与朱砂同用，如磁朱丸。

2. 平肝潜阳： 用于肝阳上亢之头晕目眩、急躁易怒等证，常与石决明、牡蛎等药同用。若阴虚甚者可配伍生地、白芍等药同用。若热甚者又可与钩藤、菊花等药同用。

3. 聪耳明目: 用于肾虚耳鸣、耳聋，多配伍熟地黄、山茱萸等药，如耳聋左慈丸。用治肝肾不足，目暗不明，视物昏花者，多配伍枸杞子、女贞子等药。近年用磁朱丸治疗白内障，可使视力改善。

4. 纳气平喘: 用于肾气不足，摄纳无权之虚喘，常与五味子、胡桃肉等同用，共奏纳气平喘之功。

【用量用法】 15 ~ 30克。宜打碎先煎。入丸散，每次1 ~ 3克。

【使用注意】 因吞服后不易消化，如入丸散，不可多服，脾胃虚弱者慎用。

【实用验方】

1. 久患耳聋： 磁石500克，布包，煮取水，投猪肾1对再煮，调以葱、豉、姜、椒作羹，空腹食之。

2. 小儿惊痫： 磁石炼水饮。

3. 疔肿： 磁石粉，碱、醋和，外用。

4. 肝肾不足，虚阳上亢之头晕目眩，耳聋耳鸣，视物模糊： 磁石20克，白芍15克，生地15克、天麻15克煎水饮服。

5. 金疮出血： 磁石末敷之。

3 龙骨 Lónggǔ

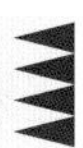

【药材来源】 本品为古代哺乳动物如象类门齿的化石或三趾马、恐龙、牛类、鹿类等的骨骼化石。前者习称“五花龙骨”，后者习称“龙骨”。

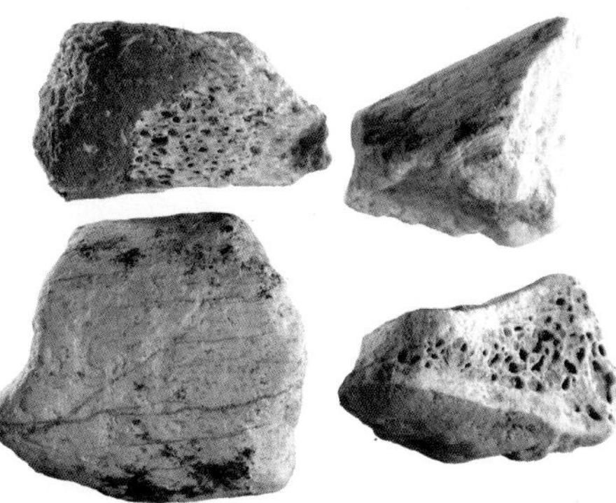

【处方用名】 生龙骨、煅龙骨。

【产地采收】主产于山西、内蒙等地。全年可采。挖出后除去泥土和杂质，贮于干燥处。

【性状特征】

1. 五花龙骨：呈不规则块状，大小不一；偶可见圆柱状，或破开的圆柱状。全体淡黄白色，夹有蓝灰色的花纹，深浅不一；偶尔见圆柱状，或破开的圆柱状。表面平滑，时有小裂隙；断面多粗糙，质硬而脆，易片片剥落而散碎；吸湿性强，以舌舔之有吸力；无臭，无味。以色白、有各种花纹、松透易碎、舐之粘舌者为佳。

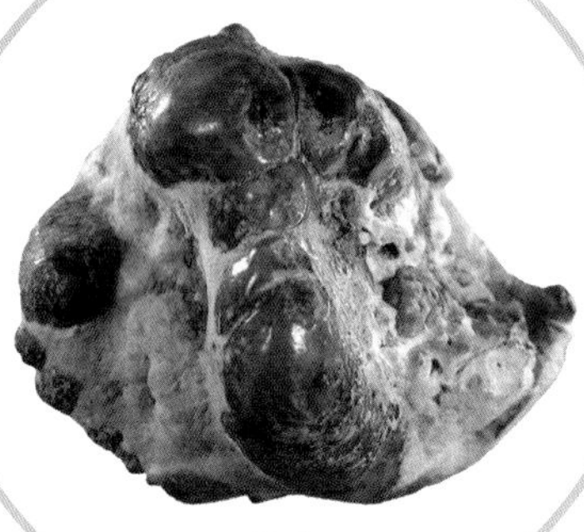

龙齿

2. 龙骨：呈不规则块状，大小不一；表面白色，较光滑，有的具纹理与裂隙，或具棕色条纹和斑点；质硬，断面不平坦，色白，细腻如粉质；吸湿性强，无臭，无味。

【药性特点】甘、涩，平。归心、肝、肾经。

【功效应用】

1. 镇惊安神：用于多种气血阴阳失调之心神不安。如用治思虑过度，阴虚火旺，心悸怔忡，失眠多梦等证，可与石菖蒲、远志等同用。用治心阳虚之烦躁不寐证，常与桂枝、甘草同用，如桂枝甘草龙骨牡蛎汤。治惊痫抽搐，癫狂发作者，须与牛黄、胆南星同用。

2. 平肝潜阳：用于肝阴不足，肝阳上亢所致的头晕目眩，烦躁易怒等证，多与代赭石、生白芍等药同用，如镇肝熄风汤。

3. 收敛固涩：用于多种滑脱证，对于遗精、滑精、尿频、遗尿、崩漏、带下、自汗、盗汗等皆可用之。用治肾虚遗精、滑精，每与芡实、沙苑子等配伍，如金锁固精丸。治疗气虚不摄，冲任不固之崩漏，可与黄芪、乌贼骨等配伍，如固冲汤。治疗表虚自汗，阴虚盗汗者，常与牡蛎、五味子等同用。

用治湿疹湿疮流水，疮疡不敛，阴汗瘙痒，常配伍牡蛎研粉外敷。若治疮疡溃久不敛，常与枯矾等份，共研细末，掺敷患处。

【用量用法】15 ~ 30 克。宜先煎。外用适量。镇静安神，平肝潜阳多生用，收敛固涩宜煅用。

【使用注意】本品味涩收敛，湿热积滞者不宜使用。

【实用验方】

1. 久痢不止：龙骨 30 克，打碎，水煎服，后以米饮服之。

2. 小儿因痢脱肛：龙骨粉扑之。

3. 遗尿淋沥：龙骨、桑螵蛸等分，为末，每盐汤服 6 克。

4. 失精，暂睡即泄：龙骨、韭子等量为散，空腹服 10 克。

5. 产后虚汗不止：龙骨、麻黄根等量，为散，不计时候，以粥饮调下 6 克。

6. 汤火伤：龙骨、生石膏、大黄、儿茶各等分，共研极细末，冷茶水调稀糊状，敷患处。

7. 阴囊汗痒：龙骨、牡蛎粉扑之。

8. 两耳湿烂，久不收敛：煅龙骨、煅赤石脂、海螵蛸各等量，共研细末，先用绵纸条拭干脓水，后吹末药。

9. 尿血：龙骨研粉，空腹服 5 克。

10. 脱肛：龙骨、木贼各等量，焙干研面，调香油涂。

4 琥珀 Hǔpò

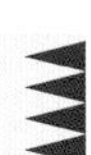

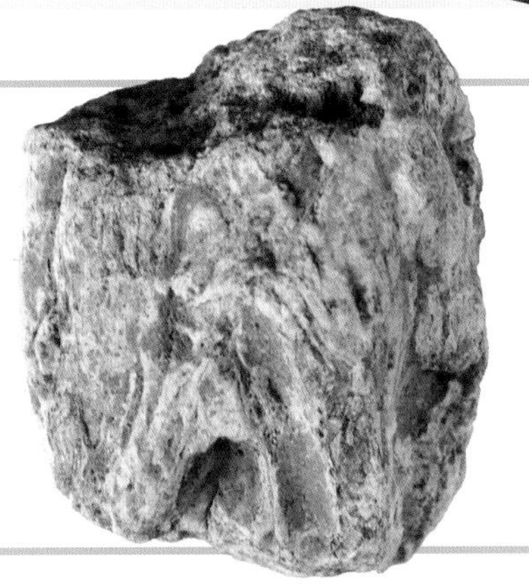

【药材来源】为古代松科植物松等渗出的树脂，埋于地层下经久而成的化石样物质。

【处方用名】琥珀、血珀、琥珀屑。

【产地采收】主产于广西、云南等地。随时可采。用时捣碎，研成粉末用。

【性状特征】本品呈不规则块状、颗粒状或多角形，大小不一。血红色、黄棕色或暗棕色，近于透明。质松脆，断面平滑，具玻璃样光泽，捻之即成粉末。无臭，味淡，嚼之易碎无沙砾感。不溶于水，燃烧易熔，并爆炸有声、冒白烟，微有松香气。

【药性特点】甘，平。归心、肝、膀胱经。

【功效应用】

1. **镇惊安神：**用于心神不宁，心悸失眠，健忘等症，常与石菖蒲、远志等同用，如琥珀定志丸。治心血亏虚，惊悸怔忡，夜卧不安，常与酸枣仁、人参等同用，如琥珀养心丸。若治小儿惊风，可与天竺黄、胆南星等同用。

2. **活血化瘀：**用于血瘀气滞之痛经经闭，可与当归、莪术等同用。若治心血瘀阻，胸痹心痛证，常与三七同用，研末内服。治癥瘕积聚，可与三棱、鳖甲等药同用。亦可用于疮痈肿毒。

3. **利尿通淋：**用于多种淋证、尿频、尿痛及癃闭小便不利之证，单用有效。治石淋、热淋，可与金钱草、海金沙等同用。因琥珀能散瘀止血，故尤宜于血淋。近年用琥珀末吞服，治石淋伴血尿者，有一定疗效。

【用量用法】1.5～3克，研末冲服，或入丸散。外用适量。不入煎剂。忌火煅。

【实用验方】

1. **小儿胎惊：**琥珀、防风各1克，朱砂0.1克，为末，乳调，入口中。

2. **小便尿血，淋沥：**琥珀为末，每服5克，灯心草煎汤下。

3. **突受惊吓，失眠：**琥珀3克，温开水冲服。

4. **跌打损伤：**用酒送服琥珀3克，或加蒲黄亦可。

5. 瘀血阻滞疼痛，痛经： 琥珀30克，鳖甲30克，京三棱30克，延胡索30克，没药15克，大黄5克，为散，空腹酒服5克。

5 酸枣仁 Suānzǎorén

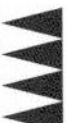

【药材来源】为鼠李科植物酸枣的成熟种子。

【处方用名】酸枣仁、炒枣仁、枣仁。

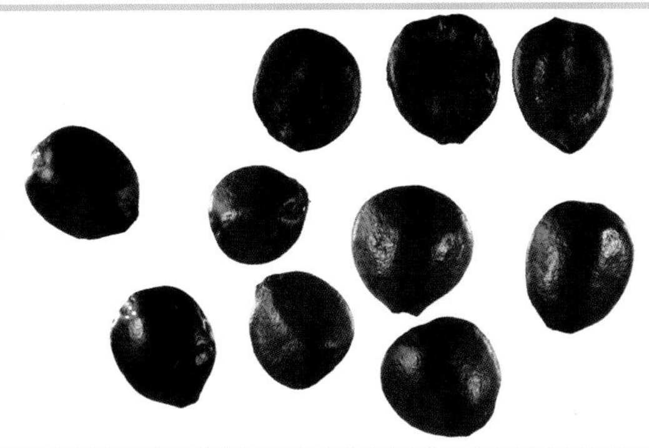

【产地采收】主产于河北、陕西等地。秋末冬初采收成熟果实，除去果肉及核壳，收集种子。

【性状特征】本品呈扁圆形或扁椭圆形，长5～9毫米，宽5～7毫米，厚约3毫米。表面紫红色或紫褐色，平滑有光泽，有的有裂纹。有的两面均呈圆隆状突起；有的一面较平坦，中间或有1条隆起的纵线纹；另一面稍突起；一端凹陷，可见线形种脐；另端有细小突起的合点。种皮较脆，胚乳白色，子叶2，浅黄色，富油性。气微，味淡。

【药性特点】甘、酸，平。归心、肝、胆经。

【功效应用】

1. 养心安神： 用于心肝阴血亏虚之心悸，怔忡，健忘，失眠，多梦，眩晕等证，常与当归、龙眼肉等药配伍。若治肝虚有热之虚烦不眠，常与知母、茯苓等同用，如酸枣仁汤。若心脾气血亏虚，惊悸不安，体倦失眠者，可以本品与黄芪、当归等药配伍应用，如归脾汤。若心肾不足，阴亏血少，心悸失眠，健忘，梦遗者，又当与麦冬、远志等合用，如天王补心丹。本品为养心安神之要药。

2. 收敛止汗：用于体虚自汗、盗汗，每与五味子、黄芪等药同用。

【用量用法】10 ～ 15 克。研末吞服，1.5 ～ 2 克。本品炒后质脆易碎，便于煎出有效成分，故多炒用。

【实用验方】

1. 久咳：酸枣仁适量，焙干，开水冲服。

2. 烦躁失眠：酸枣仁 15 克，大枣 50 克，加水煮粥，每晚睡前服，或酸枣仁 15 克，水煎加白糖适量服。

3. 胆虚睡卧不安，惊悸：酸枣仁 50 克，炒熟令香，研细末，每次 6 克，用竹叶汤送服。

4. 睡中盗汗：酸枣仁、人参、茯苓各等分，上为细末，米饮调下，每次服 5 克。

5. 骨蒸潮热，心烦不得眠卧：酸枣仁 50 克，煎，滤取汁，以米煮作粥，入地黄汁适量，再略煮，食用。

6 柏子仁 Bǎizǐrén

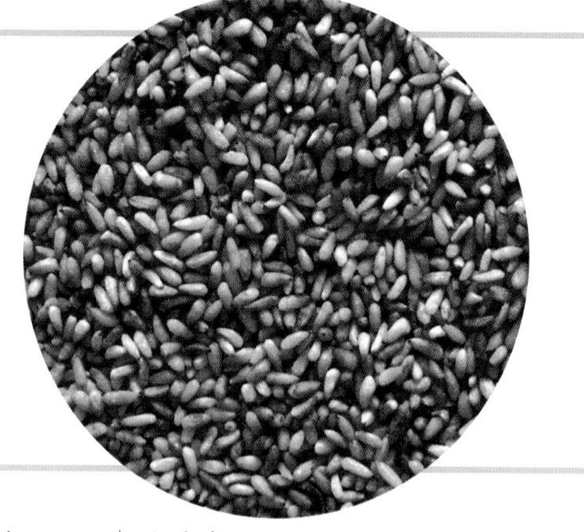

【药材来源】为柏科植物侧柏的成熟种仁。

【处方用名】柏子仁、柏子仁霜。

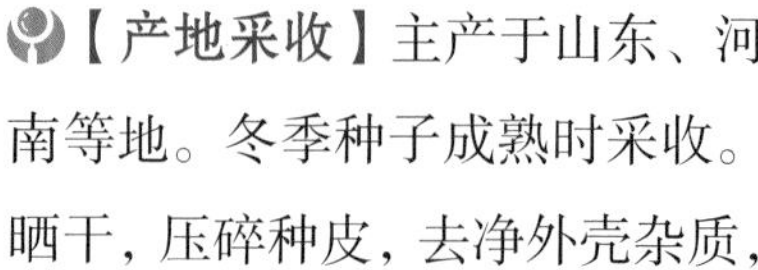

【产地采收】主产于山东、河南等地。冬季种子成熟时采收。晒干，压碎种皮，去净外壳杂质，取净仁。

【性状特征】本品呈长卵形或长椭圆形，长 0.3 ～ 0.7 厘米，直径 0.1 ～ 0.3 厘米。新鲜表面黄白色或淡黄色，久置则呈黄棕色，并有油点渗出。种仁外面常包有薄膜质的种皮，顶端略尖，圆三棱形，基部钝圆。质软油润，断面黄白色，胚乳较多，子叶 2 枚，均含丰富的油质。气微香，味淡而有油腻感。

【药性特点】甘，平。归心、肝、肾经。

【功效应用】

1. 养心安神：用于心阴虚及心肾不交之心悸失眠。如治心阴不足之虚烦不眠、惊悸、盗汗者，可配伍五味子、人参同用，如柏子仁丸。治心肾不交之心悸不宁、梦遗健忘者，常配伍麦冬、熟地同用，如柏子养心丸。

2. 润肠通便：用于年老、产后等阴虚血亏之肠燥便秘证，常与郁李仁、松子仁等同用，如五仁丸。

【用量用法】10 ～ 20 克。大便溏者宜用柏子仁霜代替柏子仁。

【使用注意】便溏及多痰者慎用。

【实用验方】

1. 老人虚秘：柏子仁、麻仁、松子仁，等分，煎服。

2. 自汗盗汗：柏子仁 9 克，糯稻根、浮小麦各 15 克、红枣 5 个，水煎服。

3. 血虚失眠：柏子仁 10 克、丹参 15 克、酸枣仁 15 克，水煎服，一日 1 剂。

4. 健忘，失眠：柏子养心丸（市售）每次服用 10 克，每日 2 次。

5. 脱发：当归、柏子仁各等量，共研细末，炼蜜为丸。每日 3 次，每次饭后服 10 克。

7 夜交藤 Yèjiāoténg

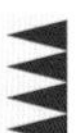

【药材来源】为蓼科植物何首乌的干燥藤茎。

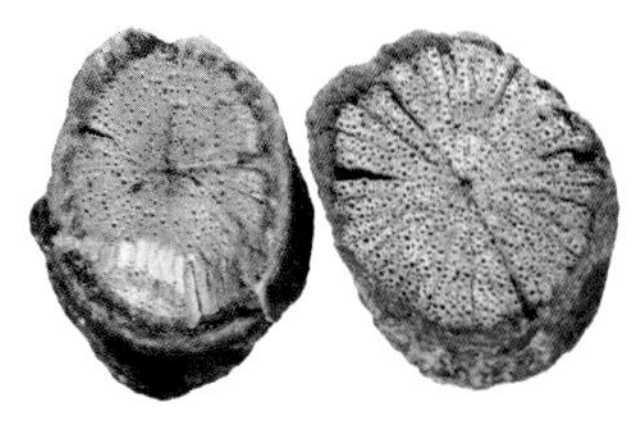

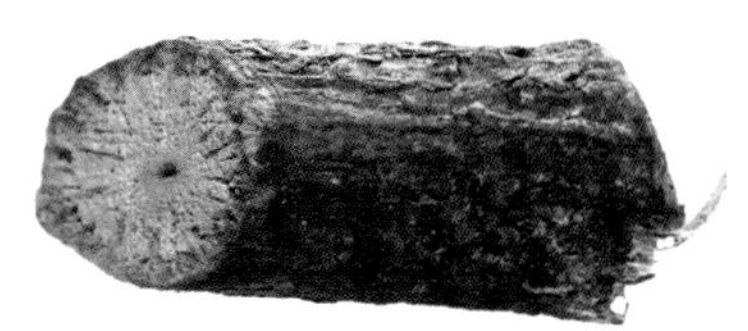

【处方用名】夜交藤、首乌藤、何首乌藤。

【产地采收】主产于河南、湖北等地。夏、秋时采集。

【性状特征】本品呈细长圆柱状，通常扭曲，有时分枝，直径3～7毫米。表面紫褐色，粗糙，有扭曲的纵皱纹和节，并散生红色小斑点，栓皮菲薄，呈鳞片状剥落。质硬而脆，易折断，断面皮部棕红色，木部淡黄色，木质部呈放射状，中央为白色疏松的髓部。气无，味微苦涩。

【药性特点】甘，平。归心、肝经。

【功效应用】

1. 养血安神：用于阴虚血少之失眠多梦，心神不宁，头目眩晕等证，常与合欢皮、酸枣仁等药同用。若失眠而阴虚阳亢者，可与珍珠母、龙骨等配伍。

2. 祛风通络：用于血虚身痛，常与鸡血藤、当归等配伍。用治风湿痹痛，常与独活、桑寄生等药同用。又兼有祛风湿止痒之功，用于皮肤瘙痒。治疗风疹疥癣等皮肤瘙痒症，常与蝉蜕、地肤子等同用，煎汤内服或外洗。

【用法用量】10～20克。

【实用验方】

1. 中风后偏瘫：夜交藤50克，桑枝、鸡血藤、灵仙各40克，水煎2次，趁热熏洗。

2. 失眠：夜交藤50克，水煎服。

3. 失眠多梦：夜交藤30克，合欢皮15克，柏子仁15克，珍珠母15克，水煎服。

4. 血虚，周身酸痛：夜交藤15～30克，水煎服。

5. **疮疹瘙痒：** 夜交藤适量，煎水外洗。

6. **荨麻疹：** 夜交藤 100 克，苍耳子、白蒺藜各 50 克，白鲜皮、蛇床子各 30 克，蝉蜕 10 克，煎煮取液，待药液温后洗浴。

8 合欢皮 Héhuānpí

【药材来源】 为豆科植物合欢的干燥树皮。

【处方用名】 合欢皮。

【产地采收】 我国大部分地区均产。夏秋间采集。

【性状特征】 本品呈浅槽状或卷成单筒状，长 40 ~ 80 毫米，厚 1 ~ 3 毫米。外表面灰褐色，稍粗糙，皮孔红棕色，椭圆形。内表面平滑，淡黄白色，有纵直的细纹理。质硬而脆，易折断，折断面裂片状。气微香，味微涩，稍刺舌，而后喉部有不适感。

【药性特点】 甘，平。归心、肝、肺经。

【功效应用】

1. **解郁安神：** 用于情志不遂，忿怒忧郁，烦躁失眠，心神不宁等证，能使五脏安和，心志欢悦，以收安神解郁之效。可单用或与柏子仁、酸枣仁等药配伍应用。

2. **活血消肿：** 用于跌打损伤，筋断骨折，血瘀肿痛之证。如治跌打仆伤，损筋折骨，可配麝香、乳香研末，温酒调服。还可用于肺痈，疮痈肿毒。用治肺痈，胸痛，咳吐脓血，单用有效。亦可与鱼腥草、冬瓜仁等药同用。治疮痈肿毒，常与蒲公英等药同用。

【用量用法】 6 ~ 12 克。煎服。外用适量。

【使用注意】孕妇慎用。

【实用验方】

1. **神经衰弱**：合欢花10克，泡茶服。

2. **跌打损伤疼痛**：合欢花研为细末，调酒服用。

3. **神经衰弱**：合欢花30克，粳米100克，红糖适量，加水适量，熬至粥稠即可，睡前温服。

4. **忧郁烦躁易怒，虚烦不安，健忘失眠**：合欢花10克，夜交藤15克，柏子仁10克，郁金10克，水煎服。

5. **肺痈久不收口**：合欢皮、白蔹等分，煎服。

6. **肺痈**：合欢皮、桃仁各12克，冬瓜子15克，鱼腥草30克，水煎服。

7. **湿阻脾胃食欲不振**：合欢花、扁豆花、厚朴花各6克，水煎服，可泡茶服。

8. **小儿磨牙**：合欢花煎浓汁，拭口中。

9. **风火眼疾**：合欢花配鸡肝、羊肝或猪肝蒸服。

9. **心烦失眠**：合欢皮9克，夜交藤15克。水煎服。

10. **疮痈肿痛**：合欢皮、蒲公英、紫花地丁各10克，水煎服。

9 远志 Yuǎnzhì

【药材来源】为远志科植物远志或卵叶远志的干燥根。

【处方用名】远志、炙远志。

【产地采收】主产于山西、河北等地。春、秋两季采挖。挖取根部，除去须根及泥沙，晒干。

【性状特征】本品呈圆柱形，略弯曲，长3～15厘米，直径0.3～0.8厘米。表面灰黄色至灰棕色，有较密并深陷的横皱纹、纵皱纹及裂纹，老根的横皱纹较密更深陷，略呈结节状。质硬而脆，易折断，断面皮部棕黄色，木部黄白色，皮部易与木部剥离。气微，味苦、微辛，嚼之有刺喉感。

【药性特点】苦、辛，温。归心、肺、肾经。

【功效应用】

1. 安神益智：用于心肾不交之心神不宁、失眠、惊悸等症，常与茯神、朱砂等药同用，如远志丸。治健忘症，常与人参、茯苓同用。本品为交通心肾，安定神志，益智强识之佳品。

2. 祛痰开窍：用于痰阻心窍所致之癫痫抽搐，惊风发狂等症。用于癫痫昏仆、痉挛抽搐者，可与半夏、天麻等药配伍。治疗惊风狂证发作，常与石菖蒲、郁金等药同用。其治痰有两个特点，其一用于痰留于肺所致的咳嗽，咯痰不爽；其二用于痰阻心窍所致的神志错乱，恍惚，惊痫等。

3. 消散痈肿：用于痈疽疮毒，乳房肿痛，内服、外用均有疗效，内服可单用为末，黄酒送服。外用可隔水蒸软，加少量黄酒捣烂敷患处。

【用量用法】3～10克。煎服。外用适量。化痰止咳宜炙用。

【使用注意】凡实热或痰火内盛者，以及胃溃疡或胃炎患者慎用。

【实用验方】

1. 喉痹：远志肉，为末，吹之，涎出为度。

2. 神经衰弱，健忘心悸，多梦失眠：远志研粉，每服3克，每日2次，米汤冲服。

3. 善忘症：远志为末，冲服。

4. 脑风头痛：把远志末吸入鼻中。

5. 吹乳肿痛：远志焙干研细，酒冲服6克，药渣敷患处。

10 灵芝 Língzhī

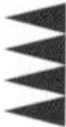

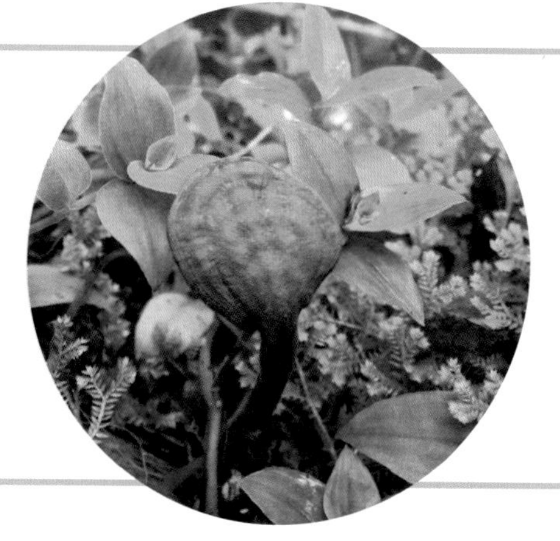

【药材来源】为多孔菌科真菌赤芝或紫芝的干燥子实体。

【处方用名】灵芝。

【产地采收】主产于四川、浙江等地。全年可采收。除去杂质，剪除附有朽木，泥沙或培养基的下端菌柄，阴干或在40℃～50℃烘干。

【性状特征】

1. 灵芝：子实体伞形，菌盖（菌帽）坚硬木栓质，半圆形或肾形，宽12～20厘米，厚约2厘米，皮壳硬坚，初黄色，渐变为红褐色，有光泽，具环状棱纹及辐射状皱纹，边缘薄而平截，常稍内卷。菌肉近白色至淡褐色；菌盖下表面菌肉白色至浅棕色，由无数细密管状孔洞（菌管）构成，菌管内有担子器及担孢子。菌柄侧生，长达19厘米，粗约4厘米，表面红褐色至紫褐色，有漆样光泽。气微，味淡。

2. 紫芝：本品子实体形态与灵芝相似，主要区别为菌盖与菌柄的皮壳呈紫黑色或褐黑色；菌肉与菌盖下面的菌管均为锈褐色。

【药性特点】甘，平。归心、肺、肝、肾经。

【功效应用】

1. 补气安神：用于气血不足、心神失养所致心神不宁，失眠，惊悸，多梦，体倦乏力，食少等证。可单用研末吞服，或与当归、白芍等同用。本品有补气养血之功，亦可用于虚劳证，用治气短，神疲，手足逆冷，或烦躁口干等证，常与山茱萸、人参等同用。

2. 止咳平喘：用治痰饮证，若形寒咳嗽，痰多咳喘者，常与党参、干姜等同用。

【用量用法】6 ~ 12克。研末吞服1.5 ~ 3克。

【实用验方】

1. 神经衰弱：灵芝30克，白酒500克，泡7天后服，每次20 ~ 30毫升。

2. 脾虚少食：灵芝10克，山药15克，白术12克，陈皮6克，水煎服。

3. 补益身体，病后体虚，头晕眼花：灵芝10克，莲子50克，陈皮10克，鸡1只。炖服。

4. 久病体虚，慢性支气管炎，虚寒胃痛：灵芝5克，水煎服。

5. 白细胞减少症：灵芝、黄精、鸡血藤、黄芪各15克，猪蹄100克，共炖，饮汤食肉。

6. 急、慢性传染性肝炎：灵芝、茵陈各12克，鸡骨草30克。将上药加水300毫升后煎至150毫升。每日1剂，每次服50毫升，每天服3次，30天为1疗程，可连服3个疗程。

7. 肝炎体虚：灵芝15克，黄芪15克，猪瘦肉100克，加水适量共炖，食盐调味，饮汤食肉。

8. 心绞痛、高脂血症：取灵芝100克，黄豆300克。将灵芝切成小片，黄豆炒熟，再分别磨成细粉后混匀。每日服10 ~ 15克，每日服3次，可连服15 ~ 30天。

9. 冠心病：灵芝30克，三七10克，丹参10克，白酒500克，泡7天，每次20 ~ 30毫升。

10. 积年胃病：灵芝15克，切碎，用老酒浸泡服用。

第十五章 平肝息风药

凡能平抑肝阳，息风止痉，治疗肝阳上亢，肝风内动病证的药物，称为平肝息风药。其主要功效是平肝潜阳，息风止痉。平肝息风药虽然皆入肝经，但药性特点及功效主治不同，分为平抑肝阳药、息风止痉药两类。主要适用于肝阳上亢证，肝风内动证。

1 石决明 Shíjuémíng

【药材来源】为鲍科动物杂色鲍、皱纹盘鲍、羊鲍、澳洲鲍、耳鲍或白鲍的贝壳。

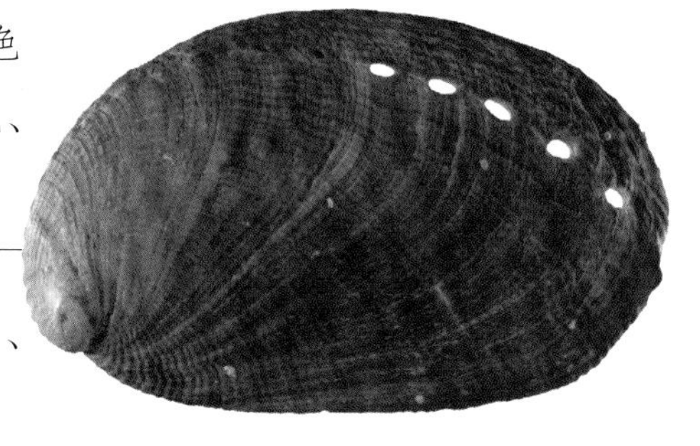

【处方用名】石决明、煅石决明、飞石决明。

【产地采收】主产于广东、福建等地。夏、秋采集。去肉洗净，晒干，生用或煅用，同时打碎。

【性状特征】

1. 杂色鲍：呈长卵圆形，内面观略呈耳形，长7～9厘米，宽5～6厘米，高约2厘米。表面暗红色，有多数不规则的螺肋和细密生长线，螺旋部小，体螺部大，从螺旋部顶处开始向右排列有20余个疣状突起，末端6～9个开孔，孔口与壳面平。内面光滑，具珍珠样彩色光泽。壳较厚，质坚硬，不易破碎。无臭，味微咸。

2. 皱纹盘鲍：呈长椭圆形，长 8 ~ 12 厘米，宽 6 ~ 8 厘米，高 2 ~ 3 厘米。表面灰棕色，有多数粗糙而不规则的皱纹，生长线明显，常有苔藓类或石灰虫等附着物，末端 4 ~ 5 个开孔，孔口突出壳面，壳较薄。

3. 羊鲍：近圆形，长 4 ~ 8 厘米，宽 2.5 ~ 6 厘米，高 0.8 ~ 2 厘米。壳顶位于近中部而高于壳面，螺旋部与体螺部各占 1/2，从螺旋部边缘有 2 行整齐的突起，尤以上部较为明显，末端 4 ~ 5 个开孔，呈管状。

4. 澳洲鲍：呈扁平卵圆形，长 13 ~ 17 厘米，宽 11 ~ 14 厘米，高 3.5 ~ 6 厘米。表面砖红色，螺旋部约为壳面的 1/2，螺肋和生长线呈波状隆起，疣状突起 30 余个，末端 7 ~ 9 个开孔，孔口突出壳面。

5. 耳鲍：狭长，略扭曲，呈耳状，长 5 ~ 8 厘米，宽 2.5 ~ 3.5 厘米，高约 1 厘米。表面光滑，具翠绿色、紫色及褐色等多种颜色形成的斑纹，螺旋部小，体螺部大，末端 5 ~ 7 个开孔，孔口与壳平，多为椭圆形，壳薄，质较脆。

6. 白鲍：呈卵圆形，长 11 ~ 14 厘米，宽 8.5 ~ 11 厘米，高 3 ~ 6.5 厘米。表面砖红色，光滑，壳顶高于壳面，生长线颇为明显，螺旋部约为壳面的 1/3，疣状突起 30 余个，末端 9 个开孔，孔口与壳平。

【药性特点】咸，寒。归肝经。

【功效应用】

1. 平肝潜阳：用于肝阳上亢所致头晕目眩，常配钩藤、夏枯草同用。本品清泄肝热，镇潜肝阳，清利头目，“为凉肝、镇肝之要药。”

2. 清肝明目：用于肝火上炎目赤，翳障，可与黄连、龙胆草等同用；或与菊花、决明子等配伍。若属肝肾阴虚，视力减退或视物模糊等，可配熟地、菟丝子等同用。本品清泄肝火而明目，为治目疾的要药。

【用量用法】3 ~ 15 克。宜打碎先煎，生用清热潜阳力大，煅后药力减缓。也可水飞应用。

【使用注意】脾胃虚寒者忌用。

【实用验方】

1. **血管性头痛：**川芎 20 克，生白芍 25 克，白芷 15 克，全蝎末 2 克，钩藤 30 克，石决明 50 克，香附 6 克。每日 1 剂，水煎分 2 次服。

2. **角膜炎翳陷难敛：**生黄芪 30 ~ 50 克，当归 10 克，金银花、乌贼骨各 20 克，甘草 5 克，红花、蝉蜕、蛇蜕各 8 克，赤石脂 15 克，石决明 25 克。随证加减，每日 1 剂，水煎 2 次分温服。

3. **鼻渊：**谷精草、石决明、草决明各 30 克，木贼草、钩藤（后下）、山栀、白芷、蔓荆子、菊花、甘草各 10 克，桑叶 20 克。每日 1 剂，水煎，早晚 2 次分服。

4. **眩晕：**石决明 24 克，菊花 12 克，枸杞子 12 克，桑叶 12 克。水煎服。

5. **目暴肿疼痛：**石决明 25 克，车前子、黄连（去须）各 100 克。上 3 味，以此比例，研粉，炼蜜丸如梧桐子大。每服 15 丸，米饮下，食后，日 2 服。

6. **怕光羞明：**石决明、海金沙、甘草、菊花等分。水煎食后温服。

2 珍珠母 Zhēnzhūmǔ

【药材来源】本品为蚌科动物三角帆蚌、褶纹冠蚌或珍珠贝科动物马氏珍珠贝的贝壳。

【处方用名】珍珠母。

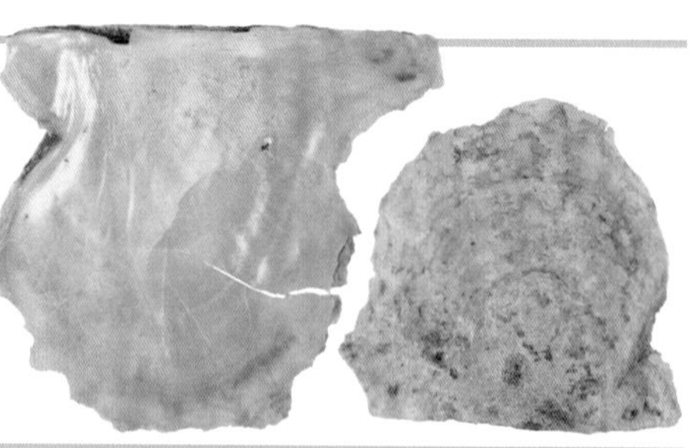

【产地采收】三角帆蚌和褶纹冠蚌在全国各地的江河湖沼中均产，珍珠贝和马氏珍珠贝主产于广西、广东等地。全年均可采收。去肉洗净，晒干，生用或煅用，用时打碎。

【性状特征】

1. 三角帆蚌：略呈不等边四角形。壳面生长轮呈同心环状排列。后背缘向上突起，形成大的三角形帆状后翼。壳内面外套痕明显；前闭壳肌痕呈卵圆形、后闭壳肌痕略呈三角形。左右壳均具两枚拟主齿，左壳具两枚长条形侧齿，右壳具一枚长条形侧齿；具光泽。质坚硬。气微腥，味淡。

2. 褶纹冠蚌：呈不等边三角形。后背缘向上伸展成大形的冠。壳内面外套痕略明显；前闭壳肌痕大呈楔形，后闭壳肌痕呈不规则卵圆形，在后侧齿下方有与壳面相应的纵肋和凹沟。左、右壳均具一枚短而略粗后侧齿及一枚细弱的前侧齿，均无拟主齿。

3. 马氏珍珠贝：呈斜四方形，后耳大，前耳小，背缘平直，腹缘圆，生长线极细密，成片状。闭壳肌痕大，长圆形，具一凸起的长形主齿。平滑。质脆，折断时成粉屑或小片状，半透明。气微，味淡。

【药性特点】咸，寒。归肝、心经。

【功效应用】

1. 平肝潜阳：用于肝阳上亢，头晕目眩，头痛耳鸣等，每与石决明、白芍等同用。若治肝阳上亢兼有肝热烦躁易怒者，可与夏枯草、菊花等配伍。本品有类似于石决明的平肝潜阳，清泻肝火之效。

2. 清肝明目：用于肝热目赤翳障及肝肾不足之视物不清。若治肝热目赤，常与石决明、夏枯草等配伍。若治肝肾不足之目暗不明，则每与桑叶、熟地黄等同用。

3. 镇心安神：用于心悸失眠，心神不宁，可与朱砂、龙骨等配伍。若惊风抽搐，癫痫，常与天麻、全蝎等同用。

此外，本品研细末外用，有吸湿之功，可用于湿疮湿疹，疮疡不敛，口舌生疮及水火烫伤等证。

【用量用法】15 ~ 30克。打碎先煎。

【实用验方】

1. 小儿惊风，高烧神昏，痉厥抽搐：珍珠母15克，钩藤10克，全蝎3克，石决明6克，水煎服。

2. 内眼疾患（晶体混浊，视神经萎缩）：珍珠母60克，苍术15克，人参3克。水煎，日服2次。

3. 心悸失眠：珍珠母30克，远志6克，酸枣仁10克，炙甘草6克。水煎服。

4. 目暗不明、视物昏花：珍珠母20克，枸杞子15克，女贞子15克煎水饮服。

5. 肝阳上亢头晕头痛，眼花耳鸣，面颊燥热：珍珠母30克，制女贞、旱莲草各15克，水煎服。

3 牡蛎 Mǔlì

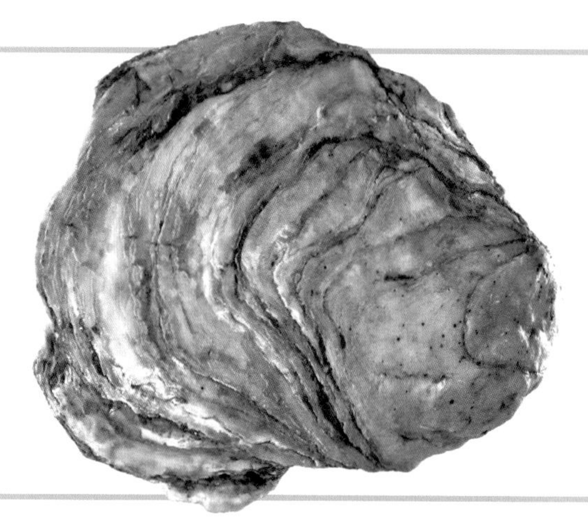

【药材来源】为牡蛎科动物长牡蛎、大连湾牡蛎或近江牡蛎的贝壳。

【处方用名】牡蛎、生牡蛎、煅牡蛎。

【产地采收】我国沿海一带均有分布。全年可采。去肉洗净，晒干，生用或煅用，用时打碎。

【性状特征】

1. 长牡蛎：呈长片状，背腹缘几平行，长10 ~ 50厘米，高4 ~ 15厘米。右壳较小，鳞片坚厚，层状或层纹状排列。壳外面平坦或具数个凹陷，淡紫色、灰白色或黄褐色；内面瓷白色，

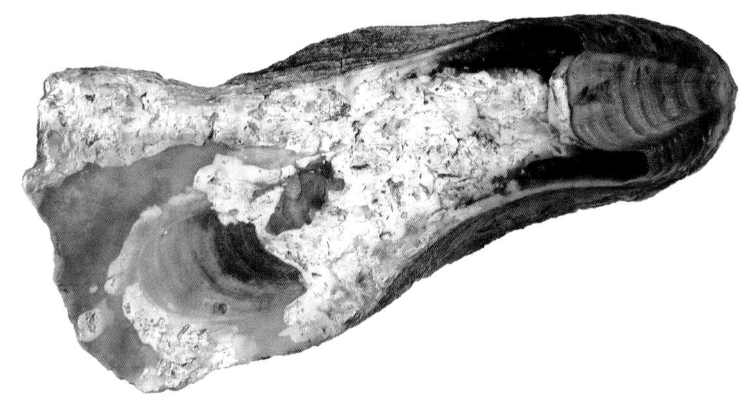

壳顶二侧无小齿。左壳凹陷深，鳞片较右壳粗大，壳顶附着面小。质硬，断面层状，洁白。无臭，味微咸。

2. 大连湾牡蛎：呈类三角形，背腹缘呈八字形。右壳外面淡黄色，具疏松的同心鳞片，鳞片起伏成波浪状，内面白色。左壳同心鳞片坚厚，自壳顶部放射肋数个，明显，内面凹下呈盒状，铰合面小。

3. 近江牡蛎：呈圆形、卵圆形或三角形等。右壳外面稍不平，有灰、紫、棕、黄等色，环生同心鳞片，幼体者鳞片薄而脆，多年生长后鳞片层层相叠，内面白色，边缘有的淡紫色。

【药性特点】咸，微寒。归肝胆、肾经。

【功效应用】

1. 平肝潜阳：用于阴虚阳亢之眩晕耳鸣等证，常与龙骨、龟甲等同用，如镇肝熄风汤。亦用于热病伤阴，虚风内动之四肢抽搐，如大定风珠。本品并略兼益阴之功。

2. 软坚散结：用于痰火郁结之痰核，瘰疬，瘿瘤等，常与浙贝母、玄参等配伍，如消瘰丸。用治气滞血瘀的癥瘕积聚，常与鳖甲、莪术等同用。因本品味咸，故能治疗诸病。

3. 收敛固涩：用于自汗，盗汗，遗精，滑精，尿频，遗尿，崩漏，带下等滑脱证。治自汗，盗汗，常与麻黄根、浮小麦等同用，如牡蛎散。治肾虚遗精，滑精，常与沙苑子、龙骨等配伍，如金锁固精丸。治尿频，遗尿可与桑螵蛸、金樱子等同用。治疗崩漏，带下证，常与海螵蛸、山茱萸等配伍。

4. 重镇安神：用于心神不安，惊悸怔忡，失眠多梦等证，常与龙骨相须为用，如桂枝甘草龙骨牡蛎汤；亦可配伍朱砂、酸枣仁等同用。

此外，煅牡蛎有制酸止痛作用，多与乌贼骨、浙贝母共为细末内服，用治胃痛泛酸。

【用量用法】10 ~ 30克，打碎先煎。外用适量。收敛固涩宜煅用，其他宜生用。

【实用验方】

1. 口渴：牡蛎不计多少，黄泥裹煅通赤，放冷为末，用活鲫鱼煎汤调下3克。

2. 小便数多：牡蛎150克（烧灰），桑螵蛸20克，煎服。

3. 金疮出血：牡蛎粉敷之。

4. 胃酸过多：牡蛎、海螵蛸、浙贝母各等份。共研细粉，每服10克，每日3次。

5. 眩晕：牡蛎30克，龙骨30克，菊花10克，枸杞子15克，何首乌15克钱。水煎服。

6. 崩中漏下赤白不止：牡蛎、鳖甲各等量，为末，以酒服5克。

7. 盗汗及阴汗：牡蛎研细粉，有汗处扑之。

8. 瘰疬：煅牡蛎100克，玄参75克，浙贝母100克，为丸，每次5克。

4 代赭石 Dàizhěshí

【药材来源】为三方晶系氧化物类矿物赤铁矿的矿石。

【处方用名】代赭石、赭石。

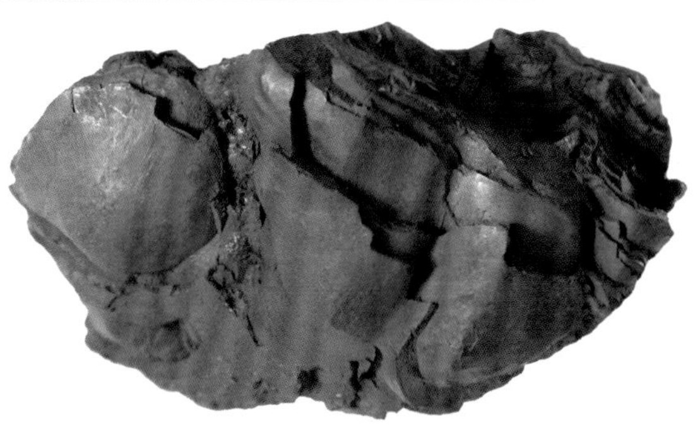

【产地采收】主产于山西、河北等地。开采后，除去杂石泥土，打碎生用或醋淬研粉用。

【性状特征】

本品为不规则的扁平块状，大小不一。全体棕红色或铁青色，条痕樱红色或棕红色。表面有圆形乳头状的突起，习称“钉头”，另一面与突起相对处有同样大小的凹窝。质坚硬，不易砸碎。断面显层叠状，且每层均依钉头而呈波涛状弯曲。气微，味淡。在砖上摩擦显红色。能溶于浓盐酸，其溶液显铁化合物的各种特殊反应。以色棕红、断面显层叠状，每层均有钉头者为佳。

【药性特点】苦，寒。归肝、胃、心经。

【功效应用】

1. 平肝潜阳：用于肝阳上亢所致的头晕、目眩、耳鸣等证，常与怀牛膝、生龙骨等同用，如镇肝熄风汤、建瓴汤。为重镇潜阳常用之品。

2. 重镇降逆：用于胃气上逆之呕吐，呃逆，噫气，常与旋覆花、半夏等配伍，如旋覆代赭汤。若胆火犯胃，胃气不降之呕吐，宜与龙胆草、青黛等配伍。同时又可降上逆之肺气而平喘。用于肺气上逆之喘息，属实者可与苏子等配伍；属虚者可配党参、山茱萸等同用，如参赭镇气汤。本品质重性降，为重镇降逆要药。

3. 清热止血：用于迫血妄行之吐血、衄血，可单用煅烧醋淬，研细调服。若血热崩漏下血，可配伍禹余粮、赤石脂等同用。

【**用量用法**】10 ~ 30克。宜打碎先煎。入丸散，每次1 ~ 3克。生用平肝降逆，煅用止血。

【**使用注意**】孕妇慎用。

【**实用验方**】

1. 牙宣：代赭石、荆芥，同为细末，揩齿上，以荆芥汤漱口。

2. 吐血，衄血：代赭石火煅，研粉，每服3克。

3. 妊娠胎堕，下血不止：先以代赭石30克，煎水，冲地黄汁20毫升，日2次。

4. 肠风血痢久不愈：醋淬代赭石60克，柿饼1个（煮烂）。捣为丸，梧子大。每早服6克，白汤下。

5. 赤眼肿闭：代赭石3克，生石膏5克，为末，水调敷眼头尾及太阳穴。

6. 崩中淋沥不止：大赭石研为细末，醋汤调服。

7. 喉痹肿痛：代赭石煮汁饮。

8. 磨牙有声：代赭石极细末，米醋调，每服4克。

5 刺蒺藜 Cìjílí

【**药材来源**】为蒺藜科植物蒺藜的干燥成熟果实。

【**处方用名**】刺蒺藜、白蒺藜。

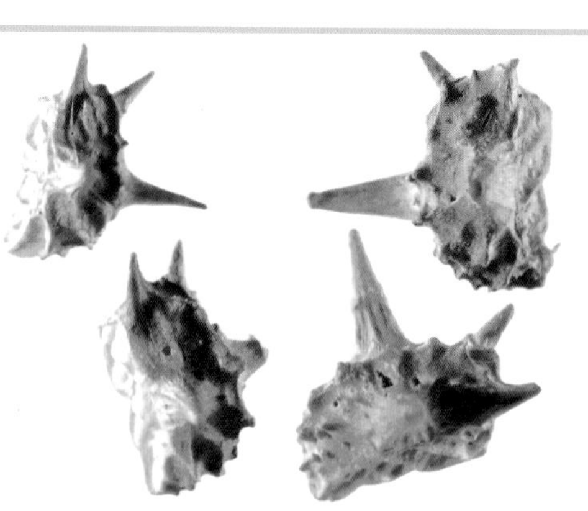

【产地采收】主产于河南、山东等地。秋季果实成熟时采收。割下全株，晒干，打下果实，碾去硬刺，除去杂质，生用或炒用。

【性状特征】完整的果实由5个分果瓣组成，放射状排列呈五棱状球形，直径0.7～1.2厘米。小分果斧状或橘瓣状，长0.2～0.6厘米，黄白色或淡黄绿色，背面弓形隆起，中间有纵棱及多数疙瘩状小短刺；上部两侧各有一粗硬刺，长0.4～0.6厘米，成八字形分开，基部的两个粗硬刺稍短，亦呈八字形分开，两侧面较薄，有网状花纹或数条斜向棱线。果皮木质，极坚硬。气微，味苦，辛。

【药性特点】苦、辛，平。有小毒。归肝经。

【功效应用】

1. 平抑肝阳：用于肝阳上亢，头晕目眩等症，常与钩藤、珍珠母等同用。

2. 疏肝解郁：用于肝郁气滞，胸胁胀痛，可与柴胡、香附等同用。若肝郁乳汁不通，乳房作痛，可单用本品研末服，或与穿山甲、王不留行等配用。

3. 祛风明目：用于风热目赤肿痛或翳膜遮睛等，多与菊花、决明子等同用。为祛风明目要药。

4. 祛风止痒：用于风疹瘙痒，常与防风、荆芥等配伍。治白癜风，可单用本品研末冲服。

【用量用法】6～10克。外用适量。

【使用注意】孕妇慎用。

【实用验方】

1. 月经不通：刺蒺藜、当归，等分为末。每服15克，米汤送下。

2. 面上瘢痕：刺蒺藜、栀子各等分，共研为末，加醋调匀。夜涂脸上，清晨洗去。

3. 白癜风：刺蒺藜生捣为末，每服10克，热水送下。一天2次。

4. 便秘：刺蒺藜、猪牙皂荚，按2:1比例，共研为末。每日服5克。

5. 牙周病：刺蒺藜20克，水煎汤，含漱，每日数次。

6. 皮肤瘙痒：刺蒺藜30克，蛇床子10克，地肤子10克。水煎2次混合，外敷患处。

7. 乳房胀痛：刺蒺藜10克，

柴胡10克，青皮10克，香附20克，水煎服，每日2次。

8.荨麻疹：刺蒺藜10克，防风10克，蝉蜕10克，苏叶10克。水煎服，每日3次。

9.偏头痛：刺蒺藜10克，僵蚕10克，白芷30克，水煎服，每日3次。

6 罗布麻叶 Luóbùmáyè

【药材来源】为夹竹桃科植物罗布麻的干燥叶。

【处方用名】罗布麻。

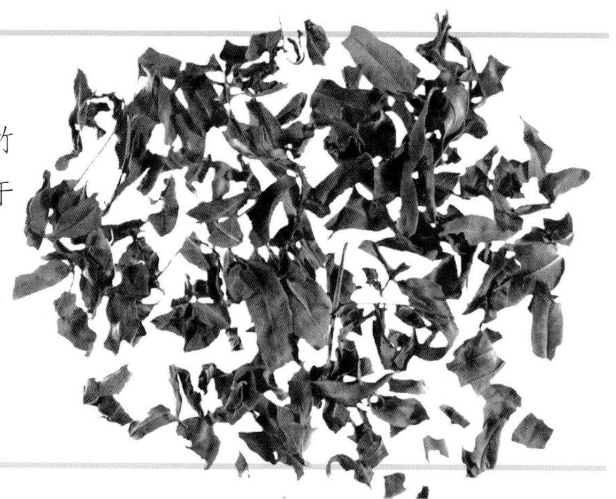

【产地采收】主产于我国东北、西北、华北等地，现江苏、山东等地有大量种植。叶在夏季开花前采摘，晒干或阴干，亦有蒸炒揉制后用者。全草在夏季挖取，除去杂质，干燥，切段用。

【性状特征】本品多皱缩卷曲，有的破碎，完整叶片展平后呈椭圆状披针形或卵圆状披针形，长2～5厘米，宽0.5～2厘米。淡绿色或灰绿色，先端钝，有小芒尖，基部钝圆或楔形，边缘具细齿，常反卷，两面无毛，叶脉于下表面突起；叶柄细，长约4毫米。质脆。气微，味淡。

【药性特点】甘、苦，凉。有小毒。归肝经。

【功效应用】

1.平抑肝阳：用于肝阳上亢及肝火上攻之头晕目眩，烦躁失眠等。治肝阳上亢之头晕目眩，单用即效，煎服或开水泡汁代茶饮，亦可与牡蛎、石决明等同用。若肝火上攻之头晕目眩，当与钩藤、夏枯草等配伍。

2. 清热利尿：用于水肿，小便不利而有热者，可单用取效，或配伍车前子、木通等同用。其根效果佳。

【用量用法】3 ~ 15 克。煎服或开水泡服，阳亢眩晕宜用叶片，治疗水肿多用根。

【使用注意】不宜过量或长期服用，以免中毒。

【实用验方】

1. 水肿：罗布麻根 25 克，水煎服，每日 2 次。

2. 头晕目眩、烦躁失眠、湿热所致小便不利或水肿：罗布麻叶 10 克，决明子 15 克，同置茶壶中，沸水泡 15 分钟，代茶频饮。

3. 眩晕，脑震荡后遗症，心悸，失眠，高血压，肝硬化腹水，浮肿：罗布麻叶 5 ~ 10 克，开水冲泡当茶喝。

4. 高血压病：罗布麻叶 10 克左右开水泡，当茶喝；或早晚定时煎服。

5. 高血压病：鸡 500 克切小块，以罗布麻叶 15 克，填底，鸡块放其上，加入调料（葱花、姜末、料酒、盐、味精各适量），放入蒸笼蒸至鸡肉烂熟，出笼，淋入麻油食用。

6. 高血压病：罗布麻叶 10 克，菊花 3 克，水煎取汁，以粳米 100 克煮成稀稠粥，加入白糖 30 克调味，每日 1 剂，早晚 2 次服食。

7. 高血压病：罗布麻叶 15 克，绿茶 3 克，用沸水冲泡，代茶饮用。

7 羚羊角 Língyángjiǎo

【药材来源】为牛科动物赛加羚羊的角。

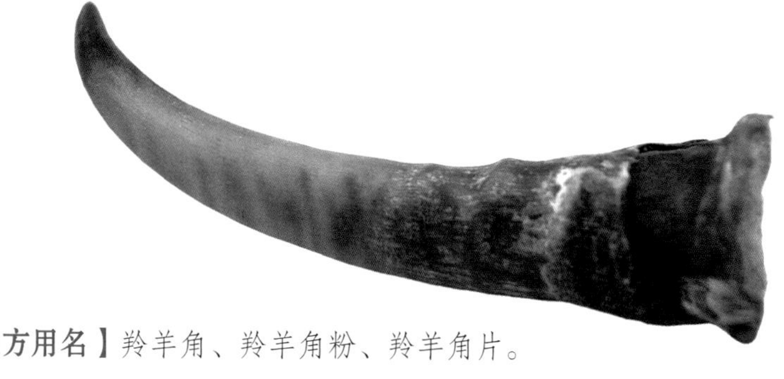

【处方用名】羚羊角、羚羊角粉、羚羊角片。

【产地采收】主产于新疆、青海等地。全年均可捕捉，以秋季猎取最佳。猎取后锯取其角，晒干，用时镑片、锉末或磨汁。

【性状特征】本品呈长圆锥形，略弯曲，长 15 ~ 33 厘米。类白色或黄白色，基部稍呈青灰色。嫩枝对光透视有“血丝”或紫黑色斑纹，光润如玉，无裂纹，老枝则有细纵裂纹。除尖端部分外，有 10 ~ 16 个隆起环脊，间距约 2 厘米，用手握之，四指正好嵌入凹处。角的基部横截面圆形，直径 3 ~ 4 厘米，内有坚硬质重的角柱，习称“骨塞”，骨塞长约占全角的 1/2 或 1/3，表面有突起的纵棱与其外面角鞘内的凹沟紧密嵌合，从横断面观，其结合部呈锯齿状。除去“骨塞”后，角的下半段成空洞，全角呈半透明，对光透视，上半段中央有一条隐约可辨的细孔道直通角尖，习称“通天眼”。质坚硬。气微，味淡。

【药性特点】咸，寒。归肝经。

【功效应用】

1. 平肝息风： 用于热极生风或温热病热邪炽盛之高热、神昏、惊厥抽搐，常配钩藤、白芍等同用，如羚角钩藤汤。用治癫痫，惊悸等，可与钩藤、天竺黄等配伍。治肝阳上亢之头晕目眩，烦躁失眠等症，常与石决明、龟甲等同用，如羚羊角汤。本品为治惊痫抽搐之要药。

2. 清肝明目： 用于肝火上炎之头痛，目赤肿痛等证，常与决明子、车前子等同用，如羚羊角散。

3. 清热解毒： 用于温热病壮热神昏，谵语躁狂，甚或抽搐，热毒斑疹等证，常与石膏、麝香等配伍，如紫雪丹；或以羚羊角、水牛角加入白虎汤中，治温热病壮热、谵语发斑等。

【用量用法】 1 ~ 3 克。宜单煎 2 小时以上。磨汁或研粉服，每次 0.3 ~ 0.6 克。

【使用注意】 脾虚慢惊者忌用。

【实用验方】

1. 中风手颤： 羚羊角 30 克，羌活、防风各 75 克，薏苡仁、秦艽各 100 克。共研细末，炼蜜丸，如梧桐子大。每服 20 丸，煎竹叶汤下。

2. 四肢顽痹： 羚羊角 30 克，独活 60 克，制川乌 15 克，防风 100 克，为丸，每服 5 克。

3. 血虚筋脉挛急，或历节掣痛： 羚羊角 3 克，以金银花 50 克，煎汤 1 碗服。

4. 热病余热不退： 羚羊角磨汁，以甘草、灯心各 3 克，煎汤和服。

5. 痘后痛肿： 羚羊角 3 克，以黄芪、金银花 60 克，煎汤和服。

8 珍珠 Zhēnzhū

【药材来源】 为珍珠贝科动物马氏珍珠贝、蚌科动物三角帆蚌或褶纹冠蚌等双壳类动物受刺激形成的珍珠。

【处方用名】 珍珠、珍珠粉。

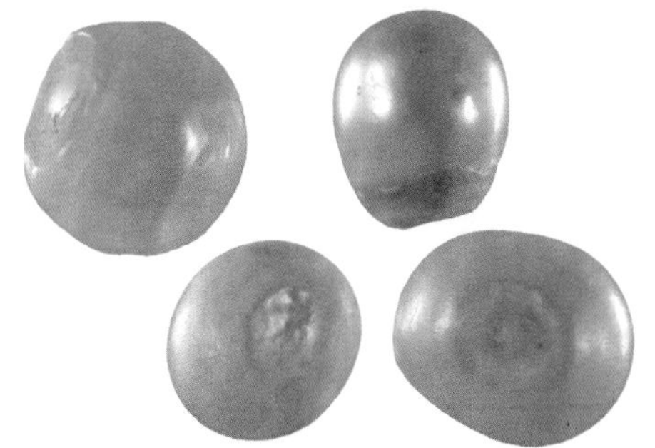

【产地采收】 前一种海产珍珠，主产于广西、海南等沿海地区。后两种淡水珍珠主产于安徽、江苏等地。全年可采。洗净，干燥，水飞或研成极细粉用。

【性状特征】天然珍珠呈圆球形、椭圆形、不规则的球形或长圆形，直径 1.5 ~ 8 毫米。表面类白色、黄白色、浅粉红色、浅蓝色等，具美丽的彩色光泽，平滑。作过装饰品的珍珠，中央多数有穿孔。质坚硬，难破碎，断面呈层状。用火烧之有爆裂声。气无，味微咸。

【药性特点】甘、咸，寒。归心、肝经。

【功效应用】

1. 安神定惊：用于心虚有热之心烦不眠、多梦健忘等证，每与酸枣仁、柏子仁等同用。治疗小儿痰热之急惊风，高热神昏，痉挛抽搐者，可与牛黄、胆南星等配伍。治小儿惊痫，抽搐等证，可与朱砂、牛黄、黄连等同用。

2. 消翳明目：用于肝经风热或肝火上攻之目赤涩痛，眼生翳膜，常与菊花、石决明等配伍，如珍珠散。若眼目翳障初起，可与琥珀、熊胆等配伍，研极细末，点眼。本品可用治多种目疾。

3. 解毒生肌：用于口舌生疮，牙龈肿痛，咽喉溃烂等证，多与硼砂、青黛等共为细末，吹入患处；亦可取珍珠与牛黄共为末使用，如珠黄散。若疮疡溃烂，久不收口者，可配炉甘石、黄连等，研极细末，调匀外敷。

此外，有润肤养颜之效，可用治皮肤色斑。现多用于化妆品中，以防治皮肤色素沉着。

【用量用法】入丸、散用，0.1 ~ 0.3 克。外用适量。

【实用验方】

1. 惊悸怔忡：珍珠 3 克（研极细末），茯苓、钩藤、半夏曲各 30 克，甘草、人参各 20 克（同炒黄，研极细末）。共和匀，炼蜜丸龙眼核大。每服 1 丸，生姜汤送下。

2. 小儿中风，手足拘急：珍珠末（水飞）50 克，石膏末 5 克。水煎，温服，每日 3 次。

3. 喉痹：珍珠 3 分，牛黄 1 分。上研极细，或吹或掺。

4. 口内诸疮：珍珠 10 克，硼砂、青黛 3 克，冰片 1.5 克，黄连 6 克。上为细末，凡口内诸疮皆可掺之。

5. 小儿惊啼及夜啼不止： 珍珠末 0.3 克，丹砂 0.1 克，温开水送服。

6. 口内诸疮： 珍珠 10 克，硼砂 3 克，青黛 3 克，冰片 0.5 克，黄连 6 克，为细末，外掺。

7. 心神不安，惊恐： 珍珠末，入蜂蜜服，每次 0.5 克，一日 3 次。

8. 目赤肿痛，视物不清： 取 1 块豆腐，置碗内，中间挖 1 小窝，入珍珠于窝内，蒸，取豆腐水点眼。

9. 重度子宫糜烂： 珍珠 0.3 克，青黛 1.5 克，共研细末，敷于子宫颈部，隔日 1 次，同时内服龙胆泻肝丸。

9 钩藤 Gōuténg

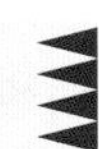

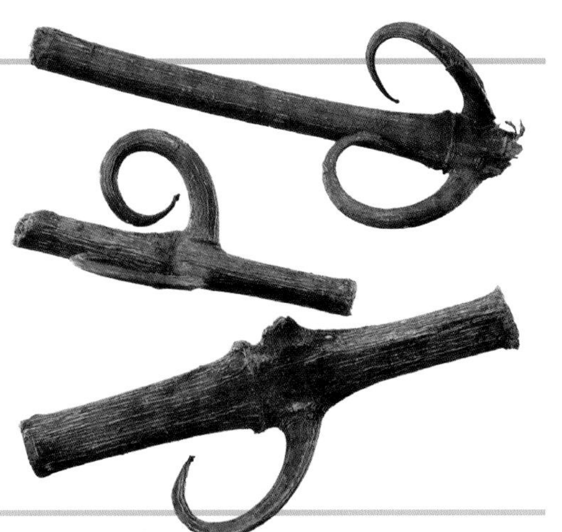

【**药材来源**】为茜草科植物钩藤、大叶钩藤、毛钩藤、华钩藤或无柄果钩藤的带钩茎枝。

【**处方用名**】钩藤、嫩钩藤、双钩藤。

【**产地采收**】主产于长江以南地区。春、秋两季采收带钩的嫩枝。去叶，切断，晒干。

【**性状特征**】

茎枝圆柱形或类方柱形，直径 2 ~ 6 毫米。表面红棕色至紫棕色或棕褐色，上有细纵纹，光滑无毛或有毛。茎上具略突起的环节，对生两个向下弯曲的钩或仅一侧有钩，钩长 1 ~ 2 厘米，形如船锚，先端渐尖，基部稍圆。钩基部的枝上可见叶柄脱落后凹点及环状的托叶痕。体轻，质硬。横断面外层棕红色，髓部淡棕色或淡黄色。气微，味淡。

【药性特点】甘，凉。归肝、心包经。

【功效应用】

1. 息风定惊：用于热极生风，四肢抽搐及小儿高热惊风证。治小儿急惊风之壮热神昏、牙关紧闭、手足抽搐者，可与天麻、全蝎等同用，如钩藤饮子。若温热病热极生风，痉挛抽搐，多与羚羊角、白芍等配伍，如羚角钩藤汤。本品息风止痉，清泄肝热，作用和缓。

2. 清热平肝：用于肝火上攻或肝阳上亢之头痛，眩晕等证。属肝火者，常与夏枯草、龙胆草等配伍。若肝阳上亢者，常与天麻、石决明等同用，如天麻钩藤饮。通过清肝热，亦可治小儿惊啼，夜啼。

【用量用法】3 ~ 12克。入煎剂宜后下，不宜久煎。

【实用验方】

1. 小儿惊热：钩藤30克，硝石15克，甘草3克（炙微赤，锉）。上药捣细，罗为散。每服，以温水调下半钱，日三、四服。量儿大小，加减服之。

2. 全身麻木：钩藤、黑芝麻、紫苏各30克。煨水服，一日3次。

3. 半边风：钩藤、荆芥各15克，夜交藤30克。煨水服，一日3次。

4. 面神经麻痹：钩藤60克，鲜何首乌120克。水煎服。

5. 胎动不安，孕妇血虚风热，发为子痫者：钩藤、人参、当归、茯神、桑寄生各3克，桔梗6克。水煎服。

10 天麻 Tiānmá

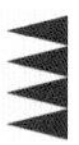

【药材来源】为兰科寄生草本植物天麻的块茎。

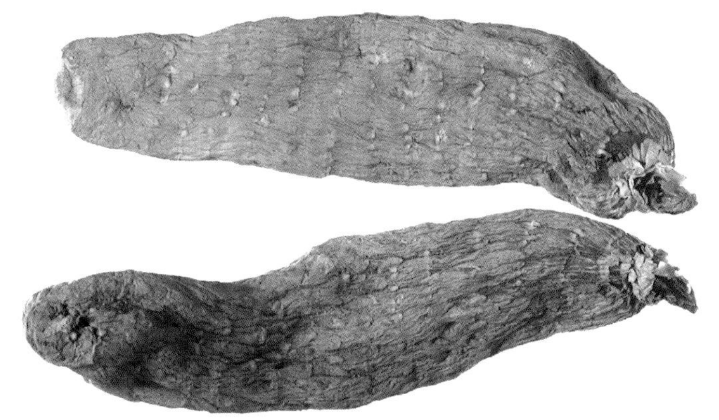

【处方用名】天麻、明天麻、赤箭、定风草。

【产地采收】主产于四川、云南等地。冬季采挖，冬季茎枯时采挖者名冬麻，质量优良；春季发芽时采挖者名春麻，质量较差。

【性状特征】

1. 天麻根茎：呈长椭圆形，一端有红棕色干枯芽苞，习称“鹦哥嘴”或“红小辫”，或为残留茎基；另一端有圆脐形疤痕。表面具环节，有点状突起（潜伏芽）排列成多轮横环纹。断面较平坦，角质样。气特异，味甘、微辛。

2. 天麻饮片：为不规则的薄片，表面黄白色或淡棕色，边缘具纵裂纹。质坚脆，切面光亮，角质样，半透明。气微，味淡。

【药性特点】甘，平。归肝经。

【功效应用】

1. 息风止痉：用于各种病因之肝风内动，惊痫抽搐，不论寒热虚实，皆可配伍应用。治小儿急惊风，常与羚羊角、钩藤等同用。治小儿脾虚慢惊，多与人参、白术等配伍。若破伤风痉挛抽搐、角弓反张，又可配天南星、白附子等同用，如玉真散。

2. 平抑肝阳：用于肝阳上亢之眩晕、头痛，常与钩藤、石决明等配伍，如天麻钩藤饮。若风痰上扰之眩晕、头痛，痰多胸闷，多与半夏、陈皮等同用，如半夏白术天麻汤。

3. 祛风通络：用于中风手足不遂，筋骨疼痛等，多与没药、麝香等配伍，如天麻丸。若风湿痹痛，关节屈伸不利者，多与秦艽、羌活等同用。其不仅能祛外风，且能通经络，止疼痛。为治眩晕、头痛之要药。

【用量用法】3 ~ 10克。研末冲服，每次1 ~ 1.5克。

【实用验方】

1. 眩晕：天麻研末，每次5 ~ 10克，每日3次。或用天麻8克，泡水服。或新鲜天麻30克，猪肉100克，炖食。

2. 头昏目眩，身体烦痛，皮肤瘙痒：天麻1份，川芎4份，研末，蜜为丸，每次3克，每日3次。

3. 偏正头痛，头昏目花：天麻25克，炖老母鸡食。

4. 高血压：天麻、牛膝、夏枯草各12克，水煎服，亦可用天麻10克，石决明30克，水煎服。

5. 头晕目眩：天麻、半夏、茯苓、陈皮、白术各10克，甘草6克，水煎服。

6. 四肢抽搐，惊厥：天麻、全蝎、蜈蚣各30克，僵蚕60克，共研细末，每次1 ~ 1.5克，温开水调服，每日2 ~ 4次，小儿酌减。

7. 脱发：天麻200克、制首乌200克、当归150克、熟地150克、白芍100克、木瓜100克，以此比例做丸，内服，每次10克。

8. 神经、血管性头痛：茶叶3克、川芎10克、天麻10克、白酒200毫升。同煎至100毫升，睡前服。

9. 脑震荡后遗症，头昏：天麻100克，枸杞子20克，猪脑适量，炖服。

10. 头痛：将仔鸡洗净后，先入锅中炖烂，在吃之前入天麻略炖后食用。

11 地龙 Dìlóng

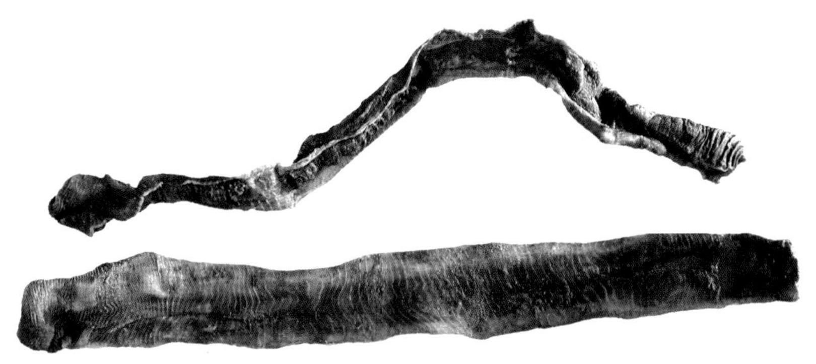

【药材来源】本品为钜蚓科动物参环毛蚓、通俗环毛蚓、威廉环毛蚓或栉盲环毛蚓的干燥体。前一种习称“广地龙”，后三种习称“沪地龙”。

【处方用名】地龙、蚯蚓、广地龙、沪地龙。

【产地采收】广地龙主产于广东、广西等地；沪地龙主产于上海一带。广地龙春季至秋季捕捉；沪地龙夏季捕捉。捕捉后及时剖开腹部，除去内脏及泥沙，洗净，晒干或低温干燥。

【性状特征】

1. **广地龙**：呈长条状薄片，弯曲，边缘略卷，长 15 ~ 20 厘米，宽 1 ~ 2 厘米。全体具环节，背部棕褐色至紫灰色，腹部浅黄棕色；第 14 ~ 16 环节为生殖带，习称“白颈”，较光亮。体前端稍尖，尾端钝圆，刚毛圈粗糙而硬，色稍浅。雄生殖孔在第 18 环节腹侧刚毛圈一小孔突上，外缘有数个环绕的浅皮褶，内侧刚毛圈隆起，前面两边有横排（一排或二排）小乳突，每边 10 ~ 20 个不等。受精囊孔 2 对，位于7/8至8/9环节间一椭圆形突起上，约占节周5/11。体轻，略呈革质，不易折断。气腥，味微咸。

2. 沪地龙：长8～15厘米，宽0.5～1.5厘米。全体具环节，背部棕褐色至黄褐色，腹部浅黄棕色；第14～16环节为生殖带，较光亮。第18环节有一对雄生殖孔。通俗环毛蚓的雄交配腔能全部翻出，呈花菜状或阴茎状；威廉环毛蚓的雄交配腔孔呈纵向裂缝状；栉盲环毛蚓的雄生殖孔内侧有1或多个小乳突。受精囊孔3对，在6/7至8/9环节间。

【药性特点】咸，寒。归肝、脾、膀胱经。

【功效应用】

1. 息风定惊：用于热极生风所致的神昏谵语、痉挛抽搐及小儿惊风，或癫痫，癫狂等证。治小儿急慢惊风，可将地龙研烂，同朱砂作丸服。若高热抽搐惊痫，多与钩藤、牛黄等同用。

2. 通络止痛：用于关节红肿热痛之热痹，可与秦艽、忍冬藤等同用。若风寒湿痹之肢体关节疼痛、屈伸不利者，也可与川乌、草乌等配用，如小活络丹。治疗中风后气虚血滞，经络不利，半身不遂，常与黄芪、川芎等配伍，如补阳还五汤。

3. 清热平喘：用于邪热壅肺，肺失肃降之喘息不止，喉中哮鸣者，单味研末内服即效，或鲜地龙水煎，加白糖收膏服用，或与黄芩、麻黄等配用。

4. 清热利尿：用于水热互结膀胱，小便不通，或配车前子、木通等同用。

此外，本品有降压作用，多用治肝阳上亢型高血压病。

【用量用法】5～10克。外用适量。

【实用验方】

1. 癫痫：地龙120克，乌蛇240克。置瓦上焙干研细末，每服10克（小儿酌减），日2次，用白开水冲服或装入胶囊内服。

2. 脱肛：鲜地龙30条，红糖3汤匙，同时放碗内搅拌，化成水后涂擦肛门的脱出部分，每天3～4次。

3. 高血压：活蚯蚓3～5条，

放盆内排出污泥后切碎，鸡蛋2～3个，炒熟吃，日1次。

4. **支气管哮喘**：地龙研细末，装入胶囊，每次3克，每日3次。

5. **腮腺炎**：活蚯蚓，加白糖液，外敷。

6. **下肢溃疡**：活蚯蚓，加白糖共捣，外敷。

7. **烫伤**：活蚯蚓加白糖浸出液，外涂。

8. **小便不通**：蚯蚓捣烂，以冷水滤过，取汁服。

9. **缠腰疮毒**：蚯蚓捣烂，凉水调服。

10. **痔疮**：地龙50克，放盆里，将烧开的水倒入盆中，坐盆趁热熏治，水不烫手时，纱布蘸水洗患处，每天1次。

12 全蝎 Quánxiē

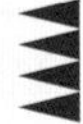

【**药材来源**】为钳蝎科动物东亚钳蝎的干燥体。

【**处方用名**】全蝎、淡全蝎、全虫、蝎尾。

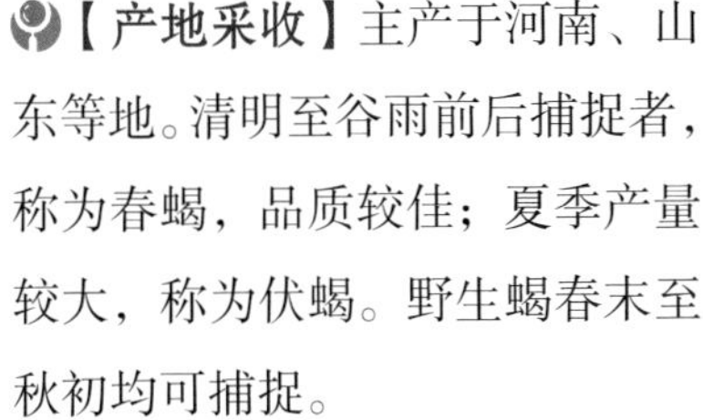

【**产地采收**】主产于河南、山东等地。清明至谷雨前后捕捉者，称为春蝎，品质较佳；夏季产量较大，称为伏蝎。野生蝎春末至秋初均可捕捉。

【**性状特征**】本品头胸部与前腹部呈扁平长椭圆形，后腹部呈尾状，皱缩弯曲，完整者体长约6厘米。头胸部呈绿褐色，前面有1对短小的螯肢和1对较长大的钳状脚须，形似蟹螯，背面覆有梯形背甲，腹面有足4对，均为7节，末端各具2爪钩；前腹部由7节组成，第7节色深，背甲上有5条隆脊线。背面绿褐色，后腹部棕黄色，6节，节上均有纵沟，末节有锐钩状毒刺，毒刺下方无距。气微腥，味咸。

【药性特点】辛，平。有毒。归肝经。

【功效应用】

1. **息风止痉**：用于各种原因之惊风、痉挛抽搐，每与蜈蚣同用，如止痉散。若小儿急惊风之高热、神昏、抽搐，常与羚羊角、钩藤等清热息风药同用。小儿慢惊风抽搐，多与党参、白术等配伍。治痰迷癫痫抽搐，可与郁金、白矾等份，研细末服。若破伤风痉挛抽搐，可配蜈蚣、天南星等同用，如五虎追风散。若风中经络，口眼㖞斜，多配白僵蚕、白附子等，如牵正散。为治痉挛抽搐之要药。

2. **攻毒散结**：用于诸疮肿毒。治疗颌下肿硬，亦可用本品焙焦，黄酒送服。如《本草纲目》记载用全蝎、栀子、麻油煎黑去渣，入黄蜡为膏外敷。

3. **通络止痛**：用于风寒湿痹久治不愈，筋脉拘挛，甚则关节变形之顽痹，作用颇佳。可配麝香少许，共为细末，温酒送服。亦常与川乌、白花蛇等药同用。治偏正头痛，单味研末吞服即可；或配天麻、蜈蚣等同用，效果更佳。

此外，近代取攻毒散结之功，将其配伍蜈蚣、地龙等，研末或水泛为丸服，治疗淋巴结核、骨与关节结核等。亦有单用全蝎，香油炸黄内服，治疗流行性腮腺炎者。

【用量用法】3～6克。研末吞服，每次0.6～1克。外用适量。蝎尾的药力较强，但现在一般都用全蝎，效果也较好。

【使用注意】用量不宜过大。孕妇慎用。

【实用验方】

1. **小儿百日咳**：全蝎1只，炒焦研末，用熟鸡蛋1个蘸食之，每日2次。

2. **夜啼**：全蝎（去足、翅）不拘多少青薄荷（焙干），上为末，每服2.5克，薄荷汤调下。

3. 中风，口眼㖞斜，半身不遂：白附子、白僵蚕、全蝎各等分，上为细末，每服3克，热酒调下。

4. 耳暴聋闭：全蝎去毒，为末，酒服3克。

5. 诸疮毒肿：全蝎7枚，栀子7个，麻油煎黑去滓，入黄蜡，化成膏敷之。

6. 初发痔痒：全蝎烧熏。

7. 淋巴结结核：全蝎、蜈蚣各1只，研成细粉，打入鸡蛋1个搅拌，用食油炒熟（忌铁锅）服用，每晨1次。

8. 流行性腮腺炎：全蝎用香油炸黄，每次吃1个，每日2次，连服2日。

9. 烧伤：活蝎30～40个，放入500克油中浸泡6时以上，将伤面水泡剪破，涂抹此油，达到止痛之效，结痂而愈。

10. 蛇咬伤：全蝎2只，蜈蚣1条（炙），研末，酒下。

13 蜈蚣 Wúgōng

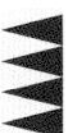

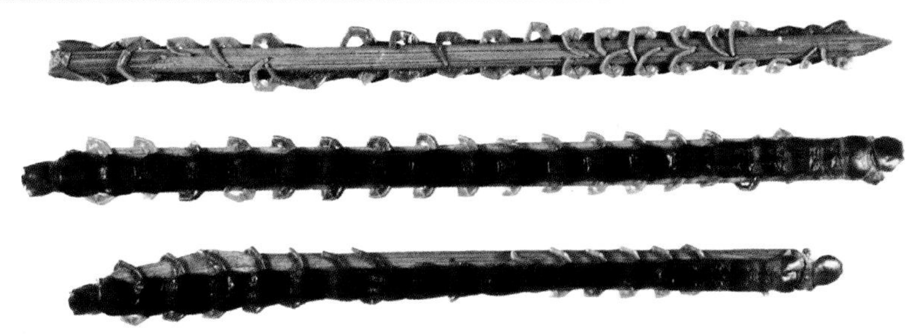

【药材来源】为蜈蚣科动物少棘巨蜈蚣的干燥体。

【处方用名】蜈蚣、金头蜈蚣。

【产地采收】主产于江苏、浙江等地。春夏两季捕捉。用竹片插入头尾，绷直，干燥。

【性状特征】本品呈扁平长条形，长9～15厘米，宽0.5～1厘米。由头部和躯干部组成，全体共22个环节。头部暗红色或红褐色，略有光泽，有头板覆盖，头板近圆形，前端稍突出，两侧贴有颚肢一对，前端两侧有触角一对。躯干部第一背板与头板同色，其余20个背板为棕绿色或墨绿色，具光泽，自第四背板至第二十背板上常有两条纵沟线；腹部淡黄色或棕黄色，皱缩；自第二节起，每节两侧有步足一对；步足黄色或红褐色，偶有黄白色，呈弯钩形，最末一对步足尾状，故又称尾足，易脱落。质脆，断面有裂隙。气微腥，有特殊刺鼻的臭气，味辛、微咸。

【药性特点】辛，温。有毒。归肝经。

【功效应用】

1. 息风止痉：用于各种原因引起的痉挛抽搐，如止痉散。治小儿口撮，手足抽搐，可配全蝎、钩藤等同用。若小儿急惊，可配丹砂等分研末，乳汁送服。若破伤风，角弓反张，多以本品为主药，配天南星、防风等同用。此外经配伍，亦可用于癫痫、风中经络，口眼㖞斜等证。本品与全蝎功效相似，然搜风止痉力更强，常与全蝎同用。

2. 攻毒散结：用于恶疮肿毒，效果颇佳。治瘰疬溃烂，亦可与茶叶共为细末，外敷。若以之焙黄，研细末，开水送服，或与黄连、大黄等同用，又可治毒蛇咬伤。本品以毒攻毒，作用强。

3. 通络止痛：用于风湿痹痛、游走不定、疼痛剧烈者。若久治不愈之顽固性头痛或偏正头痛，多与天麻、川芎等同用。

【用量用法】3～5克。研末冲服，每次0.6～1克。外用适量。

【使用注意】本品有毒，用量不宜过大。孕妇忌用。

【实用验方】

1. 结核病：取蜈蚣去头足焙干研末内服，每次量约为3～5条，每日2～3次。

2. 百日咳：取蜈蚣、甘草等分，焙干研末口服，每日3次，每次1～2岁1.5克，3～4岁2克。连服5～7天为1疗程。

3. 癌症：蜈蚣晒干研末，每日量约2～3条蜈蚣，分次服。

4. 颌下淋巴腺炎：取干蜈蚣

2条，水煎分3次服，每日1剂。

5. 骨髓炎： 取蜈蚣焙干研末，以0.5克装入胶囊或压片内服，每次1克，每日3次，小儿减半。

6. 鸡眼： 蜈蚣1条，烤干研面，调香油涂在鸡眼上。

14 僵蚕 Jiāngcán

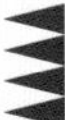

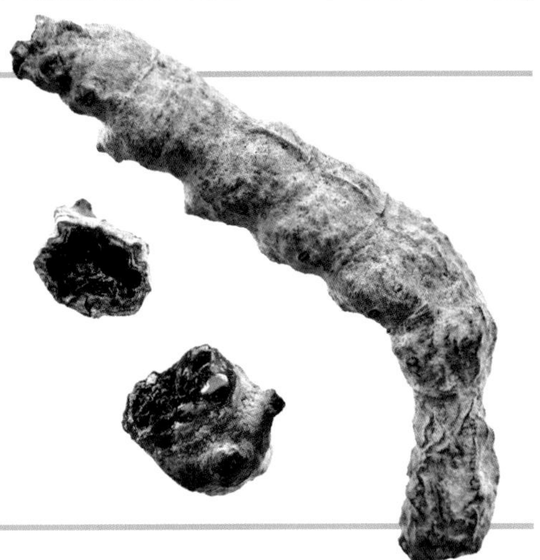

【药材来源】 为蚕蛾科昆虫家蚕的幼虫感染（或人工接种）白僵菌而致死的干燥体。

【处方用名】 僵蚕、天虫、白僵蚕。

【产地采收】 主产于浙江、江苏等养蚕区。多于春、秋季收集或生产。将病死的僵蚕，倒入石灰中拌匀，吸去水分，晒干或焙干。

【性状特征】 本品略呈圆柱形，多弯曲皱缩。长2～5厘米，直径0.5～0.7厘米。表面灰黄色，被有白色粉霜状的气生菌丝和分生孢子。头部较圆，足8对，体节明显，尾部略呈二分歧状。质硬而脆，易折断，断面平坦，外层白色，中间有亮棕色或亮黑色的丝腺环4个。气微腥。味微咸。

【药性特点】 咸、辛，平。归肝、肺、胃经。

【功效应用】

1. 息风止痉： 用于热病惊风、癫痫而挟痰热者尤为适宜。治高热抽搐者，可与蝉蜕、钩藤等同用。治急惊风，痰喘发痉者，多与全蝎、牛黄等配伍。若小儿脾虚久泻，慢惊抽搐者，宜配党参、白术等同用。若破伤风，角弓反张，宜与全蝎、蜈蚣等配伍。

2. 祛风通络： 用于经络阻滞，风中经络，口眼㖞斜，常与全蝎、白附子等同用，如牵正散。

3. 疏散风热： 用于肝经风热上攻之头痛、目赤等证，常与桑叶、荆芥等配伍。若风热上攻，咽喉肿痛，多与桔梗、薄荷等同用。治疗风疹瘙痒，单味研末服即可，或与蝉蜕、薄荷等配伍。

4. 化痰散结： 用于治痰核、瘰疬，单用即效，或与浙贝母、夏枯草等药同用。此外，取其散结之功，亦可用治乳腺炎、流行性腮腺炎、疔疮痈肿等，当与连翘、板蓝根等配伍。

【用量用法】 5 ~ 10 克。研末吞服，每次 1 ~ 1.5 克。疏散风热宜生用，其他多制用。

【实用验方】

1. 中风口眼㖞斜，半身不遂： 白附子、白僵蚕、全蝎各等分，为细末。每服 3 克，热酒调下，不拘时候。

2. 风壅牙痛： 僵蚕、藁本、白芷各等分，为细末，每用少许揩牙痛处，用盐水灌漱。

3. 头风： 白僵蚕、良姜等分为细末，每服 3 克，白梅茶清调下。

4. 多发性疖肿： 僵蚕研粉，每次以温开水送服 10 克。

5. 肺结核： 白僵蚕、白及各等分，共研细末，每次 6 克，日服 2 次。

6. 喉痹口疮，腮颊肿痛： 白僵蚕、牛蒡子各等分，为细末，炼蜜为丸，每服 5 克。

7. 遍身瘾疹，疼痛成疮： 白僵蚕，焙令黄色，细研为末，酒服 5 克。

第十六章 开窍药

凡气味芳香，性善走窜，以开窍醒神为主要作用，治疗闭证神昏的药物，称开窍药，又称芳香开窍药。其主要功效是开窍醒神。主要适用于心窍闭阻所致的神志昏迷之证。神志昏迷有实证和虚证之分。实证即闭证，其症状为两手紧握，牙关紧闭，脉象有力等。闭证又有热闭，寒闭之别。热闭兼有面赤身热，苔黄脉数的热象，治疗应选用寒惊性的芳香开窍药，即凉开剂。寒闭兼有面青身冷、苔白脉迟等一系列寒象，应选用温性的芳香开窍药，即温开剂。虚证又称脱证，症状可见神志昏迷，冷汗，肢冷，脉微等，治宜回阳固脱，忌用芳香开窍药。

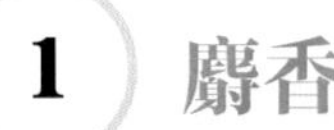

1 麝香 Shèxiāng

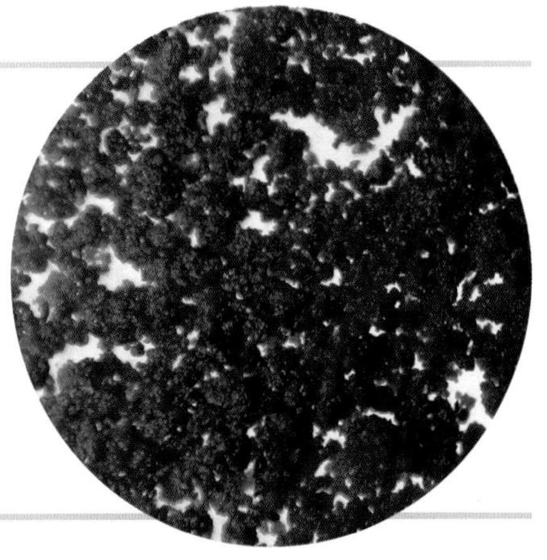

【药材来源】为鹿科动物林麝、马麝或原麝的成熟雄体香囊中分泌物的干燥品。

【处方用名】麝香、元寸、当门子。

【产地采收】主产四川、西藏等地。野麝猎获后，割去香囊，阴干，习称“毛壳麝香”；剖开香囊，除去囊壳，习称“麝香仁”。从香囊中取出麝香仁，阴干。本品应密闭，避光保存。

【性状特征】

1. 毛壳麝香：为扁圆形或类椭圆形的囊状体，直径3～7厘米，厚2～4厘米。开口面的皮革质，棕褐色，略平，密生白色或灰棕色短毛，从两侧围绕中心排列，中间有1小囊孔。另一面为棕褐色略带紫色的皮膜，微皱缩，偶显肌肉纤维，略有弹性，剖开后可见中层皮膜呈棕褐色或灰褐色，半透明，内层皮膜呈棕色，内含颗粒状、粉末状的麝香仁和少量细毛及脱落的内层皮膜（习称“银皮”）。

2. 麝香仁：野生者质软，油润，疏松；其中不规则圆球形或颗粒状者习称“当门子”，表面多呈紫黑色，油润光亮，微有麻纹，断面深棕色或黄棕色；粉末状者多呈棕褐色或黄棕色，并有少量脱落的内层皮膜和细毛。饲养者呈颗料状、短条形或不规则的团块；表面不平，紫黑色或深棕色，显油性，微有光泽，并有少量毛和脱落的内层皮膜。气香浓烈而特异，味微辣、微苦带咸。

【药性特点】辛，温。归心、肝经。

【功效应用】

1. 开窍醒神：用于各种原因所致的闭证神昏，无论寒闭、热闭，用之皆效。如温病热入心包之热闭神昏以及中风痰厥，常与冰片、牛黄等同用，如安宫牛黄丸。若中风痰壅，突然昏倒的寒闭证，可配伍苏合香等同用，如苏合香丸。本品有很强的开窍通闭，辟秽化浊作用，为开窍醒神之要药。

2. 活血通经，止痛：用于痈疽疮疡，常与雄黄等配伍，如醒消丸。若治经闭，癥瘕，跌打损伤，可与乳香、没药等同用，如八厘散。

此外，本品还能催产，用于胎死腹中或胞衣不下等证，可与肉桂配伍同用，如香桂散。

【用量用法】0.03～0.1克，内服只宜配入丸、散剂，不宜入煎剂。外用适量。

【使用注意】孕妇禁用。

【实用验方】

1. 中风不醒：麝香10克。

研末，入清油100克，和匀灌之。

2. 痰迷心窍： 麝香0.5克，月石、牙皂。明矾、雄精各5克。上共研匀，密贮，每服2.5克。

3. 冠心病心绞痛： 将麝香以乳糖压成片剂，（每片含麝香30微克），病发时含于舌下，每次1～2片。

4. 跌打气闭： 牙皂、北细辛、南星、冰片、麝香等分，为末，吹鼻。

5. 痈疽发背及诸恶疮，去恶肉： 麝香、雄黄、矾石、珍珠各50克。上四味治下筛，以猪膏调如泥涂之。

6. 牙痛： 麝香大豆许，巴豆1粒，细辛末25克，上药同研令细，以枣瓤和丸，如粟米大。以新绵裹1丸，于痛处咬之，有涎即吐出。

7. 鼻渊、鼻疮： 辛夷研末，入麝香少许，以葱白蘸药塞鼻中。

8. 癫痫： 麝香1份，蛇蜕炭10份，共研细末，日服2次，每次0.09～0.15克。

9. 蛇咬伤： 麝香0.15克，细辛、雄黄各3克，共研细末，调服；外用柏树嫩皮适量，捣烂敷患处。

10. 腋臭： 先剃去腋毛，用麝香0.09克，胆矾6克，巴豆2粒，水螺蛳肉2个。先将巴豆同水螺蛳肉捣烂，再取麝香、胆矾共研细末，混合调匀，摊涂纱布，紧贴于腋下，固定24小时后除去，敷药后一般都有局部痒感，个别病例局部起小水泡，似汗疹，勿需处理。

2 冰片 Bīngpiàn

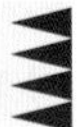

【药材来源】 天然冰片有艾片和龙脑香两种。龙脑香为龙脑香科植物龙脑香的树干、树枝切碎，经蒸馏冷却而得的结晶，称“龙脑冰片”，亦称“梅片”。由菊科植物艾纳香叶的升华物经加工而成，称“艾片”。另外由樟脑、松节油等经化学方法合成的结晶称“合成龙脑”，又称“机制片”。

【处方用名】冰片、龙脑香、梅片、艾纳香、艾片。

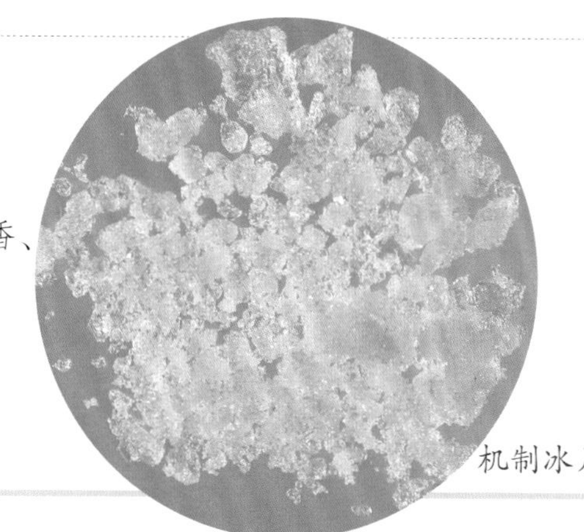
机制冰片

【产地采收】龙脑香主产于东南亚地区，我国台湾有引种；艾纳香主产于广东、广西等地。成品一般须贮于阴凉处，密闭。

【性状特征】

1. 龙脑冰片：呈半透明块状、片状或颗粒状结晶，直径1～7毫米，厚约1毫米，类白色至淡灰棕色。气清香，味清凉，嚼之则慢慢溶化。微量升华后，在显微镜下观察，其结晶为棒状或多角形。燃烧时无黑烟或微有黑烟。以片大而薄、色洁白、质松、气清香纯正者为佳。

2. 艾片：本品为白色半透明片状、块状或颗粒状结晶，质稍硬而脆，手捻不易碎。具清香气，味辛、凉，具挥发性，点燃时有黑烟，火焰呈黄色，无残迹遗留。

3. 机制冰片：呈半透明薄片状结晶，直径5～15毫米，厚约2～3毫米。白色，表面有如冰的裂纹。质松脆有层，可以剥离成薄片，手捻即粉碎。气清香，味辛凉。燃烧时有浓烟，并有带光的火焰。

【药性特点】辛、苦，微寒。入心、脾、肺经。

【功效应用】

1. 开窍醒神：用于热病神昏，因其性偏寒凉，为凉开之品。治痰热内闭，暑热卒厥，小儿惊风等热闭证，常配麝香、牛黄同用，如安宫牛黄丸。治寒闭证，常与苏合香、安息香等同用，如苏合香丸。本品芳香走窜，功效与麝香相似但作用稍逊，两者常相须为用。

2. 清热止痛：用于目赤肿痛，单用点眼即效，也可与炉甘石、硼砂等制成点眼药水，如八宝眼药水。治咽喉肿痛，口舌生疮，常与硼砂、朱砂共研细末吹入患处，如冰硼散。

3. 防腐生肌：用于疮疡溃后日久不敛，可配伍牛黄、炉甘石等，如八宝丹。或与血竭、乳香等同用，如生肌散。治水火烫伤，可用本品与香油等制成药膏外用。

【用量用法】0.15 ~ 0.3 克。内服只宜入丸、散剂，不入煎剂，外用适量。

【使用注意】凡阴血虚少而阳气上亢所致之昏厥及孕妇忌用。

【实用验方】

1. 烫、烧伤：冰片 10 克，银朱 5 克，香油 100 毫升。先将香油倒入铝锅熬开，后把银朱、冰片放入，加热成红褐色，即成膏。将创面消毒后涂抹，一天 1 次。

2. 头脑疼痛：冰片 3 克，纸卷作拈，烧烟熏鼻，吐出痰涎即愈。

3. 风热喉痹：灯心 3 克，黄柏 3 克（并烧存性），白矾 3 克（煅过），冰片 3 克。为末。每以 1 克吹患处。

4. 口疮咽燥：冰片 10 克，黄柏 100 克。为末，蜜丸梧子大，每麦门冬汤下 10 丸。

5. 内外痔疮：冰片 3 克，葱汁化搽之。

6. 脚气：明矾、枯矾等份，加冰片少许为细末，每晚搽 1 次。

7. 牙齿疼痛：冰片、朱砂，末，各少许揩之。

8. 伤寒舌出过寸者：冰片半分，为末，掺之。

9. 鼻中息肉垂下者：冰片点之。

3 苏合香 Sūhéxiāng

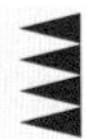

【药材来源】为金缕梅科植物苏合香树的树脂。

【处方用名】苏合香、苏合香油。

【产地采收】主产于非洲、印度及土耳其等地，我国广西、云南有栽培。秋季榨取香树脂，精制成苏合香。置阴凉处，密闭保存。

【性状特征】为半流动性的浓稠液体，棕黄色或暗棕色，半透明。质黏稠，挑起时呈胶样，连绵不断。较水重。气芳香，味苦、辣，嚼之粘牙。本品在90%乙醇、二硫化硫、氯仿或冰醋酸中溶解，在乙醚中微溶。以黏稠似饴糖、质细腻、半透明、挑之成丝、无杂质、香气浓者为佳。

【药性特点】甘、辛，温。归心、脾经。

【功效应用】

1. **开窍醒神**：治中风痰厥、惊痫等属于寒邪、痰浊内闭者，常与麝香、安息香等同用，如苏合香丸。本品作用与麝香相似而力稍逊，且长于温通、辟秽，为治寒闭神昏之要药。

2. **辟秽，散寒止痛**：用于痰浊、血瘀或寒凝气滞之胸脘痞满、冷痛等证，常与冰片同用，如苏合丸。

【用量用法】0.3 ~ 1克。宜作丸剂，不入汤剂。

【使用注意】阴虚阳亢者不宜用。

【实用验方】

1. **双眼挤动症**：用菊花10克、荆芥穗5克，水煎剂送苏合香丸。

2. **心绞痛**：制乳香10克，檀香15克，青木香15克，苏合香5克，冰片10克，研成细粉，混匀，制丸。嚼碎服，每次1克，每日1 ~ 3次。

3. **心腹卒痛、吐利时气**：苏合香1.5克，藿香梗3克，五灵脂6克，共为末。每服1.5克，生姜泡汤调下。

4. **冻疮**：苏合香溶于乙醇中，涂敷之。

5. **呃逆、小儿吮食**：苏合香丸，每次1粒。

4 牛黄 Niúhuáng

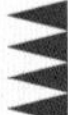

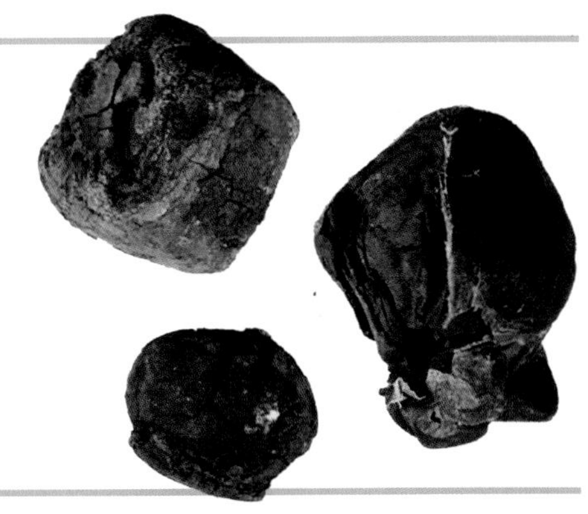

【药材来源】为牛科动物牛的胆结石。

【处方用名】牛黄、丑宝。

【产地采收】主产于我国西北和东北地区。牛黄有胆黄、管黄二种，以胆黄质优。宰牛时，发现胆囊、胆管或肝管中有牛黄立即采收，阴干。

【性状特征】本品多呈卵形、类球形、三角形或四方形，大小不一，直径0.6～3厘米，少数呈管状或碎片。表面黄红色至棕黄色，有的表面挂有一层黑色光亮的薄膜，习称“乌金衣”，有的粗糙，具疣状突起，有的具龟裂纹。体轻，质酥脆，易分层剥落，断面金黄色，可见细密的同心层纹，有的夹有白心。气清香，味苦而后甘，有清凉感，嚼之易碎，不粘牙。

【药性特点】甘，凉。归心、肝经。

【功效应用】

1. 化痰开窍： 用于温热病热入心包及中风，惊风，癫痫等痰热阻闭心窍所致神昏谵语，高热烦躁，口噤，舌蹇，痰涎壅塞等证，常与麝香、冰片等配伍，如安宫牛黄丸。本品能开窍以醒神。

2. 息风止痉： 用于小儿急惊风之壮热，神昏，惊厥抽搐等证，每与朱砂、钩藤等配伍，如牛黄散。若痰蒙清窍之癫痫发作，口吐涎沫，四肢抽搐者，可配远志、胆南星等同用。

3. **清热解毒**：用于火毒郁结之口舌生疮，咽喉肿痛，牙痛，常与黄芩、雄黄等同用，如牛黄解毒丸。若咽喉肿痛，溃烂，可与珍珠为末吹喉，如珠黄散。治疗痈疽，疔毒，疖肿等，多配金银花、甘草同用。亦可用治乳岩、瘰疬、恶疮等证，每与麝香、乳香配伍，如犀黄丸。

【用量用法】入丸、散剂，每次 0.15 ~ 0.35 克。外用适量，研末敷患处。

【使用注意】非实热证不宜用。孕妇慎用。

【实用验方】

1. **痈肿疮毒**：牛黄解毒片（市售）内服。

2. **胎毒疮疖及一切疮疡**：牛黄 1 克，甘草、金银花各 50 克，七叶一枝花 25 克。上为末，炼蜜丸，量儿服。

3. **温热病及小儿惊风之壮热神昏，惊厥抽搐**：牛黄与朱砂、全蝎、钩藤等配伍。

4. **咽喉肿痛，口舌生疮**：牛黄上清丸（市售）内服。

5. **咽喉溃烂**：牛黄 0.2 克，珍珠粉 2 克，吹喉。

6. **痈疽、疔毒、乳岩、瘰疬等**：又与麝香、乳香、没药等合用。

7. **急慢惊风**：黄酒入牛黄、蜜少许送下。

8. **小儿鹅口疮，不能饮乳**：牛黄 0.1 克，为末。用竹沥调匀，涂在患儿口中。

9. **风痰厥、不省人事，小儿急慢惊风**：牛黄 0.1 克，朱砂 0.5 克，牵牛子 1 克。共研为末，1 次服下，小儿减半。

5 石菖蒲 Shíchāngpǔ

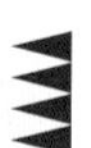

【药材来源】为天南星科多年生草本植物石菖蒲的根茎。

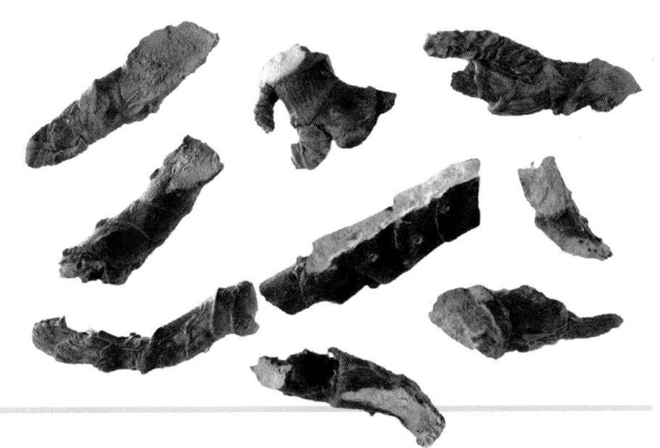

【处方用名】石菖蒲、鲜菖蒲。

【产地采收】主产于长江流域以南各地。秋、冬季采挖。鲜用或生用。

【性状特征】

1. 药材：呈扁圆柱形。表面有疏密不均的环节；叶痕呈三角形，左右交互排列，断面纤维性，类白色或微红色，可见环状的内皮层及棕色的油点。气芳香，味苦，微辛。

2. 饮片：为类圆形或椭圆形厚片；表面类白色或微红色，可见环状内皮层及棕色油点；周边棕褐色或灰棕色，有点状须根痕。质硬而脆。

【药性特点】辛，温。入心、脾经。

【功效应用】

1. 开窍醒神：用于中风痰迷心窍，神志昏乱，舌强不语，常与半夏、天南星同用，如涤痰汤。若治痰热蒙蔽，高热神昏者，常与郁金、竹沥等配伍，如菖蒲郁金汤。用治湿浊蒙蔽，头晕、嗜睡等证，常与茯苓同用，如安神定志丸。

2. 化湿和胃：用于湿浊中阻之脘闷腹胀、痞塞疼痛，常与砂仁、苍术等同用。若湿从热化，湿热蕴伏，见身热吐利，胸脘痞闷，舌苔黄腻者，可与黄连、厚朴等配伍，如连朴饮。

3. 宁神益志：用于健忘证，常与人参、茯苓等配伍。治劳心过度、心神失养之失眠，心悸怔忡，常与人参、龙眼肉等同用，如安神定志丸。

此外，还可用于声音嘶哑、

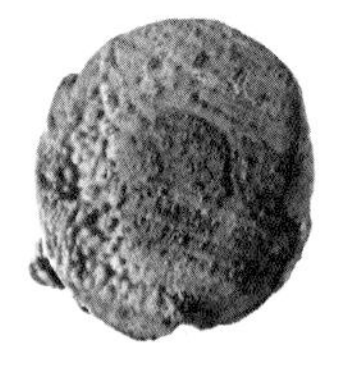
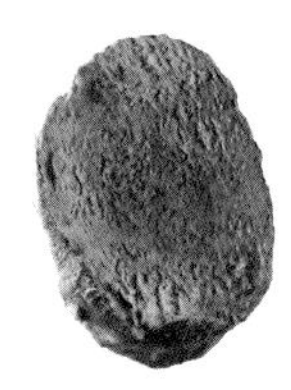
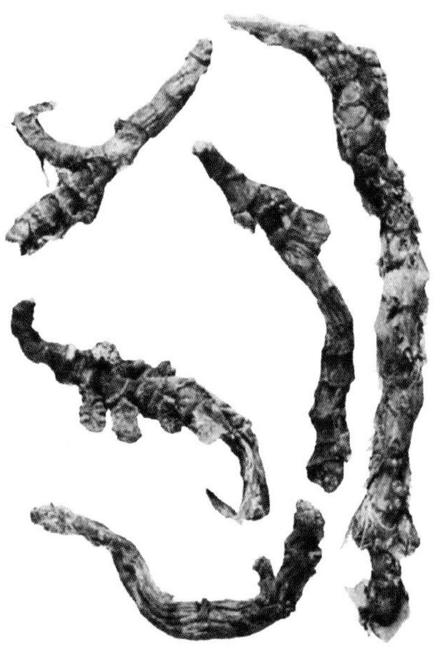

痈疽疮疡、风湿痹痛、跌打损伤等证。

【用量用法】3 ~ 10 克，鲜者可增至 15 克。

【实用验方】

1. 心肾两虚的尿频或滑精证：桑螵蛸 9 克，远志 6 克，菖蒲 6 克，龙骨 15 克，人参 9 克，茯神 12 克，当归 9 克，龟甲 15 克。以上为末，夜卧人参汤调下 5 克。

2. 阴汗湿痒：石菖蒲、蛇床子等分，为末。日搽 2 ~ 3 次。

3. 健忘：远志 20 克、人参 10 克，茯苓 60 克，菖蒲 60 克。共为粉，每次 5 克。

4. 跌打损伤：石菖蒲鲜根适量，甜酒糟少许，捣烂外敷。

5. 遗尿：益智仁、桑螵蛸、石菖蒲各等量，共研细末，加姜汁适量调为糊状，外贴关元穴上，再用热水袋热熨 30 分钟。

6. 阴道痒：陈艾 150 克，菖蒲 100 克，用水洗净，煎水去渣洗浴。

7. 驻颜悦色，延年益寿，耳目聪明，发白更黑，齿落更生：石菖蒲泡酒，密封口，百日后饮之。

8. 湿阻脘腹胀满，闷痛：石菖蒲 10 克，茯苓、佩兰、郁金、半夏、厚朴各 6 克，水煎服。

9. 湿癣、阴痒：石菖蒲、蛇床子等分研末外撒，日 2 ~ 3 次。

第十七章 补虚药

凡能补益正气，扶持虚弱，治疗气血阴阳虚证的药物，称为补虚药，亦称补益药。其主要功效是补气，补血，补阴，补阳。根据虚证的特点，又分为补气药、补阳药、补血药、补阴药。主要适用于虚证（气虚、血虚、阴虚、阳虚）。

气虚证如肺气虚所致的短气，少气，动则气喘、声低、自汗。脾气虚所致的倦怠乏力，食欲不振，脘腹胀满，大便溏泄或脏器下垂，出血等证。心气虚所致的心悸气短，脉结代或细弱，心前区闷满或痛。血虚及大失血的患者需用补气药，因气能生血。

阳虚证如肾阳不足，畏寒肢冷，腰膝酸软，性欲淡漠，阳痿早泄，精寒不育或宫冷不孕，尿频遗尿。脾肾阳虚证如脘腹冷痛或阳虚水泛之水肿。肝肾不足，精血亏虚之眩晕耳鸣，须发早白，筋骨痿软或小儿发育不良，囟门不合，齿迟行迟。肺肾两虚，肾不纳气之虚喘以及肾阳亏虚，下元虚冷，崩漏带下等证。

血虚证如心血不足所致的心悸，健忘，失眠。肝血虚所致的头痛眩晕，眼花耳鸣，妇女月经不调。脾虚所致的衄血，牙龈出血，崩漏等证。

阴虚证如肺阴虚现干咳，咯血，虚烦，身热，口渴。胃阴虚者现津少口渴，舌红苔剥或胃中嘈杂，干呕。肝、肾阴虚者现两眼干涩，头目晕花，骨蒸潮热，颧红，五心烦热，遗精等证。

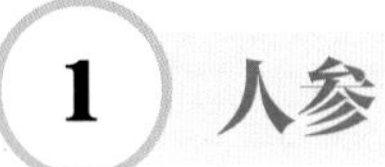

1 人参 Rénshēn

【药材来源】为五加科植物人参的根。

【处方用名】吉林参、生晒参、红参、高丽参。

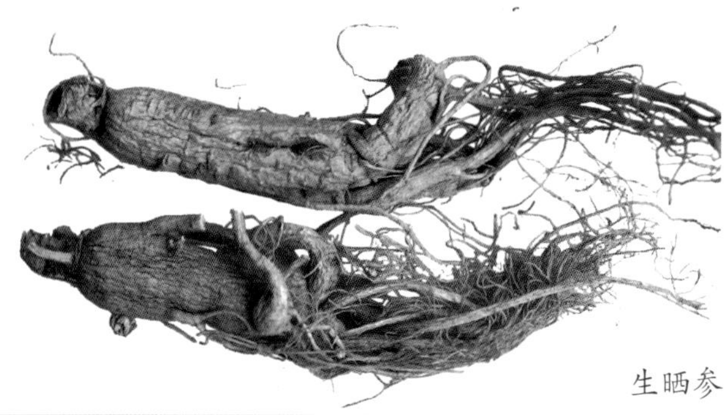
生晒参

【产地采收】主产于吉林、辽宁、黑龙江等地。野生者名野山参，栽培者称园参。园参一般于栽培 6 ~ 7 年后，在秋季茎叶将枯萎时采挖。

【性状特征】

1. 生晒参：主根呈纺锤形或圆柱形，长 3 ~ 15 厘米，直径 1 ~ 2 厘米。表面灰黄色，上部或全体有疏浅断续横纹及明显的纵皱，下部有侧根 2 ~ 3 条，并着生多数细长的须根，须根上偶有不明显的细小疣状突起。根茎长 1 ~ 4 厘米，直径 0.3 ~ 1.5 厘米，多拘挛而弯曲，具不定根（艼）和稀疏的凹窝状茎痕（芦碗）。质较硬，断面淡黄白色，显粉性，有 1 个明显的棕黄色环纹，皮部有黄棕色的点及放射状裂隙。气特异，味微苦、甜。

皮尾参（园参的不定根，属生晒参类）：呈长条圆柱形，上端有茎痕而不带芦，下部不带须根。长 3 ~ 6 厘米，直径 0.5 ~ 1 厘米。表面土黄色，多数带有褐色环纹及不规则的纵向皱纹。质较轻泡，断面白色，显菊花心。

2. 白干参（生晒参类）：略似生晒参，因已刮去表皮，颜色较白，环纹已不明显，纵皱少或无，质较生晒参坚实。断面白色，显菊花心。味甜微苦。

3. 白参须（生晒参须）：分为直须、弯须、混须 3 种。直须上端直径约 0.3 厘米，中、下端渐细，长短不一，最长可达 20 厘米。弯须则弯曲而细乱。混须则细支根占 50% 以上，须根占

40% 以上。

4. 红参： 全长 6 ~ 17 厘米，主根长 3 ~ 10 厘米。表面半透明，红棕色，偶有不透明的暗褐色斑块，习称“黄马褂”。具纵沟、皱纹及细根痕，上部可见环纹，下部有 2 ~ 3 条扭曲交叉的侧根。根茎上有茎痕及 1 ~ 2 条完整或折断的不定根。质硬而脆，断面平坦，角质样，有光泽，显菊花心。味甜微苦。

5. 边条红参： 全长 13 ~ 20 厘米，中部直径 0.8 ~ 2 厘米。芦长 2.5 ~ 4 厘米，直径 4 ~ 7 厘米，黄色略柴质，顶端芦碗稍大，凹陷较深，中下端圆形有节状棱纹。本品特点为 3 长，即芦长、身长、腿长。

6. 白糖参： 主根长 3 ~ 15 厘米，直径 0.7 ~ 3 厘米。表面淡黄白色，上端有较多断续的环纹，全体可见加工时针刺的点状针痕。下部有 2 ~ 3 个支根或数目不等。断面白色，有菊花心。气微香，味较甜、微苦，嚼之无渣感。

7. 野山参： 芦头细长、与主根等长或更长，称“雁脖芦”，芋中部饱满形如枣核，习称“枣核芋”。主根短，上端有紧密深陷的环状横纹，习称“铁线纹”。参腿 2 ~ 3 支，须根细长，清疏不乱，质韧，“珍珠点”明显。气香浓。

8. 红参片： 为长椭圆形斜片，红棕色，半透明，质坚而脆，切面中央有浅色圆心。气香，味甜、微苦。

9. 生晒参片： 外皮灰黄色，体轻质脆，切面灰白色，显菊花纹。香气特异，味甜、微苦。

【药性特点】 甘、微苦，微温。

红参

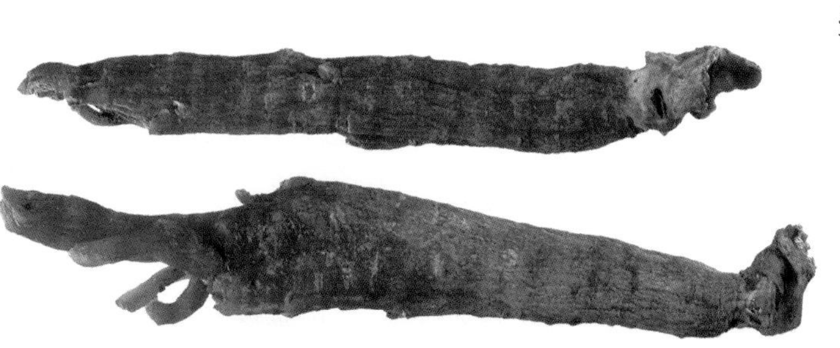

归脾、肺、心经。

【功效应用】

1. 大补元气： 用于元气虚脱，脉微欲绝的重危证候，可单用，如独参汤。若气虚欲脱兼见汗出、四肢逆冷等亡阳征象者，配附子、干姜同用，如四逆加人参汤。本品为拯危救脱要药，其大补元气之功无药可代。

2. 补脾益肺： 用于肺气虚，短气喘促，懒言声微等证，配五味子、苏子等药同用，如补肺汤。若肺肾两虚，肾不纳气之虚喘，配蛤蚧、胡桃仁等药同用，如人参蛤蚧散、人参胡桃汤。若脾气虚之倦怠乏力，食少便溏等证，配伍白术、茯苓同用，如四君子汤。若脾气虚弱，中气下陷之脏器下垂，久泻脱肛，配黄芪、升麻等药同用，如补中益气汤。若心气虚之心悸怔忡，胸闷气短，脉虚结代，配炙甘草、桂枝等药同用，如炙甘草汤。

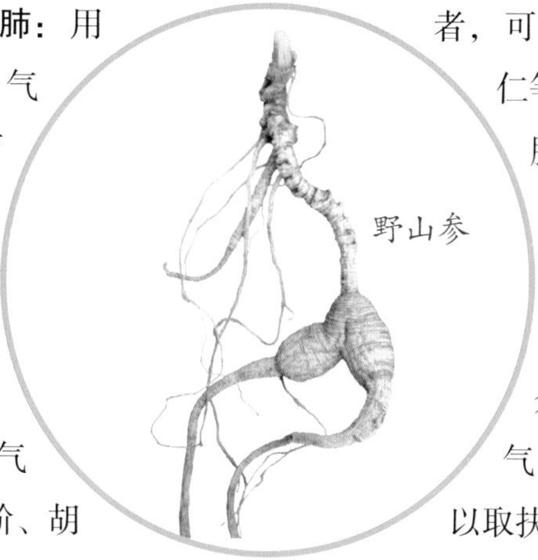

3. 生津止渴： 用于热病气津两伤或气阴两虚之口渴，脉大无力者，配知母、石膏同用，如白虎加人参汤。治气阴两虚之口渴咽干、体倦气短，配麦冬、五味子同用，如生脉饮。

4. 安神益智： 用于气血两亏，心神不安之心悸怔忡，失眠健忘者，可与当归、酸枣仁等药配伍，如归脾汤。

野山参

此外，人参又可配祛邪药同用，治疗余邪未清而正气已虚的病证，以取扶正祛邪之效。

【用量用法】补虚 5 ~ 10 克；救脱可用 15 ~ 30 克。文火另煎，分次兑服。研末吞服，每次 0.5 ~ 1 克，日服 1 ~ 2 次。

【使用注意】热证、实证忌用。反藜芦。一般认为服用人参时，不宜饮茶。

【实用验方】

1. 急救： 大出血、大病之后

身体极度匮乏，用大剂量的人参煎服或炖服。

2. 大出血后引起的虚脱和身体虚弱：人参6克，大枣20克，水煎服。

3. 虚脱：人参20克，水煎服，或泡服。

4. 身体虚弱，气血不足：人参10克，蜜炙黄芪20克，炙甘草5克，水煎服。

5. 消渴引饮：人参为末，鸡子清调服。

6. 虚劳自汗不止：人参10克，白术20克，黄芪30克。水煎服。阳虚甚者加附子5克。

7. 体虚，达到益智强身，延年益寿：人参3克，含化，每天1次。

8. 阳痿：人参泡服，第1日0.5克，第2天1克，以后每天递加0.5克，至7日后停药3天，再从第1天0.5克开始，逐日递加0.5克，7日后停药3日，连服3个疗程。服药期间忌房事。

9. 血虚头晕目眩：人参1克，大枣5枚，水煎服。

10. 喘息咳嗽，咯唾脓血：人参20克，蛤蚧1对，按此比例配方，共研末，每次3克，亦可泡酒服。

2 西洋参 Xīyángshēn

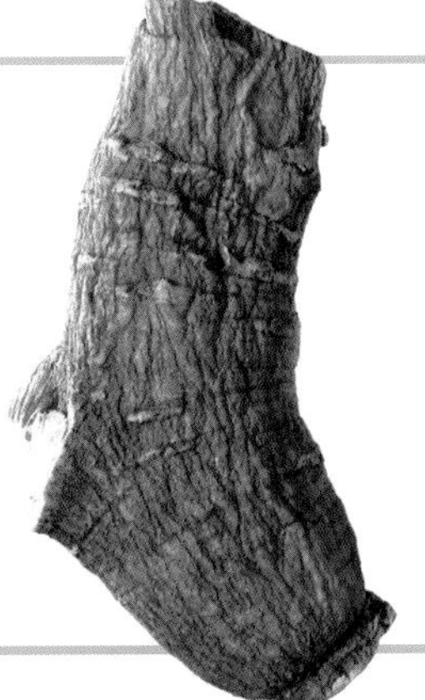

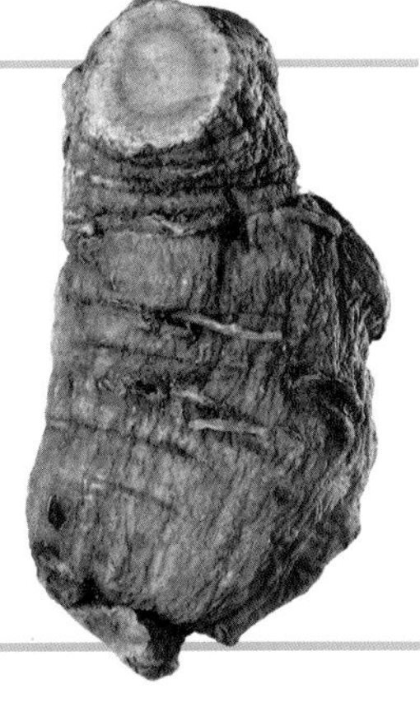

【药材来源】为五加科植物西洋参的干燥根。

【处方用名】西洋参、花旗参。

【产地采收】主产于美国、加拿大，我国北京、吉林等地亦有栽培。

秋季采挖生长3～6年的根。

【性状特征】根呈圆柱形或长纺锤形，表面有密集的环纹及细纵皱纹，主根下部可见支根痕。有的上端有根茎（芦头），环节明显，茎痕（芦碗）圆形或半圆形具不定根（丁）或已折断。质较坚硬，难折断，断面淡黄白色，近形成层处色较深，散有多数红棕色点状树脂道。气微香，味微苦后甜。

【药性特点】甘、微苦，凉。归肺、心、肾、脾经。

【功效应用】

1. 补气养阴：用于热病或大汗，大泻，大失血，耗伤元气及阴津所致神疲乏力，气短喘促，心烦口渴，尿短赤涩，大便干结，舌燥，脉细数无力等证，常与麦冬、五味子等同用。用于火热耗伤肺脏气阴所致短气喘促，咳嗽痰少，或痰中带血等证，可与玉竹、麦冬等同用。本品具有类似人参而弱于人参的补益元气之功，因其性味苦寒，兼能清火养阴生津，但补气作用弱于人参，

2. 清热生津：用于热病气津两伤，身热汗多，口渴心烦，体倦少气，脉虚数者，常与西瓜翠衣、麦冬等同用，如清暑益气汤。临床亦常配伍养阴生津之品用于消渴病。

【用量用法】3～6克。另煎兑服。

【使用注意】不宜与藜芦同用。

【实用验方】

1. 咳嗽咯血，反复难愈：西洋参6克，百合30克，加蜂蜜蒸熟食用调治。

2. 气阴两虚气短、口干：西洋参、三七各30克，丹参45克，灵芝60～90克。共研为细末，密贮于瓶中。每次3克，每日2次，温开水送服。

3. 长期低热：西洋参3克，地骨皮、粉丹皮各10克。水煎服，每日1剂，热退为止。

4. 产后气血两虚： 西洋参8克，龙眼肉30克，白糖20克，以此比例蒸膏，服用，每次1匙。

5. 舌燥喉干： 西洋参3克，麦门冬9克，北五味子9粒，开水冲泡代茶饮。

6. 肺结核咯血、潮热、盗汗： 西洋参5克，燕窝5克，共煮沸后文火煨炖半小时左右食用。

7. 冠心病： 西洋参50克，三七50克，灵芝100克，共研细末，每服5克，每日早晚各服1次。

8. 食欲不振、体倦神疲： 西洋参、白术、茯苓各10克。水煎服，每日1剂。

9. 热病气阴两伤，烦热口渴： 西洋参3克，麦冬10克。沸水浸泡，代茶饮。

10. 燥咳： 雪梨1个，西洋参、川贝各3克，加水、冰糖适量，放碗中蒸熟，分2次食。

3 党参 Dǎngshēn

【药材来源】为桔梗科植物党参、素花党参、川党参的干燥根。

【处方用名】党参、台党、潞党。

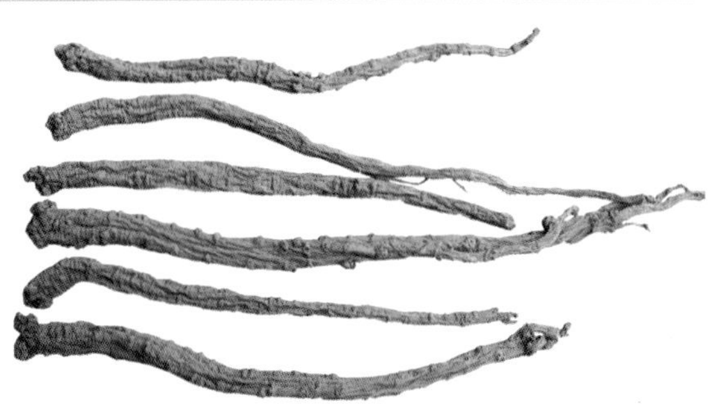

【产地采收】主产于山西、甘肃等地。秋季采挖。切厚片，生用。

【性状特征】

1. 党参根： 呈长圆柱形，根头部有多数疣状突起的茎痕及芽，习称“狮子盘头”，每个茎痕的顶端呈凹下圆点状，根头下有致密的环状横纹，向下渐稀疏，有的达全长的一半，栽培品环状横纹少或无，全体有纵皱纹及散在的眉状疤痕，支根断落处常有黑褐色胶状物。质稍硬或略带韧性，断面皮部淡黄白色至淡棕色，木质部淡黄色——菊花心。有特殊香气，味微甜。

2. 素花党参根：表面黄白色至灰黄色，根头下有致密的横环纹达全长的1/2以上；断面裂隙较多，皮部灰白色至淡棕色，木部淡黄色。

3. 川党参根：长可达45厘米，有明显的纵沟，顶端有较稀的横纹，大条者亦有“狮子盘头”但茎痕较少；小者根头部较小，称“泥鳅头”。质柔而实，断面裂隙较少。

4. 党参饮片：呈圆形薄片或段。表面黄棕色至灰棕色，切面黄白色至棕色，有裂隙或菊花心。

5. 炒党参：形如生党参片，呈老黄色，具香气。

6. 炙党参：如生党参片，呈金黄色或黄褐色，味甜。

【药性特点】甘，平。归脾、肺经。

【功效应用】

1. 补脾益肺：用于各种气虚体弱之证，如短气乏力，食少便溏，久泻脱肛以及病后气血虚弱等，多配黄芪、白术同用。用于肺气亏虚的咳嗽气促，语声低弱等证，可与黄芪、蛤蚧等同用。一般补益的方剂中，多用党参代替人参。如遇虚脱危重证候，本品力薄，仍以用人参为宜。

2. 补血：用于气虚不能生血，或血虚无以化气而见面色苍白或萎黄，乏力头晕，心悸之证，常配伍黄芪、熟地等同用，取其补气生血之功。

3. 生津：用于气津两伤的轻证，宜与麦冬、五味子等同用。

【用量用法】10 ~ 30克。

【使用注意】中满邪实者忌用。反藜芦。

【实用验方】

1. 小儿口疮：党参50克，黄柏25克。共为细末，吹撒患处。

2. 中气不足，内脏下垂：党参、炙黄芪各15克，白术9克，升麻5克。水煎服，每日1剂。

3. 补元气，开声音，助筋力：党参500克，南沙参250克，桂圆肉200克，水煎浓汁，每用30克，开水冲服。

4. 泻痢、气虚脱肛：炙党参、白术、肉豆蔻、茯苓、炒怀山药各10克，黄芪15克，炙升麻5克，炙甘草5克，水煎服。

5. 原发性低血压：党参6克，黄芪6克，五味子、麦冬、肉桂各3克。以此比例研粉吞服，每次6克，每日3次。

6. 消瘦：党参15克，或加枸杞子15克，直接泡水饮服。

7. 热病口渴，口干舌燥：党参与枸杞子（2∶1的比例）混合制成参杞冲剂服用。

4 太子参 Tàizǐshēn

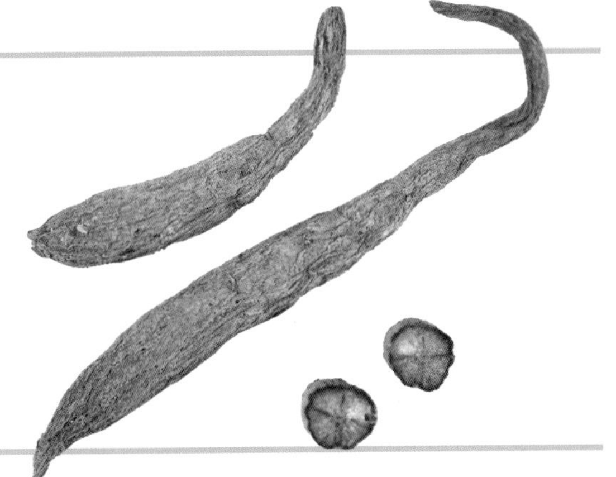

【药材来源】为石竹科植物孩儿参的干燥块根。

【处方用名】太子参、孩儿参、童参。

【产地采收】主产于江苏、安徽等地。夏季茎叶大部分枯萎时采挖。

【性状特征】本品呈细长纺锤形或细长条形，稍弯曲，长3～10厘米，直径0.2～0.6厘米。表面黄白色，较光滑，微有纵皱纹，凹陷处有须根痕。顶端有茎痕。质硬而脆，断面平坦，淡黄白色，角质样；或类白色，有粉性。气微，味微甘。

【药性特点】甘、微苦，平。归脾、肺经。

【功效应用】

补脾益气：用于脾胃虚弱，倦怠无力，食欲不振以及肺气不足，自汗短气等证，常配山药、黄芪等同用。本品有类似人参的补气功效，而药力较薄，须大剂量持续服用，方能取得较好疗效。

【用量用法】10 ~ 30 克。

【实用验方】

1. 自汗：太子参 15 克，浮小麦 30 克，水煎服。

2. 脾气虚弱，胃阴不足所致疲倦乏力，身体虚弱：太子参 30 克，玉竹 10 克，鹌鹑 2 只，用水煮熟，加调味品食用。

3. 阴虚肺热，咳嗽咽干：将北沙参、枇杷叶各 10 克，煎水取汁，入太子参 10 克、粳米 120 克，煮粥食用。

4. 身体虚弱，食少纳差，疲倦乏力：太子参、山药加水适量，泡服。

5. 口干口渴，身体虚弱：太子参 10 克，百合 20 克，麦冬 15 克，生地 15 克，乌梅 15 克，加水适量，煎服。

5 黄芪 Huángqí

【药材来源】为豆科植物膜荚黄芪或蒙古黄芪的干燥根。

【处方用名】黄芪、北黄芪、绵黄芪。

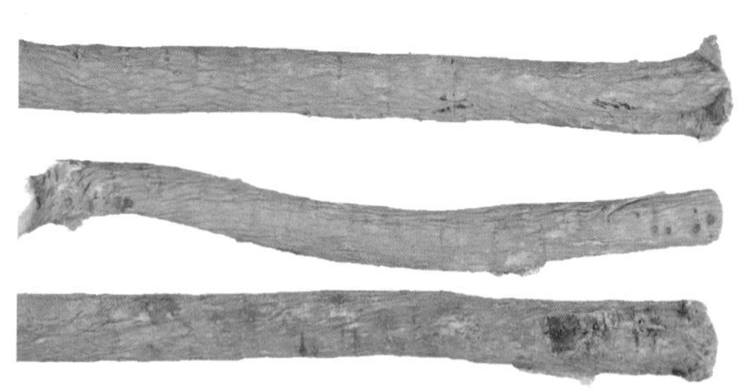

【产地采收】主产于内蒙古、山西等地。春秋季采挖。

【性状特征】本品呈圆柱形，极少有分枝。表面灰黄色，有纵皱纹及横向皮孔。质硬而韧，断面纤维性，并显粉性，皮部黄白色，木部淡黄色，显放射状纹理及裂隙，呈“金井玉栏、菊花心”样。气微，味微甜。

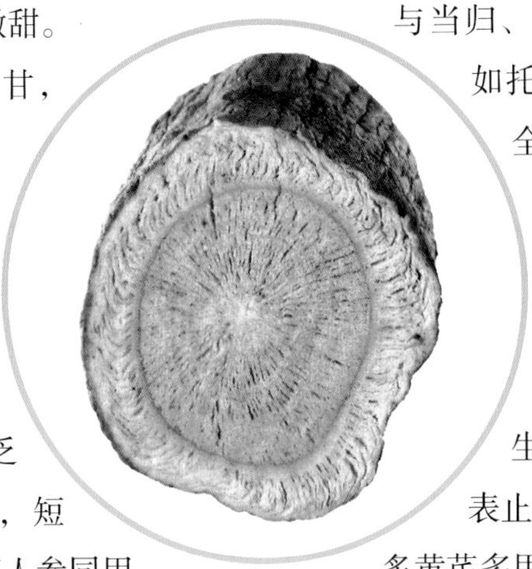

【药性特点】甘，微温。归脾、肺经。

【功效应用】

1. **补气升阳**：用于气虚体弱，倦怠乏力，食少便溏，短气自汗，常配伍人参同用，如参芪膏。若中气下陷，脱肛，子宫脱垂，胃下垂等证，与升麻、柴胡等同用，如补中益气汤。用于气虚血滞之中风偏枯，半身不遂，配当归、川芎同用，如补阳还五汤。

2. **固表止汗**：用于表虚不固之自汗证，配防风、白术同用，如玉屏风散；或与牡蛎、浮小麦等同用，如牡蛎散。黄芪补气之中，又有外达之性，故能固表以止汗。

3. **利水消肿**：用于虚证水肿，配白术、茯苓等同用。为治气虚水肿之要药，

4. **托毒生肌**：用于气虚疮疡内陷，脓成不溃或久溃不敛，可与当归、肉桂等配伍，如托里透脓散、十全大补汤等。

【用量用法】10～15克；大剂量可用至30～60克。生黄芪多用于固表止汗，托毒排脓；炙黄芪多用于补脾益气。

【使用注意】疮疡初起，表实邪盛及阴虚阳亢等证忌用。

【实用验方】

1. **气虚小便不通**：黄芪水煎服。

2. **白浊**：黄芪1份、茯苓2份，共研细，每次服10克。

3. **银屑病**：黄芪、当归、生地、白蒺藜各30克，水煎2次，早晚分服。

4. **咳脓咳血，咽干**：黄芪4

份、甘草1份，共研为末，每服10克。

5.急性肾小球肾炎： 黄芪沸水冲泡当茶饮，一日1剂，20天为1个疗程。

6 白术 Báizhú

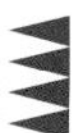

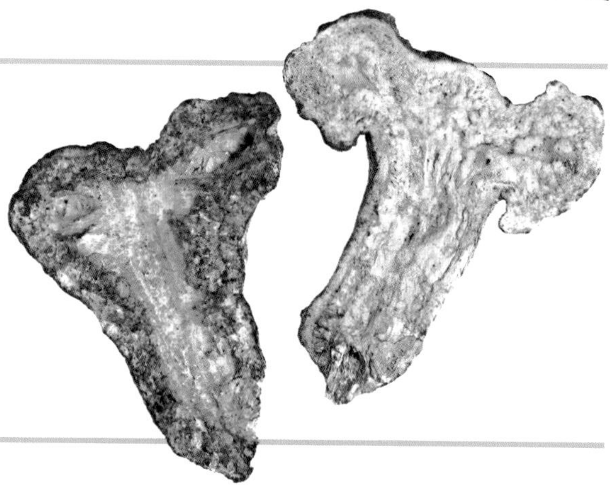

【药材来源】为菊科植物白术的干燥根茎。

【处方用名】白术、焦白术、于白术。

【产地采收】主产于浙江、湖北等地。以浙江于潜产者最佳，称为于术。冬季采收。

【性状特征】本品为不规则的肥厚团块，长10～13厘米，直径1.5～7厘米。表面灰黄色或灰棕色，有瘤状突起及断续的纵皱纹和沟纹，并有须根痕，顶端有残留茎基和芽痕。质坚硬不易折断，断面不平坦，黄白色至淡棕色，有棕黄色小油点散在（油室）；烘干者断面角质样，色较深或有裂隙。气清香，味甘、微辛，嚼之略带黏性。

【药性特点】甘、苦，温。归脾、胃经。

【功效应用】

1.补脾健胃： 用于脾胃虚弱所致的倦怠乏力，食少，泄泻等证，常配党参、茯苓等同用，如四君子汤。若脾胃虚寒之脘腹冷痛，呕吐，腹泻，则应配党参、干姜等药同用，如理中汤。用于脾虚气滞之脘腹胀满，配枳实同用，如枳术汤。本品为“补气健脾第一要药”。

2. 燥湿利水： 用于脾虚湿困，运化失职所致水肿、泄泻，配猪苓、茯苓等同用，如五苓散。脾虚中阳不振，痰饮内停者，宜配桂枝同用，如苓桂术甘汤。

3. 固表止汗： 用于气虚自汗，常配黄芪、防风等同用，如玉屏风散。

4. 安胎： 用于脾虚胎儿失养，胎动不安，可与人参、阿胶等同用。

【用量用法】 10 ~ 30 克。炒用健脾燥湿止泻。

【使用注意】 阴虚内热，津液亏耗者忌用。

【实用验方】

1. 体虚久泻痢： 白术熬膏，每次 2 匙，每日 3 次。熬膏方法：将白术切片，入瓦罐内以水浸药材，置半小时，先大火煎，待水沸腾后再文火煎至水去一半，倾汁入容器内，以渣再煎，如此 3 次，将 3 次药汁同熬，入蜂蜜收膏，备用。

2. 暑泻，湿泻，也治暑天伤湿所致肠炎： 白术、车前子等份，各炒，为末，每次 6 ~ 10 克，每日 3 次。

3. 小儿流涎： 生白术捣烂，加水和食糖放锅上蒸汁，分次口服，每次 10 克。

4. 虚汗： 白术、小麦、黄芪等份，炒，为末。每次 10 克，每日 3 次。

5. 虚弱枯瘦，食物不化： 白术、菟丝子等份，分别炒，研末为丸，每次约 5 克，每日 3 次。

6. 脘腹胀满不适，好似有物阻塞者： 白术 200 克，麸炒枳实 100 克，研细末，为丸，每次 10 克，每日 3 次。

7. 白带清稀： 白术 30 克，补骨脂 60 克，白芍、甘草各 45 克，文火炒焦，共研细末，加白糖适量，日服 2 ~ 3 次，每次 5 克。

8. 脾虚胀满： 白术、橘皮，按照 1 ∶ 2 的比例，为丸，每食前木香汤送下5克。

9. **自汗不止**：白术末，饮服5克，日2服。

10. **产后呕逆不食**：白术20克，姜30克，水煎，徐徐温服。

7 山药 Shānyào

【药材来源】为薯蓣科植物薯蓣的根茎。

【处方用名】山药、怀山药、淮山药、薯蓣。

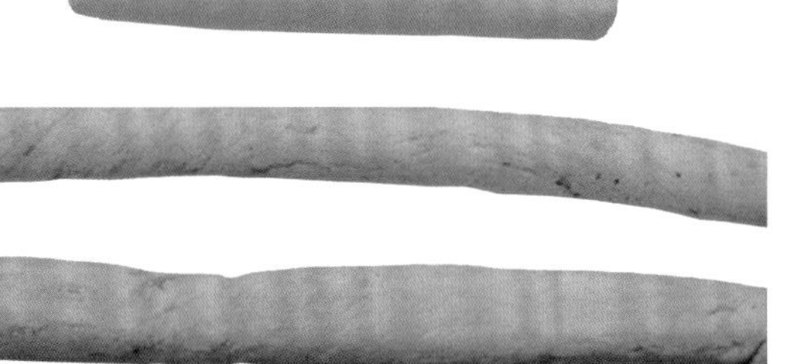

【**产地采收**】主产于河南、江西等地，河南（怀庆府）地区产者品质较佳，故有怀山药之称。霜降后采挖。生用或麸炒用。

【**性状特征**】

1. **毛山药**：略呈圆柱状，长15～30厘米，直径1.5～6厘米。表面黄白色或淡黄色，有纵沟、纵皱纹及须根痕，偶有浅棕色外皮残留。体重，质坚实，不易折断，断面白色，粉性。气微，味淡、微酸，嚼之发黏。

2. **光山药**：呈圆柱形，两端齐平。全体洁白，光滑，粉性足。

3. **饮片**：为类圆形厚片，表面白色或淡黄色，周边显浅黄白色，质地坚脆，粉性。

4. **麸炒山药**：形如山药片，表面淡黄色，偶有焦斑，略具焦香气。

【**药性特点**】甘，平。归肺、脾、肾经。

【**功效应用**】

1. **补脾养胃**：用于脾虚气弱或气阴两虚，消瘦乏力，食少，便溏等证，常与党参、白术等配伍，如参苓白术散。或治脾虚不运，湿浊下注之妇女带下，如完带汤。本品作用和缓，不寒不燥，补而不滞，既能补脾益气，又能滋养脾阴，为平补脾胃常用之品。

2. 益肺生津：用于肺虚咳喘，可与太子参、南沙参等同用。本品补肺气，兼能滋肺阴。其补肺之力较缓。

3. 补肾涩精：用于肾气虚之腰膝酸软，夜尿频多或遗尿，滑精早泄，女子带下清稀及肾阴虚之形体消瘦，腰膝酸软，遗精等证，如缩泉丸、六味地黄丸等。

此外，用于消渴，既取补肺脾肾之气，又补肺脾肾之阴，常与生地、黄芪等配伍，如玉液汤。

【用量用法】10 ~ 30克；大剂量60 ~ 250克。入滋阴药宜生用；入补脾肺药宜炒用，麸炒可增强补脾止泻作用。

【使用注意】脾胃湿滞者忌用。

【实用验方】

1. 脾虚泄泻：山药、粳米煮粥吃。或山药研末，米饮服。

2. 胃溃疡，十二指肠球部溃疡，脾虚泄泻：山药、粳米煮粥吃。或山药研末，米饮服。

3. 糖尿病：山药蒸熟，每次饭前食100克左右，亦可煎水代茶饮。

4. 腹泻：山药研末，米饮服。

5. 滑精，带下：山药500克，煮熟研泥，羊肉500克，去脂膜，煮烂熟研泥，肉汤内下粳米250克，共煮粥食之，常服亦能益肾补虚。

6. 冻疮、丹毒、乳腺炎、痈疽肿毒初起：鲜山药捣烂外敷。

7. 噤口痢：干山药一半炒黄色，一半生用，研为细末，米汤调下。每次10克，每日3次。

8. 小便频数：山药研细，加少许酒，搅匀，早晨服。

9. 冻疮，乳腺炎，无名肿毒：

山药捣烂外敷。

10. 再生障碍性贫血：山药30克，人参6克，大枣10枚，猪瘦肉适量，同煮熟食。

11. 虚喘：山药捣烂，加甘蔗汁，炖烂饮。

8 甘草 Gāncǎo

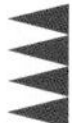

【药材来源】为豆科植物甘草、胀果甘草或光果甘草的干燥根及根茎。

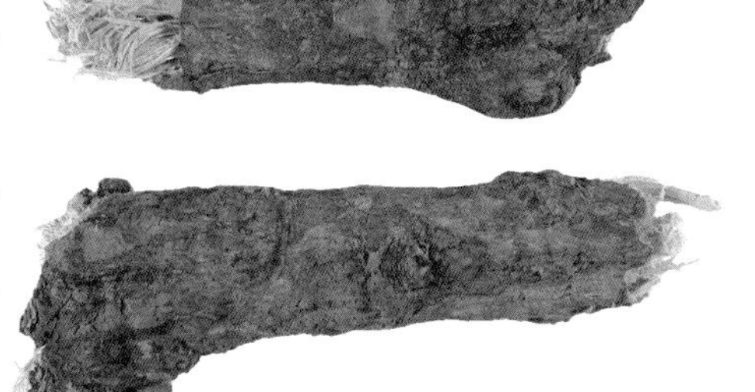

【处方用名】甘草、粉甘草、生甘草、炙甘草。

【产地采收】主产于内蒙古、甘肃等地。春秋采挖，以秋采者为佳。

【性状特征】

1. 药材：根呈圆柱形，长25 ~ 100厘米，直径0.6 ~ 3.5厘米。外皮松紧不等，红棕色、暗棕色或灰褐色，皮孔横长，断面纤维性，黄白色，有粉性和裂隙，具明显的形成层环及放射状纹理——“菊花心”。根茎表面有茎痕，横切面中央有髓。气微，味甜而特殊。

2. 甘草片：呈类圆形、椭圆形片状，厚3 ~ 6毫米，大小不一。

3. 蜜甘草：形如甘草片，表面显金黄色或棕黄色，微有光泽，略带黏性。

【药性特点】甘，平。归心、肺、脾、胃经。

【功效应用】

1. 补气：用于心气不足所致脉结代，心动悸等证，常配人参、阿胶等同用，如炙甘草汤。治脾虚气弱，食少倦怠，多配党参、白术等，如四君子汤。

2. 清热解毒：用于多种热毒

证。治热毒疮疡，咽喉红肿疼痛，常与黄连、连翘等药同用。对附子等多种药物所致的中毒或河豚等食物中毒，有一定解毒作用。

3. 润肺止咳：用于寒热虚实多种咳喘，有痰、无痰者均宜。

4. 缓急止痛：用于脾虚肝旺的脘腹挛急作痛或阴血不足之四肢挛急作痛，常与白芍相须为用，如芍药甘草汤、小建中汤等。

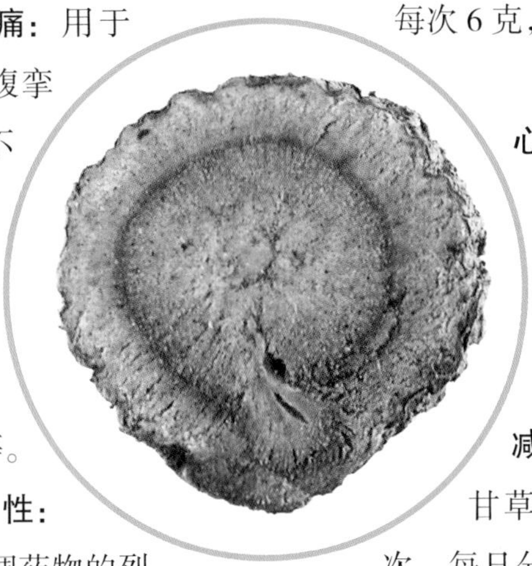

5. 调和药性：用于缓和和协调药物的烈性或峻猛之性，如热药用之缓其热，寒药用之缓其寒，攻下药用之缓其泻，峻猛药用之缓其烈。

【用量用法】3 ~ 10克。生甘草多用于清热解毒，缓急止痛；炙甘草多用于补益中气。

【使用注意】湿阻中满，恶心呕吐者忌用。反甘遂、大戟、芫花、海藻。

【实用验方】

1. 咽喉肿痛：甘草、桔梗、玄参、麦冬各3克，泡水服。

2. 胃、十二指肠溃疡：甘草10克，鸡蛋壳15克，曼陀罗0.5克，每次3克，每日3次。

3. 胃及十二指肠溃疡：瓦楞子5份，甘草1份，共为细末，每次6克，每日3次。

4. 失眠，烦热，心悸：甘草、石菖蒲各5克，水煎服，每日1剂。

5. 血小板减少性紫癜：生甘草30克，水煎2次，每日分2次服，连服7 ~ 14天。

6. 更年期综合征：炙甘草10克，小麦30克，大枣10枚，水煎服，每日1次，分2次温服。

7. 尿崩症：甘草粉，每次5克，每日4次。

8. 血小板减少性紫癜：生甘草30克，水煎，分2次饮服。

9. 诸疮痛不可忍者：用粉甘草末，搽之。或以粉甘草煎汁，熬膏搽。

10. **一切内外痈肿：**金银花20克，甘草15克。水煎频服。

9 大枣 Dàzǎo

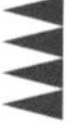

【药材来源】为鼠李科乔木植物枣的成熟果实。

【处方用名】大枣、红枣。

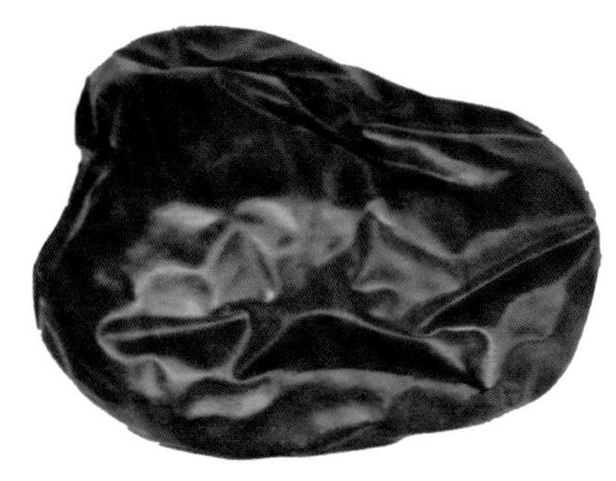

【产地采收】主产于河北、山东等地。秋季果实成熟时采收。

【性状特征】本品呈椭圆形或球形，长2～3.5厘米，直径1.5～2.5厘米。表面暗红色，略带光泽，有不规则皱纹。基部凹陷，有短果梗。外果皮薄，中果皮棕黄色或淡褐色，肉质，柔软，富糖性而油润。果核纺锤形，两端锐尖，质坚硬。气微香，味甜。

【药性特点】甘，温。归脾、胃、心经。

【功效应用】

1. **补脾益胃：**用于脾气虚弱，消瘦乏力，食少便溏，单用有效。其补气之力较为平和，若气虚较甚者，宜与人参等同用。

2. **养血安神：**用于血不养心，心失所养之脏躁证，症见神情抑郁，精神恍惚，心烦不眠等证，配小麦、甘草等同用，如甘麦大枣汤。

3. **调和药性：**本品甘缓，能缓和药性，如与攻下药同用，使攻邪而不致于伤正，如十枣汤。也用于因使用峻猛药物后，取大枣扶助正气之功。

【用量用法】3～10枚。宜劈破入煎。

【使用注意】湿盛脘腹胀满者

忌用。

【实用验方】

1. 气血亏虚，疲乏无力：大枣20克，糯米30克，加适量白糖煮粥食用。亦可以大枣10枚，蒸软去核后，加人参3克，同蒸至烂熟，捣匀为丸，分1～2次服用。

2. 血虚心悸，思虑过度，烦躁不安：红枣20～40克，羊心1只，洗净切块，加适量水炖汤，同食盐调味食用。

3. 胃、十二指肠球部溃疡：黑枣、玫瑰花适量，枣去核，装入玫瑰花，放碗内盖好，隔水蒸服，每次吃枣5枚，每日3次。

4. 心气虚神经衰弱，失眠过度，胸中烦闷，病后体虚，记忆力减退：红枣40克，葱白7根，将红枣洗净用水泡发，放入锅中，加适量水，用大火煮沸，约20分钟后加葱白（连须），文火煎熬10分钟即可，服时吃枣喝汤。

5. 食欲不振，消化不良：干枣去核，慢火焙干，为末，每次10克，每日3次。

6. 血小板减少证，过敏性紫癜：大枣20克，花生衣10克，加适量水炖服。

7. 食欲不振，消化不良：干枣去核，慢火焙干，为末，每次10克，每日3次。

8. 体虚消瘦：鲜枣20枚，每晚1次食用，久服见效。

10 白扁豆 Báibiǎndòu

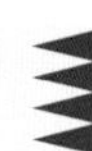

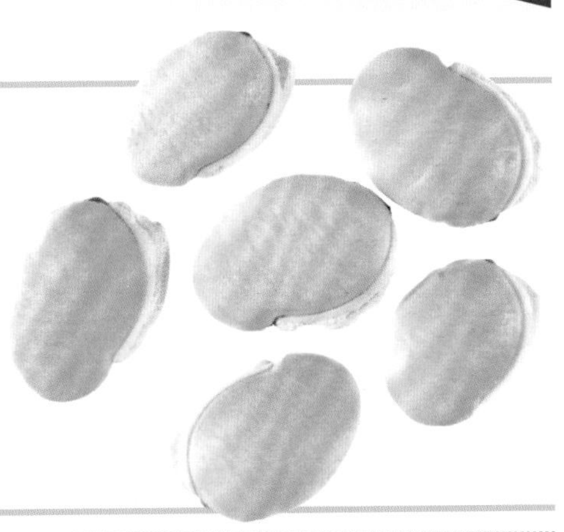

【药材来源】为豆科植物扁豆的成熟种子。

【处方用名】扁豆、白扁豆、蛾眉豆。

【产地采收】主产于江苏、安徽等地。秋季果实成熟时采取。

【性状特征】种子扁椭圆形或扁卵圆形，长 0.8 ~ 1.3 厘米，宽 6 ~ 9 毫米，厚约 7 毫米。表面淡黄白色或淡黄色，平滑，稍有光泽，有的可见棕褐色斑点，一侧边缘有隆起的白色半月形种阜。长 7 ~ 10 毫米，剥去后可见凹陷的种脐，紧接种阜的一端有珠孔，另端有种脊。质坚硬，种皮薄而脆，子叶 2 片，肥厚，黄白色。气微，味淡，嚼之有豆腥气。

【药性特点】甘，微温。归脾、胃经。

【功效应用】

1. **补脾气**：用于脾虚湿滞之食少便溏，泄泻，或脾虚湿浊下注之白带过多，均常与白术、茯苓等药同用，如参苓白术散。本品既能补气健脾，又兼能化湿，但作用平和，宜入复方使用。其亦食亦药，补脾而不腻，化湿而不燥。

2. **化湿**：用于暑湿证。治暑月乘凉饮冷，外感于寒，内伤于湿之阴暑，常与香薷、厚朴之品同用。

【用量用法】10 ~ 30 克。炒后可使健脾止泻作用增强。

【使用注意】内含毒性蛋白，生用有毒，加热后毒性可大大减弱。

【实用验方】

1. **脾虚泄泻**：扁豆、莲子、山药、粳米各适量，煮粥食。

2. **小儿消化不良**：扁豆 10 克，炒山楂 10 克，泡水喝。

3. **夏季暑湿泄泻**：扁豆、荷叶、粳米适量，煮粥食。

4. **慢性肾炎，贫血**：扁豆 30 克，红枣 20 枚，水煎服。

5. **赤白带下**：扁豆炒后，研末，米汤调食。

11 饴糖 Yítáng

【药材来源】为米、麦、粟或玉蜀黍等粮食，经发酵糖化制成。

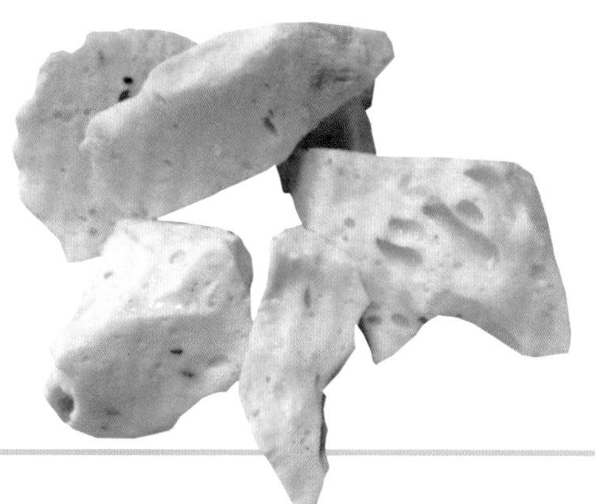

【处方用名】饴糖、白饴糖、胶饴、麦芽糖。

【产地采收】全国各地均产。有软、硬两种，均可入药，但以胶饴为主。

【性状特征】本品为稠厚半流体。味甘，药用以软饴精为佳。以浅黄、质黏稠、味甘无杂味，为上品，干硬名饧，不堪入药。

【药性特点】甘，温。归脾、胃、肺经。

【功效应用】

1. 补中缓急：用于脾虚脘腹疼痛，可与桂枝、芍药等配伍，如小建中汤。若气虚较甚者，可配黄芪、党参同用。

2. 润肺止咳：用于肺虚肺燥咳嗽，但单用力薄，多与紫菀、百合等配伍。

【用量用法】15 ~ 20克。入汤剂须烊化冲服。

【使用注意】湿热内郁，中满呕吐及痰湿壅盛者忌用。

【实用验方】

1. 胃溃疡、十二指肠球部溃疡：将饴糖以开水冲服。

2. 咳嗽，咽喉疼痛：将红皮萝卜切片，拌入饴糖中，置1夜后饮服。

3. 伤寒咳嗽：饴糖在韭汁中煎开，顿服。

4. 顿咳不止：白萝卜汁1碗，饴糖适量，蒸化，温服。

5. 鱼刺哽喉：将饴糖做丸，吞服。

6. 痰热咳嗽，咽干口渴：将萝卜500克，捣烂，绞取汁液，加饴糖15 ~ 30克，蒸化，乘热徐徐饮用。

7. 服药过剂闷乱者：饴糖

食之。

8. 胎坠不安：饴糖以砂仁泡汤化服。

9. 误吞稻芒：饴糖频食。

12 蜂蜜 Fēngmì

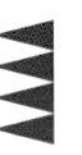

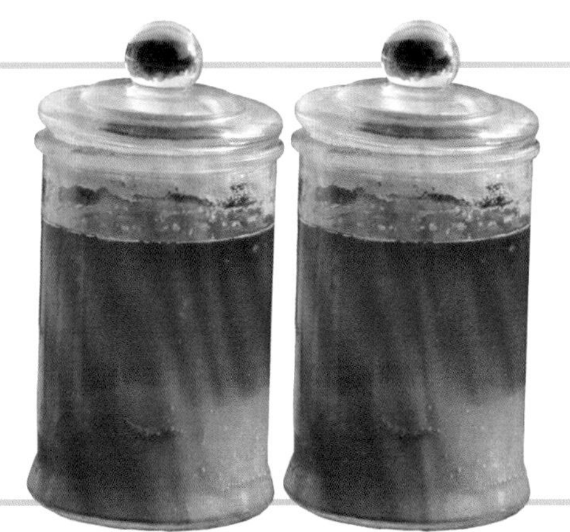

【药材来源】为蜜蜂科昆虫中华蜜蜂或意大利蜂所酿的蜜。

【处方用名】蜂蜜。

【产地采收】全国大部分地区均产。春至秋季采收。

【性状特征】本品为半透明、带光泽、浓稠的液体，白色至淡黄色或橘黄色至黄褐色，久置或遇冷渐有白色颗粒状结晶析出。气芳香，味极甜。

【药性特点】甘，平。归肺、脾、大肠经。

【功效应用】

1. 补中，止痛：用于脾气虚弱证的辅助品，或作为炮炙补脾益气药的辅料，以增强补中益气之功。对中虚脘腹疼痛，腹痛喜按，空腹痛甚，食后稍安者，可作食品服用。本品既可补中，又可缓急止痛，标本兼顾。单用有效，更常与白芍、甘草等配伍。

2. 润燥止咳：用于虚劳咳嗽日久，气阴耗伤，气短乏力，咽燥痰少者，单用有效。亦可与人参、生地黄等品同用，如琼玉膏。本品尤多作为炮炙止咳药的辅料，或作为润肺止咳类丸剂或膏剂的赋型剂。

3. 润肠通便：用于肠燥便秘者，可单用冲服，或随证与生地黄、火麻仁等配伍。亦可将本品制成栓剂，纳入肛内，以通导大便，如蜜煎导方。

4. 解毒：用于解除乌头的毒性，若服乌头类药物中毒者，大剂量服用本品，可解毒。此外，外用对疮疡肿毒有解毒消疮之效。对溃疡、烧烫伤有解毒防腐，生肌，促使疮疡愈合之效。

【用量用法】15 ~ 30克；大剂量30 ~ 60克。煎服或冲服；外用适量，本品作栓剂肛内给药，通便效果较口服更捷。

【使用注意】湿阻中满及便溏泄泻者慎用。

【实用验方】

1. 胃、十二指肠溃疡：陈皮、甘草、蜂蜜煎水服。

2. 肺虚咳嗽：每日服蜂蜜30克左右。

3. 小儿顿咳不止：蜂蜜、橘络煎水服。

4. 烧烫伤：用蜂蜜搽患处。

5. 肠梗阻：生姜汁、蜂蜜各60克，调匀，分次服。

13 刺五加 Cìwǔjiā

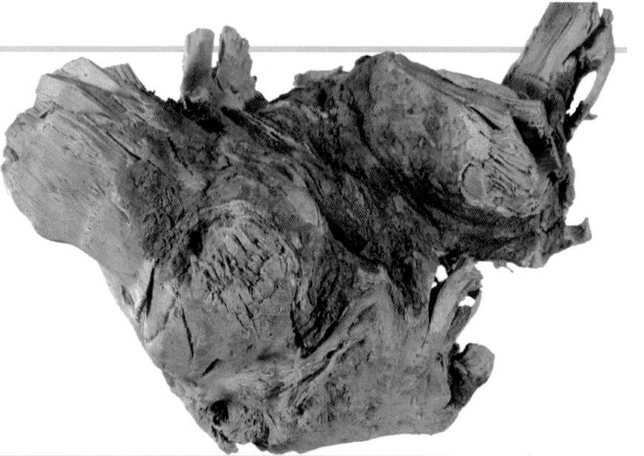

【药材来源】为五加科植物刺五加的根茎或茎。

【处方用名】刺五加。

【产地采收】主产于辽宁、吉林等地。春秋二季采挖。

【性状特征】本品根茎呈结节状不规则圆柱形，直径1.4 ~ 4.2厘米。根呈圆柱形，多扭曲，长3.5 ~ 12厘米，直径0.3 ~ 1.5厘米。表面灰褐色或黑褐色，粗糙，有细纵沟及皱纹，皮较薄，有的剥落，剥落处呈灰黄色。质硬，断面黄白色，纤维性。有特异香气，味微辛，稍苦、涩。茎呈长圆柱形，多分枝，长短不一，直径0.5～2厘米。表面浅灰色，老枝灰褐色，具纵裂沟，无刺；幼枝黄褐色，密生细刺。质坚硬，不易折断，断面皮部薄，黄白色，木部宽广，淡黄色，中心有髓。气微，味微辛。

【药性特点】甘、微苦，温。归脾、肺、心、肾经。

【功效应用】

1. **益气健脾**：用于脾肺气虚，体倦乏力，食欲不振，久咳虚喘者，单用有效。亦常配伍太子参、五味子同用。

2. **补肾助阳**：用于肾阳不足，筋骨失于温养而见腰膝酸痛者，可单用，或与杜仲、桑寄生等药同用。亦可用于阳痿，小儿行迟及风湿痹证而兼肝肾不足者。

3. **安神益智**：用于心脾两虚，心神失养之失眠、健忘，可与制首乌、酸枣仁等药同用。

【用量用法】10～30克。目前多作片剂、颗粒剂、口服液及注射剂使用。

【实用验方】

1. **风湿痿痹**：五加皮，洗刮去骨，煎汁和曲米酿成饮之；或切碎袋盛，浸酒煮饮，或加当归、牛膝、地榆诸药。

2. **风湿痹痛**：刺五加25克，威灵仙15克，黄酒煎服，每日1剂，一日2次。

3. **头痛**：刺五加研细末，每次服0.5克，早晚各1次。

4. **跌打损伤**：刺五加研为细末后，用适量黄酒调成糊状，外敷患处。

5. **腰痛**：五加皮、杜仲（炒），等分，为末，酒糊丸，如梧桐子大。每服30丸，温酒下。

14 绞股蓝 Jiǎogǔlán

【药材来源】为葫芦科植物绞股蓝的干燥地上部分。茎或全草。

【处方用名】绞股蓝。

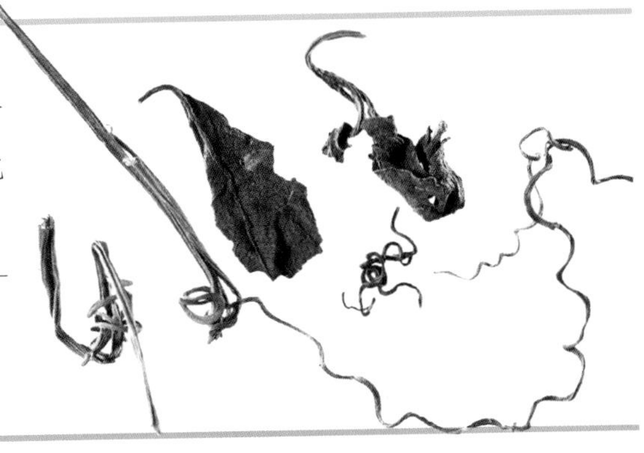

【产地采收】主产于广东、云南等地。秋季采收。

【性状特征】本品为干燥皱缩的全草，茎纤细灰棕色或暗棕色，表面具纵沟纹，被稀疏毛茸，润湿展开后，叶为复叶，小叶膜质，通常 5 ~ 7 枚，少数 9 枚，叶柄长 2 ~ 4 厘米，被糙毛；侧生小叶卵状长圆形或长圆状披针形，中央 1 枚较大，长 4 ~ 12 厘米，宽 1 ~ 3.5 厘米；先端渐尖，基部楔形，两面被粗毛，叶缘有锯齿，齿尖具芒。常可见到果实，圆球形，直径约 5 毫米，果梗长 3 ~ 5 毫米。味苦，具草腥气。

【药性特点】甘、苦，寒。归脾、肺经。

【功效应用】

1. 益气健脾： 用于脾胃气虚，体倦乏力，纳食不佳者，可与白术、茯苓等药同用。因其性偏苦寒，兼能生津止渴，对脾胃气阴两伤，口渴咽干，心烦者，较为适宜，可与太子参、山药等药同用。

2. 化痰止咳： 用于气阴两虚，肺中燥热，咳嗽痰黏，可与川贝母、百合等同用。若肺气虚而痰湿内盛，咳嗽痰多者，亦可与半夏、陈皮等同用。

此外，本品还略有清热解毒作用，可用于肿瘤而属热毒之证。

【用量用法】10 ~ 20克。可泡服。

【实用验方】

1. **神经衰弱：** 绞股蓝泡水饮服。

2. **气虚、心阴不足，心悸失眠，烦热不宁：** 绞股蓝10克，夜交藤15克，麦冬12克，煎水，或沸水浸泡饮。

3. **美容：** 绞股蓝泡水饮服。

4. **高血压病，眩晕头痛，烦热不安，失眠烦躁：** 绞股蓝15克，杜仲叶10克沸水浸泡饮。

5. **提高思维能力及记忆力：** 绞股蓝10克、红枣5枚，文火煮至红枣熟，饮水食枣。

6. **湿热发黄，小便黄赤短少：** 绞股蓝15克，金钱草50克。加红糖适量，煎水饮。

15 鹿茸

Lùróng 

【药材来源】为脊椎动物鹿科梅花鹿或马鹿等雄鹿头上未骨化而带茸毛的幼角。前者习称“花鹿茸”，后者习称“马鹿茸”。

【处方用名】鹿茸、鹿茸片、鹿茸血片。

【产地采收】主产于东北，西北及西南等地。夏秋两季雄鹿长出的新角尚未骨化时，将角锯下或用刀砍下。

【性状特征】

1. **花鹿茸**：呈圆柱状分枝，具一个分枝者习称"二杠"，主枝习称"大挺"，长17～20厘米，锯口直径4～5厘米，离锯口约1厘米处分出侧枝，习称"门桩"，长9～15厘米，直径较大挺略细。外皮红棕色或棕色，多光润，表面密生红黄色或棕黄色细茸毛，上端较密，下端较疏；分岔间具1条灰黑色筋脉，皮茸紧贴。锯口黄白色，外围无骨质，中部密布细孔。具二个分枝者，习称"三岔"，大挺长23～33厘米，直径较二杠细，略呈弓形，微扁，枝端略尖，下部多有纵棱筋及突起疙瘩；皮红黄色，茸毛较稀而粗。体轻。气微腥，味微咸。二茬茸与头茬茸相似，但挺长而不圆或下粗上细，下部有纵棱筋；皮灰黄色，茸毛较粗糙，锯口外围多已骨化。体较重。无腥气。

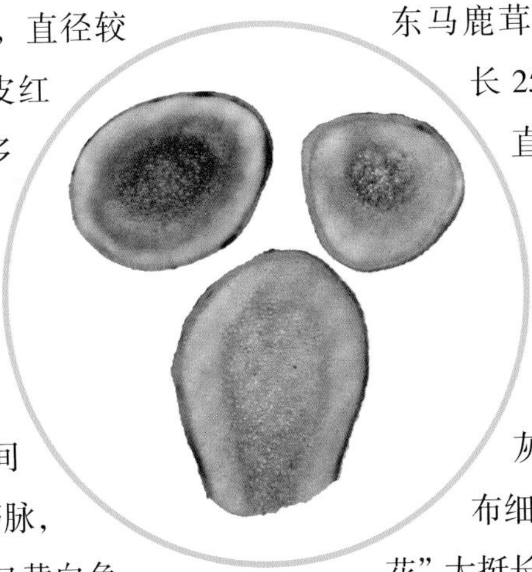

2. **马鹿茸**：较花鹿茸粗大，分枝较多，侧枝一个者习称"单门"，二个者习称"莲花"，三个者习称"三岔"，四个者习称"四岔"或更多。按产地分为"东马鹿茸"和"西马鹿茸"。

东马鹿茸"单门"大挺长25～27厘米，直径约3厘米。外皮灰黑色，茸毛灰褐色或灰黄色，锯口面外皮较厚，灰黑色，中部密布细孔，质嫩；"莲花"大挺长可达33厘米，下部有棱筋，锯口面蜂窝状小孔稍大；"三岔"皮色深，质较老；"四岔"茸毛粗而稀，大挺下部具棱筋及疙瘩，分枝顶端多无毛，习称"捻头"。西马鹿茸，大挺多不圆，顶端圆扁不一，长30～100厘米。表面有棱，多抽缩干瘪，分枝较长且弯曲，茸毛粗长，灰色或黑灰色。锯口色较深，常见骨质。气腥臭，味咸。

【药性特点】甘、咸，温。归

肾、肝经。

【功效应用】

1. 补肾壮阳，益精养血：用于肾阳亏虚，精血不足，畏寒肢冷，阳痿早泄，宫冷不孕，小便频数，腰膝酸痛，头晕耳鸣，精神疲乏等证，可单用或配伍人参、黄芪同用，如参茸固本丸。本品为峻补肾阳，补益精血之要药。

2. 强壮筋骨：用于肝肾亏虚，精血不足，筋骨痿软，或小儿发育不良，囟门过期不合，齿迟，行迟等，常与熟地黄、山茱萸等同用。

3. 固冲止带：用于肝肾亏虚，冲任不固，带脉失约，崩漏不止，白带过多。治疗崩漏不止，常与当归、阿胶等药配伍。治疗带下清稀量多，可与海螵蛸、覆盆子等药同用。

4. 温补托毒：用于疮疡已成，因正虚毒盛，不能托毒外达，或疮疡内陷不起，难溃难腐者，可与肉桂、黄芪等配伍，如阳和汤。

【用量用法】1 ~ 3 克；研细末，一日分 3 次冲服。或入丸、散剂。

【使用注意】服用本品宜从小量开始，缓缓增加至治疗需要量，不可骤用大量。凡阴虚阳亢，血分有热，胃火炽盛或肺有痰热，以及外感热病者，均应忌服。

【实用验方】

1. 阳痿，小便频数，不思饮食：鹿茸 15 克，干山药 50 克（布包），酒浸七日后，饮酒。酒尽，將鹿茸焙干，研末服。

2. 下部虚寒，小便数多：鹿茸 50 克，蛇床子 50 克，煅龙骨 50克，桑螵蛸 10 克，炮附子 70 克，山茱萸 50 克，共研末，炼蜜为丸，每次 5 克。

3. 室女冲任虚寒，带下纯白：鹿茸 50 克，白蔹、金毛狗脊（燎去毛）各 25 克，上为细末，用艾煎醋汁，做丸，每服 3 克，空腹温酒下。

4. 强壮身体：鹿茸片（或粉，每次 0.5 克）与粳米（或小米）熬制成粥食用。

5. 精血耗竭，面色暗黑，耳聋目昏，口干，腰痛脚弱，小便白浊，上燥下寒：鹿茸、当归等分为细末，为丸，空腹用米饮送下，每次 8 克。

16 淫羊藿 Yínyánghuò

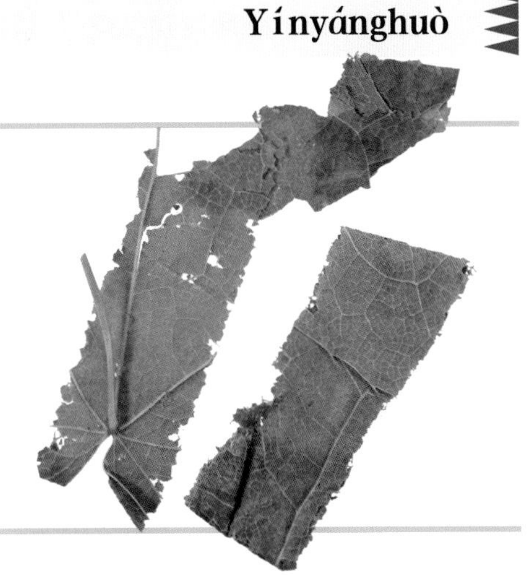

【药材来源】为小蘖科植物淫羊藿、箭叶淫羊藿、柔毛淫羊藿、巫山淫羊藿或朝鲜淫羊藿的地上部分。

【处方用名】淫羊藿、仙灵脾。

【产地采收】主产陕西、山西等地。夏秋季采割。

【性状特征】地上部分长20～40厘米。茎细杆状，平滑或略有棱，具光泽。二回三出出复叶，中间的小叶柄长约10厘米，两侧小叶柄长约5厘米；小叶片卵圆形，长3～7厘米，宽2～5厘米，两侧者较小，先端微尖，中间小叶基部深心形，两侧小叶基部偏心形，外侧裂片较大；边缘具刺状细锯齿；上表面绿色或黄绿色，略有光泽，无毛，下表面灰绿色，有稀疏毛茸，沿叶脉处较多，主脉基部与叶柄交接处有长柔毛。叶片近革质，较脆。气微，味苦。

【药性特点】辛、甘，温。归肝、肾经。

【功效应用】

1. 补肾壮阳：用于阳痿尿频，腰膝无力，可单用本品浸酒服，或配伍其他补肾温阳药同用，如肉苁蓉、巴戟天等。

2. 祛风除湿：用于风湿痹痛，筋骨不利及肢体麻木，常与威灵仙、肉桂同用。本品能走四肢而祛风除湿。

【用量用法】6～12克。

【使用注意】阴虚火盛者不宜用。

【实用验方】

1. 肾虚阳痿，腰膝冷痛： 淫羊藿30克，白酒500毫升，泡7天后服，每次20～30毫升，每日2～3次。

2. 风湿腰腿痛，肾虚腰痛： 淫羊藿、巴戟天、鸡血藤各30克，白酒1000毫升，冰糖60克，泡7天后服，每次5毫升。

3. 淫羊藿： 不拘多少，为粗末，煎汤漱牙齿。

4. 偏风，手足不遂，皮肤不仁： 淫羊藿500克，研细，以布帛装袋，置酒浸5日，每日饮酌量，不得大醉。

5. 病后青盲： 淫羊藿30克，淡豆豉10克，水煎，顿服。

6. 阳痿： 淫羊藿60克，羊肉200克，炖熟，去药渣，汤肉同服。

7. 夜尿： 淫羊藿30克，狗肉500～1000克，炖熟，去药渣，汤肉同服，可加适量作料。

8. 风湿性关节炎，腰腿痛，小便失禁： 淫羊藿15～25克，水煎服。此方亦治神经衰弱，失眠，四肢麻木，高血压。

17 巴戟天 Bājǐtiān

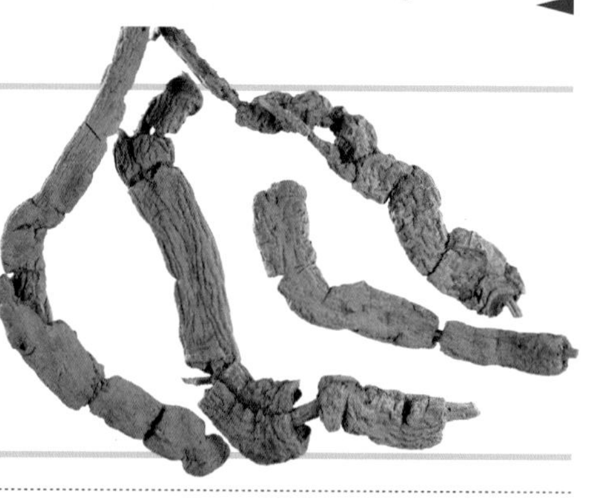

【药材来源】为茜草科植物巴戟天的根。

【处方用名】巴戟天、巴戟肉。

【产地采收】主产于广东、福建等地。全年均可采挖。

【性状特征】

1. 巴戟天：呈扁圆柱形。外皮横向断裂而露出木部，形似连珠。断面皮部厚，易与木部剥离，皮部淡黄色略带紫色。无臭，味甘、微涩。

2. 盐巴戟天：呈空心扁圆筒状的段，灰褐色，切面淡紫色，略有咸味；甘草制后，呈微棕褐色，味较甜。

【药性特点】辛、甘，微温。归肾、肝经。

【功效应用】

1. 补肾壮阳：用于肾阳虚弱，命门火衰所致阳痿不育，配淫羊藿、仙茅等同用，如赞育丸。治下元虚冷，宫冷不孕，月经不调，少腹冷痛，配肉桂、吴茱萸同用。

2. 祛风除湿：用于肾阳虚兼风湿痹痛者，用之颇为适合，可配杜仲、菟丝子等同用。

【用量用法】6 ~ 12 克。

【使用注意】阴虚火旺者不宜用。

【实用验方】

1. 小便不禁：益智仁、巴戟天、桑螵蛸、菟丝子（酒蒸）各等分。为细末，为丸，每次 6 克。

2. 风湿痹痛，腰胯疼痛，行步不得：巴戟天 50 克，牛膝 100 克，羌活、桂心、五加皮各 50 克，杜仲 60 克，干姜 50 克，为末，蜜丸，每服 10 克，食前温酒饮下。

3. 白浊：菟丝子（酒煮）、巴戟天（去心，酒浸煮），补骨脂（炒）、鹿茸、山药、赤石脂、五味于各等量。为末，酒糊丸，每服 6 克。

4. 阳痿早泄，女子宫寒不孕：巴戟天、党参、覆盆子、菟丝子、神曲各 10 克，山药 20 克。水煎服，每日 1 剂。

5. 虚羸阳痿，腰膝酸软：巴戟天、怀牛膝等量，以 45 度白酒浸之，去滓温服。

6. 遗尿、小便不禁：巴戟天 12 克，益智仁 10 克，覆盆子 12 克。水煎服，每日 1 剂。

18 仙茅

Xiānmáo

【药材来源】为石蒜科植物仙茅的根茎。

【处方用名】仙茅。

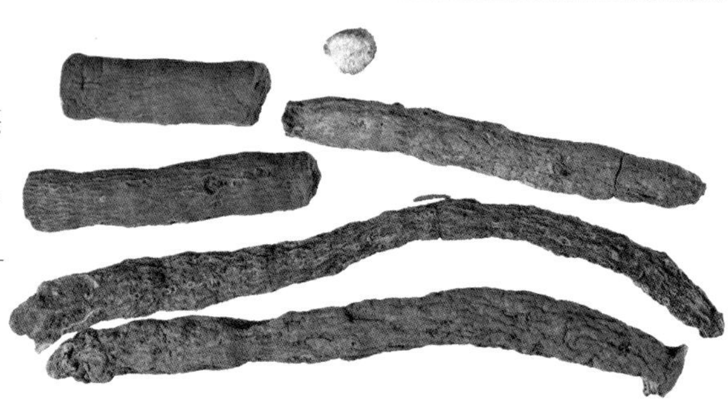

【产地采收】产于西南及长江以南各省，四川产量甚大。春初发芽前及秋末地上部分枯萎时采挖。

【性状特征】本品呈圆柱形，略弯曲，长 3 ~ 10 厘米，直径 0.4 ~ 0.8 厘米。表面黑褐色或棕褐色，粗糙，有细孔状的须根痕及纵横皱纹。质硬而脆，易折断，断面不平坦，淡褐色或棕褐色，近中心处色较深。气微香，味微苦、辛。

【药性特点】辛，热。有毒。归肾、肝经。

【功效应用】

1. **温肾壮阳**：用于命门火衰，阳痿早泄及精寒不育，常与淫羊藿、巴戟天等同用。本品辛热燥烈，作用较强。

2. **祛寒除湿**：用于肾阳虚兼风湿痹痛者，常与杜仲、独活等同用。

【用量用法】5 ~ 15 克。煎服或酒浸服，亦入丸散。

【使用注意】阴虚火旺者忌服。燥烈有毒，不宜久服。

【实用验方】

1. **妇女更年期综合征**：仙茅、淫羊藿各 15 克，巴戟天、当归、黄柏、知母各 10 克。水煎服，每日 1 剂。

2. **老年遗尿**：仙茅泡酒服，

每次 30 毫升。

3. 肾虚腰痛：仙茅 15 克，薏苡仁 30 克，桂枝 10 克，细辛 3 克，木瓜 10 克，水煎浓汁，冲鸡蛋 2 个服用。

4. 痈疽火毒，漫肿无头，色青黑者：仙茅不拘多少，连根须煎，点水酒服；或以新鲜者捣烂敷之。有脓者溃，无脓者消。

5. 壮筋骨，益精神，明目，黑髭须：仙茅 500 克以糯米泔浸 5 日，夏月浸 3 日，苍术 200 克，米泔浸 5 日，枸杞子 500 克，车前子 400 克；白茯苓、小茴香炒，柏子仁各 300 克，生地黄焙，熟地黄焙，各 200 克；为末，为丸，每服 6 克。

19 肉苁蓉 Ròucōngróng

【药材来源】为列当科植物肉苁蓉的带鳞叶的肉质茎。

【处方用名】肉苁蓉、淡大云。

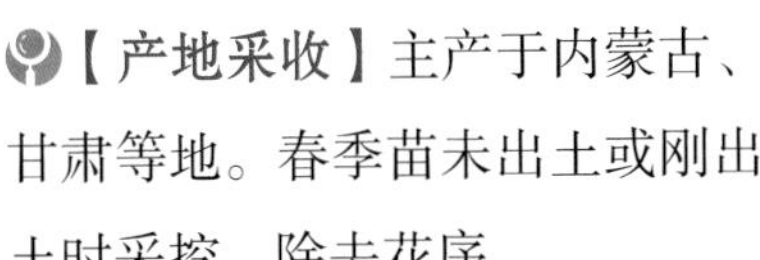

【产地采收】主产于内蒙古、甘肃等地。春季苗未出土或刚出土时采挖，除去花序。

【性状特征】茎肉质，长圆柱形，有时稍扁，略弯曲，长 3 ~ 15 厘米，直径 5 ~ 15 厘米，向上渐细，直径 2 ~ 5 厘米，有的切成段，上下直径相近。表面灰棕色或棕褐色，有纵沟，密被覆瓦状排列的肉质鳞叶，鳞叶菱形或三角形，宽 0.5 ~ 1.5 厘米，厚约 2 毫米，尚可见鳞叶脱落后留下的弯月形叶迹。质坚实，不易折断。断面棕色，有淡棕色维管束小点，环列成深波状或锯齿状。木部约占4/5，有时中空。表面和断面在光亮处有时可见结晶样小亮点。气微，味甜，略苦。

【药性特点】甘、咸，温。归肾、大肠经。

【功效应用】

1. 补肾助阳：用于阳痿不起，小便余沥，常配菟丝子、续断同用，如肉苁蓉丸。治肾虚骨痿，不能起动，亦可与杜仲、巴戟天等同用。本品为补肾阳，益精血之良药。

2. 润肠通便：用于肠燥便秘。因本品既能润肠通便，又能补肾阳，益肾精，故尤其适宜于老人或病后肠燥便秘而肾阳不足，精亏血虚者，常与当归、牛膝等药同用，如济川煎。

【用量用法】10 ~ 15克。

【使用注意】阴虚火旺，大便溏泻或热结便秘者不宜服。

【实用验方】

1. 肾虚、精血不足，阳痿早泄，妇女宫寒不孕，腰膝酸痛：肉苁蓉30克，鹿角胶5克，羊肉100克，粳米150克。肉苁蓉煎水取汁，羊肉切小块，与米同煮粥，临熟时下鹿角胶煮至粥熟，食用。

2. 津枯肠燥，便秘腹胀：肉苁蓉15克，火麻仁30克，煎水，沉香6克。沉香后下，一同煎取浓汁，加入约等量的炼蜜，搅匀，煎沸收膏。每次食1 ~ 2匙。

3. 习惯性便秘：肉从蓉30克为一日剂量，水煎2次，去渣取汁，分2次空腹内服。

4. 肾阳虚衰阳痿、早泄、滑精、尿频或遗尿：小公鸡1只，去毛及肠杂，洗净，略炒，加入用纱布袋包肉苁蓉30克，与鸡肉共入砂锅内，炖熟烂，入调味品食用。

5. 慢性咽炎，反复发作：肉苁蓉15克，夏枯草15克，生地黄15克，法半夏10克，桔梗

10克，玄参15克，甘草6克，水煎早晚分服。

20 锁阳

Suǒyáng 

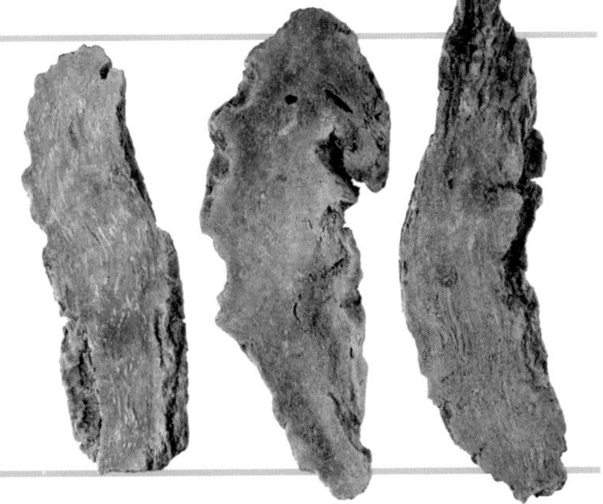

【药材来源】为锁阳科肉质寄生草本植物锁阳的肉质茎。

【处方用名】锁阳。

【产地采收】主产于内蒙古、甘肃等地。春季采收。除去花序，置沙土中半埋半露，连晒带烫，使之干燥，防霉，切片生用。

【性状特征】药材呈扁圆柱形，一端略细而微弯曲，长5～15厘米，表面棕色至棕褐色，粗糙，具明显纵沟及不规则凹陷，有的残存三角形的黑棕色鳞片。体重，质硬，难折断，断面浅棕色或棕褐色，有黄色三角状维管束。气微，味甘而涩。

【药性特点】甘，温。归肝、肾、大肠经。

【功效应用】

1. 补肾助阳：用于阳痿，不孕，下肢痿软，筋骨无力等，常与肉苁蓉、菟丝子等同用。

2. 润肠通便：用于老人或病后肠燥便秘而属于肾阳不足，精血亏虚者，常与肉苁蓉、当归等药同用。

【用量用法】10～15克。

【使用注意】阴虚火旺，脾虚泄泻，实热便秘者均忌服。

【实用验方】

1. 肾阳虚、精血不足，阳痿腰酸，或肠燥便秘：锁阳、苁蓉各等量，加水煎取浓汁，加约等量的炼蜜，混匀，一同煎沸，收膏。每次吃 1 ~ 2 匙。

2. 阳萎，早泄： 锁阳 20 克，党参、山药各 15 克，覆盆子 10 克。水煎服。

3. 老年阳气虚弱，大便燥结： 锁阳、桑椹子等量，水煎取浓汁加蜂蜜收膏，每次服 30 毫升。

4. 阳痿、早泄： 将牛鞭洗净，煮，抹去浮沫，入锁阳 30 克，枸杞子 20 克，玉竹 15 克，制首乌 30 克，加清水 3500 毫升，以小火炖 2 小时，浓缩至 2000 毫升服用。

5. 肾虚阳痿，腰膝酸软，或肠燥便秘： 锁阳 15 克煎水取汁，胡桃仁 15 克，与粳米 100 克，一同煮粥食。

21 杜仲 Dùzhòng

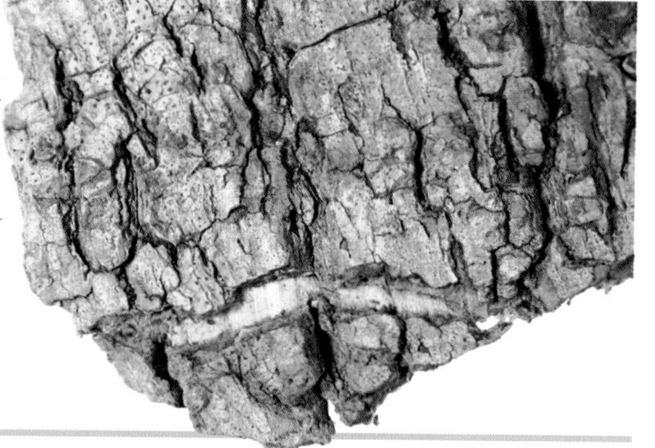

【药材来源】为杜仲科植物杜仲的树皮。

【处方用名】杜仲、川杜仲、绵杜仲、炒杜仲。

【产地采收】主产于湖北、四川等地。4 ~ 6 月剥取。

【性状特征】树皮呈扁平的板块状、卷筒状，或两边稍向内卷的块片，大小不一，厚 2 ~ 7 毫米。外表面淡灰棕色或灰褐色，平坦或粗糙，有明显的纵皱纹或不规则的纵裂槽纹，未刮去粗皮者有斜方形、横裂皮孔。内表面暗紫褐色或红褐色，光滑。质脆，易折断，折断面粗糙，有细密银白色并富弹性的橡胶丝相连。气微，味稍苦，嚼之有胶状残余物。以皮厚而大、粗皮刮净、内表面色暗紫、断面银白色橡胶丝多者为佳。

【药性特点】甘，温。归肝、肾经。

【功效应用】

1. 补益肝肾，强壮筋骨：用于肾虚腰痛，筋骨无力，小便频数等证，与补骨脂、菟丝子等同用。本品为治腰痛的要药。

2. 安胎止漏：用于肝肾亏虚，冲任不固，胎动不安，胎漏下血，或滑胎，单用有效，亦可与续断、当归等同用，如固胎丸。

【用量用法】6 ~ 12 克。

【使用注意】阴虚火旺者不宜用。

【实用验方】

1. 腰痛：杜仲 500 克，五味子 250 克，共为末，每次 20 克，水煎去渣服。

2. 腰痛不可忍：杜仲 10 克，丹参 10 克，川芎 5 克，肉桂 3 克，细辛 2 克。以此比例为散剂，泡服或入煎剂。每于食前温服。

3. 肾虚腰痛如折，起坐艰难，俯仰不利，转侧不能：杜仲 100 克，胡桃肉 100 克，补骨脂 50 克，大蒜 30 克。为细末，为丸。每服 10 克，空腹温酒送下。

4. 肾虚腰痛，阳痿，小便频数：杜仲 30 克，猪肝 250 克，共煮去药，饮汤食肉。

5. 胎动不安：杜仲去粗皮，瓦上焙干，捣为末，煮枣肉糊丸，内服。或杜仲 100 克（糯米煎汤，浸透，炒去丝），续断 50 克（酒浸，焙干；为末），以山药 80 克，为末，作丸，梧子大。每服 10 克，空腹服。

6. 高血压，劳损腰痛：杜仲 30 克，白酒 500 克，泡 7 天，每次 10 ~ 20 毫升，每日 2 次。

7. 高血压：杜仲、黄芩、夏枯草各 15 克，水煎服。

8. 早期高血压：生杜仲 12 克、桑寄生 15 克、生牡蛎 20 克、白菊花 10 克、枸杞子 10 克，水煎服。

9. 小儿麻痹后遗症：杜仲 50 克，猪蹄 1 只，加水适量，文火熬 4 小时，取药汁每日 2 次分服，次日将药渣另加猪蹄 1 只，再行煎服。隔日 1 剂。筋脉挛急，腰膝无力：杜仲 15 克、川芎 6 克、炙附子 3 克，水煎服，每日 1 剂。

10. 习惯性流产：杜仲2份，续断、菟丝子各1份，研为细末，炼蜜为丸，每丸10克，早晚各服1丸。

22 续断 Xùduàn

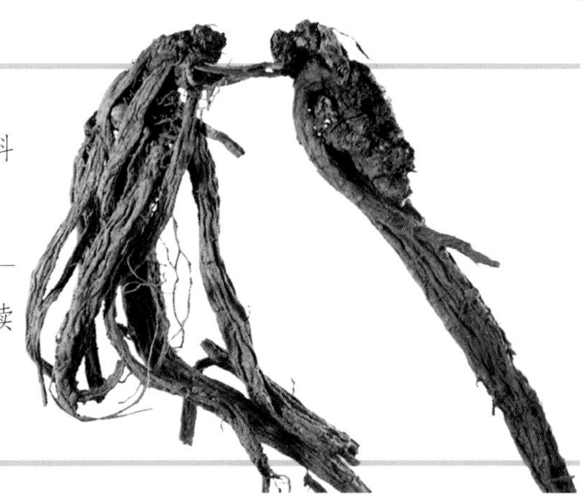

【药材来源】为川续断科植物川续断的干燥根。

【处方用名】续断、川续断、川断。

【产地采收】主产四川、湖南等地。秋季采挖，除去须根，用微火烘至半干，堆置“发汗”，至内部变绿色时，再烘干。

【性状特征】

1. 川续断：药材呈长圆柱形，头尾截平，单枝，较顺直，长7～10厘米，直径0.6～1厘米，少数可达1.5厘米。表面灰褐色或黄褐色，有明显的纵皱沟纹。质柔糯而韧，断面绿褐色至灰褐色，黄褐色导管束呈放射状花纹。气微香，味微苦、微甜而涩。

2. 续断饮片：为类圆形或椭圆形薄片，直径0.5～1.0厘米，厚1～2毫米．切面皮部墨绿色或棕褐色，形成层环略呈红棕色，木部灰黄色或黄褐色，具放射状的导管束纹；周边屈曲不齐，黄褐色、灰褐色至黑褐色，有多数明显而扭曲的纵皱及凹陷的沟纹，偶见横长的皮孔及须根痕。质硬脆，易折断。气微香，味苦、微甜而后涩。

【药性特点】苦、辛，微温。归肝、肾经。

【功效应用】

1. 补益肝肾，强筋健骨：用

于肝肾不足，腰膝酸痛，可与杜仲、牛膝等同用。若肾阳不足，腰痛，遗精滑泄，遗尿尿频等证，常与鹿茸、肉苁蓉等配伍。若寒湿痹痛，配伍五加皮、千年健等同用。

2. 止血安胎：用于肝肾不足，崩漏下血，胎动不安等症，与桑寄生、阿胶等配伍，如寿胎丸。

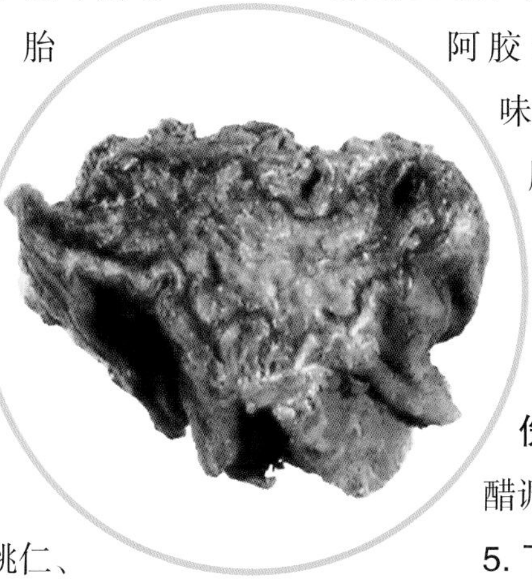

3. 疗伤续折：用于跌打损伤，瘀血肿痛，筋伤骨折，常与桃仁、红花等配伍同用。

此外，本品活血祛瘀止痛，用治痈肿疮疡，血瘀肿痛，达到通利血脉之功。

【用量用法】10 ~ 15 克。或入丸、散。外用适量研末敷。崩漏下血宜炒用。

【使用注意】风湿热痹者忌服。

【实用验方】

1. 乳痈初起可消，久患可愈：川续断 200 克，蒲公英 100 克，研末，每早晚各服 10 克，温开水送服。

2. 妊娠胎动不安：酒浸川续断、姜汁炒杜仲各等量，研末，为丸，每服 10 克，用米饮送下。

3. 滑胎：菟丝子 100 克，桑寄生 50 克，川续断 50 克，阿胶 50 克。将前 3 味研细，水化阿胶后，和为丸，每服 10 克，开水送下。

4. 跌打损伤：续断研粉，醋调，外敷。

5. 下元不足，腰背酸痛，脚膝无力：续断、补骨脂、杜仲、牛膝等量，煎水服。

6. 习惯性流产：续断酒浸，杜仲，炒，去丝，各等份，为末，为丸，米汤送服。每服 10 克，每日 3 次。

7. 外伤出血：鲜续断捣烂外敷，压迫止血。

8. 老人风冷，转筋骨痛：续断、牛膝等量，为细末，温酒调下，每次 10 克，食前服。

23 菟丝子 Tùsīzǐ

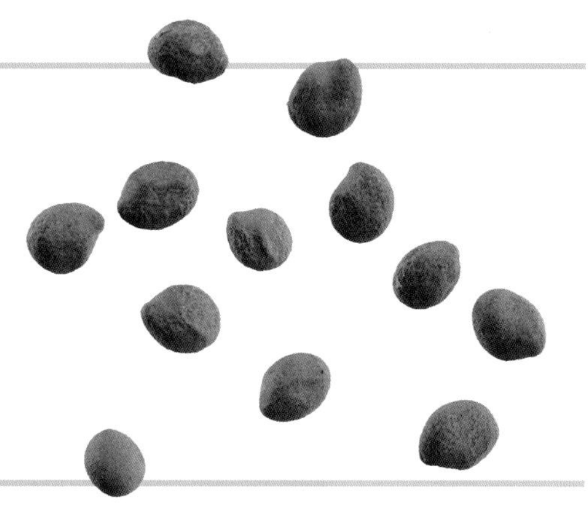

【药材来源】为旋花科植物菟丝子或南方菟丝子的干燥成熟种子。

【处方用名】菟丝子、菟丝饼。

【产地采收】我国大部分地区均产。秋季果实成熟时采收。

【性状特征】本品呈卵状类球形，直径1～2毫米。表面灰棕色至棕褐色，粗糙，种脐线形或扁圆形。质坚实，不易以指甲压碎。气微，味淡。

【药性特点】辛、甘，平。归肾、肝、脾经。

【功效应用】

1. **补肾固精**：用于肾虚所致的腰膝酸痛，阳痿遗精，尿频，带下等证候。治腰膝酸痛，常配杜仲、桑寄生等同用。治阳痿遗精，常与枸杞子、覆盆子等同用，如五子衍宗丸。治小便不禁，夜尿频多，常与鹿茸、五味子等同用。本品为平补阴阳之品。

2. **养肝明目**：用于肝肾不足，目失所养，目暗不明，视物模糊者，常与熟地、枸杞子同用，如驻景丸。

3. **温脾止泻**：用于脾肾两虚之便溏，泄泻，宜与补骨脂、砂仁同用，作用平和。

4. **补肝肾安胎**：用于肝肾不足，冲任不固，胎失所养之胎动不安，常与桑寄生、续断等同用，如寿胎丸。

【用量用法】10～15克。

【实用验方】

1. **阳痿**：菟丝子500克，制

香附120克，研末，为丸，酒送服，每次10克，每日3次。

2. 腰痛：菟丝子、杜仲等份，研末，以山药糊丸，每次10克，每日3次。

3. 痔疮痒痛：菟丝子炒黄，略带黑色，研末，以鸡蛋清调，外涂。

4. 消渴：菟丝子酒浸3昼夜，焙干，研末，炼蜜为丸，每次10克，每日3次。

5. 视物昏花：菟丝子酒浸半日，晒干，研末，每次6克，每日3次。

6. 小便混浊伴口干烦热：菟丝子、麦冬等份，研末，为丸，每次6克，盐汤送服。

7. 细菌性痢疾，肠炎：鲜菟丝子全草30克，每日1剂，每日2次。

8. 肝伤目暗：菟丝子，酒浸3日，爆干为末，以鸡蛋清为丸，空腹温酒送服，每次6克。

9. 乳糜尿：菟丝子（酒浸，蒸，捣，焙），桑螵蛸（炙）各45克，泽泻1克，按此比例共研，炼蜜为丸，空腹温酒送下1克，每日3次。

24 沙苑子 Shāyuànzǐ

【药材来源】为豆科植物扁茎黄芪的干燥成熟种子。

【处方用名】沙苑子、沙蒺藜、潼蒺藜、沙苑蒺藜。

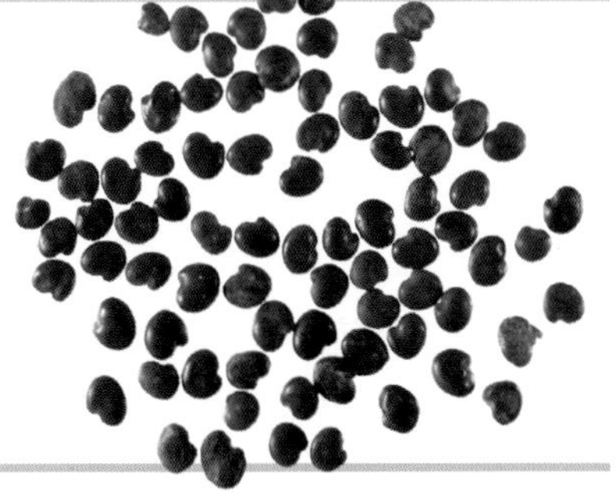

【产地采收】主产陕西、山西等地。秋末冬初果实成熟尚未开裂时采收。

【性状特征】本品略呈肾形而稍扁，长2～2.5毫米，宽1.5～2毫米，厚约1毫米。表面光滑，褐绿色或灰褐色，边缘一侧微凹处具圆形种脐。质坚硬，不易破碎。子叶2，淡黄色，胚根弯曲，长约1毫米。气微，味淡，嚼之有豆腥味。

【药性特点】甘，温。归肝、肾经。

【功效应用】

1. 补肾固精：用于肾虚遗精滑泄，白带过多，常与龙骨、牡蛎同用，如金锁固精丸。本品不燥不烈，既补肾阳，亦益肾精。

2. 养肝明目：用于肝肾不足，目失所养，目暗不明，视物模糊者，常与枸杞子、菟丝子等同用。

【用量用法】10 ~ 15克。

【使用注意】阴虚阳亢者不宜用。

【实用验方】

1. 目暗不明：沙苑子10克，茺蔚子6克，青葙子10克，共研末，每次3克，每日2次。

2. 肾虚腰痛：沙苑子25克，煎服，亦可泡茶服，或研末为丸服。

3. 肾虚阳痿：沙苑子、菟丝子等份，为丸，每次3克，每日3次，需坚持服用。

4. 中毒性耳聋：沙苑子、茺蔚子各12克，菊花、蔓荆子、藁本、车前子、甘草各10克，浮小麦30克，女贞子、枸杞、生地各15克，桃仁6克，水煎服。

5. 白带过多：龙骨、牡蛎各30克，芡实、乌贼骨各15克。研末混匀，蜂蜜为丸，每次6克。

6. 白癜风：炒沙苑子30克，补骨脂，白蒺藜各15克。研末，用麻油调成糊状，涂擦患处，每日3次。

7. 目暗不明：沙苑子、枸杞子、熟地各9克。水煎服，每日1剂。

8. 阳痿早泄：沙苑子50克，肉苁蓉、淫羊藿、菟丝子各30克，鹿茸15克。用黄酒浸泡7天，口服，每次15毫升，每日2次。

9. 尿频：沙苑子15克，补骨脂、覆盆子各10克，生山药15克。水煎服。

10. 肾虚腰痛：沙苑子20克，杜仲、补骨脂各15克。捣碎，沸水冲泡，代茶频频饮。

25 补骨脂 Bǔgǔzhī

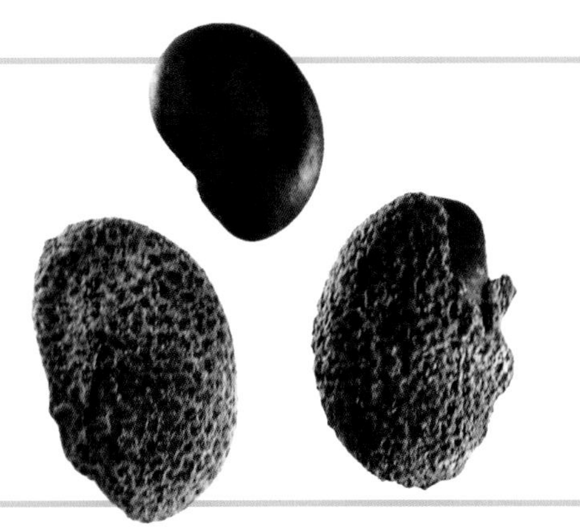

【药材来源】为豆科植物补骨脂的干燥成熟果实。

【处方用名】补骨脂、破故纸、故子。

【产地采收】主产河南、四川等地。秋季果实成熟时采收。生用，或盐水炒用。

【性状特征】本品呈肾形，略扁，长3～5毫米，宽2～4毫米，厚约1.5毫米。表面黑色、黑褐色或灰褐色，具细微网状皱纹。顶端圆钝，有一小突起，凹侧有果梗痕。质硬。果皮薄，与种子不易分离；种子1枚，子叶2，黄白色，有油性。气香，味辛、微苦。

【药性特点】辛、苦，温。归肾、肝经。

【功效应用】

1. 补肾壮阳，固精缩尿： 用于肾阳不足，命门火衰之腰膝冷痛，痿软无力，可与菟丝子、核桃仁等配伍。用于肾虚不固之遗精滑精，遗尿尿频，常与菟丝子、益智仁等配伍。

2. 温脾止泻： 用于脾肾虚寒之五更泄泻，常配五味子、吴茱萸同用，如四神丸。

3. 纳气平喘： 用于肾阳虚衰，肾不纳气，上气喘促，常配附子、肉桂等同用。

【用量用法】5～15克。

【使用注意】阴虚火旺及大便燥结者不宜用。

【实用验方】

1. 小儿遗尿： 炒补骨脂，研

为末，每夜用开水冲服 1.5 克。

2. 小便频数，肾气虚寒： 炒补骨、盐炒小茴香等量，共研为末，加酒、糊做成丸子，每服 10 克，盐酒送下。

3. 足跟痛： 补骨脂适量研成粉状，装入适合鞋子大小的布垫内，10 天为 1 个疗程。

4. 白癜风： 取补骨脂 60 克，75% 乙醇 100 毫升，密封浸泡升周，涂擦患处，每日 2 次，禁食腥辣及刺激性食物。

5. 乳腺增生： 补骨脂 150 克，蜈蚣 10 条，入食醋 1000 毫升内浸泡，半月后局部外搽，每天 3 ~ 4 次。

26 益智仁 Yìzhìrén

【药材来源】为姜科植物益智的成熟果实。

【处方用名】益智仁。

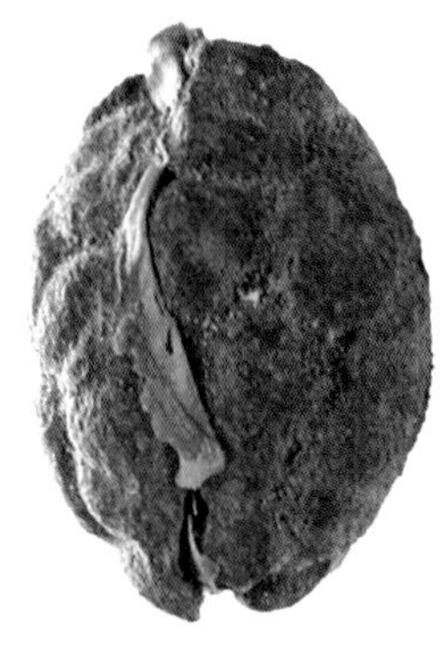

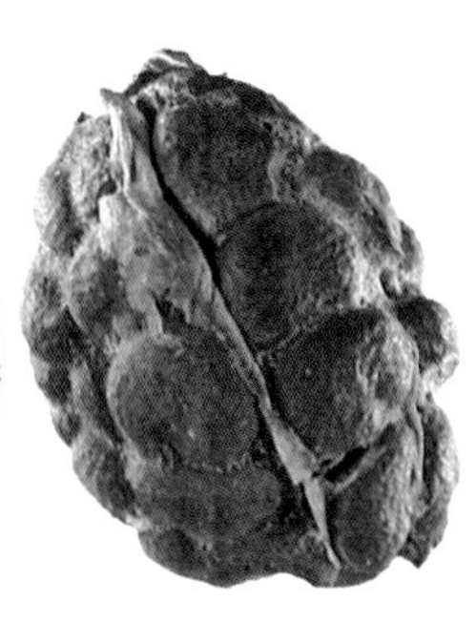

【产地采收】主产于广东、福建等地。夏秋季果实由绿转红时采收。

【性状特征】本品呈椭圆形，两端略尖，长 1.2 ~ 2 厘米，直径 1 ~ 1.3 厘米。表面棕色或灰棕色，有纵向断续的突起棱线 13 ~ 20 条，顶端有花被残基，基部常残存果梗。果皮薄而稍韧，与种子紧贴，种子集结成团，中有隔膜将种子团分为 3 瓣，每瓣有种子 6 ~ 10 粒。种子呈不规则的扁圆形，略有钝棱，直径约 3 毫米，表面灰褐色或灰黄色，外被淡棕色膜质的假种皮；质硬，胚乳白色。有特异香气，味辛、微苦。

【药性特点】辛，温。归肾、脾经。

【功效应用】

1. 暖肾固精缩尿：用于治疗梦遗，常与乌药、山药等同用。治下焦虚寒，小便频数，以益智仁、乌药等分为末，山药糊丸，如缩泉丸。本品补益之中兼有收涩之性。

2. 温脾止泻摄唾：用于中焦虚寒之泄泻，可与黄芪、柴胡等同用。用于中焦虚寒，口多涎唾者，单用即可，或与附子、肉桂等配伍。

【用量用法】3 ~ 10 克。

【使用注意】阴虚火旺证、湿热者不宜用。

【实用验方】

1. 小便混浊：益智仁、茯神各 40 克，远志、甘草各 100 克。为末，酒糊丸，梧子大，每服 10 克。

2. 膀胱虚寒，小便频数，或遗尿不止，梦泄：益智仁 100 克（盐炒），乌药 100 克，上为末，用山药 50 克为糊，为丸，每次 10 克。

3. 腹胀忽泻，日夜不止，诸药不效：益智子仁，浓煎饮之。

4. 小儿遗尿，亦治白浊：益智仁、白茯苓各等分，上为末。每服 5 克，空腹米汤调下。

5. 畏寒怕冷，手足发凉，尿频、遗尿：益智仁 20 克浓煎 2 次取浓缩液 60 毫升，与粳米 100 克，莲子 30 克同入锅中，加水适量，煮成稠粥，粥成时调入白糖 20 克。早晚分食。

27 蛤蚧

Géjiè

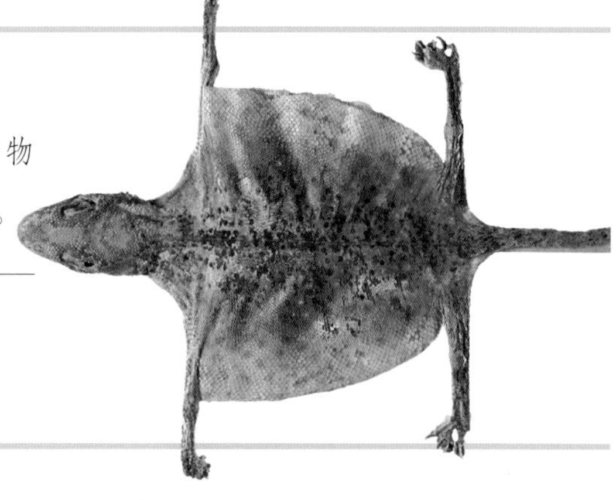

【药材来源】为壁虎科动物蛤蚧除去内脏的干燥体。

【处方用名】蛤蚧。

【产地采收】主产于广西、广东等地。全年均可捕捉。

【性状特征】本品呈扁片状，头颈部及躯干部长9～18厘米，头颈部约占三分之一，腹背部宽6～11厘米，尾长6～12厘米。头略呈扁三角状，两眼多凹陷成窟窿，口内有细齿，生于颚的边缘，无异型大齿。吻部半圆形，吻鳞不切鼻孔，与鼻鳞相连，上鼻鳞左右各1片，上唇鳞12～14对，下唇鳞（包括颏鳞）21片。腹背部呈椭圆形，腹薄。背部呈灰黑色或银灰色，有黄白色或灰绿色斑点散在或密集成不显著的斑纹，有的背部及腹部分布着明显的橙红色斑点，脊椎骨及两侧肋骨突起。四足均具5趾，足趾底有吸盘。尾细而坚实，微现骨节，与背部颜色相同，有6～7个明显的银灰色环带，有的再生尾较原生尾短，且银灰色环带不明显。全身密被圆形或多角形微有光泽的细鳞，有的具橙黄色至橙红色的斑点散在。气腥，味微咸。

【药性特点】咸，平。归肺、肾经。

【功效应用】

补肺肾，益精血，定喘嗽： 用于肺虚劳嗽，宜与麦冬、杏仁等同用。若喘咳日久，肺肾两虚，配伍人参、贝母等同用，如人参蛤蚧散。若肾阳不足，肾精亏虚所致的阳痿，早泄，精薄，可单用浸酒服，或配伍鹿茸、海狗肾等药同用。本品为治虚喘劳嗽之要药。

【用量用法】5 ~ 10 克；研末服，每次 1 ~ 2 克，每日 3 次。亦可浸酒服，或入丸、散剂。

【使用注意】风寒喘咳及有外邪实热者均忌用。

【实用验方】

1. 阳痿滑精：蛤蚧 1 对，熟地、菟丝子、金樱子、巴戟天、淡苁蓉各 50 克，紫河车 30 克。共为细末，水泛为丸，每日早晚各服 6 克。

2. 肺结核：蛤蚧 1 对，北沙参 60 克，知母、川贝、杏仁各 30 克，共研细粉，炼蜜为丸如绿豆大。每服 6 克，日 2 次。

3. 肺结核咳嗽、咯血：蛤蚧 1 对，白及 100 克，研末调匀冲服，每早晚各服 1 次，每次 10 克。

4. 咳嗽，面浮，四肢浮肿：蛤蚧 1 对，人参 30 克，共为末，每次 5 克，用糯米 200 克煮粥食用。

5. 顽固性虚喘：蛤蚧 1 对，红人参 15 克，北沙参 15 克，麦冬、橘红各 10 克，紫河车 25 克，共研细末。每服 1 ~ 1.5 克，日 2 ~ 3 次。

6. 虚劳咳嗽及肺壅上气：蛤蚧 1 对，贝母、皂荚仁（炒令焦黄）、紫菀、杏仁、桑白皮各 50 克，炙鳖甲 100 克，为末，蜜丸，每次 6 克。

7. 虚劳羸瘦，动则气喘，咳嗽少气，阳痿早泄：蛤蚧 1 对，入黄酒 500 毫升浸泡，7 日后即可饮用。

8. 慢性支气管炎、哮喘：蛤蚧 1 对，川贝母 100 克，杏仁 100 克，分别以文火炒至微黄，研成细末，加白糖适量，调匀后分为 20 等份，早晚用开水各冲服 1 份。

9. 慢性支气管炎咳喘不已：蛤蚧 1 对，乌贼骨 150 克，共研细末，加白糖 400 克，混匀，分作 40 份，每服 1 份，早晚各 1 次。

28 胡桃仁 Hútáorén

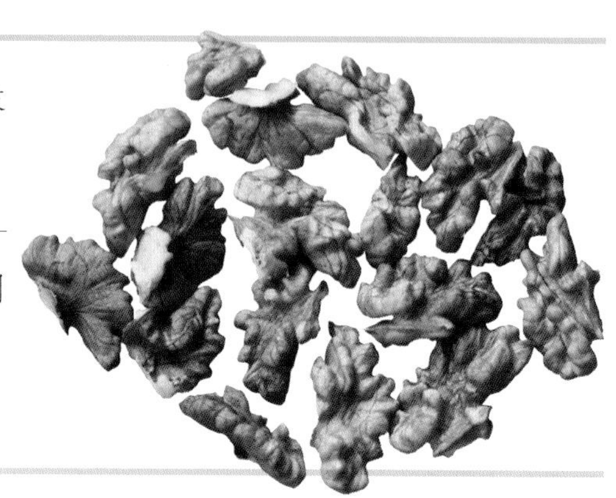

【药材来源】为胡桃科落叶乔木胡桃果实的核仁。

【处方用名】胡桃仁、胡桃肉、核桃肉、核桃仁、胡桃。

【产地采收】全国各地均有栽培。9 ~ 10月果实成熟时采收。

【性状特征】种仁多破碎成不规则的块状，完整者类球形，由二瓣种仁合成，皱缩多沟，凹凸不平。外被棕褐色薄膜状的种皮包围，剥去种皮显黄白色。质脆，子叶富油质。气微弱，子叶味淡，油样，种皮味涩。以色黄、个大、饱满、油多者为佳。

【药性特点】甘，温。归肺、肾、大肠经。

【功效应用】

1. 补肾温肺定喘：用于腰膝冷痛，阳痿，遗精，小便频数，配补骨脂、杜仲等同用。亦常与人参、生姜等同用，如人参胡桃汤。

2. 润肠通便：用于老年及病后津液不足，肠燥便秘，可单独服用，或与蜂蜜等配伍同用。

此外，本品有黑须发的作用，可与蜂蜜、黑芝麻等同用。

【用量用法】10 ~ 30克。定喘嗽宜连皮用；润肠燥宜去皮用。

【使用注意】痰热喘咳及阴虚有热而致吐衄者忌用。

【实用验方】

1. 增强记忆，抗衰老：每天早晚各吃1 ~ 2个核桃，尤其对老年人头晕耳鸣、健忘失眠的疗效较佳。1次吃3 ~ 4个核桃能治便秘，并有助于保护心脏和血管。

2. 肾虚耳鸣，遗精：核桃仁3枚，五味子7粒，蜂蜜适量，于睡前嚼服。

3. 神经衰弱：核桃仁、黑芝麻、桑叶各等分，共捣如泥，为丸，每次10克，一日2次。

4. 肾虚引起的小便频数：核桃连壳数个，煨熟，打碎外壳，取仁30克，温热米酒30克，睡前趁热送服，连服5晚。

5. 虚喘：核桃仁捣烂，蜂蜜等分，和匀，每次食1匙。一日2次，开水送下。或用核桃仁、人参各6克，水煎服。

29 冬虫夏草 Dōngchóngxiàcǎo

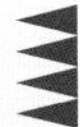

【药材来源】为麦角菌科真菌冬虫夏草菌寄生在蝙蝠蛾科昆虫幼虫上的子座及幼虫尸体的干燥复合体。

【处方用名】冬虫夏草、冬虫草、虫草。

【产地采收】主产于四川、西藏等省区。夏初子座出土、孢子未发散时挖取。

【性状特征】本品由虫体及从头部长出的真菌子座组成。虫体似蚕，长3 ~ 5厘米，直径3 ~ 8毫米，表面深棕黄色至黄棕色，有环纹20 ~ 30个，近头部的环纹较细；头部红棕色，足8对，中部4对较明显；质脆，易折断，断面略平坦，淡黄白色。子座单生，细长圆柱形，长4 ~ 7厘米，直径约3毫米；表面深棕色至棕褐色，有细纵皱纹，上部稍膨大，有不孕顶端；质柔韧，断面类白色。气微腥，味淡。以虫体色泽黄亮，丰满肥大，断面黄白色，子座短小者为佳。

【药性特点】甘，平。入肺、肾经。

【功效应用】

1. **补肾益肺**：用于肾阳不足，精血亏虚之阳痿遗精，腰膝酸痛，可单用浸酒服，或与淫羊藿、杜仲等药同用。

2. **止血化痰**：用于劳嗽痰血。可单用，或与沙参、川贝母等同用。若肺肾两虚，摄纳无权，气虚作喘者，可与人参、胡桃肉等同用。本品为平补肺肾之佳品。

此外，还可用于病后体虚不复或自汗畏寒，可以本品与鸡、鸭、猪肉等炖服，有补肾固本，补肺益卫之功。

【用量用法】5 ~ 10 克。或入丸、散、酒剂。

【实用验方】

1. **久咳虚喘**：冬虫夏草 20 克、人参 50 克、蛤蚧 1 对，用 45° 白酒 2000 毫升浸泡，半月后饮用，每次 20 ~ 40 毫升。

2. **支气管哮喘**：猪肺 250 克洗净切块，与冬虫夏草 3 克一同入锅，炖熟，入作料食用。

3. **产后体弱**：冬虫夏草 2 克，糯米 100 克，一同放入锅内，加适量清水煮粥，待粥煮至浓稠时放入适量冰糖再稍煮片刻，即可食用。

4. **妇女带下、阴冷不孕、子宫发育不良及男子精少不育、阳痿早泄、腰酸腿软、夜尿频多、心悸失眠、自汗盗汗等证**：冬虫夏草 2 克、羊肉 500 克按常规烹调熟，入枸杞子 15 克、怀山药 30 克、蜜枣 30 克、生姜 6 克，精盐适量，煮好后食用。

5. **阳痿，遗精，早泄，性冷淡，月经不调、带下病及各种虚证**：甲鱼 500 克，洗净，加入冬虫夏草 2 克、红枣 20 克，及作料隔水蒸熟烂食用。

6. **阳痿早泄**：冬虫夏草 2 克、虾仁 30 克、生姜、精盐、味精适量，放入砂锅内，煮熟食用。

7. **抗衰老、延年益寿**：先将鸡肉 250 克切成小块，与冬虫夏草 2 克一起放入砂锅内煮熟，加作料佐餐食用。

8. **贫血，阳痿，遗精**：冬虫

夏草10克，炖肉或炖鸡服。

9. 虚不足、虚喘痨嗽、干咳咯血、自汗盗汗、遗精阳痿、腰膝酸软、病后体虚不复等：冬虫夏草2克、白及20克、怀山药20克，研粉，用武火煮沸后改用文火煮10分钟，加冰糖食用。

10. 腰膝酸软、遗精、阳痿及各种贫血、病后体虚诸证：将冬虫夏草2克，置于洗净鸭腹内，加生姜炖好后加少许调味品食用。

30 紫河车 Zǐhéchē

【药材来源】为健康产妇的胎盘。

【处方用名】紫河车、人胞。

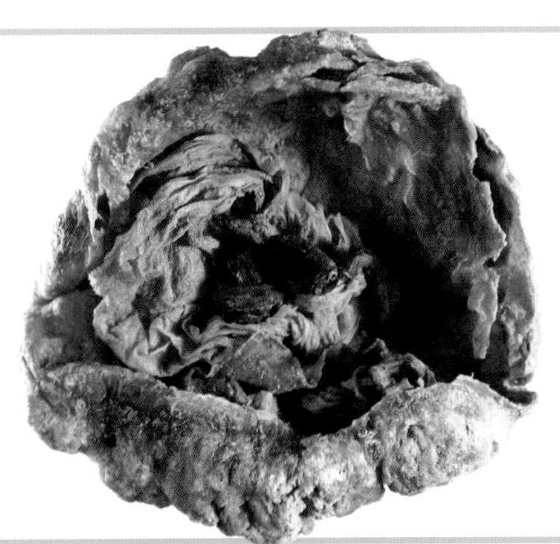

【产地采收】将取得的新鲜胎盘，割开血管，用清水反复洗净。

【性状特征】本品呈圆形或碟状椭圆形，直径9～15厘米，厚薄不一。黄色或黄棕色，一面凹凸不平，有不规则沟纹，另一面较平滑，常附有残余的脐带，其四周有细血管。质硬脆，有腥气。

【药性特点】甘、咸，温。归肺、肝、肾经。

【功效应用】

补肾益精，养血益气：用于喘嗽日久，肺肾两虚，可单用，或与人参、冬虫夏草等同用。治肾阳不足，精亏血虚之不孕，不育等证，可单独服用，也可与其他药物同用。用于气血不足，萎黄消瘦，产后乳少，本品能益气补血以改善气血亏虚症状，令乳汁化源充足，可单用，或与人参、当归等药配伍。本品为血肉有情之品。

【用量用法】研末装胶囊吞服，每次 1.5 ~ 3 克，每日 2 ~ 3 次；或入丸、散剂；或用鲜品煮食，每次 0.5 ~ 1 个，每周 2 ~ 3 次。现已制成片剂及注射液。

【使用注意】有实邪者忌用。

【实用验方】

1. 久癫失志，气虚血弱者：紫河车治净，煮烂食之。

2. 小儿疳积：紫河车、鸡内金、羊肝各等量，烘干，研细末，患儿每次服 5 克。

3. 五劳七伤，吐血虚瘦：紫河车洗净，以酒煮烂，捣如泥，入白茯神末，和丸，每次 5 克。

4. 支气管哮喘：胎盘洗净后低温干燥，研成细末或制成丸剂备用。每日 6 克，分 3 次饭后服。

5. 无子，月水不调，小产，难产，久服耳聪目明，须发乌黑：紫河车米泔洗净，焙干，研末，服用。

6. 母乳缺乏症：内服紫河车粉，每次 0.5 ~ 1.0 克，每日 3 次。

7. 白血病减少症：紫河车粉 30 克，加入 500 克面粉中，焙成酥饼。每日 3 次，2 日食完，连用 1 ~ 3 个月。或直接用胎盘粉 2 克，每日 2 次。

8. 各种贫血：紫河车 30 克，大枣 10 枚，枸杞子 15 克。水煎服，每日 1 剂。或用胎盘粉，装入胶囊服用，每次 2 ~ 4 克，每日 3 次。

9. 轻度糖尿病：紫河车 1 具，山药 500 克。烘干，均研细末。混匀，口服。每日 3 次，每服 15 克。

31 胡芦巴 Húlúbā

【药材来源】为豆科植物胡芦巴的干燥成熟种子。

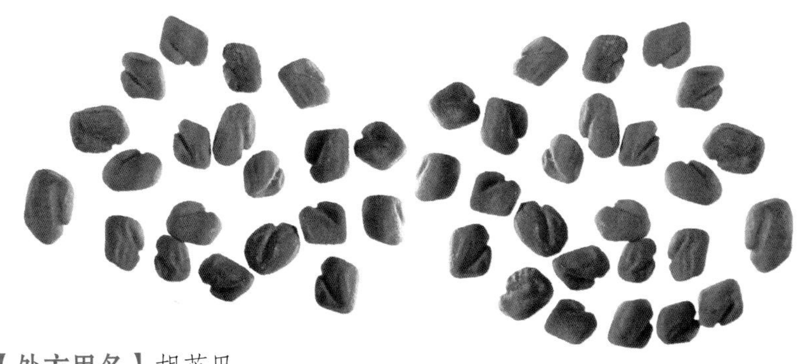

【处方用名】胡芦巴。

【产地采收】主产于河南、四川等地。均为栽培品种。夏秋季种子成熟时割取植株。晒干，打下种子。

【性状特征】种子略呈斜方形，长 3 ~ 5 毫米，宽 2 ~ 3 毫米，厚约 2 毫米。表面黄棕色或红棕色，微有灰色短毛，两侧各有一深斜沟，两沟相接处为种脐。质坚硬。气香，味微苦。

【药性特点】苦，温。归肾经。

【功效应用】

1. 温肾助阳： 用于肾阳不足，命门火衰之阳痿不用，滑泄精冷，头晕目眩等症，常与附子、巴戟天等同用。

2. 散寒止痛： 用于阳虚气化不行，寒湿下注，足膝冷痛，寒湿脚气，常与木瓜、补骨脂同用。用治肾阳不足，寒凝肝脉，气血凝滞所致寒疝腹痛，痛引睾丸，常与吴茱萸、川楝子等同用。

【用量用法】3 ~ 10 克。

【使用注意】阴虚火旺者忌用。

【实用验方】

1. 小肠气痛： 炒葫芦巴为末，炒小茴香为末，等量，每服 5 克。

2. 气攻头痛： 炒葫芦巴、焙三棱各 20 克，炮干姜 10 克，为细末。每服 5 克，温生姜汤或温酒调服。

3. 疝气，偏坠阴肿： 炒葫芦巴 400 克，炒吴茱萸 300 克，炒川楝子 400 克，巴戟天（去心、炒）、制川乌各 200 克；炒小茴香 400 克。上为细末，为丸，每次 6 克。

4. 肾脏虚冷，腹胁胀满：葫芦巴 100 克，炮附子 10 克，硫黄 5 克，捣研为末，酒煮面糊丸，每次 5 克。

5. 寒湿脚气，腿膝疼痛，行步无力：葫芦巴 200 克，补骨脂 200 克，为细末，用大木瓜 1 枚，切顶去穰，填药在内，以满为度，复用顶盖之，用竹签签定，蒸熟取出，研，为丸，如梧桐子大，空腹服，每次 10 克。

6. 膀胱气胀：胡芦巴、茴香子、桃仁（麸炒）各等分，半以酒糊丸，半为散，每服 10 克。

32 韭菜子 Jiǔcàizǐ

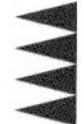

【药材来源】为百合科植物韭菜的干燥成熟种子。

【处方用名】韭菜子、韭子。

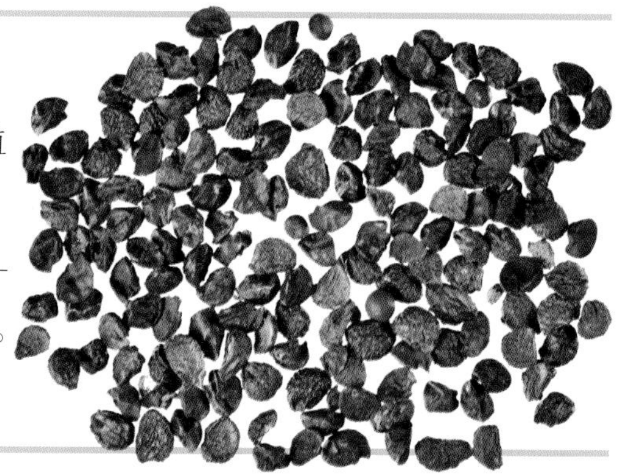

【产地采收】全国各地均产，以河北、山东等地产量较大。秋季采集成熟果序。晒干，搓出种子。

【性状特征】本品呈半圆形或半卵圆形，略扁，长 2 ~ 4 毫米，宽 1.5 ~ 3 毫米。表面黑色，一面突起，粗糙，有细密的网状皱纹，另一面微凹，皱纹不甚明显。顶端钝，基部稍尖，有点状突起的种脐。质硬。气特异，味微辛。

【药性特点】辛、甘，温。归肝、肾经。

【功效应用】

1. 补肾壮阳：用于肾阳虚衰，下元虚冷之阳痿不举，遗精遗尿，单用本品或与麦冬、菟丝子等药配伍应用。用于肾阳不足，带脉失约，白带白淫，可单用本品。

2. 强壮腰膝：用于肝肾不足，筋骨痿软，步履艰难，屈伸不利，可以单用，也可以配伍仙茅、巴戟天等药同用。

【用量用法】5 ~ 10 克。或入丸、散服。

【使用注意】阴虚火旺者忌服。

【实用验方】

1. 食道癌梗阻：韭菜捣汁滴入或饮服。

2. 反胃：韭菜汁、牛奶、生姜汁各适量，和匀服。

3. 腰扭伤：鲜韭菜 100 克，

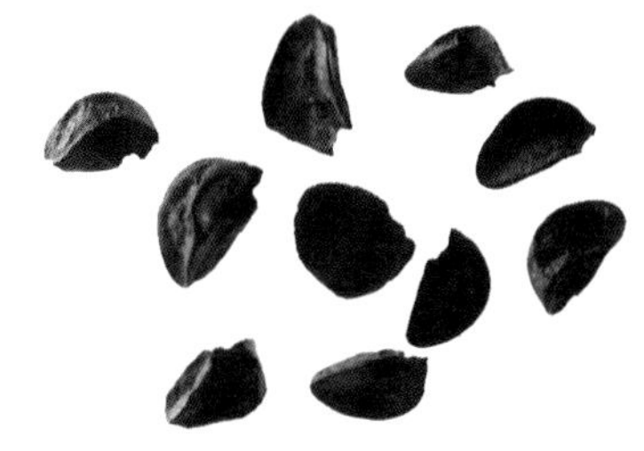

米酒 50 毫升，韭菜水煎后加入米酒服，每日 2 次。

4. 跌打损伤，瘀血肿痛：鲜韭菜汁入红糖内服，或鲜韭菜、面粉按3 ∶ 1捣成糊状，敷于患处。

5. 牛皮癣、脚干裂、脚气病：将韭菜捣如泥状，入脸盆内，倒入半盆开水，盖严，10 分钟后，水稍凉，以纱布蘸水擦洗患处。

6. 肾虚阳痿：韭菜子研末，每次 4 克。

33 海马 Hǎimǎ

【药材来源】为海龙科动物线纹海马、刺海马、大海马、三斑海马或小海马（海蛆）的干燥体。

【处方用名】海马。

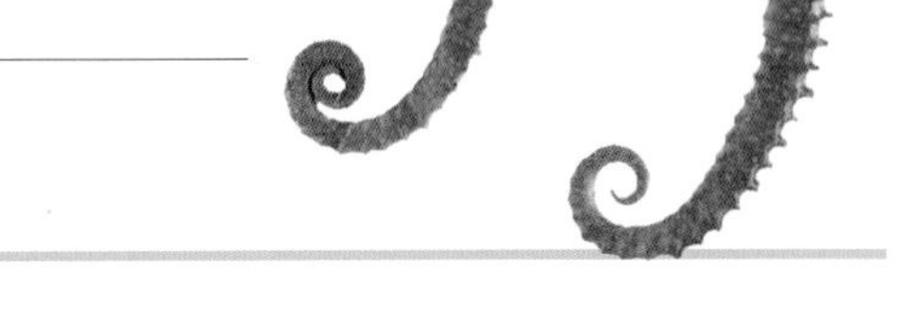

【产地采收】主产于广东沿海的阳江、潮汕一带。夏秋季捕捞。洗净，

晒干，或除去内脏晒干。

【性状特征】

1. 线纹海马： 呈扁长形而弯曲，体长约30厘米。表面黄白色。头略似马头，有冠状突起，具管状长吻，口小，无牙，两眼深陷。躯干部七棱形，尾部四棱形，渐细卷曲，体上有瓦楞形的节纹，并具短棘。习称“马头、蛇尾、瓦楞身”。体轻，骨质，坚硬。气微腥，味微咸。

2. 刺海马： 体长15～20厘米。头部及体上环节间的棘细而尖。

3. 大海马： 体长20～30厘米。黑褐色。

4. 三斑海马： 体侧背部第1、4、7节的短棘基部各有1黑斑。

5. 小海马（海蛆）： 体形小，长7～10厘米。黑褐色。节纹和短棘均较细小。

【药性特点】甘，温。归肝、肾经。

【功效应用】

1. 补肾壮阳： 用于肾阳亏虚，阳痿不举，肾关不固，夜尿频繁，遗精滑精等症，可与枸杞子、红枣等同用。若肾阳不足，摄纳无权之虚喘，常与蛤蚧、人参等配伍。

2. 调气活血： 用于气滞血瘀，聚而成形之癥瘕积聚，跌打瘀肿，疮疡肿毒，恶疮发背等，常配伍桃仁、当归等药同用。

【用量用法】3～9克。外用适量，研末敷患处。

【使用注意】孕妇及阴虚火旺者忌服。

【实用验方】

1. 妇人难产： 海马研末，临产之前吞服4克。

2. 阳痿： 海马泡酒，每500毫升酒泡海马4条，每次饮用50毫升，每日1次。

3. 身体虚弱： 海马3条，三七50克，枸杞50克，红参50克，当归80克，五加皮30克，黄精50克，浸酒，饮用，每次50毫升，每日1次。

4. 肾阳虚、元气不足，阳痿腰酸，少气乏力： 人参、海马等分，研细末，加盐少许，每次1克，温水送服。

**5. 肾虚阳痿、精少，或肝肾

虚亏，不孕：将仔公鸡1只洗净，切块，与海马1对一同煨炖，待鸡烂熟时再加肉苁蓉30克，菟丝子15克（均布包）再炖，入调味品食用。

6. 肾虚哮喘：先将海马5克，捣碎，加当归10克，共煎2次。每日分2次服。

7. 阳痿，虚烦不眠，神经衰弱：海马1对（雌雄各1只）研末，每次1克，每日3次，黄酒冲服。鉴别雌雄海马的方法：雄海马腹部长有育儿袋，腹部大，而雌海马则腹部小。

8. 肾虚遗精，阳痿，神经衰弱，腰背酸痛，贫血头晕，惊悸健忘，自汗盗汗：海马2对、鹿茸5克、海狗鞭5克、黄狗鞭5克、蛤蚧1对、人参10克、沉香5克、覆盆子5克，以此比例共浸入酒中，10日后饮酒。每日1次，每次50毫升，饮服。

34 哈蟆油 Hámáyóu

【药材来源】为蛙科动物中国林蛙（哈士蟆）的干燥输卵管。又名哈士蟆油。

【处方用名】哈蟆油、哈士蟆油。

【产地采收】主产于东北各地，以吉林产品为最佳，均系野生。于白露前后捕捉肥大的雌蛙。干燥后，用热水浸润，将输卵管取出，除净卵子及内脏，干燥。

【性状特征】呈不规则块状，弯曲而重叠，长1.5 ~ 2厘米，厚1.5 ~ 5毫米。表面黄白色，具脂肪样光泽，偶带灰白色薄膜状干皮，手摸有滑腻感。用温水浸泡体积可膨胀 10 ~ 15 倍。气腥，味微干，嚼之有滑腻感。以色黄白、有光泽、片大肥厚、无皮膜者为佳。

【药性特点】甘、咸，平。归肺、肾经。

【功效应用】

1. **补肾益精：**用于病后、产后，虚弱羸瘦，神衰盗汗等证，单用即效。治疗盗汗症可与党参、白术为丸。本品善能补益肺肾之精血，有强壮体魄，补虚扶羸之能。

2. **养阴润肺：**用于肺肾阴伤，劳嗽咯血。以本品与白木耳蒸服，有良效，或与蛤蚧、人参等同入丸散使用。

【用量用法】3 ~ 10 克。或入丸、散。

【使用注意】外感初起及食少便溏者慎用。

1. **身体虚弱：**小米、大米及其他米类做成米粥，在粥熟之后加入泡开之哈士蟆油，煮 10 分钟，食用。

2. **肺痨吐血：**哈士蟆油、白木耳，蒸服。

3. **神经衰弱：**哈士蟆油、燕窝，蒸服。

4. **病后失调，盗汗不止：**党参、阿胶、白术、黄芪各等量，入哈士蟆油。为丸，每次 5 克。

5. **痔疮，人体疲劳：**哈士蟆油用清水蒸熟，带汤喝，早晚空腹各 1 次。

6. **营养保健：**红参水煎，取煎液，冷却后浸泡哈士蟆油，放入锅内蒸熟，冷却后服用。

35 当归 Dāngguī

【药材来源】为伞科形植物当归的干燥根。

【处方用名】当归、全当归、当归身、当归尾、秦当归、岷当归。

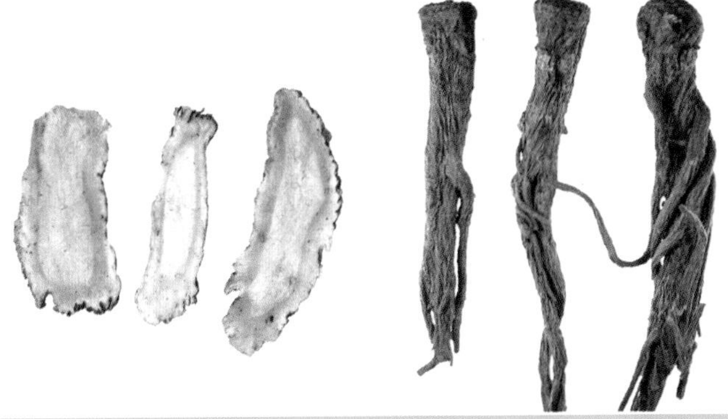

【产地采收】主产于甘肃、四川等地。产于甘肃岷县（古称秦州）者，质量好，习称秦归。秋末采挖。

【性状特征】本品略呈圆柱形，下部有支根3～5条或更多，长15～25厘米。表面黄棕色至棕褐色，具纵皱纹及横长皮孔。根头（归头）直径1.5～4厘米，具环纹，上端圆钝，有紫色或黄绿色的茎及叶鞘的残基；主根（归身）表面凹凸不平；支根（归尾）直径0.3～1厘米，上粗下细，多扭曲，有少数须根痕。质柔韧，断面黄白色或淡黄棕色，皮部厚，有裂隙及多数棕色点状分泌腔，木部色较淡，形成层环黄棕色。有浓郁的香气，味甘、辛、微苦。以柴性大、干枯无油或断面呈绿褐色者不可供药用。

【药性特点】甘、辛，温。归肝、心、脾经。

【功效应用】

1. 补血活血：用于血虚兼血瘀所致面色萎黄，心悸失眠，常与熟地黄、白芍配伍，如四物汤。若气血两虚，常配黄芪同用，如当归补血汤、人参养荣汤。本品为补血圣药。

2. 调经止痛：用于血瘀血虚月经不调，凡妇女经病，无论经期愆期或过少，崩漏等均可用之，为调经要药，如四物汤、温经汤均配伍本品。

3. 润肠通便：用于血虚便秘，常与肉苁蓉、火麻仁等同用。当归质润多脂，故有润燥通便作用。

4. 止咳平喘：用于因体虚所

致咳嗽喘息，可配伍止咳平喘药物杏仁、桃仁等同用。

【用量用法】5 ~ 15 克。全当归补血活血；归身长于补血；归尾长于活血祛瘀。酒炒用，能加强活血之功。

【使用注意】阴虚内热，脾虚泄泻者不宜用。

【实用验方】

1. 气血耗伤，或气虚血亏，体倦乏力，头昏： 当归 20 克，黄芪 60 克。煎水饮。亦可将用量增加，煎成膏服食。

2. 妇女百病，诸虚不足： 当归 2 份，地黄 1 份，蜜为丸，每次饭前用米汤送服 10 克。

3. 产后腹中痛： 当归 10 克，生姜 18 克，羊肉 40 克，水煮温服，每日 3 次。

4. 血虚头痛，便秘： 当归、白芷等分，为末，每次 6 克，每日 2 次。

5. 衄血不止： 当归焙干，每次 3 克，米汤送下。

6. 手臂久痛，痛位固定： 当归 60 克，浸米酒中，七日后饮用。

7. 月经不调，痛经，老年便秘，头昏，眼花，耳鸣，心悸，盗汗，体虚： 当归 30 克，母鸡 1 只，加姜、葱、盐、胡椒适量，以旺火烧开，微火炖 3 小时后服。

8. 大便不通： 当归、柏子仁等分，研末，每服 6 克，米汤送下。

9. 产后瘀血胀痛： 当归 6 克，炮姜 1.5 克，水煎服。

10. 室女月水不通： 当归 30 克，干漆（炒烟出）、川芎各 15 克，蜜为丸，每次 3 克，每日 3 次。

36 熟地黄 Shúdìhuáng

【药材来源】为玄参科植物地黄的块根，经加工蒸晒而成。

【处方用名】熟地黄、熟地、大熟地、砂仁拌熟地。

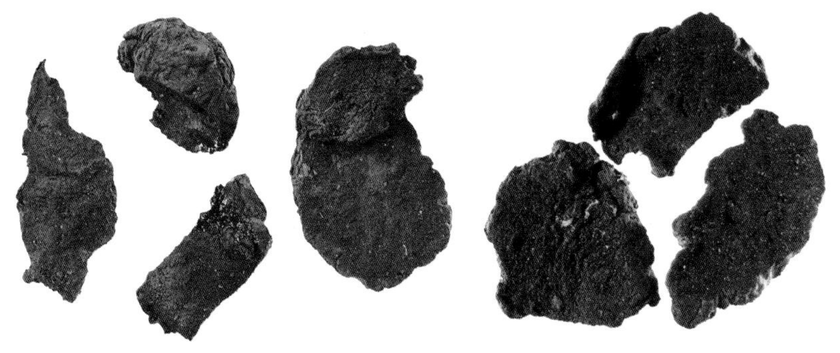

【产地采收】主产于河南、浙江、河北、山西、山东、陕西、江苏等地；秋季采挖。

【性状特征】为不规则的块片、碎块，大小、厚薄不一。表面乌黑色，有光泽，黏性大。质柔软而带韧性，不易折断，断面乌黑色，有光泽。无臭，味甜。

【药性特点】甘，微温。归肝、肾经。

【功效应用】

1. 补血： 用于血虚萎黄，眩晕，心悸，失眠及月经不调，崩中漏下等，常与当归、白芍同用，如四物汤。若心血虚心悸怔忡，常与酸枣仁、柏子仁等同用，如天王补心丹。若崩漏下血而致血虚血寒，少腹冷痛者，可与阿胶、艾叶等药同用，如胶艾汤。本品补血作用强于当归，乃养血补虚之要药。

2. 滋阴： 用于肝肾阴虚，腰膝酸软，遗精，盗汗，耳鸣，耳聋及消渴等，可配山茱萸、山药等同用，如六味地黄丸。亦可与知母、黄柏等同用，如大补阴丸。治精血亏虚，须发早白，常与何首乌、牛膝等配伍，如七宝美髯丹。治肝肾不足，五迟五软，可配龟甲、狗脊等同用，如虎潜丸。

【用量用法】10 ~ 30 克。砂仁拌熟地，可减少滋腻之性。

【使用注意】凡脾虚胃呆纳少，腹满便溏，或痰湿素盛者均不宜用。

【实用验方】

1. 虚劳吐血，衄血，汗出： 甘草、白芍、黄芪各 50 克，熟地黄150克，共为末，每服10克，食前温服。

2. 血虚心悸、头晕、目眩、闭经、面色无华：熟地黄15克，当归12克，白芍药10克，鸡血藤15克。煎煮40分钟，取汁温服。

3. 精血不足，体虚乏力：熟地、枸杞、沉香，按照20∶10∶1的比例，加入白酒中，半月后饮用。每次50毫升，不得过饮。

4. 电光性眼炎：将熟地切片，厚约2毫米，贴在眼上。

5. 诸虚不足，腹胁疼痛，失血少气，不欲伙食，发热，及妇人经病，月事不调：熟地黄、当归各等分，焙干，为细末，炼蜜和丸，每服8克，饭前服。

37 白芍

Báisháo 

【药材来源】为毛茛科植物芍药的根。

【处方用名】白芍、白芍药。

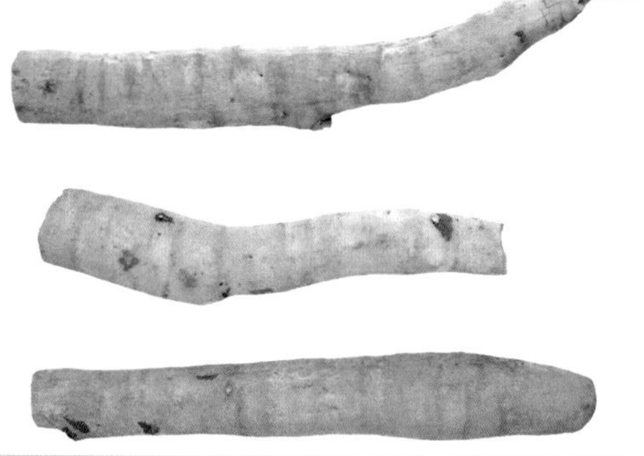

【产地采收】主产于浙江、安徽等地。夏秋二季采挖。

【性状特征】根呈圆柱形，粗细均匀而平直，长10～20厘米，直径1～1.8厘米。表面淡红棕色或粉白色，平坦，或有明显的纵皱及须根痕，栓皮未除尽处有棕褐色斑痕，偶见横向皮孔。质坚实而重，不易折断。断面灰白色或微带棕色，形成层环明显，木质部放射状。气无，味微苦而酸。以根粗长、匀直、质坚实、粉性足、表面洁净者为佳。

【药性特点】苦、酸，微寒。

归肝、脾经。

【功效应用】

1. 养血：用于肝血亏虚，面色苍白，眩晕心悸，或月经不调，崩中漏下，常与熟地、当归等同用，如四物汤。若血虚有热，月经不调，可配伍黄芩、续断等药，如保阴煎。若崩漏，可与阿胶、艾叶等同用。

2. 柔肝止痛：用于血虚肝郁，胁肋疼痛，常配柴胡、当归等，如逍遥散。治疗脾虚肝旺，腹痛泄泻，与白术、陈皮同用，如痛泻要方。治疗痢疾腹痛，与木香、黄连等同用，如芍药汤。若阴血虚筋脉失养而致手足挛急作痛，常配甘草同用，即芍药甘草汤。

3. 平抑肝阳：用于肝阳上亢之头痛眩晕，常配牛膝、龙骨等，如镇肝熄风汤、建瓴汤。

4. 敛阴止汗：用于外感风寒，营卫不和之汗出恶风，与桂枝、大枣等同用，如桂枝汤；治阴虚盗汗，与龙骨、浮小麦等同用。

【用量用法】5 ~ 15 克。大剂量 15 ~ 30 克。

【使用注意】反藜芦。

【实用验方】

1. 胁痛：香附子 100 克，肉桂、延胡索、白芍 50 克，共为细末，每服 10 克。

2. 痛经：白芍 30 克，干姜 10 克，以此比例，共为细末，月经来时，每日服 10 克，黄酒送服，连服 3 星期。

3. 脚气肿痛：白芍 60克，甘草10克，以此比例为末，每次 10 克。

4. 慢性胆囊炎：白芍、郁金各 15 克，金钱草、绵茵陈各 30 克，香附 12 克，延胡索 15 克，柴胡 10 克，青皮、木香各 6 克，甘草 6 克。水煎服，日 1 剂，分 2 次服。

5. 创伤出血，疼痛：炒白芍，

研细为散，用酒或米次每次送服10克。

38 阿胶 Ējiāo

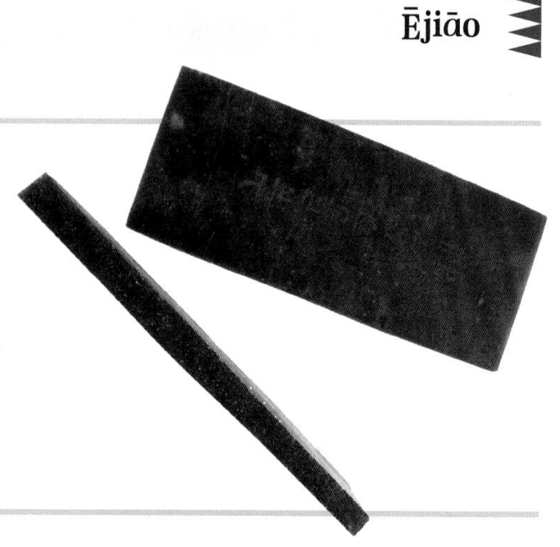

【药材来源】为马科动物驴的去毛之皮经熬制而成的固体胶。

【处方用名】阿胶、驴皮胶、阿胶珠。

【产地采收】主产于山东、浙江等地。以山东东阿县的产品最著名。直接烊化或炒成阿胶珠用。

【性状特征】本品呈长方形块、方形块或丁状。棕色至黑褐色，有光泽。质硬而脆，断面光亮，碎片对光照视呈棕色半透明状。气微，味微甘。

【药性特点】甘，平。归肺、肝、肾、心经。

【功效应用】

1. 补血滋阴：用于血虚诸证，而尤以治疗出血而致血虚为佳。可单用本品即效，亦常配熟地、芍药等同用。治气虚血少之心动悸，脉结代，与桂枝、人参等同用，如炙甘草汤。若热病伤阴，心烦不眠，常配黄连、鸡子黄等，如阿胶鸡子黄汤。对于阴虚或肺燥咳嗽，又可配沙参、麦冬等同用，如清燥救肺汤。用治温热病后期，真阴欲竭，阴虚风动，手足瘈疭，配龟甲、生地同用，如大定风珠。本品为血肉有情之品，乃补血要药。

2. 止血：用于出血而有血虚或阴亏征象者。若治血虚血寒之妇人崩漏下血等，常与当归、艾叶等同用，如胶艾汤。治脾气虚寒便血或吐血等证，配白术、附子等同用，如黄土汤。本品为止血要药。

【用量用法】5 ~ 15 克。入汤剂宜烊化冲服。

【使用注意】脾胃虚弱者慎用。

【实用验方】

1. **各种出血**：阿胶炖服，每次 10 克，每日 3 次。

2. **久咳**：阿胶、人参等分，煎服。

3. **吐血不止**：阿胶用蛤粉炒，取适量藕粉和蜜调服。

4. **老人血亏便秘**：阿胶 6 克，砸碎，葱白 3 根，蜂蜜 2 勺，先用 1 碗水煮葱白，沸后捞去，加入阿胶、蜂蜜炖化，睡前温服。

5. **阴血不足，胎动不安，烦躁不宁，虚痨咳嗽**：阿胶 10 克，加水 1 碗，炖化。或鸡蛋 1 个，加入阿胶汁中煮成蛋花，糖调热服。

6. **血虚**：阿胶 10 克，大枣 50 克，糯米 100 克，红糖少许，加水熬制成粥状，适量服用。

7. **痰中带血、干咳**：阿胶 10 克，加冰糖、银耳、梨块各适量用水煎煮服。

39 何首乌 Héshǒuwū

【药材来源】为蓼科植物何首乌的块根。

【处方用名】何首乌、制首乌、生首乌。

【产地采收】主产于湖北、贵州等地。秋季采挖。生用或蒸制后用。

【性状特征】呈团块状或不规则纺锤形。表面红棕色，皱缩不平，有浅沟，并有横长皮孔及细根痕，两端各具有一个明显的根痕，露出纤维状维管束。质坚实而重，不易折断。断面皮部散列“云锦状花纹”（异常维管束），中央形成层环明显，有的有木心。气微，味微苦涩。

【药性特点】苦、甘、涩，微温。归肝、肾经。

【功效应用】

1. 补益肝肾：用于血虚萎黄，腰酸脚弱，耳鸣耳聋，常与熟地黄、酸枣仁等同用。其补益作用平和。

2. 乌须黑发：用于肝肾不足头晕眼花，须发早白，脱发，如七宝美髯丹。为乌发要药。

3. 截疟，解毒：用于疟疾日久，气血虚弱，可与人参、甘草同用，如何人饮。若瘰疬、痈疮，皮肤瘙痒，可配伍夏枯草、当归等药同用。

4. 润肠通便：用于年老体弱血虚肠燥便秘，可与肉苁蓉、当归等同用。

【用量用法】10 ~ 30克。制首乌补益肝肾；生首乌通便，解毒。

【使用注意】大便溏泄及湿痰较重者不宜用。

【实用验方】

1. 血虚发白：何首乌15克，熟地15克，每日1剂，水煎服。

2. 肠燥便秘：生首乌15克，水泡服。

3. 腰膝酸软疼痛，周身瘙痒：制何首乌、牛膝各等份，加适量酒，浸泡7天，曝干，捣末（忌铁器），蜜丸，每日空腹服10克。

4. 疥癣满身：生何首乌为末，水调，敷肚脐眼。

5. 高脂血证，冠心病，老人体虚便秘：制首乌6克，每日2次，泡水饮。

6. 自汗不止：何首乌为末，水调，敷肚脐眼。

7. 疖肿：鲜何首乌1000克，

切片，放砂锅（忌铁锅）加水浓煎成250毫升，外搽患处。每日数次。

8. **高血脂证，冠心病，老人体虚便秘：** 制首乌6克，每日2次。

9. **瘰疬，痈肿：** 鲜何首乌适量，捣烂敷患处，皮肤瘙痒：生首乌，铁苋菜各30克，红枣10枚，水煎服。

10. **胆固醇偏高：** 何首乌15克，决明子15克，生山楂15克，泽泻10克，水煎服。

11. **疥癣满身：** 生何首乌为末，水调，敷肚脐眼。

40 桑椹子 Sāngshènzǐ

【药材来源】为桑科植物桑的果穗。

【处方用名】桑椹、桑椹子。

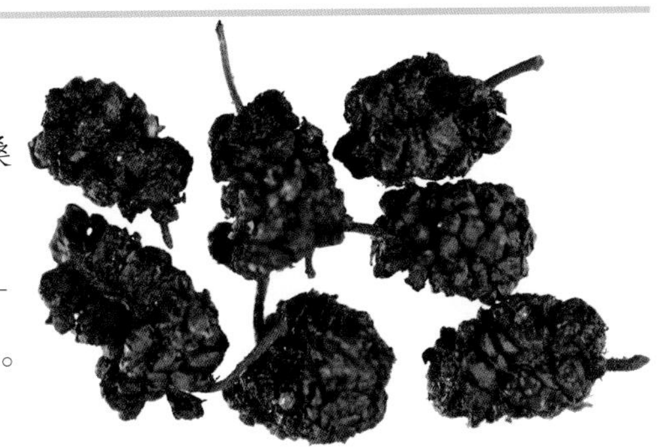

【产地采收】主产于江苏、浙江等地。4 ~ 6月果实变红时采收。

【性状特征】本品为聚花果，由多数小瘦果集合而成，呈长圆形，长1 ~ 2厘米，直径0.5 ~ 0.8厘米。黄棕色、棕红色至暗紫色，有短果序梗。小瘦果卵圆形，稍扁，长约2毫米，宽约1毫米，外具肉质花被片4枚。气微，味微酸而甜。

【药性特点】甘、酸，寒。归肝、肾经。

【功效应用】

1. **滋阴补血：** 用于肝肾虚损，阴血不足之头昏耳鸣，眩晕，目暗昏花，须发早白，腰膝酸软等，如首乌延寿丹，以及消渴所致的阴虚津少，口干舌燥等证。对肝肾阴虚兼血虚者，还能补血养肝。其作用平和，宜熬膏常服，或与熟地黄、何首乌等品同用。

2. 生津润燥：用于阴血亏虚，津伤口渴，内热消渴及肠燥便秘等证，鲜品食用有效，亦可随证配伍。

【用量用法】10 ~ 15 克。

【实用验方】

1. 贫血引起的面色唇白、足冷、耳聋、目眩：鲜桑椹果 60 克，或桑椹 30 克，桂圆肉 30 克，炖服，每日 2 次。

2. 瘰疬结核：桑椹取汁，熬膏。每服 1 匙。1 日服 3 次。

3. 头昏眼花，耳鸣耳聋，少年白发，糖尿病，老年性肠燥便秘，体虚：黑桑椹，蒸熟晒干后杵研成细末。用适量蜜拌制成丸或膏，服。也可用桑椹 15 克，水煎服，连续服用。

4. 神经衰弱、失眠、健忘：桑椹 30 克，枣仁 15 克，水煎服，每日 1 次。

5. 须发早白、眼目昏花，遗精：桑椹 30 克，枸杞 20 克，水煎服，每日 1 剂。

41 枸杞子 Gǒuqǐzǐ

【药材来源】为茄科植物宁夏枸杞的成熟果实。

【处方用名】枸杞子、枸杞、西枸杞、甘枸杞。

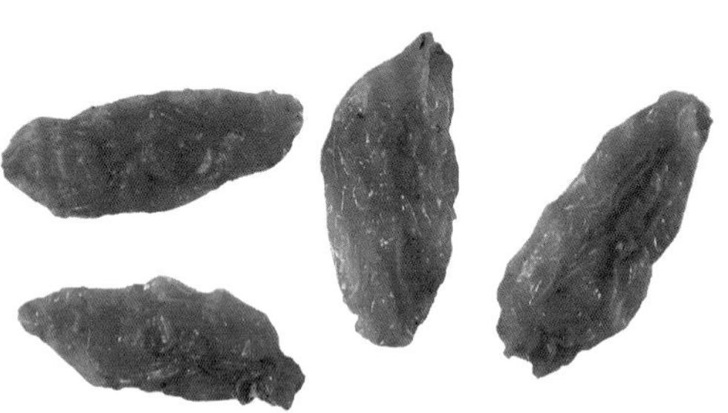

【产地采收】主产于宁夏、甘肃等地。夏秋二季果实呈橙红色时采收。晾至皮皱后，再晒至外皮干硬，果肉柔软。

【性状特征】呈纺锤形或椭圆形，表面红色或暗红色，顶端有小凸起状的花柱痕，基部有白色的果柄痕。种子 20 ~ 50 粒，类肾形，扁而翘，表面浅黄色或棕黄色。气微，味甜。

【药性特点】甘，平。归肝、肾经。

【功效应用】

1. 滋补肝肾：用于精血不足所致腰膝酸软，遗精滑泄，耳聋，牙齿松动，须发早白，失眠多梦以及肝肾阴虚，潮热盗汗，消渴，阳痿，遗精，如治疗肝肾亏损，早衰之七宝美髯丹。本品为平补肾精肝血之品。

2. 益精明目：用于肝肾不足所致视力减退，两目干涩，内障目昏，头晕目眩，常与山茱萸、菊花等品同用，如杞菊地黄丸。

【用量用法】6 ~ 12 克。

【使用注意】脾虚湿滞及便溏者不宜用。

【实用验方】

1. 消渴：枸杞子、麦冬、玉米须各 30 克，水煎服。

2. 高血压、糖尿病：每日用枸杞 15 克，煎水代茶，常服有效。

3. 头昏眼花，耳鸣遗精，壮腰膝：枸杞子 50 克，粳米 1000 克，白糖适量，煮粥食用。

4. 视力减退，夜盲：枸杞、白菊花泡水代茶。

5. 出血性紫癜：枸杞子 30 克，大枣 10 枚，水煎服。

6. 虚劳，精力不足：枸杞子浸酒，随饮。

7. 血虚及阴阳两虚：枸杞子、龙眼肉等份，熬膏，瓷罐收贮服。

8. 头晕，眼花，耳鸣，乏力及慢性肝炎，早期肝硬化，贫血：母鸡 1 只，将枸杞子 50 克，装入鸡腹内，放上生姜、葱、盐、胡椒适量，鸡腹朝上，隔水炖 2 小时，服食。

9. 消渴：枸杞子、麦冬、玉米须各 30 克，水煎服。

10. 眼目昏花，腰膝无力，阳痿，并能健身益寿：枸杞子 30 ~ 60 克，白酒 500 克，泡 7 天后服。每次 5 ~ 10 毫升，每日 2 次。

42 龙眼肉 Lóngyǎnròu

【药材来源】为无患子科植物龙眼的假种皮。

【处方用名】龙眼肉、桂圆肉。

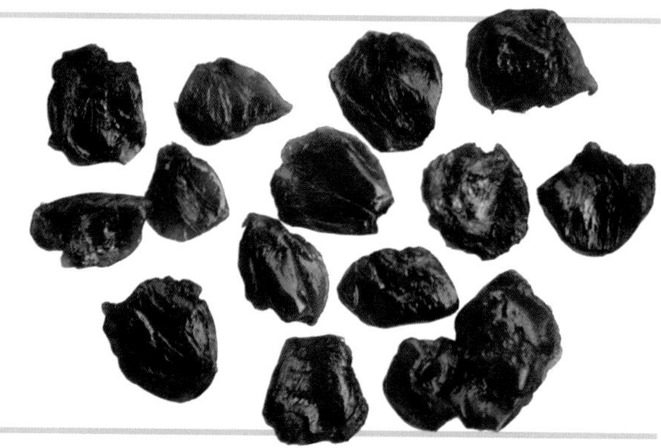

【产地采收】主产于广西、福建等地。秋季果实成熟时采摘。

【性状特征】为纵向破裂的不规则薄片，常数片粘结，或呈囊状。长约1.5厘米，宽2～4厘米，厚约0.1厘米。棕褐色，半透明，一面皱缩不平，一面光亮而有细纵皱纹。质柔润。气微香，味甜。

【药性特点】甘，温。归心、脾经。

【功效应用】

补心安神，养血益脾：用于思虑过度，劳伤心脾，而致惊悸怔忡，失眠健忘，食少体倦，以及脾虚气弱，便血崩漏等，与人参、当归等同用，如归脾汤。此外，也可与其他益气补血药配伍同用，治疗气弱血虚之证，以滋养补虚。

【用量用法】10～25克；大剂量30～60克。

【使用注意】湿盛中满或痰湿热盛者忌服。

【实用验方】

1. 助精神、解疲乏：桂圆肉不拘多少，上好烧酒浸100天，每次饮50克，每日2次。

2. 心慌，易受惊吓，精神不振，失眠，多梦及思虑过度，心烦不安，自汗：桂圆肉15克，酸枣仁6克，水煎服，每日1次。

3. 久病体虚，病后消瘦，头

晕目眩：桂圆15克，猪瘦肉30克，生姜2片，米酒适量，炖服，每天1次或每天吃鲜果100克。

4. 贫血体弱：龙眼肉10克，莲子15克，糯米100克，煮粥每日早晚食。

5. 神经衰弱、健忘、脑力衰退：桂圆膏每天早晚吃1汤匙。或桂圆肉不拘量，泡酒浸100天，每次饮50克，每日2次。

6. 神经衰弱、自汗、盗汗、贫血：龙眼肉30克，莲子10克，芡实20克，加水炖服。

7. 口淡厌食，胃口不佳，脾虚泄泻：桂圆肉15克，芡实20克，糯米20克，水煎服，每日1次，或鲜果60克，去皮核吃。

8. 心悸怔忡：龙眼肉每天嚼食50克。

9. 脾虚泄泻：龙眼肉10枚，生姜6克，大枣15克，煎服。

10. 产妇贫血浮肿，气血虚弱者：龙眼肉30克，红糖10克，黄酒15克，每日于饭锅上蒸，服用。

43 北沙参 Běishāshēn

【药材来源】为伞形科植物珊瑚菜的根。

【处方用名】北沙参、北条参。

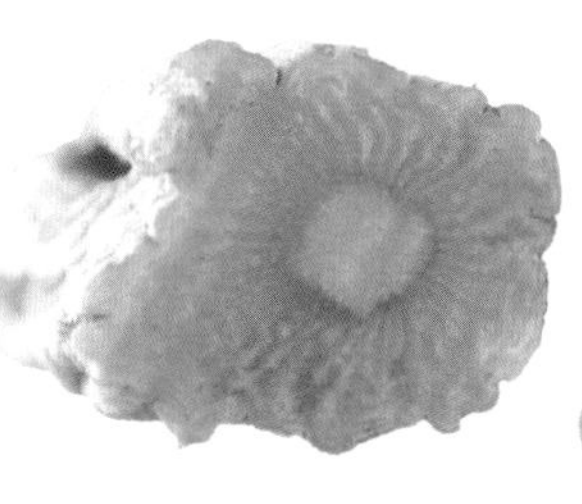

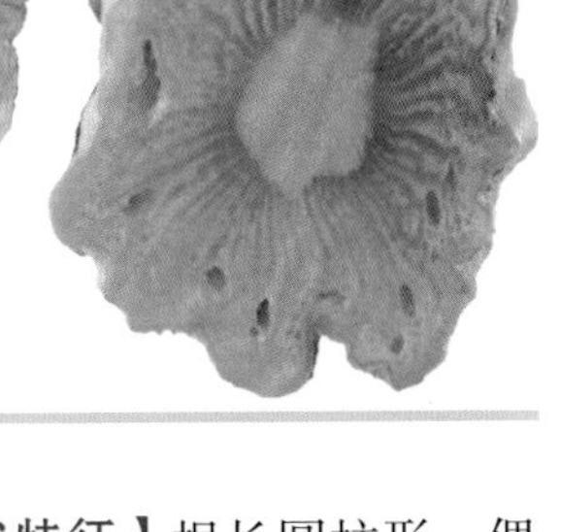

【产地采收】主产于山东、河北等地。夏秋两季采挖。洗净，置沸水中烫后，除去外皮，干燥。

【性状特征】根长圆柱形，偶有分枝。表面淡黄白色，偶有外皮残存，全体有细纵皱纹及纵沟，并有棕黄色点状细根痕。顶端常留有黄棕色根茎残基，上端稍细，中部略粗，下部渐细。质脆，易折断，断面皮部浅黄白色，木部黄色。气特异，味微甘。

【药性特点】甘、微苦，微寒。归肺、胃经。

【功效应用】

1. **养阴清肺**：用于肺燥阴虚有热之干咳少痰，咳血或咽干音哑等证，常与麦冬、桑叶等药同用。

2. **益胃生津**：用于胃阴虚有热之口干多饮，饥不欲食，大便干结，舌苔光剥或舌红少津及胃痛，胃胀，干呕等证，常与石斛、玉竹等同用。

【用量用法】5 ~ 10克。

【使用注意】反藜芦。

1. **阴虚火旺，咳嗽无痰，骨蒸劳热**：北沙参、麦门冬、知母、川贝母、熟地、鳖甲，地骨皮各等分，或作丸，或作膏，每早服10克，白汤下。

2. **阴虚火炎，烦渴咳嗽，胀满不食**：北沙参15克，水煎服。

3. **阴虚咳血**：北沙参30克，百合30克，鸭肉150克。一起煮汤，鸭肉熟后饮汤食肉。

4. **咳嗽咯血，咽痛口渴**：北沙参20克，鸡蛋1 ~ 2个，冰糖适量，加清水共煮，蛋熟去壳再煮，取汤温服。

5. **食欲减退，消化不良，神疲乏力，口干少律**：北沙参15克，山药15克，炒扁豆12克，莲子10克，水煎温服，每日1次。

6. **慢性胃炎、慢性萎缩性胃炎**：沙参12克，玉竹、石斛、天花粉、党参各10克，水煎服。

7. **糖尿病**：北沙参、生地各12克，石斛、麦冬、天花粉各10克。水煎服。

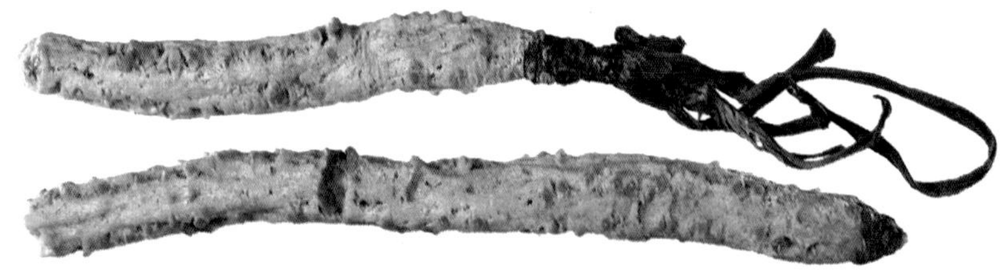

44 南沙参 Nánshāshēn

【药材来源】为桔梗科植物轮叶沙参或沙参等的干燥根。

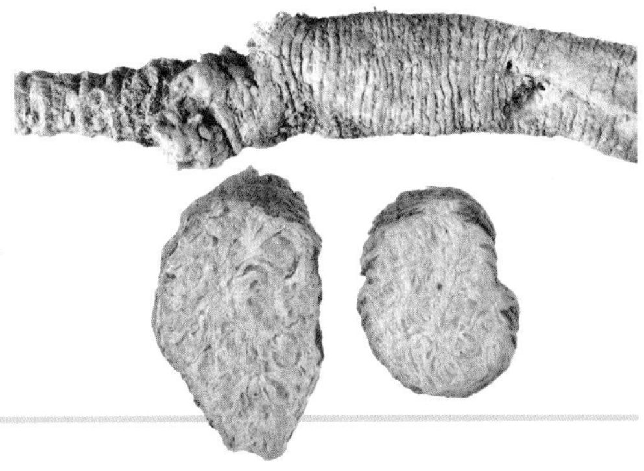

【处方用名】南沙参、沙参。

【产地采收】主产于安徽、江苏等地。春秋二季采挖。

【性状特征】呈长圆柱形或长圆锥形，根头部较粗，向下渐细，稍弯或扭转，偶有分枝，长7～27厘米，直径0.8～3厘米。芦头长短粗细不等，一般1～3个。表面黄色或浅棕色，根上部有深陷横纹，如蚯蚓体表横纹，下部有浅纵沟槽及纵皱纹，并有深色突起及须根疤痕。体轻，质松泡，易折断，断面不平坦，黄白色，多裂隙，状如海绵。气微，味微甘。

【药性特点】甘，微寒。归肺、胃经。

【功效应用】

1. 养阴清肺化痰：用于肺阴虚的燥热咳嗽，症见干咳少痰，或痰黏不易咯出者尤为适宜，可与麦冬、桑叶等药配伍同用，如沙参麦冬汤。

2. 益胃生津：用于热病后气津不足或脾胃虚弱而症见咽干口燥，舌红少津，食少不饥者可与石斛、山药等同用。本品兼有益气之功。

【用量用法】10～15克。

【使用注意】反藜芦。

1. 小儿口疮：南沙参6克，玉竹6克，天花粉6克，扁豆6克，大青叶6克。水煎服，每日1剂。

2. 产后无乳： 南沙参12克与猪肉适量同煎，饮汤吃肉。

3. 妇人白带多： 沙参为末，每服6克，米饮调下。

4. 百日咳： 南沙参10克，百部10克，麦冬10克，水煎服。

5. 肺结核，干咳无痰： 南沙参10克，麦冬6克，甘草3克。开水冲泡，代茶饮服。

6. 肺热咳嗽： 沙参30克，水煎服之。

7. 胃阴不足，胃部隐痛： 南沙参10克，玉竹10克，麦冬10克，白芍10克，佛手5克，延胡索5克，水煎服。

8. 虚火牙痛： 大量南沙参与鸡蛋同煮，食蛋。

9. 慢性支气管炎，干咳无痰或痰少而黏： 南沙参、麦冬、杏仁、川贝母、枇杷叶各10克，水煎服。

45 麦冬 Màidōng

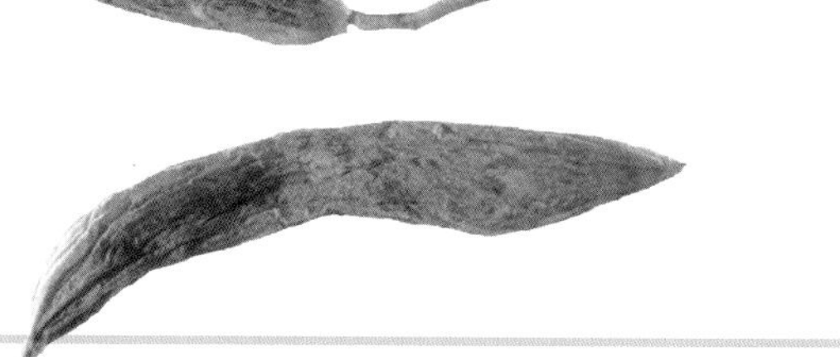

【药材来源】为百合科植物麦冬的块根。

【处方用名】麦冬、麦门冬、寸冬。

【产地采收】主产浙江、四川等地。夏季采挖。

【性状特征】本品呈纺锤形，两端略尖，长1.5 ~ 3厘米，直径0.3 ~ 0.6厘米。表面黄白色或淡黄白色，有细纵纹。质柔韧，断面黄白色，半透明，中柱细小。气微香，味甘、微苦。

【药性特点】甘、微苦，微寒。归肺、胃、心经。

【功效应用】

1. 养阴润肺： 用于阴虚肺燥

有热的鼻燥咽干，干咳痰少，咳血，咽痛音哑等证，常与阿胶、桑叶等品同用，如清燥救肺汤。

2. 益胃生津： 用于阴虚内热，津枯口渴，或热病津伤者，常配伍沙参、生地同用，如益胃汤。治消渴，可与天花粉、乌梅等品同用。治热邪伤津之便秘，配生地、玄参同用，如增液汤。本品为养胃阴要药。

3. 清心除烦： 用于心阴虚有热之心烦，失眠多梦，健忘，心悸怔忡等证。多与生地、酸枣仁等同用。如天王补心丹。若热伤心营，心烦少寐者，宜与黄连、生地等配伍，如清营汤。

此外，本品还有润燥滑肠之功，用于热病伤津肠燥便秘之证。

【用量用法】6 ~ 12 克。

【使用注意】虚寒泄泻者忌用。

1. 吐血，衄血不止： 生麦门冬汁、小蓟汁、生地黄汁等量，于锅中略暖过，每服 1 小盏。

2. 吐血、鼻血： 麦冬捣烂取汁，加蜜少许，调匀，服。

3. 百日咳： 麦冬、天冬各 20 克，鲜竹叶 10 克，百合 15 克。水煎服。

4. 阴虚内热、津少口渴： 麦冬、石斛各 9 克，玉竹、生地各 12 克，水煎服。

5. 阴虚肺热或肺痨咳嗽，咽干口渴，发热或潮热： 天冬、麦冬各等量，加水煎取浓汁，入约等量的炼蜜共煎沸，每次吃 1 匙。

6. 阴虚燥咳、咯血等： 麦冬、天冬、川贝各 9 克，沙参、生地各 15 克，水煎服。

7. 齿缝出血： 人参、茯苓、麦冬各等量，水煎温服。

8. 齿缝出血： 用麦冬煎汤漱口。

9. 便秘： 麦冬、生地、玄参各 12 克。煎水取汁服。

**10. 消渴，喉干不可忍，饮

水不止，腹满急胀：麦门冬，乌梅各等量，水煎服。

46 天冬 Tiāndōng

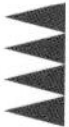

【药材来源】为百合科植物天冬的块根。

【处方用名】天冬、天门冬。

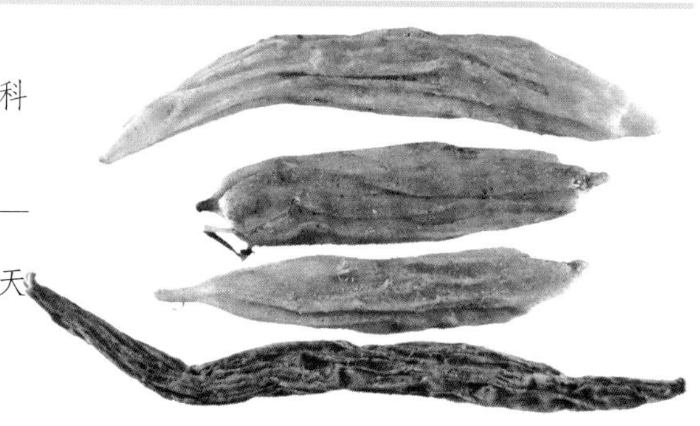

【产地采收】主产贵州、广西等地。秋冬二季采挖。

【性状特征】呈长圆纺锤形，中部肥满，两端渐细而钝，长6～20厘米，中部直径0.5～2厘米。表面黄白色或浅黄棕色，呈油润半透明状，有时有细纵纹或纵沟，偶有未除净的黄棕色外皮。干透者质坚硬而脆，未干透者质柔软，有黏性，断面蜡质样，黄白色，半透明，中间有不透明白心。气微，味甘微苦。以肥满、致密、黄白色、半透明者为佳。

【药性特点】甘、苦，寒。入肺、肾、胃经。

【功效应用】

1. 养阴润肺：用于燥邪伤肺，干咳无痰，或痰少而黏，或痰中带血，可与麦冬同用，如二冬膏。治阴虚劳嗽，痰中带血，常与麦冬、阿胶等同用。本品清润之力甚于麦冬。

2. 滋肾降火：用于肾阴虚火旺，潮热遗精等，常配熟地、黄柏等同用。

3. 益胃生津：用于内热消渴，或热病伤津口渴，常配人参、生地黄同用，如三才汤。治热伤津液的肠燥便秘，可与生地黄、玄参等同用。

【用量用法】10 ~ 15克。亦可熬膏或入丸、散、酒剂。

【实用验方】

1. 乳癌：鲜天冬60克捣汁，兑适量黄酒，饭前服。能促进病情好转。

2. 妇女月经过多及功能性子宫出血：天冬20克（鲜品60克），加水2碗煮至1碗，去渣后加入红糖40克，再煮沸，饮用。

3. 胃溃疡：天冬30克，浙贝母15克，鸡蛋壳10个，研末，每次6克，温开水送服。

4. 阴虚肺燥，咳嗽咽干；阴虚胃热，消渴口干；燥热便秘：天冬15克，粳米100克，冰糖适量。天冬煎水取汁，入粳米煮粥，近熟时放入冰糖煮至粥熟食用。

5. 润肺补肺，久服补五脏，养肌肤：天冬不拘多少，捣如泥，入砂锅内，水煮成稀糊，布滤过，再入蜜糖，和匀煮稠，瓷罐收贮。每服10克，早、中、晚随意用温开水或酒送下。

47 百合 Bǎihé

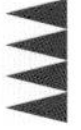

【药材来源】为百合科植物卷丹、百合或山丹百合（细叶百合）的干燥肉质鳞叶。

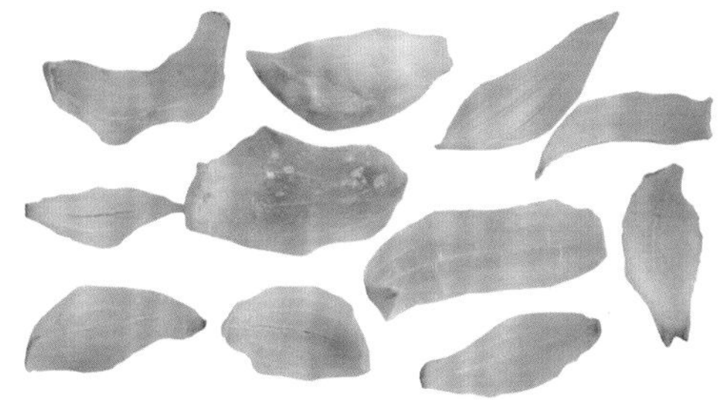

【处方用名】百合、野百合。

【产地采收】全国各地均产。秋季采挖。

【性状特征】本品呈长椭圆形，长2 ~ 5厘米，宽1 ~ 2厘米，中部厚1.3 ~ 4毫米。表面类白色、淡棕黄色或微带紫色，有数条纵直平行的白色维管束。顶端稍尖，基部较宽，边缘薄，微波状，略向内弯曲。质硬而脆，断面较平坦，角质样。无臭，味微苦。

【药性特点】甘，微寒。归肺、心经。

【功效应用】

1. **润肺止咳：**用于阴虚肺燥有热之干咳少痰，咳血或咽干音哑等证，常与生地、川贝母等药同用，如百合固金汤。本品作用平和。

2. **清心安神：**用于虚热上扰，失眠，心悸，可与麦冬、酸枣仁等药同用。治疗神志恍惚，情绪不能自主，口苦，小便赤，脉微数等，即所谓百合病，常与生地黄、知母等药同用，如百合地黄汤。

此外，本品还能养胃阴，清胃热，对胃阴虚有热之胃脘疼痛亦宜选用。

【用量用法】6 ~ 12 克。蜜炙可增加润肺作用。

【使用注意】风寒咳嗽，脾虚便溏者忌用。

【实用验方】

1. **心烦不眠，虚火上行：**百合 100 克，莲子 25 克，食用煮烂，每日 1 小碗。

2. **神经衰弱，睡眠不宁，惊惕易醒：**百合 100 ~ 150 克，蜂蜜 1 ~ 2 匙，拌和蒸熟，临睡前适量食之。亦可用百合、酸枣仁各 15 克，水煎服。

3. **肺结核咳血，支气管扩张：**百合、白及、蛤粉等份，研细末，水泛为丸，每次 3 克，每日 3 次。

4. **肺结核：**新鲜百合捣烂，加水虑汁，用火煮沸，待温凉后慢饮之，宜长期应用。

5. **肺结核咳嗽，出血：**百合 100 克，白及 100 克，百部 100 克，天冬 50 克，麦冬 100 克，熬膏，每次服 10 克，连续服用，此方对肺结核有很好的治疗作用，并可用上述药煎汤内服。

6. **咳嗽不已，或痰中带血：**款冬花、百合（焙，蒸）等份，研末，炼蜜为丸，如龙眼大，每服 1 丸。

7. **支气管炎：**百合 10 克，鸭梨 1 个，白糖 5 克，合蒸，吃。

8. **肺病吐血：**鲜百合熬汁服。

9. **咳嗽不已或痰中带血：**百合、款冬花等分，研为细末，炼蜜为丸，如龙眼大，每次 1 丸，每日 3 次。

10. 虚烦，惊悸，神志恍惚： 百合 60 克，粳米 250 克，煮粥吃。或百合 25 克，酸枣仁 15 克，水煎服。

48 石斛 Shíhú

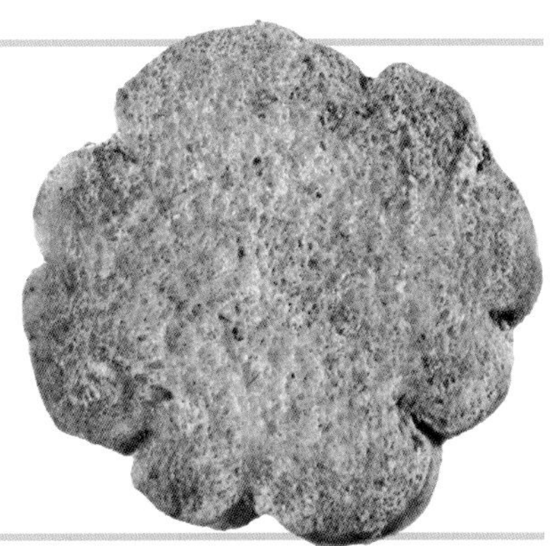

【药材来源】为兰科植物金钗石斛、鼓槌石斛或流苏石斛的栽培品及同属植物近似种的新鲜或干燥茎。

【处方用名】石斛、金钗石斛、鲜石斛、霍山石斛。

【产地采收】主产安徽、四川等地。全年均可采收，以秋季采挖较宜。

【性状特征】

1. 金钗石斛： 茎中、下部扁圆柱形，向上稍“之”字形弯曲，长 18 ~ 42 厘米，直径 0.4 ~ 0.6 厘米，节间长 2.5 ~ 3 厘米。表面金黄色或绿黄色，有光泽，具深纵沟及纵纹，节稍膨大，棕色，常残留灰褐色叶鞘。质轻而脆，断面较疏松。气微，味苦。

2. 鼓槌石斛： 呈粗纺锤形，中部直径 1 ~ 3 厘米，具 3 ~ 7 节。表面光滑，金黄色，有明显突起的棱。质轻而松脆，断面海绵状。气微，味淡，嚼之有黏性。

3. 流苏石斛： 呈长圆柱形，长 20 ~ 150 厘米，直径长 0.4 ~ 1.2 厘米，节明显，节间长 2 ~ 6 厘米。表面黄色至暗黄色，有深纵槽。质疏松，断面平坦或呈纤维性。味淡或微苦，嚼之有黏性。

4. 耳环石斛： 茎经加工呈螺旋弹簧状，习称“西枫斗”，一

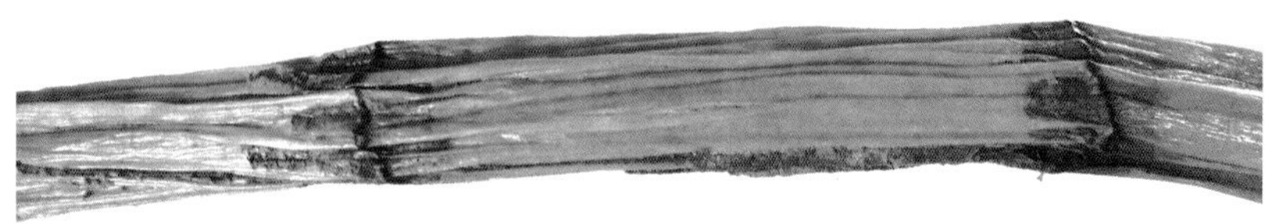

般2～4个旋纹,拉直后长3.5～8厘米，直径1.5～3毫米，节间长1～3.5厘米。有的呈纽结状或扭卷成圆形，习称“结子斗”或“圆枫斗”，表面黄绿色黄色。有细纵纹，有的一端可见茎基部留下的短须根。质坚实，易折断，断面平坦。嚼之有黏性，无渣，味甘。

5. 鲜石斛： 茎圆柱形或扁圆柱形，长约30厘米，直径0.4～1.2厘米。表面黄绿色，光滑或有纵纹，节明显，色较深，节上有膜质叶鞘。肉质，多汁，易折断。气微，味微苦而回甜。嚼之有黏性。

【药性特点】 甘，微寒。归胃、肾经。

【功效应用】

1. 益胃生津: 用于热病伤津，烦渴，舌干苔黑之证，常与天花粉、麦冬等同用。治胃热阴虚之胃脘疼痛，牙龈肿痛，口舌生疮可与生地、黄芩等品同用。本品为养胃阴常用之药。

2. 滋阴清热: 用于肾阴亏虚，目暗不明者，常与枸杞子、菟丝子等同用，如石斛夜光丸。治肾阴亏虚，筋骨痿软者，常配熟地、牛膝等同用。若肾虚火旺，骨蒸劳热者，宜与生地黄、胡黄连等同用。

【用量用法】 6～12克；鲜用，15～30克。滋阴生津以霍山石斛较好，但价甚贵；清热生津以金钗石斛为佳。鲜石斛养阴清热生津之力胜于干石斛。

【使用注意】 湿温尚未化燥者忌用。

【实用验方】

1. 口干舌燥： 西洋参5克，石斛3克，冲开水代茶饮用。

2. 口燥烦渴、肠燥便秘：石斛、麦冬、肉苁蓉各10克，生地、玄参各15克，水煎服，每日1剂。

3. 血压偏高，头目眩晕，视物不清：石斛15克（先煎），草决明10克，石决明30克（先煎），桑寄生15克。水煎服，每日1剂分2次饮。

4. 动脉硬化：石斛、泽泻、钩藤各15克，草决明10克，石决明30克。水煎服，每日1剂。

5. 阴虚津亏、虚热不退：石斛15克，白薇、麦冬、青蒿、银柴胡各12克，石膏30克，水煎服。

6. 阴虚燥咳、咽干口燥、干咳痰稠：石斛15克，百合20克，沙参15克，炙冬花10克。水煎服。

7. 两目干涩，视物昏花，头晕耳鸣：石斛、菊花各10克，沙苑子、女贞子、山茱萸各15克，枸杞子30克。水煎服。

8. 步履无力、腰膝酸痛：石斛、牛膝、木瓜、桑寄生、杜仲各15克，枸杞子30克，菟丝子10克。水煎服。

9. 肝肾不足，阴血虚弱所致步履无力，腰膝酸痛：石斛15克，怀牛膝15克，木瓜15克，枸杞子30克，菟丝子10克，水煎服。

10. 肺燥烦渴，肠燥便秘：视物昏花、头晕耳鸣：石斛、菊花各10克，沙苑子、女贞子、山萸肉各15克，枸杞子30克。水煎服，每日1剂。

49 玉竹 Yùzhú

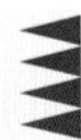

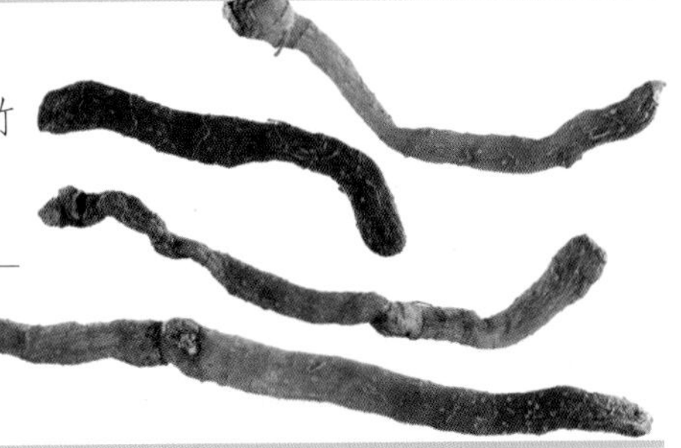

【药材来源】为百合科植物玉竹的干燥根茎。

【处方用名】玉竹、葳蕤。

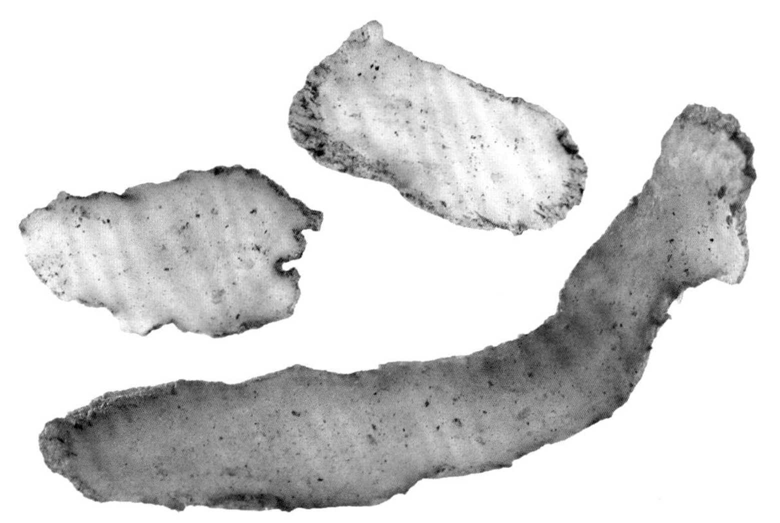

【产地采收】主产于河北、江苏等地。秋(或春)季采挖。生用。

【性状特征】本品呈长圆柱形，略扁，少有分枝，长4～18厘米，直径0.3～1.6厘米。表面黄白色或淡黄棕色，半透明，具纵皱纹及微隆起的环节，有白色圆点状的须根痕和圆盘状茎痕。质硬而脆或稍软，易折断，断面角质样或显颗粒性。气微，味甘，嚼之发黏。

【药性特点】甘，微寒。归肺、胃经。

【功效应用】

1. 养阴润肺：用于阴虚肺燥有热的干咳少痰，咳血，声音嘶哑等证，常与沙参、麦冬等同用，如沙参麦冬汤。本品补阴而不恋邪，用于素体阴虚，感受外邪所致发热，头痛，咳嗽，咽干口渴等证，可与葱白、豆豉等同用，如加减葳蕤汤。

2. 益胃生津：用于燥伤胃阴，口干舌燥，食欲不振，常与麦冬、沙参等同用。治胃热津伤之消渴，可与石膏、知母等同用。

【用量用法】6～12克。

【使用注意】脾虚及痰湿内盛者不宜用。

【实用验方】

1. 久咳：玉竹、北沙参各15克，麦冬、北五味子各10克，川贝5克，水煎服。

2. 口干咽燥：玉竹、北沙参、石斛、天花粉各15克，乌梅10克。水煎取汁，加冰糖适量，代茶饮用。

3. 干咳无痰：玉竹12克，杏仁9克，石膏15克，麦冬9克，甘草6克。水煎服，每日1剂。

4. 心律失常：玉竹30克，红参5克，龙骨、牡蛎、炙甘草各20克。水煎服，每日1剂。

5. 气虚乏力：玉竹、红参、山药、党参各15克，川芎10克。水煎服，每日1剂。

6. 风湿性心脏病：玉竹、当归、秦艽、甘草各9克，水煎服。

7. 肺结核咳血：玉竹10克，大黄炭5克，地骨皮炭、白及各12克。水煎服。

8. 贫血：玉竹、首乌、黄精、熟地黄、桑椹子各10克。水煎服。

9. 胃热口渴：玉竹15克，连翘10克，芦根30克，沙参10克，生石膏15克。水煎服，每日1剂。

10. 病毒性心肌炎：玉竹、金银花、麦冬、百合、石斛各15克。水煎服。

50 黄精 Huángjīng

【药材来源】为百合科植物滇黄精、黄精或多花黄精的干燥根茎。

【处方用名】黄精。

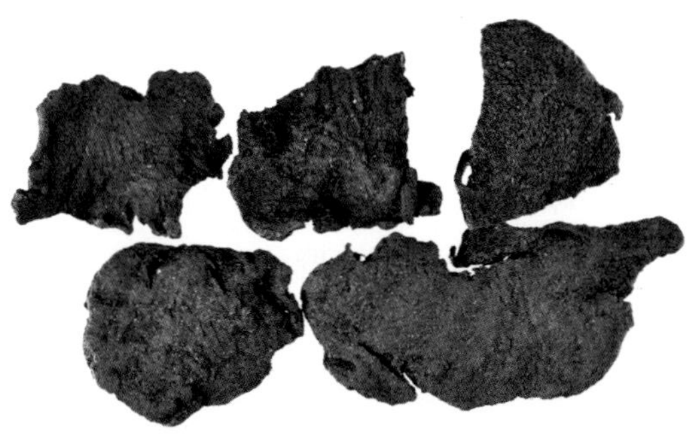

【产地采收】主产于河北、云南等地。春秋二季采挖。

【性状特征】

1. 黄精：根茎结节状。一端

粗，类圆盘状，一端渐细，圆柱状，全形略似鸡头，长 2.5 ~ 11 厘米，粗端直径 1 ~ 2 厘米，常有短分枝，上面茎痕明显，圆形，微凹，直径 2 ~ 3 毫米，周围隐约可见环节；细端长 2.5 ~ 4 厘米，直径 5 ~ 10 毫米，环节明显，节间距离 5 ~ 15 毫米，有较多须根或须根痕，直径约 1 毫米。表面黄棕色，有的半透明，具皱纹；圆柱形处有纵行纹理。质硬脆或稍柔韧，易折断，断面黄白色，颗粒状，有黄棕色维管束小点。气微，味微甜。

2. 多花黄精：根茎连珠状或块状，稍带圆柱形，直径 2 ~ 3 厘米。每一结节上茎痕明显，圆盘状，直径约 1 厘米。圆柱形处环节明显，有众多须根痕，直径约 1 毫米。表面黄棕色，有细皱纹。质坚实，稍带柔韧，折断面颗粒状，有众多黄棕色维管束小点散列。气微，味微甜。

3. 滇黄精：根茎肥厚，姜块状或连珠状，直径 2 ~ 4 厘米或以上，每一结节有明显茎痕，圆盘状，稍凹陷，直径 5 ~ 8 毫米；须根痕多，常突出，直径约 2 毫米。表面黄白色至黄棕色，有明显环节及不规则纵皱。质实，较柔韧，不易折断，断面黄白色，平坦，颗粒状，有众多深色维管束小点。气微，味甜，有黏性。

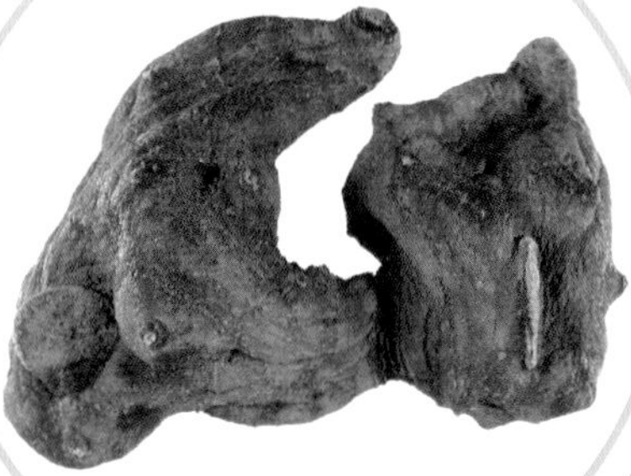

【药性特点】

甘，平。归脾、肺、肾经。

【功效应用】

1. 养阴润肺：用于肺金气阴两伤之干咳少痰，多与沙参、川贝母等药同用。亦用于肺肾阴虚之劳嗽久咳，可单用熬膏久服，亦可与熟地、百部等同用。

2. 补气健脾：用于脾虚气阴两亏之面色萎黄，困倦乏力，口干食少，大便干燥，可单用或与补气健脾药同用。

3. 补益肾精：用于肾阴亏虚

腰膝酸软，须发早白等早衰症状。延缓衰老，改善头晕，可以单用熬膏服，亦可与枸杞、何首乌等同用。

【用量用法】10 ~ 15 克。

【实用验方】

1. 身体虚弱：黄精、枸杞等份，研细末，和捣，炼蜜为丸，每次服 5 克，每日 3 次。

2. 阴虚低热，干咳，咳血，妇女白带增多，常服可补虚强身：黄精 30 克，冰糖 30 克，共煎 1 小时，饮汤，食黄精，每日 2 次。

3. 肺结核咳血：黄精 60 克，冰糖 30 克，水炖服。

4. 蛲虫病：黄精 20 克，冰糖 25 克，炖服。

5. 小儿下肢痿软：黄精 30 克，蜂蜜 30 克，开水炖服。

6. 延年益寿方：黄精阴干捣末，每日 3 克，坚持长服。

7. 食欲不振，体倦乏力：黄精、党参、山药各 30 克，蒸鸡吃。

8. 血虚体弱，面色无华：黄精 20 克，当归 12 克，鸡蛋 2 个，加水适量同煮，蛋熟后剥去壳再煎至 1 碗，饮汤食蛋。

9. 病后体虚：黄精 30 克，猪瘦肉 500 克，炖熟，饮汤食肉及黄精。

10. 脚癣：黄精 60 克，青木香 10 克，酒 250 毫升，共泡 10 天，取汁搽患处。

51 明党参 Míngdǎngshēn

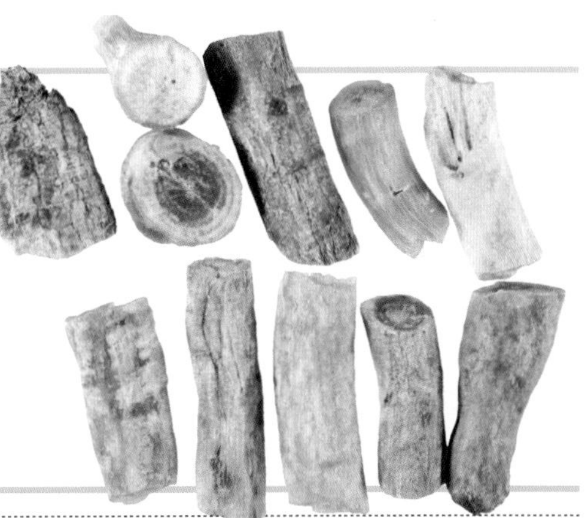

【药材来源】为伞形科植物明党参的根。

【处方用名】明党参、明参。

【产地采收】主产于江苏、浙江等地。4 ~ 5 月采挖。

【性状特征】本品呈细长圆柱形、长纺锤形或不规则条块，长 6 ~ 20 厘米，直径 0.5 ~ 2 厘米。表面黄白色或淡棕色，光滑或有纵沟纹及须根痕，有的具红棕色斑点。质硬而脆，断面角质样，皮部较薄，黄白色，有的易与木部剥离，木部类白色。气微，味淡。

【药性特点】甘、微苦，微寒。归肺、脾、肝经。

【功效应用】

1. **润肺化痰**：用于肺阴虚燥热内盛所致的干咳少痰，痰黏不易咯出，咽干等证，常与北沙参、川贝母等药同用。

2. **养阴和胃**：用于热病耗伤胃津，或脾阴不足，而见咽干口燥，舌红少津，食少呕恶等证。常与太子参、山药等药同用。

3. **平肝**：用于肝阴不足或肝热上攻所至的眩晕，头痛，可与白芍、石决明等同用。治肝火目赤，可与桑叶、菊花等药同用。

【用量用法】6 ~ 12 克。

1. **白带多**：明党参用陈绍酒饭上蒸熟服。

2. **阴虚内热**：明党参、茯苓等量，熬膏服。

3. **妊娠呕吐**：明党参、竹茹、生白术各 10 克，黄芩 5 克，甘草 3 克，水煎服。

4. **脱力劳伤，贫血头晕**：明党参 30 克（切细）鸡蛋 2 只，打碎和匀，饭锅上蒸熟食。

5. **肺热咳嗽**：明党参、桑白皮、枇杷叶各 10 克，生甘草 3 克，水煎服。

6. **高血压**：明党参 15 克 怀牛膝 15 克，水煎服。

52 女贞子 Nǚzhēnzǐ

【药材来源】为木犀科植物女贞的成熟果实。

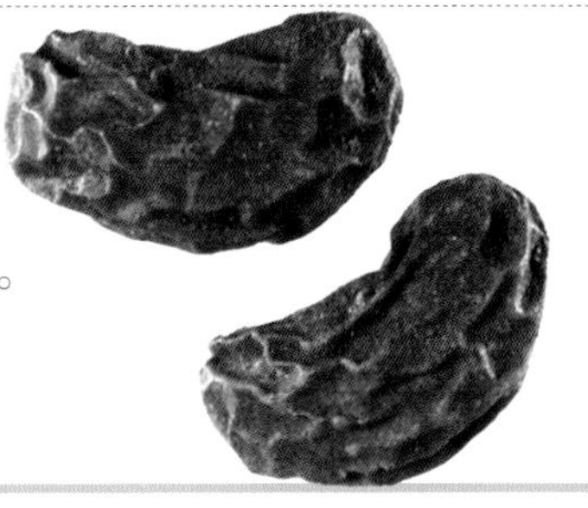

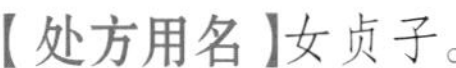

【处方用名】女贞子。

【产地采收】主产于浙江、湖南等地。冬季果实成熟时采收。

【性状特征】本品呈卵形、椭圆形或肾形，长 6 ~ 8.5 毫米，直径 3.5 ~ 5.5 毫米。表面黑紫色或灰黑色，皱缩不平，基部有果梗痕或具宿萼及短梗。体轻。外果皮薄，中果皮较松软，易剥离，内果皮木质，黄棕色，具纵棱，破开后种子通常为 1 粒，肾形，紫黑色，油性。气微，味甘、微苦涩。

【药性特点】甘、苦，凉。归肝、肾经。

【功效应用】

1. 滋补肝肾：用于肝肾不足所致的腰膝酸软，须发早白，眩晕耳鸣，消渴及阴虚内热之潮热，心烦等证，常与墨旱莲配伍，如二至丸。

2. 乌须明目：用于肝虚目暗不明，视力减退，目微红羞明，眼珠作痛者，宜与生地黄、石决明等同用。

【用量用法】6 ~ 12 克。本品以黄酒拌后蒸制，可增强滋补肝肾作用，并使苦寒之性减弱，避免滑肠。

【实用验方】

1. 腰酸痛，须发白：女贞子、旱莲草等份，蜜为丸，或者捣汁熬膏，临卧服，每次 6 克。

2. 视神经炎：女贞子、决明子、青葙子各 20 克，水煎服。

3. 神经衰弱：女贞子 1000 克，以 1000 毫升米酒浸之，每日服酌量。

4. 头晕、耳鸣、须发早白：女贞子、桑椹子、旱莲草、枸杞子各 10 克，煎服。

5. 月经不调，腰酸，带下：女贞子、当归、白芍各 6 克，续断10克，煎服。

6. 水火烫伤：女贞子2份，大黄1份，共研细末，麻油调涂患处。

7. 阴虚骨蒸潮热：女贞子、地骨皮各10克，青蒿、夏枯草各6克，煎服。

8. 疔疮肿毒，臁疮：鲜女贞子叶捣烂敷患处，干则更换。

9. 肾亏遗精，腰膝酸软无力：女贞子1000克，煎煮取浓汁，加蜂蜜250克收膏，日服3次。每次服30毫升。

10. 小儿遗尿：女贞子30克，旱莲草30克，木贼草、沙参各15克，荷叶9克，水煎服。

53 墨旱莲 Mòhànlián

【药材来源】为菊科植物鳢肠的干燥地上部分。

【处方用名】墨旱莲、旱莲草、鳢肠。

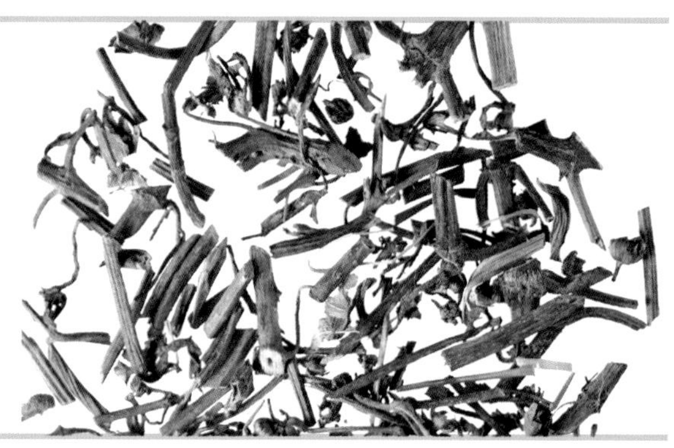

【产地采收】主产于江苏、浙江等地。花开时采割。

【性状特征】本品全体被白色茸毛。茎呈圆柱形，有纵棱，直径2～5毫米；表面绿褐色或墨绿色。叶对生，近无柄，叶片皱缩卷曲或破碎，完整者展平后呈长披针形，全缘或具浅齿，墨绿色。头状花序直径2～6毫米。瘦果椭圆形而扁，长2～3毫米，棕色或浅褐色。气微，味微咸。

【药性特点】甘、酸，寒。归肝、肾经。

【功效应用】

1. 滋补肝肾：用于肝肾阴虚或阴虚内热所致须发早白，头晕目眩，失眠多梦，腰膝酸软，遗精耳鸣等证。单用或配女贞子同用，如二至丸。

2. 凉血止血： 用于阴虚内热的出血证，力量较弱。可单用或与生地黄、阿胶等药同用。

【用量用法】

6 ~ 12 克。

【实用验方】

1. 咳嗽咯血： 鲜旱莲草捣绞汁，开水冲服。

2. 鼻衄： 鲜旱莲草洗净后捣烂绞汁，炖热，饭后温服，日服 2 次。

3. 热痢： 旱莲草水煎服。

4. 癌肿患者经化疗、放疗后，出现头晕目眩，潮热盗汗，五心烦热，口渴少津，白细胞减少等： 旱莲草配伍生地、黄芪、麦冬、天花粉煎水服。

5. 刀伤出血： 鲜旱莲草捣烂，敷伤处；干者研末，撒伤处。

6. 偏正头痛： 旱莲草汁，滴鼻中。

7. 咳嗽咯血： 鲜旱莲草，取汁，开水冲服。

8. 腰酸腿软，须发早白： 女贞子，蜜，酒拌蒸，去皮，晒干为末，以旱莲草熬膏，共为丸，内服，每次约 10 克。

9. 赤白带下： 旱莲草同鸡汤或肉汤煎服。

10. 热痢： 旱莲草水煎服。

54 黑芝麻 Hēizhīmá

【药材来源】 为脂麻科植物脂麻的成熟种子。

【处方用名】黑芝麻、芝麻、胡麻仁、黑脂麻。

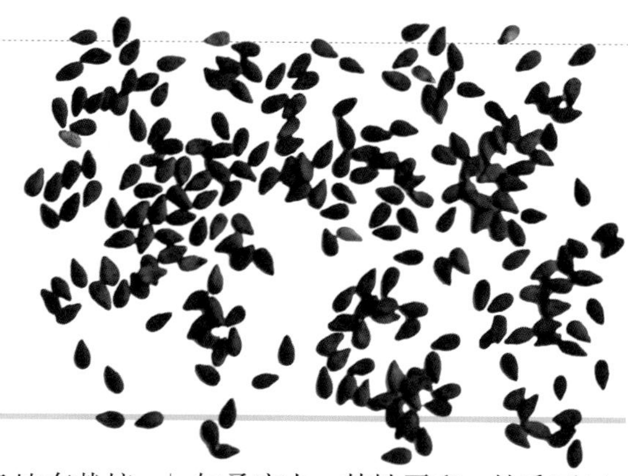

【产地采收】我国各地有栽培。秋季果实成熟时采收种子。晒干，生用或炒用。

【性状特征】本品扁卵圆形，长2.5 ~ 4毫米，宽1.5 ~ 2毫米，一端钝圆，另端尖，厚约1毫米，表面黑色，有网状皱纹或不明显，扩大镜下可见细小疣状突起，边缘平滑或有2圈凸起的棱线，尖端有圆点状棕色的种脐，种皮膜质。胚乳白色，肉质，包于胚外成1薄层。胚直生，有2片大形白色的子叶，油性。气微弱，味淡，压碎后有麻油香气。

【药性特点】甘，平。归肝、肾、大肠经。

【功效应用】

1. **补益肝肾**：用于肝肾不足引起的头晕眼花，须发早白，四肢无力等证，可配伍桑叶为丸服，如桑麻丸。其性平和，甘香可口，为食疗佳品。

2. **润肠通便**：用于精亏血虚之肠燥便秘，可单用，或与肉苁蓉、火麻仁等配伍。其富含油脂，濡润大肠。

【用量用法】10 ~ 15克。或入丸、散剂。

【实用验方】

1. **须发早白，发枯脱落**：黑芝麻、制首乌各等份，研细末，炼蜜为丸，每次6克。

2. **肾虚眩晕，头发早白**：黑芝麻、制首乌、枸杞子各25克，杭菊花15克，水煎服，每日1剂，也可以将其泡水服。

3. **阳痿，腰酸腿软，头晕耳鸣**：芝麻、稻米各1000克，胎盘1具（焙干），共研细末，炼蜜为丸，每次服10克，每日2次。

4. 病后体弱，肾虚腰酸，头晕眼花，大便燥结：黑芝麻洗净炒熟，加核桃肉等量，共研末，每次 2 汤匙，早晚各服 1 次，用蜜糖水或白糖水送服。

5. 大小便不通：黑芝麻 15 克，冲开水服，或用 50 克水煎空腹服。

55 龟甲 Guījiǎ

【药材来源】为龟科动物乌龟的背甲及腹甲。

【处方用名】龟板、炙龟板、龟甲。

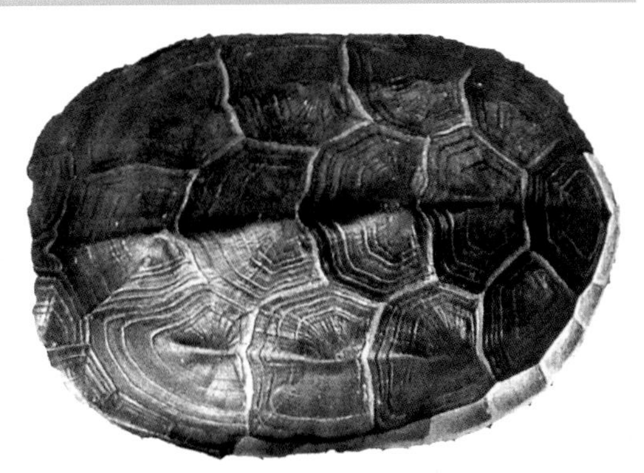

【产地采收】主产浙江、湖北等地。全年均可捕捉。杀死后剥取甲壳。

【性状特征】本品背甲及腹甲由甲桥相连，背甲稍长于腹甲，与腹甲常分离。背甲呈长椭圆形拱状，长 7.5 ~ 22 厘米，宽 6 ~ 18 厘米；外表面棕褐色或黑褐色，脊棱 3 条；颈盾 1 块，前窄后宽；椎盾 5 块，第 1 椎盾长大于宽或近相等，第 2 ~ 4 椎盾宽大于长；肋盾两侧对称，各 4 块；缘盾每侧 11 块；臀盾 2 块。腹甲呈板片状，近长方椭圆形，长 6.4 ~ 21 厘米，宽 5.5 ~ 17 厘米；外表面淡黄棕色至棕黑色，盾片 12 块，每块常具紫褐色放射状纹理，腹盾、胸盾和股盾中缝均长，喉盾、肛盾次之，肱盾中缝最短；内表面黄白色至灰白色，有的略带血迹或残肉，除净后可见骨板 9 块，呈锯齿状嵌接；前端钝圆或平截，后端具三角形缺刻，两侧残存呈翼状向斜上方弯曲的甲桥。质坚硬。气微腥，味微咸。

【药性特点】甘、咸，寒。入肝、肾、心经。

【功效应用】

1. 滋阴潜阳：用于阴虚阳亢，头目眩晕之证，常与天冬、牡蛎等同用，如镇肝熄风汤。治阴虚内热，骨蒸潮热，盗汗遗精者，常与熟地、知母等同用，如大补阴丸。治热病伤阴，阴虚风动，神倦瘈疭者，宜与阿胶、生地等同用，如大定风珠。

2. 益肾健骨：用于肾虚之筋骨不健，腰膝酸软，步履乏力及小儿鸡胸，龟背，囟门不合诸证，常与熟地、黄柏等同用，如虎潜丸。

3. 养血补心：用于阴血不足，心肾失养之惊悸，失眠，健忘，常与石菖蒲、龙骨等同用。

此外，本品还能止血。因其长于滋养肝肾，性偏寒凉，故尤宜于阴虚血热，冲任不固之崩漏，月经过多，常与生地、地榆等同用。

【用量用法】10 ~ 30 克。宜先煎。醋淬后用。

【使用注意】阳虚及外感未解者忌用。

【实用验方】

1. 小儿缺钙，行迟齿迟，或骨痿：鸡蛋壳焙干，龟板砂炒、醋淬后干燥，各等分。共研为细末。每次 3 ~ 6 克，加白糖适量，米汤调食。

2. 无名肿毒，对口疔疮，发背流注，无论初起：炙血龟板研为细末，每服 10 克，黄酒调下。

3. 妇女白带，腹时痛：酒炙龟板 20 克，炒黄柏 10 克，干姜 5 克，栀子 10 克，共为末，酒糊丸，日服 10 克。

4. 阴虚发热，潮热骨蒸、盗汗：龟甲、生地、熟地各 15 克，白薇、地骨皮各 10 克。煎汤饮。

5. 乳头破烂：龟板（炙）研末，加冰片研匀，麻油调搽。

6. 善忘：炙龟甲、木通、远志、石菖蒲各等份，捣为细散，空腹酒服 5 克。

7. 慢性肾炎：炙龟板 15 克，先煎 1 小时，再入生黄芪 30 克，薏苡仁 30 克，浓煎去渣，一日 2 次分服，连服 1 ~ 2 个月。

8. **臁疮**：龟甲醋炙黄，入麝香，葱汤洗净，搽敷之。

9. **痔疮**：龟鱼头个，瓦片加热焙干（烧焦）捣碎研末，蜂蜜调均，每天早晚各服1汤匙，黄酒送下。

56 鳖甲 Biējiǎ

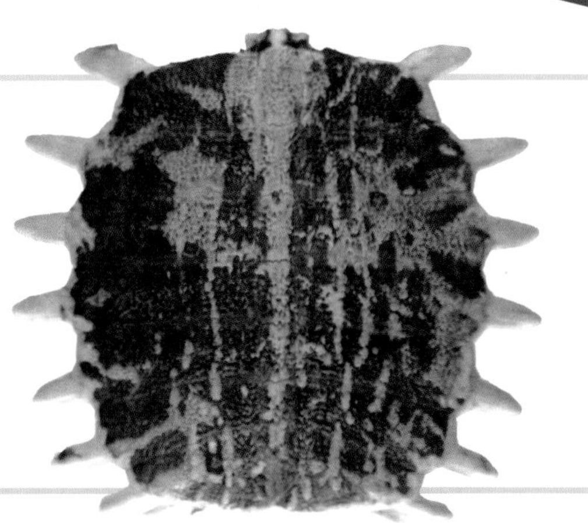

【药材来源】为鳖科动物鳖的背甲。

【处方用名】鳖甲、醋炒鳖甲、炙鳖甲。

【产地采收】主产湖北、江苏等地。全年可捕捉。杀死后剥取背甲，晒干。

【性状特征】本品呈椭圆形或卵圆形，背面隆起，长10～15厘米，宽9～14厘米。外表面黑褐色或墨绿色，略有光泽，具细网状皱纹及灰黄色或灰白色斑点，中间有一条纵棱，两侧各有左右对称的横凹纹8条，外皮脱落后，可见锯齿状嵌接缝。内表面类白色，中部有突起的脊椎骨，颈骨向内卷曲，两侧各有肋骨8条，伸出边缘。质坚硬。气微腥，味淡。

【药性特点】甘、咸，寒。归肝、肾经。

【功效应用】

1. **滋阴潜阳**：用于肝肾阴虚所致阴虚内热、阴虚风动、阴虚阳亢诸证。治阴虚风动，手足瘈疭者，常与阿胶、麦冬等同用。

2. **退热除蒸**：用于阴虚内热所致骨蒸潮热者，常与秦艽、地骨皮等同用。也用于温病后期，阴液耗伤，邪伏阴分，夜热早凉，热退无汗者，常与生地、青蒿等同用，如青蒿鳖甲汤。

3. 软坚散结：用于癥瘕积聚，疟母等，多与土鳖虫、桃仁等配伍，如鳖甲煎丸。因其味咸能软坚散结。

【用量用法】10～30克。宜先煎。醋淬后用。

【使用注意】阳虚、外感未解，脾虚泄泻及孕妇等均忌用。

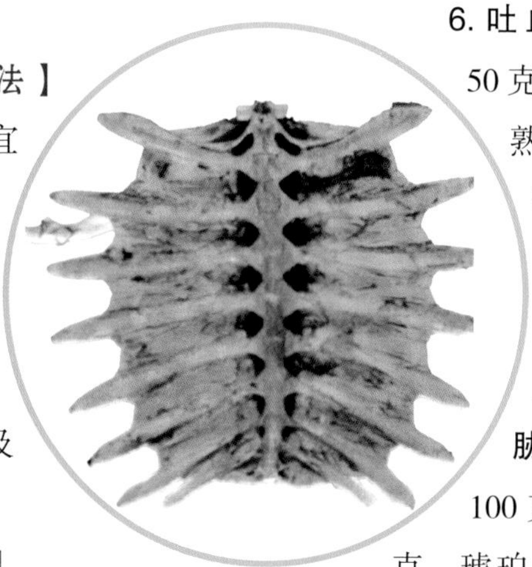

【实用验方】

1. 上气喘急，不得睡卧，腹胁有积气：鳖甲50克，杏仁25克，赤茯苓15克，木香15克，为散，每用15克，入生姜3克，灯心5克，水煎，温服。

2. 小儿痫：鳖甲炙令黄，捣为末，取30克，乳服，亦可蜜丸如小豆大服。

3. 心腹癥瘕血积：醋鳖甲50克，琥珀20克，大黄15克，共研细作散。每早服5克。

4. 牙痛：鳖甲焙，研细末，临用时，取鳖甲粉0.5克放在烟斗内烟叶的表面上，点燃当烟吸。

5. 骨蒸劳瘦：鳖甲醋50克，炙黄，入胡黄连10克，为末。以青蒿煎汤服。

6. 吐血不止：鳖甲50克，蛤粉50克，熟干地黄70克，研粉，每服10克。

7. 妇人月水不利，腹胁胀闷：醋鳖甲100克，炒大黄50克，琥珀30克，研粉，炼蜜和丸，温酒送服。

8. 腰痛：鳖甲粉早晚各服10克。

9. 阴头痈肿：鳖甲烧焦研粉，以鸡子白和敷之。

10. 痈疽不敛，不拘发背一切疮：鳖甲烧存性，研掺。

第十八章 收涩药

凡具有收敛固涩作用，治疗各种滑脱证候的药物，称收涩药。又称固涩药。其主要功效是敛肺止咳，涩肠止泻，固精止遗，收敛止血，止带，止汗等。主要适用于滑脱证，多由久病体虚、正气不固所致，症见自汗盗汗，久咳虚喘，遗精遗尿，久泻久痢，崩漏，脱肛等。

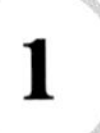

1 麻黄根 Máhuánggēn

【药材来源】为麻黄科植物草麻黄和中麻黄的干燥根及根茎。

【处方用名】麻黄根。

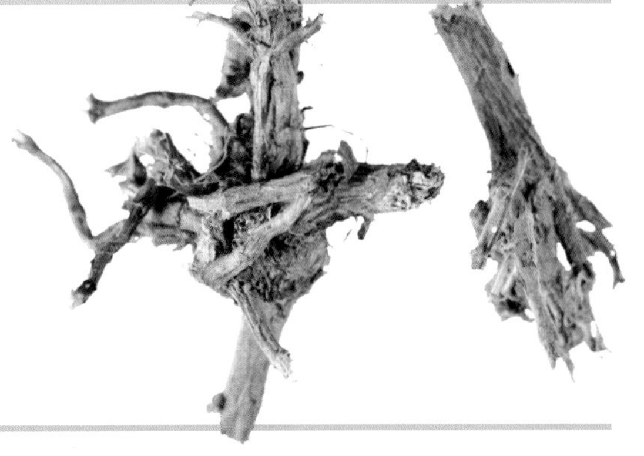

【产地采收】主产于河北、山西等地。立秋后采收。剪去须根，干燥切段。

【性状特征】根多呈圆柱形，略弯曲，长 8 ~ 25 厘米，直径 0.5 ~ 1.5 厘米。表面呈红棕色或灰综色，有纵皱及支根痕，外皮粗糙，易成片状剥落；上端较粗，偶有膨大的根头，下部较细，常扭曲。根茎粗细均匀，具突起的节，节间长 0.7 ~ 2 厘米。体轻，质硬脆，易折断，断面皮部黄白色，木部淡黄色或黄色，射线放射状排列，根茎中部有髓。气微，味微苦。

【药性特点】甘，平。归肺经。

【功效应用】

固表止汗：用于气虚自汗，常配党参、黄芪等同用。用于阴虚盗汗，可配生地、五味子等同用。亦可研末外扑。

【用量用法】3 ~ 10克。外用适量。

【使用注意】外感表证及邪实者忌用。

【实用验方】

1. 产后虚汗不止：当归 50 克，麻黄根 100 克，黄芪 50 克，为末，每服 10 克，泡水温服。

2. 诸虚不足，体常自汗：黄芪、麻黄根、牡蛎各等量，为粗散，每次取 30 克，小麦 30 克，同煎，去渣热服。

3. 盗汗、阴汗：麻黄根、牡蛎粉，共研为末，扑身上。

4. 盗汗：麻黄根、椒目，等分为末。每服 3 克，酒送下。

5. 脚臭：麻黄根 30 克，丁香、木香、黄柏各 15 克，水煎，每日用以泡脚。

2 浮小麦 Fúxiǎomài

【药材来源】为禾本科植物小麦的干瘪轻浮的未成熟颖果。

【处方用名】浮小麦。

【产地采收】各地均产。收获时，扬起其轻浮干瘪者，或以水淘之，浮起者为佳。晒干。

【性状特征】呈长圆形，两

端略尖。长约7毫米，直径约2.6毫米。表面黄白色，皱缩。有时尚带有未脱净的外稃。腹面有一深陷 的纵沟，顶端钝形，带有浅黄棕色柔毛，另一端成斜尖形，有脐。质硬而脆，易断，断面白色。气微，味淡。

【药性特点】甘，凉。归心经。

【功效应用】

1. 固表止汗：用于体虚所致自汗、盗汗。用治气虚自汗，常与黄芪、煅牡蛎等同用，如牡蛎散。治阴虚盗汗，可与五味子、白芍等同用。亦可单用炒焦研末，米汤调服。

2. 益气除热：用于阴虚发热，骨蒸劳热等证，常配伍生地黄、地骨皮等同用。

【用量用法】15～30克。

1. 失眠：小麦30克，黑豆20克，合欢花20克（布包），水煎后去合欢花，喝汤食麦、豆。

2. 产后盗汗：浮小麦15～30克，黄芪10～15克，红枣10枚，煅牡蛎20克。水煎服，每日1剂。

3. 自汗，精神疲倦，心神不宁，神经衰弱：小麦300克，糯米250克，同煮粥，加适量白糖调味食用。

4. 自汗、盗汗、虚汗：浮小麦30克，大枣30克，或加糯稻根30克、青桃干6克，或加茯苓、麦冬各10克，水煎服。

5. 自汗：小麦30克，红枣10枚，龙眼肉10克，加水煮熟后连渣食。

6. 体虚盗汗：浮小麦20克，红枣、乌梅肉各15克，水煎服，每日1剂。

7. 肺结核盗汗：浮小麦、百部各15克，百合30克，水煎服，每日1剂。

8. 热病后盗汗：浮小麦、玉米芯各30克，煎汤代茶饮。

9. 虚汗盗汗：浮小麦炒，为末，每服15克，米饮下，日3服。或煎汤代茶饮。

3 五味子 Wǔwèizǐ

【药材来源】为木兰科植物五味子的成熟果实。

【处方用名】五味子、北五味子。

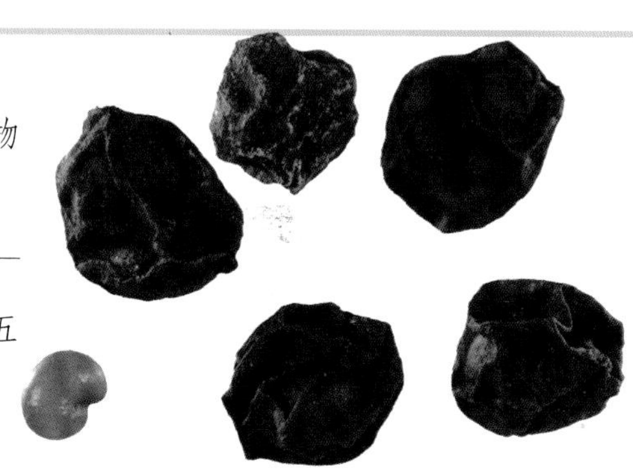

【产地采收】主产于东北。秋季果实成熟时采收。晒干。

【性状特征】本品呈不规则的球形或扁球形，直径 5 ~ 8 毫米。表面红色、紫红色或暗红色，皱缩，显油润；有的表面呈黑红色或出现“白霜”。果肉柔软，种子 1 ~ 2 枚，肾形，表面棕黄色，有光泽，种皮薄而脆。果肉气微，味酸；种子破碎后，有香气，味辛、微苦。

【药性特点】酸、甘，温。归肺、肾经。

【功效应用】

1. **敛肺滋肾：**用于肺虚久咳，可与罂粟壳同用。治肺肾两虚之喘咳，常与熟地、麦冬同用，如都气丸。若配伍麻黄、细辛同用，亦可治寒饮咳喘证，如小青龙汤。本品为治久咳虚喘之良药。

2. **固精止遗：**用于肾虚不固之滑精者，可配桑螵蛸、龙骨等同用，如桑螵蛸丸。治梦遗者，常与山茱萸、熟地等同用，如麦味地黄丸。本品为治肾虚精关不固之常用药。

3. **涩肠止泻：**用于脾肾阳虚之久泻，可配肉豆蔻、补骨脂等同用，如四神丸。

4. **益气生津：**用于热伤气阴，汗多口渴者，常配伍人参、麦冬等药，如生脉散。用于阴虚内热，口渴多饮之消渴证，常与知母、黄芪等同用，如玉液汤。

5. 固表止汗：用于气虚自汗，可配伍人参、浮小麦等。治阴虚盗汗，常与熟地黄、山茱萸等药同用，如麦味地黄丸。本品为治疗虚汗证常用药。

6. 宁心安神：用于阴血亏虚，心神失养，或心肾不交之虚烦心悸、失眠多梦，常与麦冬、酸枣仁等同用，如天王补心丹。

【用量用法】3 ~ 6 克。煎服。

【使用注意】凡表邪未解，内有实热，咳嗽初起，麻疹初期，均不宜用。

【实用验方】

1. 神经衰弱，失眠：五味子研末，蜜丸，每次 5 克。

2. 肺寒咳嗽不已：白茯苓 15 克，炙甘草 10 克，干姜 10 克，细辛 3 克，五味 15 克。上为细末。每服 5 克。

3. 梦遗虚脱：北五味子 500 克，洗净，水浸 1 宿，水煎去渣，布滤过，置砂锅内，入冬蜜 1000 克，慢火熬之，成膏为度。每服 1 ~ 2 匙，空腹调服。

4. 肾虚泄泻：五味子 2 份，吴茱萸 1 份。同炒香熟为度，研细末。每服 5 克，用米饮送下。

5. 疮疡溃烂，皮肉欲脱者：五味子炒焦，研末，敷之。

6. 腹泻，久泻不止：五味子 18 克，吴茱萸 6 克。一同炒香，研为细末。每日 2 次，每次 6 克，米饮送服。

7. 气阴不足，体倦自汗，短气懒言，口渴咽干，脉虚无力；或久咳伤肺，干咳短气，自汗，心悸怔忡，失眠健忘：人参 10 克，麦门冬 15 克，五味子 6 克，酸枣仁 30 克。加水煎汤服。

8. 肺虚咳嗽、短气；或肾虚遗精、滑精、虚羸少气：五味子加水适量，煎熬取汁，浓缩成稀膏，加等量或适量蜂蜜，以小火煎沸，待冷备用。每次服 1 ~ 2 匙，空腹时沸水冲服。

9. 素体或病后倦怠，乏力，虚汗，腰膝痛诸症：将醋炙五味子 5 克，枸杞子 10 克，放入瓷杯中，以沸水冲泡，温浸片刻，再调入适量白糖，趁热频饮，随饮随兑入沸水适量至味淡。

10. 补肝解毒，扶正祛邪，适应于身体虚弱：先将五味子250克，虎杖500克洗净，浸泡30分钟，入砂锅以中火煎开后，改为文火煎30分钟，滤出药液，连煎2次，过滤，将2次所煎之药液与蜂蜜1000克倒入沙锅中，用文火煎5分钟即可。每日3次，每次1勺，用开水冲服。

4 乌梅 Wūméi

【药材来源】为蔷薇科植物梅的干燥未成熟果实。

【处方用名】乌梅、乌梅肉、乌梅炭。

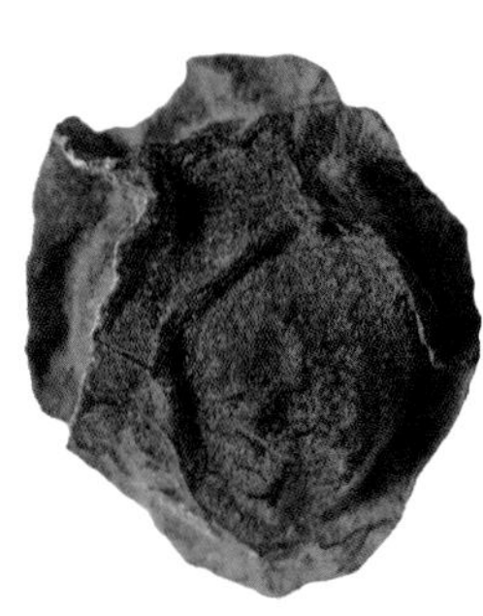

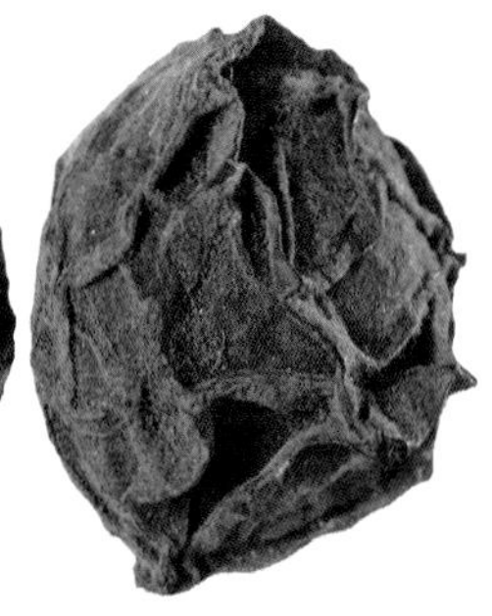

【产地采收】主产于浙江、福建等地。夏季果实近成熟时采收。低温烘干后闷至皱皮，色变黑时即成，去核，生用或炒炭用。

【性状特征】本品呈类球形或扁球形，直径1.0～3厘米，表面乌黑色或棕黑色，皱缩不平，基部有圆形果梗痕。果核坚硬，椭圆形，棕黄色，表面有凹点；种子扁卵形，淡黄色。气微，味极酸。

【药性特点】酸、涩，平。归肝、脾、肺、大肠经。

【功效应用】

1. 敛肺止咳：用于肺虚久咳少痰或干咳无痰之证，可与罂粟壳、杏仁等同用。

2. 涩肠止泻：用于体虚久泻，久痢，常与罂粟壳、诃子等同用，如固肠丸。亦可用于湿热泻痢，便脓血者，配伍黄连、当归同用，如乌梅丸。

3. 生津止渴：用于虚热消渴，可单用煎服，或与天花粉、人参等同用，如玉泉散。本品味酸善能生津液，止烦渴。

4. 安蛔止痛：用于蛔虫所致的腹痛、呕吐、四肢厥冷之证，常配伍黄连、川椒等同用，如乌梅丸。为安蛔之良药。

此外，本品炒炭后，又能收敛止血，可用治崩漏下血、便血等；外敷能消疮毒，并治胬肉外突、头疮等。

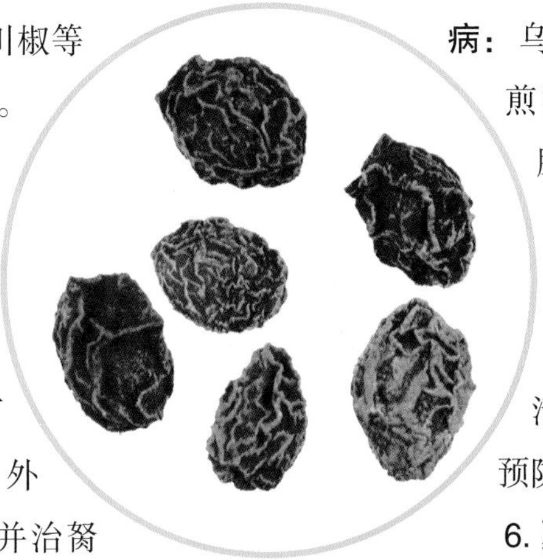

【用量用法】3～10克，大剂可用至30克。外用适量。止泻，止血宜炒炭用，其余皆生用。

【使用注意】外有表邪或内有实热积滞者均不宜服用。

【实用验方】

1. 蛔虫病：乌梅3个，川椒6克，生姜3片，水煎服。

2. 暑热烦渴及胃酸缺乏，不思饮食：鲜乌梅2个，或酸梅1个，捣烂加白糖及食盐少许，冲开水服。

3. 津伤口渴：乌梅煎汤，加白糖适量服。

4. 糖尿病：乌梅3个，泡水代茶饮，每日1剂。

5. 肠炎、痢疾等肠道传染病：乌梅5～6个，煎浓汤，饭前空腹饮服，有预防和治疗作用。夏季饮用酸梅汤既可作清凉饮料，又可预防肠道传染病。

6. 夏季痧气，腹痛呕吐，泻痢（包括肠炎，食物中毒性胃肠病）：饮用适量青梅酒或吃酒浸的青梅1个。

7. 鱼骨鲠喉：乌梅10～20枚，水煎成浓液频含服。

8. 下痢脓血：乌梅50克，去核，烧过为末，每次6克，米汤饮下。

9. 恶心呕吐：乌梅12个，冰糖15克，水煎服。

10. 胆囊炎、胆石症：乌梅7个，五味子、金钱草各30克，水煎服。

5 诃子

Hēzǐ

【药材来源】为使君子科植物诃子或绒毛诃子的干燥成熟果实。

【处方用名】诃子、诃黎勒、诃子肉。

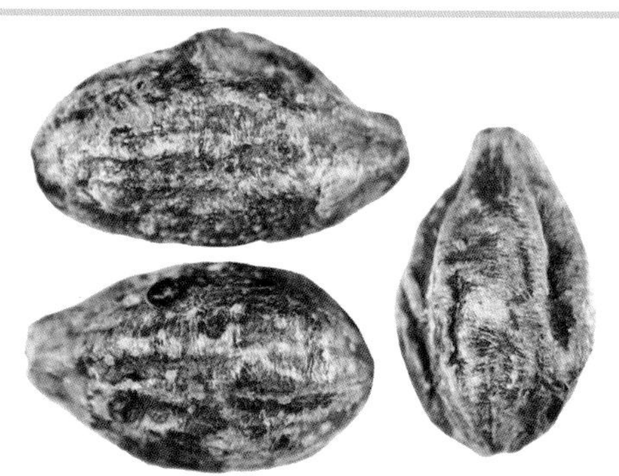

【产地采收】

主产于广东、广西等地。秋冬二季采收。晒干。

【性状特征】呈卵形或椭圆形，长2～4厘米，直径2～2.5厘米。表面棕褐色，被棕色细密绒毛（绒毛诃子）或无（诃子），略具光泽，有5～6条纵棱线及不规则的皱纹，在纵棱线之间有1～2条明显或不明显的纵凸起，可见细密横向纹理，基部有圆形果柄痕。质坚实，果肉厚2～4毫米，黄棕色或黄褐色。果核长1.5～2.5厘米，浅黄色，粗糙，坚硬。种子一粒，狭长纺锤形，长约1厘米，直径2～4毫米，膜质种皮黄棕色，子叶2，白色，相互重叠卷旋。气微，味酸涩而后甜。

【药性特点】苦、酸、涩，平。归肺、大肠经。

【功效应用】

1. 涩肠止泻：用于体虚久泻，久痢，以及脱肛，乃常用药。多配干姜、罂粟壳等药同用。亦可单用。

2. 敛肺止咳，利咽开音：用于肺虚久咳，失音者，可与人参、五味子同用。用于痰热郁肺，久咳失音者，常与桔梗、甘草同用，如诃子汤。本品为治失音之要药。

【用量用法】3～10克。敛肺下气、利咽开音宜生用，涩肠止泻宜煨用。

【使用注意】凡外有表邪、内有湿热积滞者忌用。

【实用验方】

1. 久咳语声不出：诃子190克，杏仁15克，通草6克，生姜5片，水煎，食后温服。

2. 口疮经久不愈：诃子5个，草纸裹煨熟，加冰片0.3克，共研匀细，不时掺入少许，口含徐徐咽下。

3. 大叶性肺炎：诃子肉15克，瓜蒌20克，百部10克，水煎分次服。

4. 失音，不能言语者：诃子、桔梗、甘草各等量，为细末，每服6克，温开水送服。

5. 老人久泻不止：煨诃子5克，白矾3克，以此比例，为散服。

6. 老人气虚不能收摄，小水频行，或自遗下，或涕泪频来，或口涎不收：诃子肉，时时干嚼化，徐徐含咽。

7. 咳嗽日久：生诃子1枚，含之咽汁。

8. 脱肛日久，赤白脓痢，里急后重：罂粟壳5克、煨诃子、橘皮各10克，炮姜15克，为细末，水煎空腹服。此为一日量。

6 肉豆蔻 Ròudòukòu

【药材来源】为肉豆蔻科植物肉豆蔻的成熟种仁。

【处方用名】肉豆蔻、肉蔻、玉果、玉果霜。

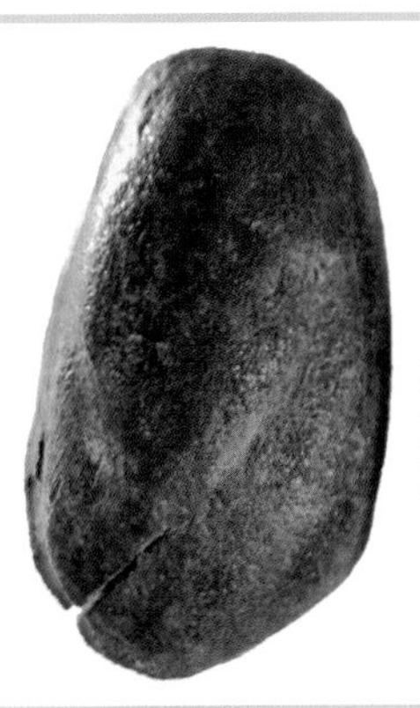

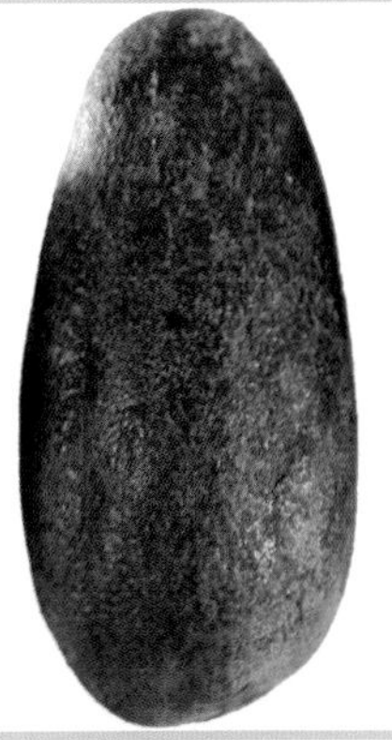

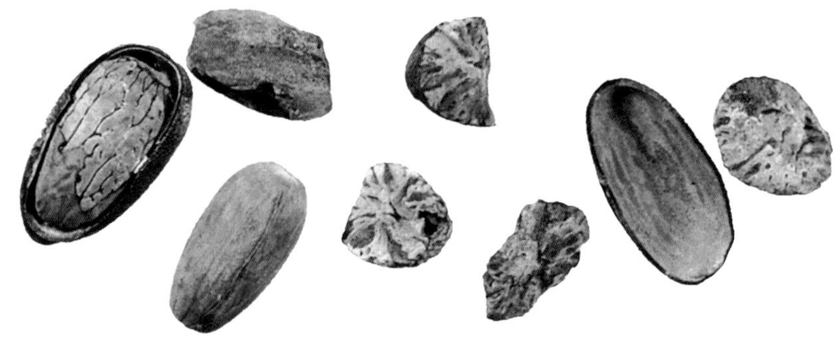

【产地采收】主产于马来西亚、印度尼西亚，我国广东、广西亦有栽培。冬春两季果实成熟时采收。除去皮壳后，干燥，煨制去油用。

【性状特征】种仁卵圆形或椭圆形，长约3厘米，直径约1.5 ~ 2.5厘米。外表面棕色至暗棕色，粗糙有网状沟纹，常被有白粉。质地坚硬。纵切面可见表层的暗棕色的外胚乳向内伸入类白色的内胚乳，交错而成大理石样花纹，气芳香而强烈，味辣而微苦。以个大，体重，坚实，香浓者为佳。

【药性特点】辛，温。归脾、胃、大肠经。

【功效应用】

温中行气：用于胃寒气滞之脘腹胀痛、食少呕吐等证，常与木香、半夏等药同用。

【用量用法】3 ~ 10克。入丸、散剂，1.5 ~ 3克。内服须煨熟去油用。

【使用注意】湿热泻痢者忌用。

【实用验方】

1. 吐利：肉豆蔻为末，姜汤服3克。

2. 久泻不止：肉豆蔻煨50克，木香10克，为末。枣肉和丸，米饮服10克。

3. 泄泻：肉豆蔻煨，罂粟壳等分为末，每次服4克。

4. 冷痢腹痛：煨肉豆蔻，每服6克，粥饮调下。

5. 水泻无度、肠鸣腹痛：肉豆蔻30克，生姜汁30毫升，白面100克，将姜汁和面作饼子，裹肉豆蔻末煨令黄熟，研为细散服。

7 石榴皮

Shíliúpí 

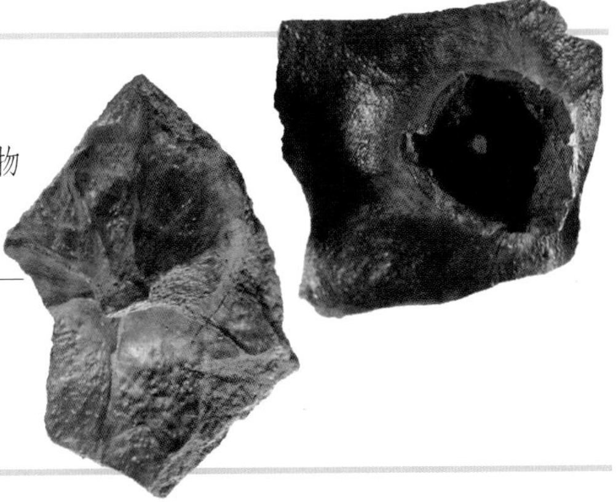

【药材来源】为石榴科植物石榴的果皮。

【处方用名】石榴皮。

【产地采收】我国大部分地区有栽培。秋季果实成熟后收集果皮。切小块，晒干。

【性状特征】本品呈不规则的片状或瓢状，大小不一，厚1.5 ~ 3毫米。外表面红棕色、棕黄色或暗棕色，略有光泽，粗糙，有多数疣状突起，有的有突起的筒状宿萼及粗短果梗或果梗痕。内表面黄色或红棕色，有隆起呈网状的果蒂残痕。质硬而脆，断面黄色，略显颗粒状。气微，味苦涩。

【药性特点】酸、涩，温。归大肠经。

【功效应用】

1. 涩肠止泻：用于久泻久痢而致气陷脱肛者，常与黄芪、升麻等配伍。治疗湿热泻痢，宜配伍黄连、黄柏等药。治久泻属虚寒者，宜配干姜、附子等药同用。本品为治久泻久痢之常用药。可单用，亦可配伍应用。

2. 杀虫：用于蛔虫、蛲虫、绦虫等虫积腹痛，常与槟榔、使君子等同用。

3. 收敛止血：用于便血，崩漏。治便血，可单用煎服，或配伍地榆、槐花等药同用。治妊娠下血不止者，常与阿胶、艾叶炭同用。

此外，本品尚有涩精，止带作用，亦可用于遗精，带下等证。

【用量用法】3～10克。入汤剂生用，入丸、散多炒用，止血多炒炭用。

【实用验方】

1. 手癣、脚癣、小儿黄水疮、湿疹： 石榴果皮60～150克，加水浓煎，外涂或洗患处，每日多次。

2. 咽喉炎、扁桃体炎、口疮： 鲜石榴果1～2个，去皮，取种子捣烂，水煎，滤取汤液，放冷后含漱，每日多次。若津伤咽燥口渴，可用石榴生食或捣汁饮。

3. 声嘶、咽干： 鲜石榴果1～2个，去皮，取种子慢慢嚼服，每日2～3次。

4. 鼻衄： 石榴花晒干，研末，吹入鼻孔，一日数次。若烧烫伤：红石榴花研细末，调香油搽患处，亦治外伤出血。

5. 中耳炎： 石榴花晒干研末，加冰片少许吹耳内。

6. 久痢： 石榴皮焙干，研末，米汤调下，每次2克，每日2次。

7. 驱杀蛔虫、绦虫： 石榴皮、槟榔各等份，研细末，每次5克，每日2次连服2日。

8. 烫火伤： 石榴皮，研末，麻油调擦患处。

9. 脱肛： 石榴皮20克，明矾10克，水煎洗患处。

10. 口干，音哑： 石榴鲜果1个，取种子慢慢嚼。

8 五倍子 Wǔbèizǐ

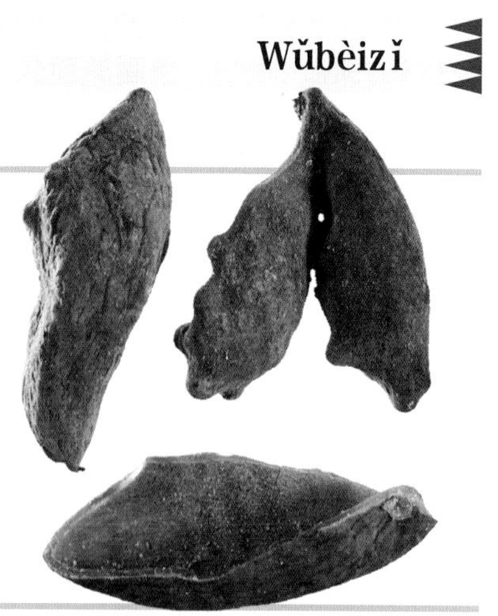

【药材来源】为漆树科植物盐肤木、青麸杨或红麸杨叶上的虫瘿，主要由五倍子蚜寄生而形成。

【处方用名】五倍子。

【产地采收】我国大部分地区均有，而以四川为主。秋季摘下虫瘿，煮死内中寄生虫，干燥。

【性状特征】

1. 角倍：菱形长 3 ～ 8 厘米，直径 2 ～ 5 厘米，具有不规则的角状分枝。表面灰黄色或淡黄棕色，被灰白色软滑短柔毛。质硬脆，破碎后中空，断面角质状，有光泽，壁厚 1 ～ 2 毫米，内壁平滑，有多数黑褐色死蚜虫、黑色粉末状蚜虫卵及排泄物附着于内壁上，并时有 1 ～ 2 对游离于角倍中的白色丝团，丝团表面又附有多数蚜虫尸体，内壁上附有白色粉霜状或结晶状的蜡样物。气特异，味涩。

2. 肚倍：长圆形或纺锤形，略扁，无角状分枝。表面暗灰黄绿色，有多数浅纵纹，柔毛较少。倍壁厚约 3 毫米。以个大、完整、壁厚、色灰褐、纯净者为佳。经验认为内壁布满蚜虫者为优。

【药性特点】酸、涩，寒。归肺、大肠、肾经。

【功效应用】

1. 收敛固涩：用于自汗、盗汗，可与五味子、浮小麦等同用。久泻久痢，常与诃子、五味子同用。本品功专收敛，从而达到固精止遗，收敛止血，固表止汗、涩肠止泻等作用。可用治遗精，滑精，崩漏，便血，痔血等证。外用又能治湿疮流水、溃疡不敛、疮疖肿毒、肛脱不收、子宫下垂等，可单味或配合枯矾研末外敷或煎汤熏洗。

2. 敛肺降火：用于热灼肺络之咳嗽、咯血，常与藕节、白及等药同用。

【用法用量】3 ～ 10 克。入丸散，每次 1 ～ 1.5 克。外用适量。研末外敷或煎汤熏洗。

【使用注意】湿热泻痢者忌用。

1. 中耳炎耳底流脓水：五倍子，焙研面，香油调敷。

2. 阴囊湿疹多汗、小儿湿疹、过敏性疹斑和老年冬痒症：五倍子 250 克，水煎浓缩至 500 毫升，加醋 50 毫升。用此液涂擦。

3. 倒睫（睫毛内卷）：五倍子，研末蜜调，涂眼皮上，睫毛自起。

4. 牙缝出血不止：五倍子，

烧存性，研末涂。

5. 小儿脱肛： 炒五倍子30克、枯矾15克。共为细面，调匀内服。1～3岁每次服1克，每日3次；4岁以上每次服2克，每日3次。外敷：用温清水将脱出部分洗净，将药粉撒上，轻轻上托，复位后让患儿侧位卧半小时。

9 罂粟壳 Yīngsùké

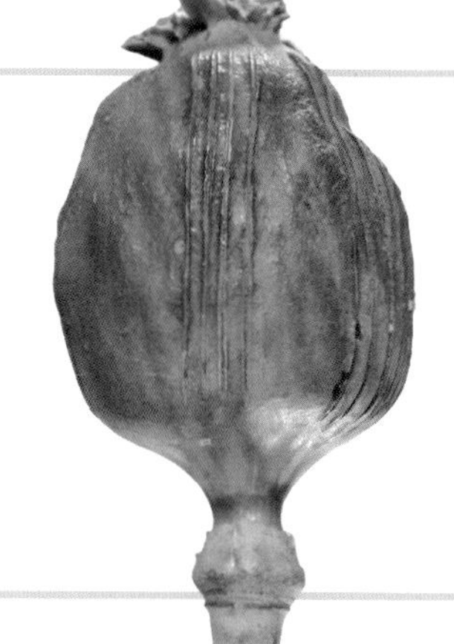

【药材来源】为罂粟科植物罂粟的成熟蒴果的外壳。

【处方用名】罂粟壳、米壳、御米壳。

【产地采收】原产于外国，我国部分地区种植场有少量栽培药用。夏季采收。去蒂及种子，晒干，蜜炙或醋炒用。

【性状特征】本品呈椭圆形或瓶状卵形，多已破碎成片状，直径1.5～5厘米，长3～7厘米。外表面黄白色、浅棕色至淡紫色，平滑，略有光泽，无割痕或有纵向或横向的割痕；顶端6～14条放射状排列呈圆盘状的残留柱头；基部有短柄。内表面淡黄色，微有光泽；有纵向排列的假隔膜，棕黄色，上面密布略突起的棕褐色小点。体轻，质脆。气微清香，味微苦。

【药性特点】酸、涩，平。有毒。归肺、大肠、肾经。

【功效应用】

1. 涩肠止泻： 用于久泻、久痢而无邪滞者。治脾虚久泻不止者，可与诃子、陈皮等同用。治脾虚中寒久痢不止者，可与肉豆蔻、白术等同用，如真人养脏汤。

若治脾肾两虚，久泻不止，可配苍术、人参等同用，如固肠丸。其涩肠止泻作用极强。

2. 敛肺止咳：用于肺虚久咳不止之证。可单用蜜炙研末冲服，或配乌梅肉同用。

3. 止痛：用于多种疼痛病证，有良好的止痛作用，可单用或配入复方使用。

【用量用法】3 ~ 6 克。止咳蜜炙用，止血止痛醋炒用。

【使用注意】本品过量或持续服用易成瘾。咳嗽或泻痢初起邪实者忌用。

【实用验方】

1. 咳嗽，久病不已：罂粟壳蜜炙，为末，每次 1 克，每日 2 次，不可久服。

2. 痢疾，久痢不已：罂粟壳蜜炙，为末，每次 1 克，米汤调服。

3. 久嗽不止：罂粟壳蜜炙为末 每服 1 克，蜜汤下。

4. 久咳虚嗽，久痢：罂粟壳 50 克，乌梅 15 克，上药捣为末，每次 3 克，临睡前白开水送服。

5. 久泻，久痢：罂粟壳、厚朴各等量，为细末，每服 5 克，米饮调下。

6. 小儿久新吐泻，不思乳食，或成白痢：罂粟壳、陈皮、诃子、缩砂仁、甘草等量，为末，每服 1 克，米饮下。

7. 劳喘嗽不已，自汗者：罂粟壳，炒，为末，每服 2 克，与乌梅 10 克同煎，温服。

10 赤石脂 Chìshízhǐ

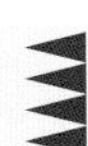

【药材来源】为单斜晶系的多水高岭土。

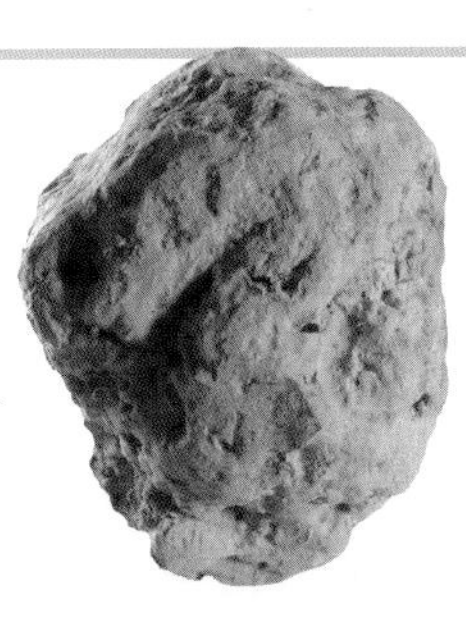

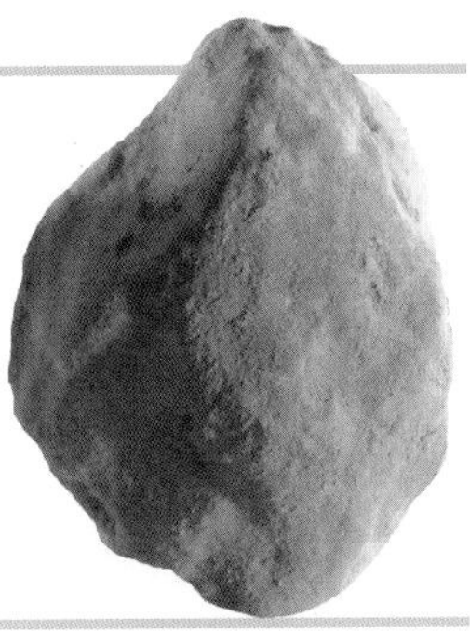

【处方用名】赤石脂。

【产地采收】主产于福建、山东等地。全年可采挖。研粉水飞，或火煅水飞用。

【性状特征】

本品为块状集合体，呈不规则块状，表面局部平坦，全体凹凸不平。浅红色、红色至紫红色，或红白相间呈花纹状。土状光泽或蜡样光泽；不透明。体较轻，质软，用指甲可刻划成痕；断面平坦，具蜡样光泽。吸水力强，用舌舐之粘舌。微有黏土气，味淡，嚼之无沙粒感。以色红、光滑细腻、质软、易断、吸水力强者为佳。

【药性特点】甘、涩，温。归胃、大肠经。

【功效应用】

1. 涩肠止泻：用于久泻久痢，下痢脓血。治泻痢日久，滑脱不禁，脱肛等证，常与禹余粮相须为用，如赤石脂禹余粮汤。若虚寒下痢，便脓血不止者，常与干姜、粳米同用，如桃花汤。

2. 收敛止血：用于崩漏，常与海螵蛸、侧柏叶等同用。治便血，痔疮出血，常与禹余粮、龙骨等同用。其既可固冲，又能止带，用于妇女肾虚而带下清稀者，可配伍鹿角霜、芡实等药同用。

3. 敛疮生肌：用于疮疡久溃不敛，可与龙骨、血竭等同用，研细末，撒敷患处。还可治湿疮流水、外伤出血等。

【用量用法】10 ~ 25 克。外用适量。

【使用注意】湿热泻痢初起或实热证忌用。畏肉桂。

【实用验方】

1. 下利脓血：赤石脂 50 克，研粉，干姜 50 克，布包，与粳米 150 克，同煮米令热，去渣，温服。

2. 带状疱疹：赤石脂 15 克，雄黄 10 克，明矾 10 克，琥珀 3 克，共研为末，过筛，用凉开水调成稀糊状，用棉签蘸药涂于患处，每日 3 ~ 5 次。

3. 婴幼儿腹泻：赤石脂 30 克，石榴皮 20 克，肉豆蔻 10 克，麻黄 10 克。研末混匀，以醋调成糊状，敷于肚脐，胶布固定，每日 1 次。

4. 黄水疮：赤石脂 15 克，

石榴皮10克，黄柏、枯矾各5克。将上药焙干研细末，混匀。以香油调成糊状，均匀涂于患处，每天1次。

5. 手足癣： 赤石脂50克，土槿皮、蛇床子、透骨草、徐长卿、黄芩各30克，土茯苓、苦参、枯矾各20克。每日1剂，水煎取汁适量，浸泡患处，每天2次，每次30分钟。

6. 外伤出血： 赤石脂8份，五倍子6份，松香6份，共研细末，撒于伤口，加压包扎。

7. 白带过多： 赤石脂20克，何首乌12克，枸杞12克，菟丝子12克，桑螵蛸12克，狗脊12克，熟地黄24克，藿香6克，砂仁6克。水煎服，每日1剂，每日2次

8. 白癜风： 赤石脂、炒大黄、炒栀子等量，共研细末，调猪胆汁为膏，搽患处。

9. 痢后，肛门不入： 赤石脂、伏龙肝各等分，上为细末，外敷，频用。

10. 血痔下血： 赤石脂、枯矾、龙骨各10克，杏仁20克，为末，蜜丸，每服5克，用枣汤送服。

11 禹余粮 Yǔyúliáng

【药材来源】为氢氧化物类矿物褐铁矿，主含碱式氧化铁。

【处方用名】禹余粮。

【产地采收】主产于浙江、广东等地。全年可采。

【性状特征】为不规则的斜方块状，一般长6～10厘米，厚

1～3厘米，表面淡棕色或红棕色，多凹凸不平，或覆有黄色粉末。断面显深棕色与淡棕色相间的层次，深棕色的部分质坚硬，但可砸碎，砸碎面不整齐而光滑；浅棕色的部分质较松，用指甲可以划动，其黄色粉末极易附着他物。有土腥气，味淡，嚼之无砂粒感。以整齐不碎、赭褐色、断面显层纹无杂石者为佳。

【药性特点】

甘、涩，平。归胃经。

【功效应用】

1. 涩肠止泻：用于久泻久痢者，常与赤石脂相须为用，如赤石脂禹余粮汤。

2. 收敛止血：用于下焦出血证。若治崩漏，常与海螵蛸、赤石脂同用。用治气虚失摄之便血者，常与人参、白术等同用。

3. 止带：用于肾虚带脉不固之带下清稀者，常与海螵蛸、煅牡蛎等药同用。

【用量用法】10～20克。

【使用注意】孕妇慎用。

【实用验方】

1. 妇人虚寒带下：禹余粮，干姜等份，研末服

2. 慢性痢疾、泄泻：赤石脂，禹余粮等份，研末，水煎服。

3. 妇女崩漏：禹余粮、乌贼骨等份，研末服。

4. 虚寒便血：禹余粮研末服。

5. 瘢痕：先以干净布拭瘢令赤，再以禹余粮、半夏等份，研末，以鸡蛋黄调，涂，每日2次，不要见风。

6. 妇人带下：醋淬禹余粮、干姜等量，捣研细为末。空腹温酒调下5克。

7. 崩漏，便血：禹余粮、海螵蛸、赤石脂、龙骨各20克，水煎服。

12 山茱萸 Shānzhūyú

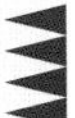

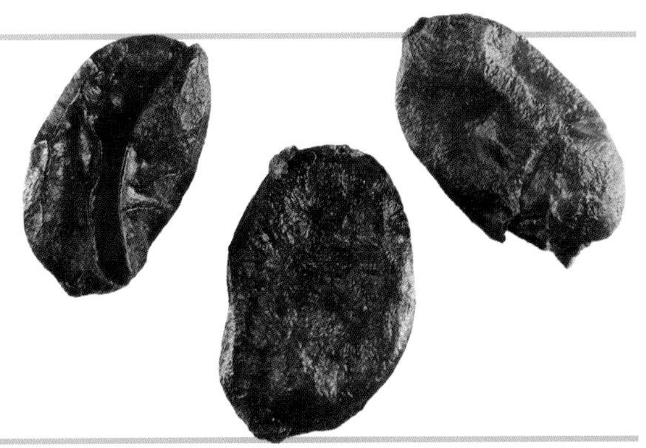

【药材来源】为山茱萸科植物山茱萸的成熟果肉。

【处方用名】山茱萸、枣皮、山萸肉。

【产地采收】主产于浙江、安徽等地。秋末冬初采收。用文火烘焙或置沸水中略烫，及时挤出果核，晒干或烘干用。

【性状特征】本品呈不规则的片状或囊状，长 1 ~ 1.5 厘米，宽 0.5 ~ 1 厘米。表面紫红色至紫黑色，皱缩，有光泽。顶端有的有圆形宿萼痕，基部有果梗痕。质柔软。气微，味酸、涩、微苦。

【药性特点】酸、涩，微温。归肝、肾经。

【功效应用】

1. 补益肝肾：用于肝肾阴虚之头晕目眩、腰酸耳鸣者，常配熟地、山药等同用，如六味地黄汤。治肾阳不足，腰膝冷痛，小便不利者，常与肉桂、附子同用，如肾气丸。本品补而不峻，既能补阴，又能补阳，为补益肝肾之要药。

2. 收敛固涩：用于肾虚精关不固之遗精，肾虚膀胱失约之遗尿、尿频等。治肝肾亏虚，冲任不固之崩漏下血及月经过多者，常与黄芪、龙骨等同用。本品还能敛汗固脱，为防治元气虚脱之要药。治大汗欲脱或久病虚脱者，常与人参、附子等同用。

【用量用法】10 ~ 12 克；急救固脱 20 ~ 30 克。

【使用注意】内有湿热，小便

不利者忌用。

【实用验方】

1. 大汗不止，四肢发冷，体虚欲脱： 山茱萸 50 克，水煎服。

2. 小便不禁： 山茱萸肉 20 克，益智仁、人参、白术各 10 克，水煎服。

3. 双腿无力、酸痛： 山茱萸肉 50 克煎煮，早晚分服。

4. 功能性子宫出血或月经过多： 山茱萸 30 克，白术 30 克，生黄芪 15 克，煅龙骨 25 克，生白芍 15 克，茜草 10 克。水煎服。

5. 老人尿频失禁： 山茱萸 9 克，五味子 6 克，益智仁 6 克，水煎服。

6. 自汗、盗汗： 山茱萸、防风、黄芪各 10 克，水煎服。

7. 体虚多汗，容易感冒： 山茱萸、党参各 15 克，五味子 9 克。水煎服，每日 1 剂。

8. 肾虚眩晕： 山茱萸 20 克，枸杞子 10 克，女贞子 12 克。水煎服，每日 1 剂。对老年人颇有效验。

9. 肾虚腰痛，阳痿遗精： 山茱萸、补骨脂、菟丝子、金樱子各 12 克，当归 10 克。水煎服，每日 1 剂。

10. 遗尿： 山茱萸、覆盆子、茯苓各 10 克，附子 3 克，熟地 12 克，水煎服。

13 覆盆子 Fùpénzǐ

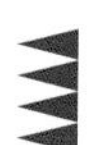

【药材来源】为蔷薇科植物华东覆盆子的未成熟果实。

【处方用名】覆盆子。

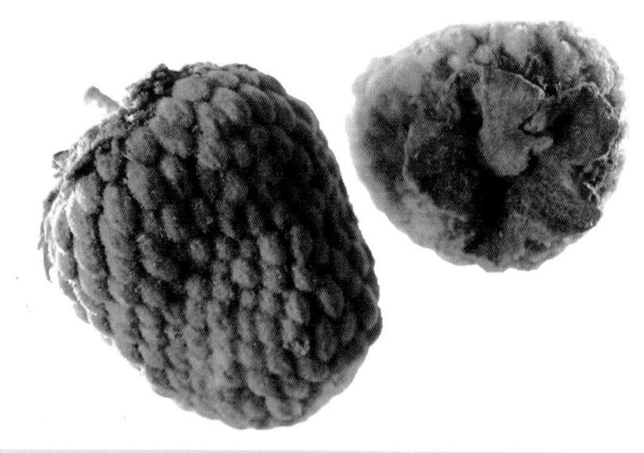

【产地采收】主产于浙江、福建等地。夏初果实含青时采收。沸水略烫，晒干生用。

【性状特征】本品为聚合果，由多数小核果聚合而成，呈圆锥形或扁圆锥形，高0.6 ~ 1.3厘米，直径0.5 ~ 1.2厘米。表面黄绿色或淡棕色，顶端钝圆，基部中心凹入。宿萼棕褐色，下有果梗痕。小果易剥落，每个小果呈半月形，背面密被灰白色茸毛，两侧有明显的网纹，腹部有突起的棱线。体轻，质硬。气微，味微酸涩。

【药性特点】甘、酸，微温。归肝、肾经。

【功效应用】

1. 益肾固精：用于肾虚之遗精，滑精，阳痿，不孕，常配枸杞子、菟丝子等同用，如五子衍宗丸。若遗尿，常配桑螵蛸、益智仁等同用。

2. 养肝明目：用于肝肾不足，目暗不明，视物昏花者，可单用久服，或与枸杞子、桑椹子等药同用。

【用量用法】6 ~ 10克。

【使用注意】阴虚火旺，小便短赤者禁服。

【实用验方】

1. 不育：山萸肉、覆盆子、枸杞子、何首乌、蛇床子各12克，肉苁蓉、巴戟天各10克，淫羊藿15克，甘草5克，水煎服，每日1剂。

2. 牙疼：覆盆子嫩叶捣汁，点目眦。无新叶，干者煎浓汁亦可。

3. 阳事不起：覆盆子，酒浸，焙研为末，每旦酒服10克。

4. 男性不育症：覆盆子、车前子、枸杞子、五味子、菟丝子各50克，女贞子、补骨脂、黄芪各30克，附子15克，巴戟天25克，水煎服。

5. 臁疮：生覆盆子叶，焙干，研极细，干掺，若结痂，用温浆水洗拭掺药。

14 桑螵蛸 Sāngpiāoxiāo

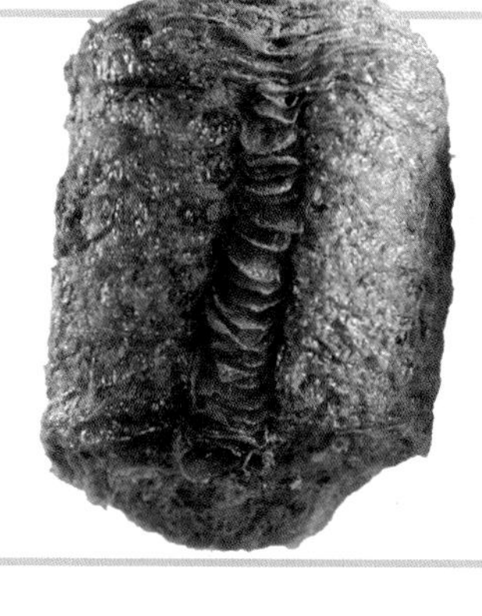

【药材来源】为螳螂科昆虫大刀螂、小刀螂或巨斧螳螂的干燥卵鞘。以上三种分别习称“团螵蛸”、“长螵蛸”及“黑螵蛸”。

【处方用名】桑螵蛸。

【产地采收】全国大部分地区均产。深秋至次春采收。置沸水浸杀其卵，或蒸透，晒干，生用或盐水炒制用。

【性状特征】

1. 团螵蛸：略呈圆柱形或半圆形，由多层膜状薄片叠成，长2.5 ~ 4厘米，宽2 ~ 3厘米。表面浅黄褐色，上面带状隆起不明显，底面平坦或有凹沟。体轻，质松而韧，横断面可见外层为海绵状，内层为许多放射状排列的小室，室内各有一细小椭圆形卵，深棕色，有光泽。气微腥，味淡或微咸。

2. 长螵蛸：略呈长条形，一端较细，长2.5 ~ 5厘米，宽1 ~ 1.5厘米。表面灰黄色，上面带状隆起明显，带的两侧各有一条暗棕色浅沟和斜向纹理。质硬而脆。

3. 黑螵蛸：略呈平行四边形，长2 ~ 4厘米，宽1.5 ~ 2厘米。表面灰褐色，上面带状隆起明显，两侧有斜向纹理，近尾端微向上翘。质硬而韧。

【药性特点】甘、咸，平。归肝、肾经。

【功效应用】

1. 固精缩尿：用于肾虚不固之遗精滑精、遗尿尿频、白浊，常与五味子、龙骨配伍，如桑螵蛸丸。乃治遗尿要药。

2. 补肾助阳: 用于肾虚阳痿，常与肉苁蓉、菟丝子等药同用，作用平和。

【用量用法】 3 ~ 10克。

【使用注意】 阴虚火旺或内有湿热的遗精，小便短数者忌用。

【实用验方】

1. 遗精白浊，盗汗虚劳: 桑螵蛸（炙）、龙骨等分，为细末。每服5克，空腹用盐汤送下。

2. 臁疮： 桑螵蛸50克，枯矾5克，共为末。以椒、茶、盐水洗净敷之。

3. 木舌肿强： 桑螵蛸炙黄，为散，每服3克，莱菔汁调下。

4. 产后小便不禁： 桑螵蛸20克（炒），龙骨40克，为细末，食前，粥饮调下5克。

5. 妊娠小便数不禁： 桑螵蛸研粉，米饮下。

6. 疝瘕作痛： 桑螵蛸、小茴香等份，共为末，每服5克，花椒汤调服。

7. 咽喉肿痛塞闷： 桑螵蛸50克，马勃25克，研粉，炼蜜和丸，每次5克。

8. 咽喉骨鲠： 桑螵蛸，醋煎呷之。

9. 虚劳梦泄： 桑螵蛸微炒，韭子等量，为末。每服5克，空腹温酒调下。

10. 聤耳： 桑螵蛸火上炙令焦黄色，研为细末，入麝香少许，先用绵展尽脓，干掺。

15 金樱子 Jīnyīngzǐ

【药材来源】 为蔷薇科植物金樱子的成熟果实或除去瘦果的成熟花托。

【处方用名】金樱子。

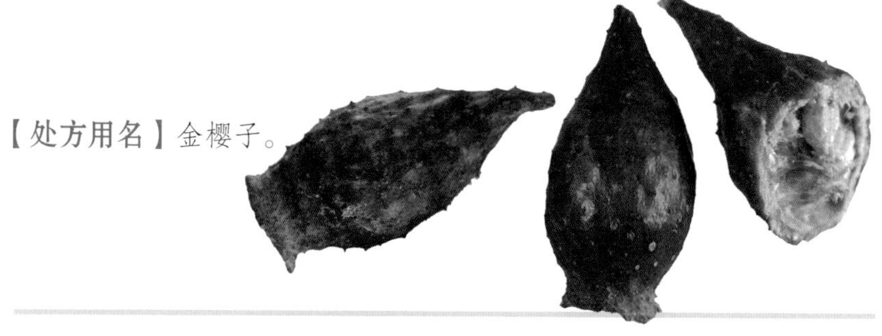

【产地采收】主产四川、湖北等地。9 ~ 10 月采收。

【性状特征】花托发育成的假果倒卵形，似花瓶。外表红黄色或红棕色，全身有突起的刺状小点。果柄部分较细，中部膨大。宿萼端呈喇叭口形，花萼残基多不完整，盘状，中央略突出，剥开外皮，内有瘦果，外被绒毛，内有种子 1 枚。气微，味甘酸，微涩。

【药性特点】酸、涩，平。归肾、膀胱、小肠经。

【功效应用】

1. 固精缩尿止带：用于肾虚遗精滑精，遗尿尿频，带下过多，可单用本品熬膏服，如金樱子膏；也常与芡实相须而用，如水陆二仙丹。

2. 涩肠止泻：用于虚寒之久泻、久痢，可单用浓煎服。亦可配伍党参、白术等药同用，以标本兼顾。

此外，取其收涩固敛之功，还可用于崩漏，脱肛，子宫脱垂等证。可单用或配芡实同用。

【用量用法】10 ~ 15 克。单用多制成膏剂。

【使用注意】有实火、实邪者不宜用。

【实用验方】

1. 久虚泄泻下痢：金樱子 30 克，党参 10 克，水煎服。

2. 久痢脱肛：金樱子 30 克，鸡蛋 1 个炖服。

3. 小便频数，多尿，小便不禁：金樱子 30 克，猪膀胱 1 个，水煮服。

4. 白浊：金樱子、芡实肉各等分，同酒糊丸，每服 10 克，酒送服。

5. 早泄：金樱子、仙茅各15克，羊肉500克，共炖熟后，弃药渣，食肉饮汤。

6. 早泄：金樱子捣碎，加水煎3次，去渣，过滤后浓缩，加蜂蜜收膏，每日睡前服1匙，开水冲服。

7. 遗精：金樱子15克，冰糖60～90克，加水适量，放炖盅内隔水炖1小时，去药渣饮汤。

8. 夜尿多：金樱子浸泡白酒中4天，每次饮用50毫升。

9. 梦遗，精不固：金樱子煎膏服。

10. 遗精：金樱子1500克捣碎，加水煎3次，去渣，过滤后再浓煎，加蜂蜜收膏，每日临睡前服1匙，开水冲服。

16 海螵蛸 Hǎipiāoxiāo

【药材来源】为乌贼科动物无针乌贼或金乌贼的内壳。

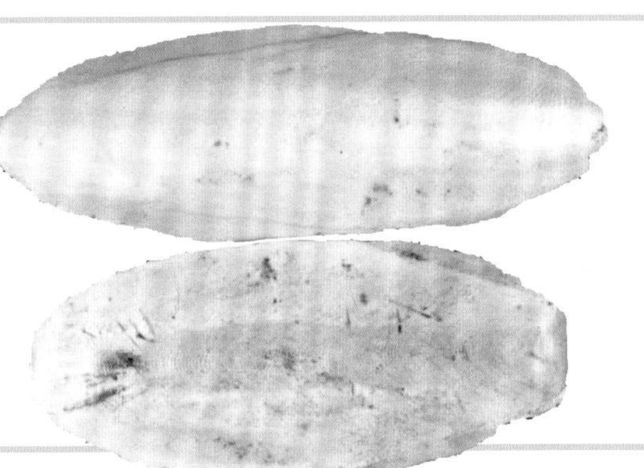

【处方用名】海螵蛸、乌贼骨、墨鱼骨。

【产地采收】主产江苏、浙江等省沿海地区。收集其骨状内壳洗净，干燥，生用。

【性状特征】

1. 海螵蛸：为不规则的小块。表面灰白色。体轻，易折断，断面粉质，显疏松层纹，具吸水性。

2. 炒海螵蛸：表面微黄色，略有焦斑。

3. 煅海螵蛸：表面焦褐色，有焦香气。

【药性特点】咸、涩，微温。

归肝、肾经。

【功效应用】

1. **固精止带**：用于肾虚带脉不固之带下清稀量多，常配伍山药、芡实等药同用。治肾失固藏之遗精，滑精，常与山茱萸、菟丝子等药同用。

2. **收敛止血**：用于多种出血证，为止血要药。治崩漏，常与茜草、棕榈炭等同用，如固冲汤。治吐血、便血者，常与白及等份为末服。治小便血淋，可以本品研末，地黄汁调服。

3. **制酸止痛**：用于胃痛泛酸，常与浙贝母同用，如乌贝散；或配伍延胡索、瓦楞子等，以增强制酸止痛之功。

4. **（外用）收湿敛疮**：用于湿疮、湿疹，配黄柏、煅石膏等药研末外敷。治溃疡多脓，久不愈合者，可单用研末外敷，或配煅石膏、枯矾等药共研细末，撒敷患处。

【用法用量】6 ~ 12 克。研末吞服，每次 1.5 ~ 3 克。外用适量。

【使用注意】阴虚多热者不宜用。久服易致便秘。

【实用验方】

1. **胃出血**：乌贼骨 15 克，白及 18 克，共研细末，每次 3 克，每日 3 次。

2. **妇女赤白带下**：乌贼骨 30 克，白矾 60 克（煅），百草霜（即烧柴火的锅底灰）60 克，共为末，为丸，内服，每次 5 克。

3. **哮喘**：乌贼骨焙干，研细末，每次 3 克，每日 3 次。

4. **阴囊湿痒**：乌贼骨、蒲黄等份，外扑。

5. **胃痛**：乌贼骨 15 克，贝母、甘草各 6 克，瓦楞子 110 克，研末，每次服 6 克。

6. **吐血及鼻衄不止**：乌贼骨研末，以粥饮服。

7. **跌破出血**：乌贼骨末，敷之。

8. **各种外伤出血**：乌贼骨、蒲黄炭等份，研末，撒于创面。

9. **鼻出血**：乌贼骨、槐花等份，半生半炒，研末，吹鼻。

10. **带下**：乌贼骨 10 克，白及 6 克，牡蛎 10 克，水煎服。亦可常食乌贼肉。

17 莲子 Liánzǐ

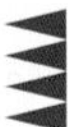

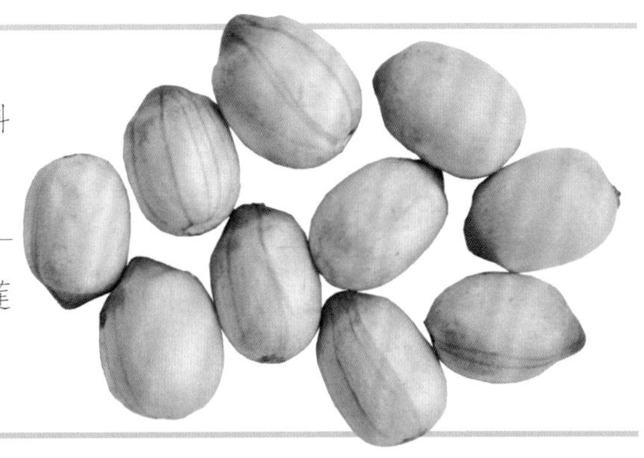

【药材来源】为睡莲科植物莲的干燥种仁。

【处方用名】莲肉、莲米、莲子肉。

【产地采收】主产于湖南、福建等地。秋季采收。

【性状特征】

本品略呈椭圆形或类球形，长1.2 ~ 1.8厘米，直径0.8 ~ 1.4厘米。表面浅黄棕色至红棕色，有细纵纹和较宽的脉纹。一端中心呈乳头状突起，深棕色，多有裂口，其周边略下陷。质硬。种皮薄，不易剥离。子叶两片，黄白色，肥厚，中有空隙，具绿色莲子心。无臭，味甘、微涩。

【药性特点】甘、涩，平。归脾、肾、心经。

【功效应用】

1. 补脾止泻：用于脾虚久泻，食欲不振者，可单用本品，或与茯苓、白术同用，如参苓白术散。

2. 益肾固精，止带：用于肾虚精关不固之遗精，滑精，常与芡实、龙骨等药同用，如金锁固精丸。治脾虚带下者，常与茯苓、白术等配伍。治脾肾两虚，带下清稀，腰膝酸软者，常配伍山茱萸、芡实等药同用。为治疗脾虚、肾虚带下之常用之品。

3. 养心安神：用于心肾不交之虚烦，心悸，失眠者，常与酸枣仁、茯神等药配伍，如归脾丸。本品能补脾养心益肾，交通心肾。

【用法用量】10 ~ 15克。去心打碎用。治疗心肾不交之虚烦不宜去心。

【实用验方】

1. 脾虚便溏，睡眠不实，心悸怔忡，妇女腰酸白带多，体质虚弱者：莲子、芡实各100克，鲜荷叶如手掌大1块，以适量糯米煮熟，亦可加糖适量服。或用莲子、芡实研粉，开水冲服。

2. 心悸不眠：莲子30克，百合30克，麦冬12克，水煎服。

3. 失眠，心热梦多：莲子心10个，水煎，放少许盐，每睡前服。或莲肉10克，五味子10克，共研末，用百合、龙眼肉煎汤送服，每日2次。

4. 面部油脂分泌旺盛、减轻痤疮，延缓衰老，达到皮肤光滑细腻：将粳米煮到将熟时，放入已清洗干净的荷花（包），略煮后食用。

5. 肾虚带下清冷，质稀薄：莲子、枸杞子各30克，用鸡蛋2个拌匀，加适量调味品后，灌入洗净猪肠内，两头扎紧，入锅中加清水煮熟，切片食用，10天1疗程。

6. 黄水疮：荷叶烧炭，研成细末，香油调均，涂敷于患处，一日2次，有特效。

7. 感受暑湿或饮食不洁而致呕吐、腹泻，泻下急迫、势如水注，粪色黄而臭秽难闻：荷叶洗净，置锅内焖炒成炭，放凉研成细末，取10～15克，用白糖冲服，日服3次。

8. 漆疮：干燥荷叶500克，用水5000毫升，煮至2500毫升，擦洗患处，并用贯众末和油涂患部，每日2次，数次即愈。

9. 水肿，小便量少：枯萎荷叶，烧干研末，每次服10克，小米汤冲服，日服3次。

10. 祛脂降浊，暑热证及高脂血证：鲜荷叶1张洗净，切丝，水煎取汁，去渣，加大米煮为稀粥服食，每日1剂。

18 芡实 Qiànshí

【药材来源】为睡莲科植物芡实的成熟种仁。

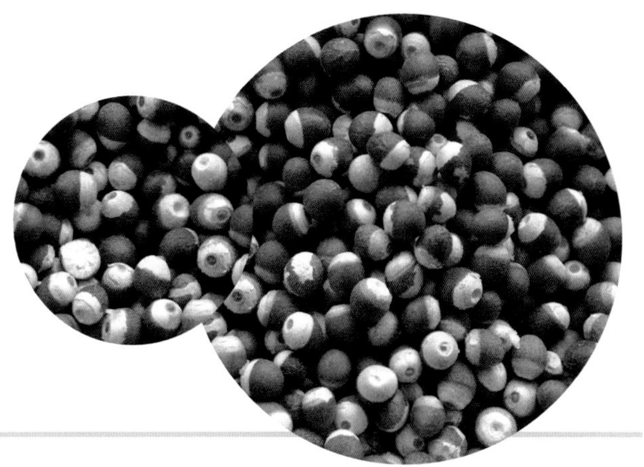

【处方用名】

芡实、苏芡实。

【产地采收】主产于湖南、安徽等地。秋末冬初采收成熟果实。除去果皮，取出种仁，再除去硬壳，晒干，捣碎生用或炒用。

【性状特征】干燥种仁呈圆球形，直径约6毫米。一端呈白色，约占全体1/3，有圆形凹陷，另一端为棕红色，约占全体2/3。表面平滑，有花纹。质硬而脆，破开后，断面不平，色洁白，粉性。无臭，味淡。以颗粒饱满均匀、粉性足、无碎末及皮壳者为佳。

【药性特点】甘、涩，平。归脾、肾经。

【功效应用】

1. **益肾固精：**用于肾虚不固之腰膝酸软，遗精滑精者，常配金樱子同用，如水陆二仙丹；也可与龙骨、牡蛎同用，如金锁固精丸。

2. **健脾止泻：**用于脾虚湿盛，久泻不愈者，常配党参、白术等同用。

3. **除湿止带：**用于脾肾两虚之带下清稀，常与党参、山药等配伍；若治湿热带下黄稠，常配伍黄柏、车前子同用，如易黄汤。为治带下之佳品。

【用量用法】10 ~ 15克。

【实用验方】

1. **脾虚日久泄泻：**芡实500克，莲子500克，分别炒黄，研为细末，入藕粉250克，拌匀成散剂，每次30克，入白糖调匀，煮成糊状，每日3次，连服10天。

2. **赤白带下：**芡实15克、白果15克、山药15克、车前子

10克（纱布包煎），水煎服下。

3. 慢性泄泻： 芡实、莲肉、山药、白扁豆等分，研成细粉，每次50 ~ 100克，加白糖蒸熟作点心吃。

4. 慢性腹泻： 芡实、百合、山药煮粥食用。

5. 气虚自汗、脾虚泄泻、肾虚遗精： 芡实、糯米各120克，先将芡实捣碎，与淘净的糯米同煮为粥，食用。

6. 肾虚遗精： 芡实，炒黄研成粉，加牡蛎30克，煎汤送服，早晚各1次。

7. 小便频数： 芡实30克，米酒30克，加水煎，睡前服，每晚1次。

8. 梦遗，遗精： 芡实30克、山药30克、莲子15克、茯神6克、枣仁10克、党参3克。每天1剂，水煎服。

9. 遗精： 芡实30克、生龙骨60克、生牡蛎60克、韭菜籽90克、莲须30克，共研成细末，每次10克，一日3次，淡盐水冲服。

10. 尿频、遗精、白浊带下： 芡实研粉，常食有益。

19 刺猬皮 Cìwèipí

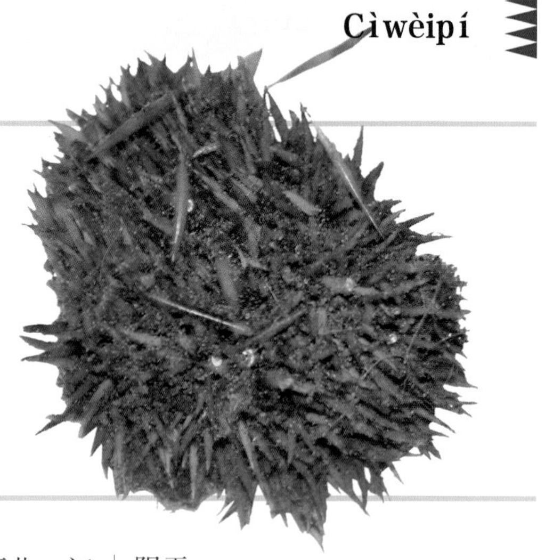

【药材来源】为刺猬科动物刺猬或短刺猬的皮。

【处方用名】刺猬皮。

【产地采收】主产于河北、江苏等地。全年可捕捉。将皮剥下，阴干。

【性状特征】本品呈多角形板

刷状，或呈条状、筒状、盘状，长约 3 ~ 4 厘米。皮焦黄色，表面密生硬刺而错综交叉。刺长 1.5 ~ 2 厘米，坚硬如针，黄白或灰白色，尖端呈焦黄色。皮的内面灰棕色，有突起，即刺的基部。有特殊腥臭气。以体干、肥大、皮厚、刮净肉脂、刺毛整洁者为佳。

【药性特点】苦、涩，平。归肾、胃、大肠。

【功效应用】

1. 固精缩尿：用于肾虚精关不固之遗精、滑精，以及肾虚膀胱失约之遗尿、尿频者。可单用炒炙研末服，或配伍益智仁、龙骨、金樱子等药同用。

2. 收敛止血：用于肠风，常与木贼同用。用于痔漏，常与槐角同用。本品善治下焦出血证。

3. 化瘀止痛：用于胃痛日久，气血瘀滞兼呕吐者。可单用焙干研末黄酒送服；或与延胡索、香附等药同用。

【用法用量】煎服，3 ~ 10 克；研末服 1.5 ~ 3 克。

【实用验方】

1. 下部瘙痒：刺猬皮烧末，生油和敷之。

2. 反胃吐食：刺猬皮烧灰，酒服或煮汁，或五味淹炙食。

3. 肛出：刺猬皮 1 枚，磁石 30 克，肉桂 10 克，研末，饮服。

4. 前列腺炎、肾结石：刺猬皮 2 个，焙干研末。分 40 包，早晚用米汤各送服 1 包。

5. 胃脘疼痛：刺猬皮研末，每服 3 克，日服 2 ~ 3 次。

6. 痔疮肿痛，出血：刺猬皮、槐花各 10 克，地榆、黄芪各 15 克，水煎服。

7. 痢疾：刺猬皮烧灰，酒服 6 克。

8. 遗精：炒刺猬皮研末。每次 6 克，日服 2 次。

9. 鼻中息肉：刺猬皮炙末，绵裹塞之。

10. 鼻衄：刺猬皮烧为灰，细研，每用 2 克，绵裹纳鼻中，数易之。

20 椿皮

Chūnpí

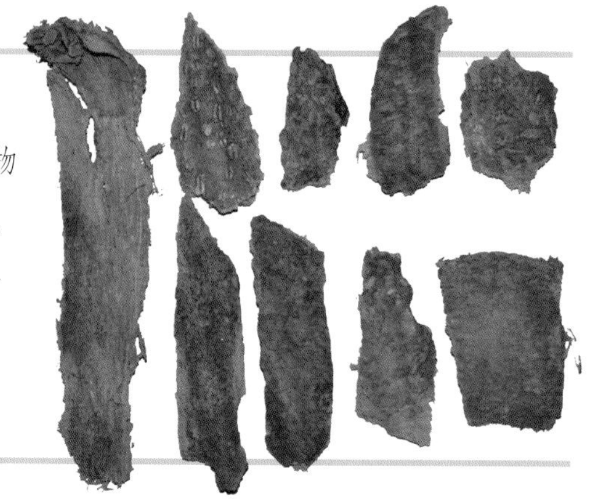

【药材来源】为苦木科植物臭椿（樗）的根皮或树皮。

【处方用名】椿皮。

【产地采收】主产于山东、辽宁等地，全年可采，剥下根皮或干皮，刮去外层粗皮，晒干。

【性状特征】根皮呈扁平块片或不规则卷片状，长宽不一，厚2～5毫米，外表面灰黄色或黄棕色，粗糙，皮孔明显，纵向延长，微突起，有时外面栓皮剥落，呈淡黄白色；内表面淡黄色，较平坦，密布细小棱形小点或小孔。质坚脆，折断面强纤维性，易与外皮分离。微有油腥臭气，折断后更甚，味苦。干皮多呈扁平块状，厚3～5毫米或更厚；外表面暗灰色至灰黑色，具不规则纵横裂，皮孔大，去栓皮后呈淡棕黄色；折断面颗粒性。以无粗皮、肉厚、内面黄白色者为佳。

【药性特点】苦、涩，寒。归大肠、肝经。

【功效应用】

1. 清热燥湿: 用于湿热下注，带脉失约而致赤白带下者，常与黄柏等同用。本品为止带之常用药物。

2. 收敛止泻: 用于久泻久痢，常与诃子、母丁香同用。治湿热泻痢，常与地榆同用。

3. 止带止血: 用于血热崩漏、便血者。治崩漏、月经过多者，常与黄柏、白芍、龟甲等同用，如固经丸。治便血痔血，可单用本品为丸服；或与侧柏叶、升麻、白芍等同用。

此外，本品尚有杀虫功效，内服治蛔虫腹痛；外洗治疥癣瘙痒。

【用量用法】煎服，6 ~ 9克；外用适量。

【使用注意】脾胃虚寒者慎用。

【实用验方】

1. 皮肤瘙痒：椿皮煎水外洗。

2. 慢性肠炎：椿皮40克，干姜12克，甘草6克，共研末。每服2 ~ 3克，日服2 ~ 3次。

21 鸡冠花 Jīguānhuā

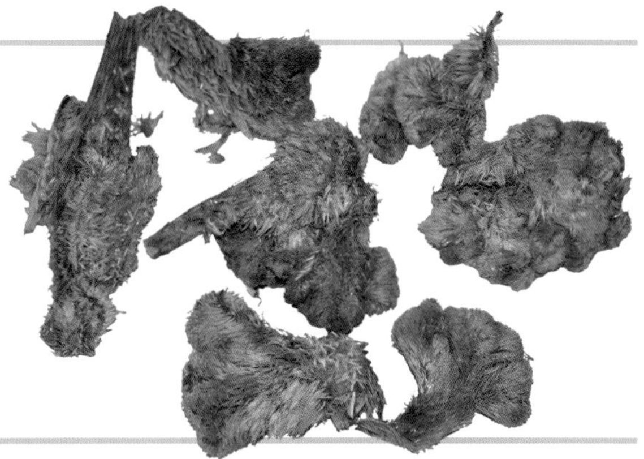

【药材来源】为苋科植物鸡冠花的干燥花序。

【处方用名】鸡冠花。

【产地采收】全国大部分地区均有，野生或栽培。夏秋季采摘，以朵大而扁，色泽鲜艳的白鸡冠花较佳，色红次之。

【性状特征】本品为穗状花序，多扁平而肥厚，呈鸡冠状。长8 ~ 25厘米，宽5 ~ 20厘米，最大直径40厘米。上缘宽，具皱褶，密生线状鳞片，下端渐窄，常残留扁平的茎。表面红色、紫红色或黄白色；中部以下密生多数小花，每花宿存的苞片及花被片均呈膜质。果实盖裂，种子扁圆肾形，黑色，有光泽。体轻，质柔韧。无臭，味淡。

【药性特点】甘、涩，凉。归肝、大肠。

【功效应用】

1. 收敛止带：用于脾虚带下，常与白术、茯苓、芡实等药同用。治湿热带下，常与黄柏、车前子、苍术等药同用。为治疗带下证之常用药物。

2. 凉血止血：用于血热之崩漏，常与丹皮、茜草等药同用。若配伍山茱萸、炮姜等药同用，则可用于冲任虚寒之崩漏。治血热便血、痔血，常与地榆、槐花等药同用。

3. 止痢：用于久痢不止者，可与石榴皮、罂粟壳等药同用。治赤白下痢也可单用酒煎服，或与黄连、黄柏、白头翁等药同用。

【用法用量】煎服，6 ~ 15 克。

【使用注意】瘀血阻滞崩漏及湿热下痢初起兼有寒热表证者不宜使用。

【实用验方】

1. 月经过多：红鸡冠花，晒干，为末，每次 6 克，每日 3 次。

2. 妇女白带：白鸡冠花，晒干，为末，每次 6 克，每日 3 次。

3. 赤白下痢：鸡冠花，煎服，亦可兑酒服。赤痢用红鸡冠花，白痢用白鸡冠花，每次 10 克，每日 3 次，亦可直接泡服。

4. 血淋：白鸡冠花 30 克，炒炭，米汤送下。

5. 痔疮：鸡冠花煎水外洗。

6. 吐血，咳血：鲜白鸡冠花 20 克，猪肺 1 具（不可灌水），约炖 1 小时许，饭后分 2 ~ 3 次服。

7. 尿血：白鸡冠花烧炭存性，研末，每次米汤调服 6 克，亦可用鸡冠花 30 克，白茅根 20 克，煎汤饮服。

8. 高血压：鸡冠花 2 朵，杭菊花 5 克，红枣 8 枚，每日水煎服。

第十九章 涌吐药

以促使呕吐为主要作用的药物，称为涌吐药，又称催吐药。其主要功效是涌吐毒物、宿食、痰涎。主要适用于误食毒物，且时间不长，毒物尚在胃中，未被吸收；或宿食停滞不化，尚未入肠，胃脘胀痛，或痰涎壅盛，阻于胸膈或咽喉，呼吸喘促；或痰浊上蒙清窍所致的癫痫发狂等证。

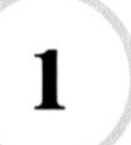

1 常山 Chángshān

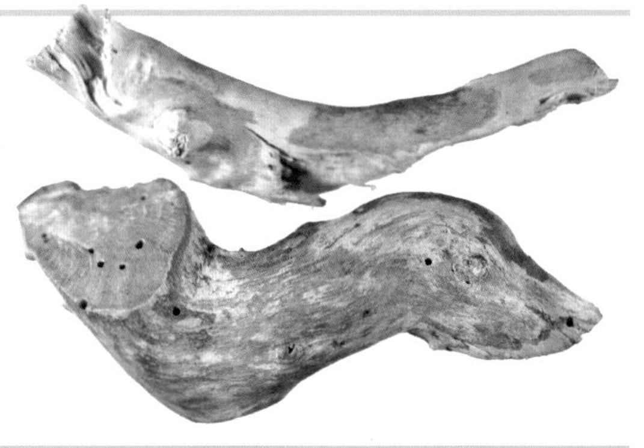

【药材来源】为虎耳草科植物常山的干燥根。

【处方用名】常山。

【产地采收】主产于四川、贵州等地。秋季采挖。

【性状特征】本品呈圆柱形，常弯曲扭转，或有分枝，长9～15厘米，直径0.5～2厘米。表面棕黄色，具细纵纹，外皮易剥落，剥落处露出淡黄色木部。质坚硬，不易折断，折断时有粉尘飞扬；横切面黄白色，射线类白色，呈放射状。气微，味苦。

【药性特点】苦、辛，寒。有毒。归肺、心、肝经。

【功效应用】

1. **涌吐痰涎**：用于胸中痰

涎、积饮，以之与甘草配伍，水煎和蜜服用。本品生用性善上行，能涌吐胸中痰涎。

2. **截疟**：用于各种疟疾，单用即有效，可以本品浸酒治疟。或配伍草果、槟榔等同用，如截疟七宝饮。本品截疟力强，为治疟要药。

【用量用法】3 ~ 10 克。生用涌吐；酒炒截疟。治疟宜在寒热发作前半天或前 2 小时服用。

【使用注意】体虚者及孕妇不宜用。

【实用验方】

1. **疟疾**：常山浸酒后服用。

2. **疟疾久发不止**：常山 1 克，乌梅肉、生甘草各 20 克，上 3 味，研细，以酒 2 盏，浸 1 宿，略煎，温服 1 盏，吐痰即瘥。

3. **疟疾**：常山酒炒，研末服，每次 3 克，每日 3 次，或于疟疾发作前 2 小时服，每次 6 克。

4. **胸中多痰，头痛不欲食**：常山 10 克，甘草 1 克，水煎，入少许蜂蜜，内服，服此方后出现呕吐，若不呕吐再服。

5. **疟疾寒热交作**：常山、槟榔、草果各 10 克，乌梅 6 克，水煎服。

6. **间日疟**：常山 30 克、独蒜头（去根茎，切）1 颗、糯米 100 粒、黑豆 100 粒、酒 600 毫升。上 4 味，清酒 600 毫升浸泡，覆盖。欲发前 2 ~ 3 小时分作 3 次服，以吐为瘥。

7. **疟疾**：常山、槟榔、乌梅、甘草、北柴胡、草果子各等分。为末，每次 5 克，内服。

8. **诸疟，寒热不已，日渐萎黄者**：常山 10 克，制川乌头 10 克，生甘草 1 克，蒜 1 颗（8 瓣者），糯米（炒）30 克，豆豉 30 克，上为粗末，每次 5 克。

2 瓜蒂 Gūadì

【药材来源】为葫芦科植物甜瓜的干燥果蒂。

【处方用名】瓜蒂、甜瓜蒂。

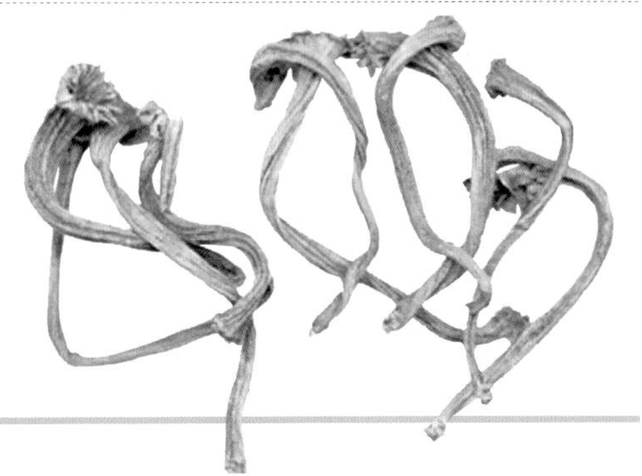

【产地采收】全国各地均有栽培。夏季瓜尚未老熟时，采收果蒂。生用或炒黄用。

【性状特征】果柄细圆柱形，常扭曲，长 3 ~ 6 厘米，直径 0.2 ~ 0.4 厘米，连接瓜的一端略膨大，直径约 8 毫米，有纵沟纹；外表面灰黄色，有稀疏短毛茸。带果皮的果柄较短，长 0.3 ~ 2.6 厘米，略弯曲或扭曲，有纵沟纹，果皮部分近圆盘形，直径约 2 厘米，外表面暗黄色至棕黄色，皱缩，边缘薄而内卷，内表面黄白色至棕色。果柄质较韧，不易折断，断面纤维性，中空。气微，味苦。以色棕黄、味苦者为佳。

【药性特点】苦，寒。有毒。归胃经。

【功效应用】

1. 涌吐痰食： 用于痰热郁于胸中所致的癫痫发狂或喉痹喘息，以及宿食停滞于胃脘而致胸脘胀痛者，可单用本品研末服以取吐。治宿食内停，脘腹胀满，以之与赤小豆研末，煎汤送服催吐，如瓜蒂散。

2. 祛湿退黄： 用于湿热黄疸，可单用研末吹鼻，令鼻中黄水流出，以祛湿热之邪，而收退黄之功。

【用法用量】2.5 ~ 5 克；入丸散，0.3 ~ 1 克。外用适量。研末吹鼻，待鼻中流出黄水即停药。

【使用注意】体虚、失血及上焦无实邪者忌用。

【实用验方】

1. 黄疸： 瓜蒂研成粉，每次少许吹入鼻腔，流出黄水，达到退黄作用。

2. 食物中毒： 甜瓜蒂 0.6 ~ 0.9

克，绿豆3克，共研末，温开水送服以催吐，作临时急救用。

3. 慢性肥厚性鼻炎和鼻息肉： 甜瓜蒂烧存性，研成细末，亦可以细辛同用，取少许吹入鼻中，一日3次。

4. 便秘： 香瓜蒂7个，研为细末，睡前以棉花包裹塞入肛门，次晨大便可通。

5. 鼻炎： 皂角15克，瓜蒂30克，白芷10克，川芎5克，细辛5克，金银花10克，麻黄10克，辛夷10克，苍耳子10克，石菖蒲5克，共研细粉，取药粉适量（大约0.3 ~ 0.5克）吸入鼻中，顷刻间会连续打喷嚏，一会儿有大量黄色液体流出，每周做1次或2次。

3 藜芦 Lílú

【药材来源】为百合科植物藜芦等的根茎。

【处方用名】藜芦。

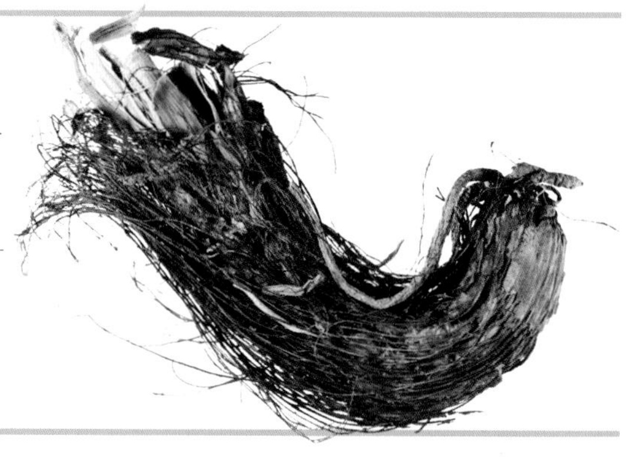

【产地采收】主产于山西、河北等地。秋季采挖。

【性状特征】根茎粗短，表面褐色，外被棕色毛状的叶茎维管束，形如蓑衣。须根多数，簇生于根茎四周，长12 ~ 20厘米，直径约3毫米，表面土黄色或灰褐色，有细密的横皱纹，下端多纵皱。质轻易折断，断面白色，粉性，中心有一淡黄色纤细的木质部，易与皮部分离。气微。

【药性特点】辛、苦，寒。有大毒。归肺、肝、胃经。

【功效应用】

1. 涌吐风痰：用于病邪在胸膈以上部位者，取其涌吐作用，《图经本草》谓其“大吐上膈风涎”，然本品大毒，宜用于体壮邪实之证。

2. 杀虫灭虱：用于疥癣、虱子等。治疗疥癣，以藜芦为末，猪脂膏和之，外涂。

【用量用法】0.3 ~ 0.9 克，入丸散服。

【使用注意】有毒，内服宜慎，体虚忌用。反细辛、芍药、人参、沙参、丹参、玄参、苦参。

【实用验方】

1. 诸风痰饮：藜芦、郁金按 1 ∶ 10 为末，每次 0.2 克，吐出痰饮为止。

2. 疥癣：藜芦研末，植物油或猪脂调涂。

3. 体虱：藜芦研末，外擦。

4. 头痛不可忍：藜芦研末，入麝香少许，吹入鼻中。

5. 疟疾：取藜芦根约 1 寸长，插入鸡蛋内烧熟，去药吃蛋，于发作前 1 ~ 2 小时服。禁鱼腥。孕妇及消化道溃疡患者忌服。

6. 白秃：藜芦研末，以腊月猪膏和匀，外涂。

7. 灭蝇：藜芦根状茎 50 克，捣烂加米酒调成乳状，拌糖，蝇吃后即死。

8. 淋巴管炎，乳腺炎：藜芦 90 克，牙皂、狼毒各 30 克，大黄 15 克，共研细末，取适量凡士林调成软膏或用醋调，敷患处。

9. 黄疸肿疾：藜芦在火灰中炮过，取出研细，每服 1 克，水送下。

第二十章 攻毒杀虫止痒药

凡以攻毒疗疮，杀虫止痒为主要作用的药物，称为攻毒杀虫止痒药。其主要功效是攻毒疗疮，杀虫止痒。主要适用于疮痈，疥癣，湿疹，梅毒及虫蛇咬伤，癌肿等外科、皮肤科、五官科病证。

部分药物有拔毒化腐，生肌敛疮的作用，用于痈疽疮疡溃后脓出不畅，或溃后腐肉不去，新肉难生，伤口难以生肌愈合之证以及癌肿，梅毒，皮肤湿疹瘙痒。

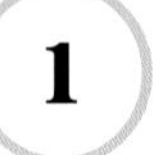

1 雄黄 Xiónghuáng

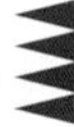

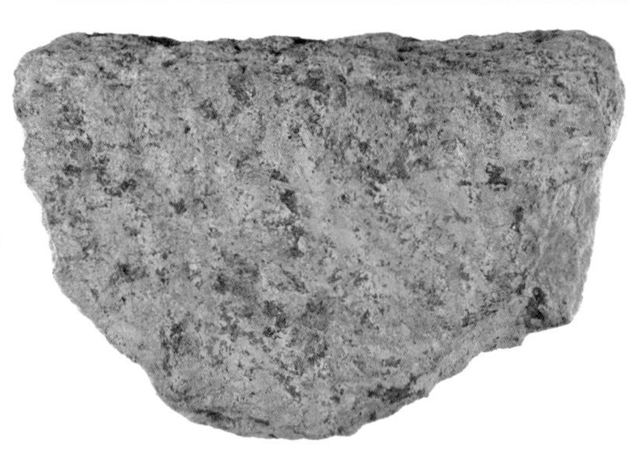

【药材来源】为硫化物类矿物雄黄的矿石。

【处方用名】雄黄、明雄黄、雄精、腰黄。

【产地采收】主产于广东、湖南等地。随时可采。采挖后除去杂质。

【性状特征】本品为块状或粒状集合体，呈不规则块状。深红色或橙红色，条痕淡橘红色，晶面有金刚石样光泽。质脆，易碎，断面具树脂样光泽。微有特异的臭气，味淡。精矿粉为粉末状或粉末集合体，质松脆，手捏即成粉，橙黄色，无光泽。

【药性特点】辛，温。有毒。归肝、胃、大肠经。

【功效应用】

1. 攻毒：用于痈肿疔毒，可单用或与乳香、没药等同用，如醒消丸。治湿疹、疥癣皮肤瘙痒者，常与白矾等量为散，清茶调涂患处。治蛇虫咬伤，可单用本品香油调涂患处，或与五灵脂共为细末，酒调灌服，并外敷。

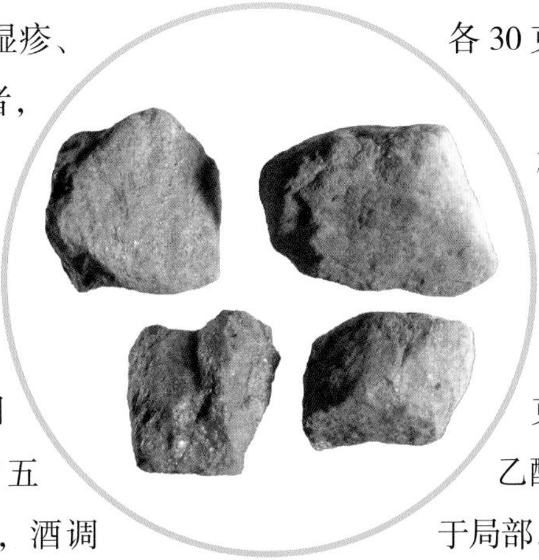

2. 杀虫：用于虫积腹痛，可与牵牛子、槟榔等同用，如牵牛丸。还可驱杀肠道寄生虫。

此外，本品内服能祛痰、截疟，可用治癫痫、哮喘、疟疾等。

【用量用法】外用适量，内服 0.05 ~ 0.1 克，入丸散用。

【使用注意】有毒，内服宜慎，不可久服。外用不宜大面积涂敷及长期持续使用。孕妇禁用。切忌火煅。

【实用验方】

1. 虫疥湿癣：雄黄、蛇床子各 30 克，研细，以猪油调和，洗净患处后涂搽。

2. 滴虫性、念珠菌性及湿癣导致的外阴瘙痒：雄黄、羊蹄各 30 克，水煎熏洗。

3. 腮腺炎：雄黄、明矾各 50 克，冰片 3 克，共研细末，每次用 3 ~ 5 克，酌加 75% 乙醇调成糊状，涂于局部，日 2 ~ 3 次。

4. 痰鸣哮喘，慢性支气管炎：雄黄研末，面糊为丸，成人每天服药 0.5 克，温开水送。

5. 癣：雄黄粉用醋调和，敷之。

6. 热疖、痱、痤、疥、疹，风湿痒疮：明雄黄 6 克，白矾 50 克，上为末，用茶叶水调，鹅翎蘸扫。患之痒痛即止，痱粟自消。

7. 紫癜风，白癜风：雄黄、雌黄、硫黄、白矾各等分。上为末，先洗浴汗出，将癜处洗净，次用生姜切断尽碎，蘸药擦患处。

8. 杨梅疮（梅毒）： 雄黄5克，杏仁20克，轻粉3克，为末，洗净患处，以雄猪胆汁调上。此方有毒，不能内服。

9. 偏头疼： 雄黄、细辛各等分，研细。左边痛吹入右鼻，右边疼吹入左鼻。

10. 鼻息肉，鼻痔： 雄黄2克，枯矾2克，苦丁香6克。上为末，调稀搽在患处。

2 硫黄 Liúhuáng

【药材来源】为天然硫矿物的提炼加工品。

【处方用名】硫黄、制硫黄。

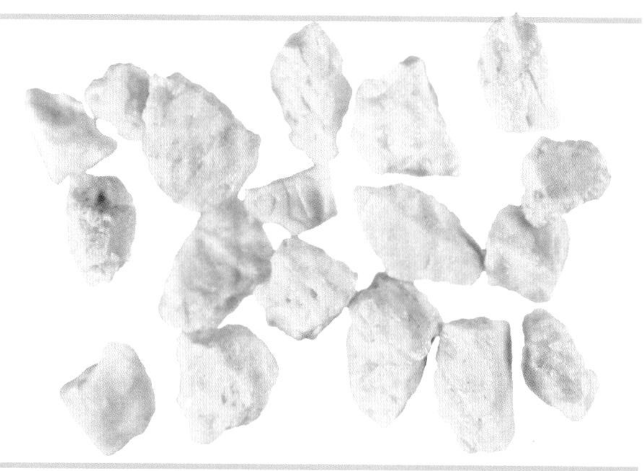

【产地采收】主产于山西、山东等地。全年可采挖。采挖后加热熔化，除去杂质，取出上层溶液，冷却后即得。

【性状特征】本品呈不规则块状。黄色或略呈绿黄色。表面不平坦，呈脂肪光泽，常有多数小孔。用手握紧置于耳旁，可闻轻微的爆裂声。体轻，质松，易碎，断面常呈针状结晶形。有特异的臭气，味淡。

【药性特点】酸，温。有毒。归肾、大肠经。

【功效应用】

1. 外用攻毒杀虫疗疮： 用于疥癣等，可单用为末，麻油调涂；或与雄黄、轻粉等同用。尤以治疥疮为要药。

2. 内服补火助阳通便： 用于肾虚阳痿，常与鹿茸、补骨脂等同用。治肾不纳气之虚喘，常与附子、沉香等同用，如黑锡丹。治虚冷便秘，每与半夏为伍，如半硫丸。

【用量用法】 外用适量，研末敷或加油调敷患处。内服1.5 ~ 3克。炮制后入丸散服。

【使用注意】 阴虚火旺及孕妇忌服，不宜与朴硝同用（十九畏）。

【实用验方】

1. 疥疮： 麻油摩硫黄涂之。

2. 小儿口疮，不能吮乳： 用生疏黄为末，水调贴手心、脚心，效即洗去。

3. 紫白癜风： 用生硫黄末，以生姜蘸擦之，随手去。

4. 头痛不可忍，或头风年深： 硝石1份，硫黄2份，研令极细，为丸如指头大，空腹用醋茶送服。

5. 鼻痛，流臭水气，脑冷漏下： 硫黄、黄丹（炒）、白芷等分为末。少许吹鼻中。

3 白矾 Báifán

【药材来源】 为硫酸盐类矿物明矾石经加工提炼制成。

【处方用名】 白矾、明矾、矾石、枯矾。

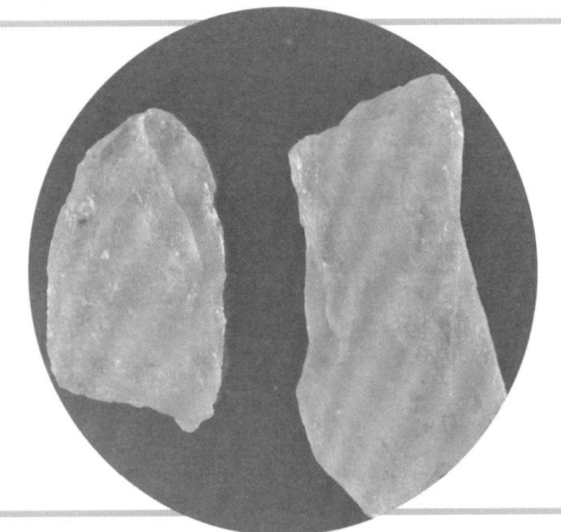

【产地采收】 主产于湖北、安徽等地。全年均可采挖。

【性状特征】 本品呈不规则的块状或粒状。无色或淡黄白色，透明或半透明。表面略平滑或凹凸不平，具细密纵棱，有玻璃样光泽。质硬而脆。气微，味酸、微甘而极涩。

【药性特点】酸、涩，寒。归肺、脾、肝、大肠经。

【功效应用】

1. 燥湿止痒，解毒杀虫：用于湿疹、湿疮等疮面湿烂瘙痒者。治湿疹瘙痒，黄水流注者，可单用本品为末，入冷水洗患处；或与煅石膏、冰片等同用。治疗疥癣瘙痒者，常与硫黄、雄黄等同用。本品外用以止痒见长。

2. 收敛止血，止泻：用于衄血不止，可单用本品研末吹鼻。治金疮出血，常与松香研末外敷。治久痢便脓血者，常与五倍子、诃子等同用。

3. 清热消痰：用于风痰痫病，可与细茶研末，蜜丸服。治痰热内郁，发为癫狂者，常与郁金为丸服，如白金丸。

此外，单用本品研末内服，可治湿热黄疸，有祛湿退黄之效。

【用量用法】0.6 ~ 1.0 克，入丸散服。外用适量。

【使用注意】体虚胃弱及无湿热痰火者忌服。

【实用验方】

1. 小儿重舌舌强：白矾 10 克，桂心 1 克，为末。每用少许，干敷舌下。

2. 小儿脐中汁出不止兼赤肿：枯矾细研敷之。

3. 中风痰厥：白矾 50 克，牙皂角 25 克，研粉，每服 3 克，温水调下，吐痰为度。

4. 风痰痫病：生白矾 50 克，细茶 25 克，研粉，炼蜜丸，每次 5 克。

5. 妇人阴痒脱：矾石，熬，末之。每日空腹酒和服 3 克。

6. 肠炎：明矾研末，装入胶囊。每天服 1 克。

7. 赤目风肿：甘草水磨明矾敷眼胞上，或用枯矾频擦眉心。

8. 急慢性化脓性中耳炎：枯矾 10 克，冰片 1 克，五倍子 1 克，共研细末。将外耳道脓性分泌物用棉棒擦干后，吹入上药，一日 3 次。

9. 衄血不止：枯矾末吹之。

10. 黄水疮：枯白矾、熟松香、黄丹等分，研极细末，芝麻油调涂患处。

4 蛇床子 Shéchuángzǐ

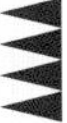

【药材来源】为伞形科草本植物蛇床的干燥成熟果实。

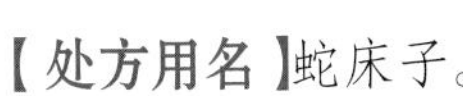

【处方用名】蛇床子。

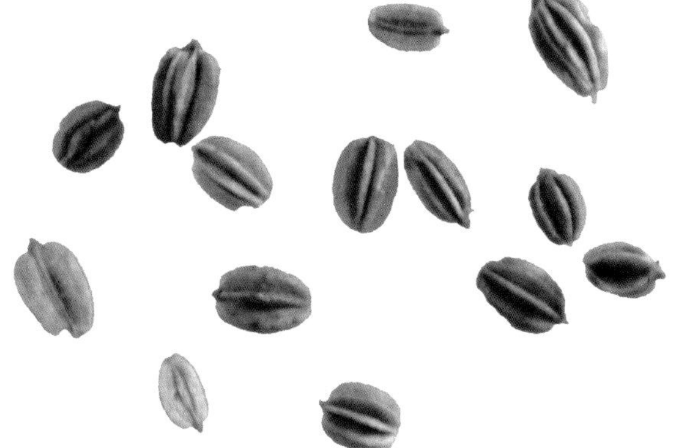

【产地采收】主产于河北、浙江等地。夏秋二季果实成熟时采收。

【性状特征】本品为双悬果，呈椭圆形，长2～4毫米，直径约2毫米。表面灰黄色或灰褐色，顶端有2枚向外弯曲的柱基，基部偶有细梗。分果的背面有薄而突起的纵棱5条，接合面平坦，有2条棕色略突起的纵棱线。果皮松脆，揉搓易脱落。种子细小，灰棕色，显油性。气香，味辛凉，有麻舌感。

【药性特点】辛、苦，温。有小毒。归肾经。

【功效应用】

1. 外用燥湿杀虫止痒：用于阴部湿痒，每与白矾煎汤频洗。治湿疹瘙痒，以蛇床子粉调凡士林外涂。治疥癣瘙痒，可单用研粉，猪脂调之外涂，或与硫黄等品为末，菜油调涂。本品为治瘙痒性疾病之常用药。

2. 内服温肾壮阳：用于肾虚阳痿精冷，常与鹿茸、肉苁蓉、附子等配伍。治宫冷不孕，常与菟丝子、五味子同用。治寒湿带下及寒湿久痹兼有肾阳不足者，常与山药、杜仲等同用。

【用量用法】3 ~ 10 克。外用适量，多煎汤熏洗或研末调敷。

【实用验方】

1. 阳痿：菟丝子、蛇床子、五味子等量，研粉，做成蜜丸，每次服 6 克。

2. 阴痒：蛇床子 50 克，白矾 10 克。煎汤频洗阴部。或用蛇床子 30 克，苦参、黄柏各 25 克，明矾 6 克，水煎取药液洗患部。

3. 子宫脱垂：蛇床子 50 克，乌梅 30 克，煎水外洗。

4. 妇人阴寒：蛇床子不拘量，煎水坐浴。

5. 湿疹，过敏性皮炎：蛇床子 30 克，水煎外洗。

6. 湿疹，过敏性皮炎，漆树过敏，手足癣：蛇床子、苦楝皮、苦参、地肤子各适量，煎水泡洗患处。

7. 阴道滴虫：蛇床子、苦参、桃叶各等份，煎水冲洗或坐浴。

8. 阴痒、阴囊湿疹：蛇床子、苦参各 15 克，花椒 6 克，黄柏 10 克，煎水洗患处。

9. 白癜风：蛇床子 30 克，放入 75% 乙醇 200 毫升内，浸泡 7 天，用棉花蘸药液搽患处。每日 1 ~ 2 次。

5 蟾酥 Chánsū

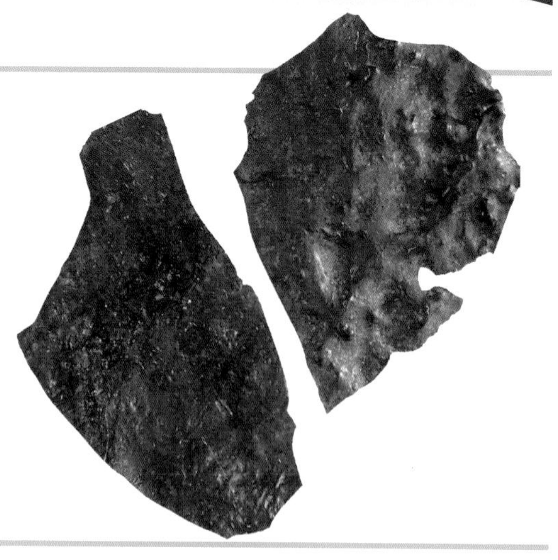

【药材来源】为蟾蜍科动物中华大蟾蜍或黑眶蟾蜍的耳后腺及皮肤腺分泌的白色浆液，经加工干燥而成。

【处方用名】蟾酥。

【产地采收】全国大部分地区有分布。夏秋季捕捉蟾蜍，洗净体表，挤取耳后腺及皮肤腺的浆液，盛于瓷器内（忌与铁器接触），晒干贮存。

【性状特征】本品呈扁圆形团块状或片状。棕褐色或红棕色。团块状者质坚，不易折断，断面棕褐色，角质状，微有光泽；片状者质脆，易碎，断面红棕色，半透明。气微腥，味初甜而后有持久的麻辣感，粉末嗅之作嚏。

【药性特点】辛，温。有毒。归心经。

【功效应用】

1. 解毒消肿止痛：用于咽喉肿痛及痈疖，常与牛黄、冰片等同用，如六神丸。治龋齿作痛，可单用本品研细，少许点患处。本品无论内服或外用，其效较佳。

2. 开窍醒神：用于暑湿秽浊或饮食不洁所致腹痛，吐泻不止，甚则神昏者，常与麝香、雄黄等同用，如蟾酥丸。

【用量用法】0.015 ~ 0.03 克，入丸散；外用适量。

【使用注意】有毒，内服慎勿过量。外用不可入目。孕妇忌用。

【实用验方】

1. 肿毒：蟾酥、石灰等份，和匀成小饼，贴疮头上，以膏盖之即破。

2. 胸壁结核和淋巴结结核破溃成漏孔：癞蛤蟆 1 个，先将白胡椒 10 克，硫黄 6 克，塞入癞蛤蟆腹内，后用黄泥包裹蛤蟆厚 1 ~ 2 寸，火内煨透，取出去泥，研细末，香油调成糊状，灭菌后，涂于无菌纱布条放入漏孔内，每隔 2 ~ 4 天换药 1 次药。

3. 痞积：取大蛤蟆 1 只，去头足内脏，以砂仁研末，不拘量，纳入腹中，缝口，黄泥封固，炭火煅存性，研极细末，每次服 0.5 ~ 1.5 克，一日 2 ~ 3 次。

4. 癣：干蟾蜍烧灰，以猪油调涂。

5. 恶性肿瘤：将活蟾蜍晒干后烤酥，研细末，以面粉 1 份，蟾蜍 3 份，做成黄豆粒大的小丸，每 100 丸用雄黄 1.5 克为衣，成人每次 5 丸，每日 3 次，饭后开水送服。

6. 虫牙痛：蟾酥少许，置痛

处或塞入蛀孔中，流涎即吐出，不可咽下。

6 樟脑 Zhāngnǎo

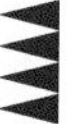

【药材来源】为樟科植物樟的枝、干、叶及根部，经提炼制得的颗粒状结晶。

【处方用名】樟脑、潮脑。

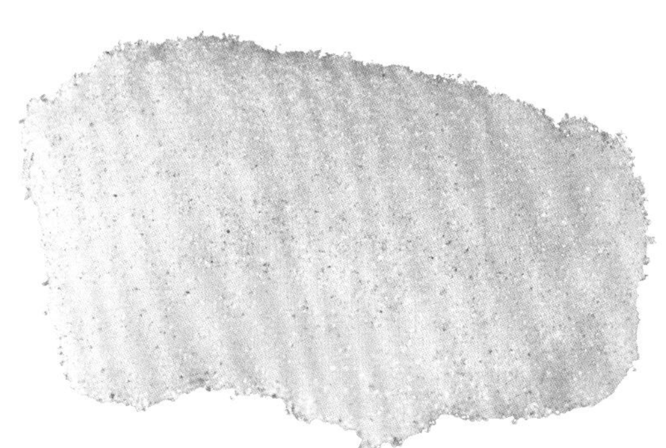

【产地采收】主产于台湾及长江以南地区。每年多在9～12月砍伐老树，锯劈成碎片，置蒸馏器中进行蒸馏，冷却后即得粗制樟脑，再经升华精制而得精制樟脑。因易挥发，应密封保存。以台湾产量最大，质量亦佳，称为“台冰”。

【性状特征】纯品为雪白的结晶性粉末，或无色透明的硬块。粗制品略带黄色，有光亮。在常温中容易挥发，点火能发出多烟而有光的火焰，气芳香浓烈刺鼻，味初辛辣，后清凉。以洁白、纯净、透明、干爽无杂质者为佳。

【药性特点】辛，热。有毒。归心、脾经。

【功效应用】

1. 除湿杀虫：用于疥疮有脓，可与硫黄、枯矾等为末，麻油调外用。治各种皮癣瘙痒，可与土槿皮、斑蝥等泡酒外搽。本品辛热燥烈，外用止痒作用好。

2. 消肿止痛：用于跌打伤痛，肌肤完好者，可单用泡酒外擦。治龋齿牙痛，可单用研末，局部填塞或涂于患处。

3. 开窍醒神：用于暑湿秽浊

或饮食不洁所致腹痛，吐泻不止，甚则神昏者，可单用浸酒内服。本品开窍之功与蟾酥相类似。

【用量用法】0.1 ~ 0.2 克，入散剂或用酒溶化服。外用适量。

【使用注意】内服宜慎，应控制剂量。孕妇忌服。

【实用验方】

1. 小儿秃疮：樟脑 5 克，花椒 10 克，脂麻 20 克，为末，洗后搽之。

2. 牙齿虫痛：樟脑、黄丹、皂荚等分，研匀，蜜丸，塞孔中。

3. 牙痛：樟脑、朱砂等分为末，每用少许搽疼处。

4. 多年烂脚，作痒，臭腐疼痛，难以收敛：樟脑、黄柏（末）、豆渣各等分，和匀涂患处。

5. 汤火疮、定痛：樟脑合香油研敷，如疮湿，干掺上。

6. 冻疮：炼好猪油 30 克，趁热加入樟脑 3 克，冷为膏，外涂。

7. 满口糜烂：樟脑 3 克，花椒 2 克，共研末，吹入口中。

8. 臁疮：樟脑 5 克，入猪油、葱白，共捣烂，厚敷疮上，油纸裹好，扎紧，日 1 换。

7 木鳖子 Mùbiēzǐ

【药材来源】为葫芦科植物木鳖的成熟种子。

【处方用名】木鳖子，土木鳖。

【产地采收】主产湖北、四川等地。9 ~ 11 月采收成熟果实。

【性状特征】本品呈扁平圆板状，中间稍隆起或微凹陷，直径

2～4厘米，厚约0.5厘米。表面灰棕色至黑褐色，有网状花纹，在边缘较大的一个齿状突起上有浅黄色种脐。外种皮质硬而脆，内种皮灰绿色，绒毛样。子叶2，黄白色，富油性。有特殊的油腻气，味苦。

【药性特点】苦、微甘，凉。有毒。归肝、脾、胃经。

【功效应用】

攻毒疗疮，消肿散结：用于痈肿诸毒，可与草乌、半夏等炒焦研细，水调外敷。治痔疮肿痛，可配荆芥、朴硝等分煎汤，熏洗。治瘰疬痰核，可以本品研碎入鸡蛋内蒸熟食之。本品为除痈毒之要药。

此外，本品能通经络，用治筋脉拘挛，可与乳香为末，清油、黄腊为膏，取少许搓擦患处。

【用量用法】0.6～1.2克，多入丸散用。外用适量，研末，用油或醋调涂患处。

【使用注意】孕妇及体虚者忌服。

1. 小儿疳疾：木鳖子仁、使君子仁等分，捣泥，米饮为丸，每服2.5克，米饮下，一日2服。

2. 丹瘤：木鳖子新者去壳，研如泥，淡醋调敷之。

3. 牛皮癣、干癣、秃疮：将木鳖子去外壳，蘸醋在粗瓷器上（如碗底）磨取药汁，临睡前用棉花或毛笔蘸涂患处，每日或隔日1次。

4. 闪腰，岔气，腰痛，跌扑挫伤：木鳖子1个，去壳咀嚼后吞服，约经数十分钟，患者即出现频频矢气，随后腰痛立刻减轻。

5. 耳肿痛方：木鳖子仁20克，赤小豆末10克，川大黄末10克。上药同研令匀，水、生油旋调涂之。

6. 阴疝偏坠痛甚：木鳖子磨醋，调黄柏、芙蓉末敷之。

7. 肝脾肿大：木鳖子、穿山甲（炮）等为末，每服10克，空腹温酒下。

8. 痔疮：荆芥，木鳖子，朴硝各等分。上煎汤入于瓶内，熏后，汤温洗之。

9. 脚气肿痛：木鳖子仁，麸炒过，去油尽为度，每50克入厚朴25克，为末，热酒服3克。

10. 痞癖：木鳖子（去壳），独蒜，雄黄等量，杵为膏，入醋少许，蜡纸贴患处。

8 土荆皮 Tǔjīngpí

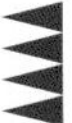

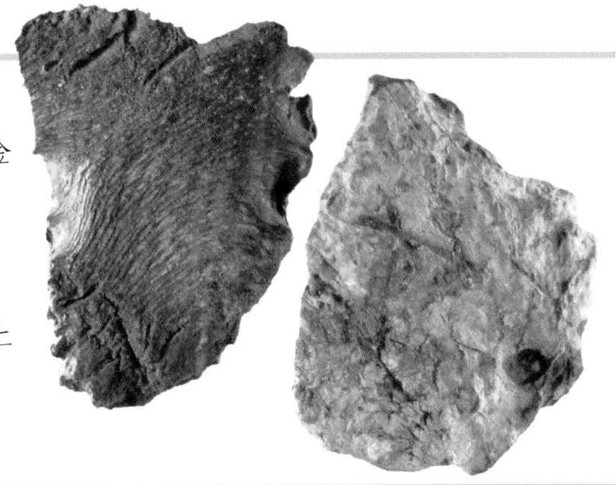

【药材来源】为松科植物金钱松的根皮或近根树皮。

【处方用名】土荆皮、土槿皮。

【产地采收】主产于江苏、安徽等地。于立夏前后剥取。

【性状特征】根皮呈不规则的长条状或稍扭曲而卷成槽状，长短及宽度不一，厚2～5毫米，外表面粗糙，深灰棕色，具纵横皱纹，并有横向灰白色皮孔，栓皮常呈鳞片状剥落。内表面黄棕色至红棕色，平坦，有细致的纵向纹理。质坚韧，折断面裂片状。树皮呈板片状，栓皮较厚，外表面龟裂状，内表面较粗糙。气微，味苦涩。以片大而整齐、黄褐色者为佳。

【药性特点】辛，温。有毒。归肺、脾经。

【功效应用】

杀虫止痒： 用于各种癣疾。可单用浸酒涂擦或研末加醋调敷。或配合水杨酸、苯甲酸等制成酊剂外用，如土荆皮酊。治湿疹及皮肤病痒者，可单用浸酒外擦，或配雄黄、苦参等同用。

【用量用法】外用适量，酒或醋浸涂擦，或研末调涂患处。本品有毒，只供外用。

【使用注意】只供外用，不可内服。

【实用验方】

1. 局限性神经性皮炎： 土荆皮20克，蛇床子20克，百部10克，五倍子8克，共研细末，先以皂角煎水洗患处，再以醋调药粉呈糊状，涂敷患部，上盖一层油纸，以保持药物潮润，每日1次，直至痊愈。

2. 花斑癣： 鲜山姜20克、土槿皮10克，米醋100毫升。将药放醋中浸泡12个小时后，用肥皂水洗净患处，涂敷药液，日1次。

3. 脚癣： 土槿皮10克、丁香10克、75%乙醇100毫升，上药加入75%乙醇100毫升中浸泡1周后外擦，每日2～3次。

4. 脚癣： 乌梅100克，土荆皮、苦楝皮、苍术、黄柏、苦参各20克，丁香、吴茱萸各15克，川乌10克、冰片各1克。将上药同入高度白酒中浸泡，7天后用棉球沾药涂搽患脚，日2次。

5. 脚癣： 鲜鸡蛋1个，调土荆皮粉贴敷患处，日1次。浸酒涂擦或研末调敷。

6. 癣疾： 土槿皮10克，陈醋100毫升，上药醋中浸泡1天，取液涂擦患处，日2次。

9 蜂房 Fēngfáng

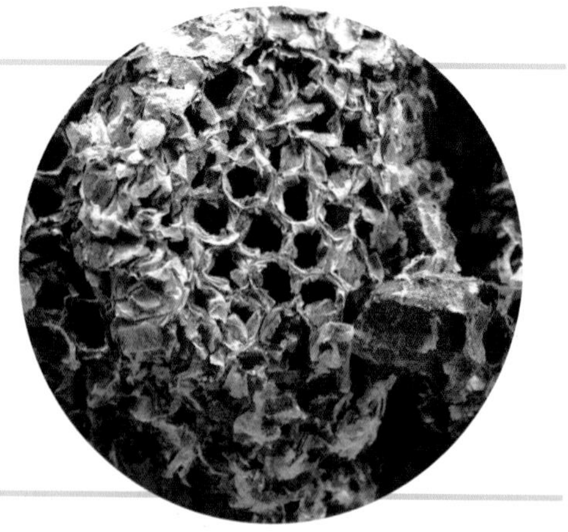

【药材来源】为胡蜂科昆虫果马蜂、日本长脚胡蜂或异腹胡蜂的巢。

【处方用名】蜂房、露蜂房。

【产地采收】全国均有，南方较多，均为野生。全年可采，但常以秋、冬二季采收。晒干或蒸，除去死蜂死蛹后再晒干。

【性状特征】本品呈圆盘状或不规则的扁块状，有的似莲房状，大小不一。表面灰白色或灰褐色。腹面有多数整齐的六角形房孔，孔径 3 ~ 4 毫米或 6 ~ 8 毫米；背面有 1 个或数个黑色短柄。体轻，质韧，略有弹性。气微，味辛淡。质酥脆或坚硬者不可供药用。

【药性特点】甘，平。有毒。归胃经。

【功效应用】

1. 攻毒杀虫：用于疮肿初起，可与生南星、生草乌共为细末，醋调涂。治瘰疬，常与蛇蜕、黄芪等为膏外用，如蜂房膏。治头上癣疮，以之为末，调猪脂涂擦。本品善解疮毒，为外科常用之品。

2. 祛风止痛：用于风湿痹痛，可与川乌、草乌同用，浸酒外涂痛处。治牙痛，可配细辛水煎漱口用。治瘾疹瘙痒，用本品煎汁，入芒硝外敷。

此外，本品与莪术、全蝎等同用，还可治癌肿。

【用量用法】3 ~ 5 克。外用适量，研末用油调敷或煎水漱口，或熏洗患处。

【使用注意】体虚者不宜服。

【实用验方】

1. 咳嗽：蜂房洗净烧研，每服 2 克，米汤送下。

2. 头上疮癣：蜂房研为末，调猪油涂搽。

3. 头癣：蜂房 1 个，蜈蚣 2 条，明矾适量。将明矾研末，入蜂房孔中，连同蜈蚣置瓦片上文火烤焦，共研细末，麻油调匀外擦。

4. 皮肤瘙痒不已：蜂房（炙过）、蝉蜕等分，研末，酒调服 3 克。

5. 妇人乳痈：蜂房（烧灰研），每服 5 克，煎，温服。

6. 细菌性痢疾：蜂窝焙干，研细末，每次 1 克。

7. 牙痛：露蜂房同全蝎研末擦患处。

8. 牙痛：露蜂房同细辛煎水含漱。

9. 崩中漏下，青黄赤白：蜂房末，酒服之，每次 3 克。

10. 痔漏：大露蜂房烧存性，研，掺之；干，以真菜油调。

10 大蒜 Dàsuàn

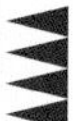

【药材来源】为百合科植物大蒜的鳞茎。

【处方用名】大蒜。

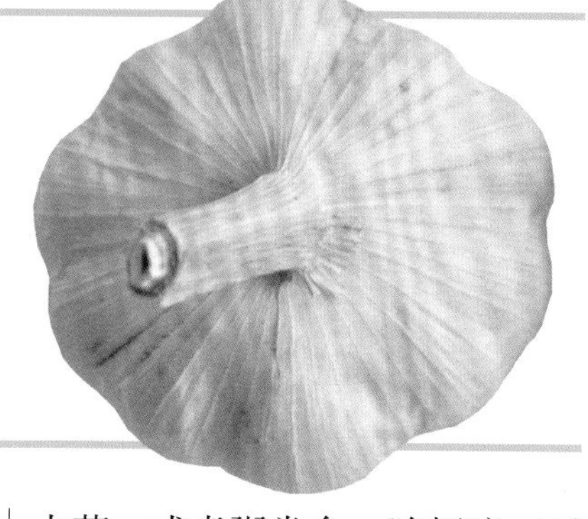

【产地采收】全国各地均产。5月叶枯时采挖。

【性状特征】鳞茎呈扁球形或短圆锥形，外有灰白色或淡棕色膜质鳞被。剥去鳞叶，内有6 ~ 10个蒜瓣，轮生于花茎的周围。茎基部盘状，生有多数须根。每一蒜瓣外包薄膜，剥去薄膜，即见白色，肥厚多汁的鳞片。有浓烈的蒜臭，味辛辣。

【药性特点】辛，温。归脾、胃、肺经。

【功效应用】

1. 解毒： 用于疮疖初起，可用独头蒜切片贴肿处。治泻痢，或单用煎服，或以10%大蒜浸液保留灌肠。治肺痨，可常食生大蒜，或煮粥常食。治顿咳，可用大蒜捣烂，用凉开水浸泡，过滤取汁，加白糖适量服用。

2. 杀虫： 用于小儿蛲虫病，可将大蒜捣烂，加茶油少许，睡前涂于肛门周围，对于钩虫病，将大蒜捣烂，于下农田前涂于四肢，主要用作预防钩虫感染。

【用量用法】5 ~ 10克。外用适量，捣敷，切片擦或隔蒜灸。

【使用注意】外敷可引起皮肤发红、灼热，甚至起泡，故不可敷之过久。阴虚火旺及有目、舌、喉、口齿诸疾不宜服用。孕妇忌灌肠用。

【治病小方】

1. 高血压： 每晨空腹服糖醋

大蒜1～2枚，并饮醋汁，连服10～15天。

2.瘫痪、血栓病：大蒜1000克，浸泡白酒2000毫升内，两周后服用，每次20克，每日2次，蒜、酒均用。

3.肺结核、结核性胸膜炎：独头蒜1个，切片，平放于大椎穴（第7颈椎棘突下或两肩峰连线的中点），以艾绒搓成如小指头样的团，放在薄片上点燃（燃尽为一炷）连灸2～3炷，以感觉灼热，不起泡为度，隔天或2～3天灸1次。

4.预防癌肿：将大蒜浸泡在酒或醋中，半月后每天食用5瓣，不宜过多，同时可以饮用其中的酒或醋。

5.鱼骨鲠咽：独头蒜塞鼻中。

6.预防痢疾：蒜头10克，捣烂，用温开水100毫升，浸泡1小时，加适量白糖，1天分3次服用，也可生食，还可用10%的大蒜浸液100毫升保留灌肠。

7.喉痹肿痛：大蒜塞耳，鼻中。

8.蛲虫病：将大蒜捣烂，加入菜油少许，临睡前涂于肛门周围。

9.食蟹中毒：干蒜煮，饮服。

10.鸡眼：患部洗净，以小刀将角化物消除，使接近出血，将大蒜捣成泥状，敷，亦可用蒜头、葱白各适量捣烂如泥，用醋酸少许调匀，患处消毒，用手术刀或利刀割开鸡眼表面粗角质膜，使其真皮软化，取大蒜塞满切口，用纱布固定，每日或隔日换药1次。

11 轻粉 Qīngfěn

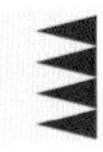

【药材来源】为水银、白矾（或胆矾）、食盐等用升华法制成的氯化亚汞的结晶性粉末。

【处方用名】轻粉、汞粉、水银粉。

【产地采收】主产于湖北、山西等地。避光保存，研细末用。

【性状特征】本品为白色有光泽的鳞片状或雪花状结晶，或结晶性粉末；遇光颜色缓缓变暗。无臭，几乎无味。

【药性特点】辛，寒。有毒。归大肠、小肠经。

【功效应用】

1. 外用攻毒杀虫止痒，收湿敛疮： 用于瘙痒性、湿烂性皮肤病。治疮疡溃烂，常与当归、血竭等同用，如生肌玉红膏。治黄水疮、湿疹瘙痒者，须与蛤粉、煅石膏等同用，如蛤粉散。治干湿癣、疥疮，须与风化石灰、铅丹等同用。治梅毒，每与大风子研末外涂。本品外用，有较强的攻毒杀虫作用，又善止痒，对于皮损浸淫湿烂者，还能收湿敛疮。

2. 内服逐水通便： 用于水肿便秘实证者，可与大黄、大戟等配伍，如舟车丸。本品内服能通利二便，逐水退肿，但因为有毒，现已很少使用。

【用量用法】0.1 ~ 0.2 克，入丸散服。外用适量，研末调涂或干掺。

【使用注意】内服宜慎，且服后应漱口，以免口腔溃烂及损伤牙齿。体虚及孕妇忌服。内服、外用均不可过量及持续使用，以防中毒。

【实用验方】

1. 下疳阴疮： 轻粉末干掺之。

2. 小儿生癣： 猪脂和轻粉抹之。

3. 头疮： 葱汁调腻粉涂之。

4. 杨梅疮癣： 汞粉、大风子肉，等分为末，涂之。

5. 湿癣： 轻粉、斑蝥上研细，用温水以鸡翎扫之周围。

6. 臁疮不合： 轻粉 1 份，黄蜡 2 份。以粉掺纸上，敷在疮上。

12 砒石 Pīshí

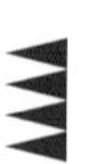

【药材来源】为矿物砷华的矿石，或为毒砂（硫砷铁矿）、雄黄等含砷矿物的加工品。砒石升华的精制品即砒霜。

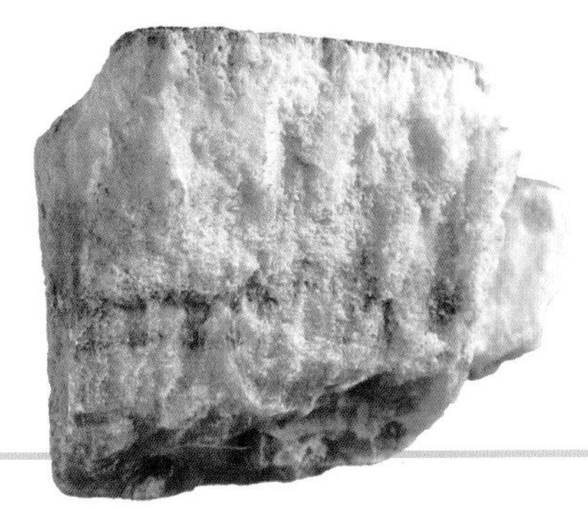

【处方用名】砒石、白砒、红砒、砒霜、信石。

【产地采收】主产于江西、湖南等地。全年可采制。

【性状特征】

1. 红砒：呈不规则块状，淡红色、淡黄色或红、黄相间。略透明或不透明，具玻璃样光泽或绢丝样光泽或无光泽。质脆，易破碎，断面凹凸不平或呈层状。气无，烧之，有蒜样臭气。极毒，不能口尝。以块状、色红润、具晶莹直纹、无渣滓者为佳。药用以红砒为主。

2. 白砒：无色或白色，有的透明。质较纯，毒性比红砒剧。以块状、色白、具晶莹直纹、无渣滓者为佳。

【药性特点】辛，大热。大毒。归肺、肝经。

【功效应用】

1. 外用蚀疮去腐：用于痈疽恶疮，常与雄黄、硇砂等同用。治疥癣，常与硫黄、轻粉等同用，如砒霜散。治牙疳，以去核大枣，包裹砒石，煅炭研末外敷患处。治痔疮，常与枯矾、朱砂等同用，如枯痔散。本品有强烈的腐蚀作用，外用能蚀死肌，祛腐肉。

2. 内服劫痰平喘：用于寒痰喘咳，久治不愈者，每与淡豆豉为伍，如紫金丹。

此外，古方还用治疟疾，今少用。

【用量用法】0.002 ~ 0.004克，入丸散内服。外用适量，研末撒，调敷，或入膏药、药捻、药饼中使用。

【使用注意】剧毒，内服宜慎，须严格掌握用量。外用也不宜过多，以防局部吸收中毒。孕妇忌服。不可作酒剂服。不宜与水银配伍。

【实用验方】

1. 恶疮：砒霜0.1克，细研，附子0.3克，苦参0.3克，硫黄0.3克，用麻油100克煎，油热下蜡0.2克，次下药末，和令匀成膏，涂之。

2. 哮喘：砒霜0.1克，淡豆豉30克，加工制成丸，每晚临睡前服0.1克。

3. 哮喘：砒霜、面、海螵蛸各1克，为末，水调作饼子，慢火炙黄，再研细，每服0.1克。忌食热物。

4. 癣：砒霜0.1克，硫黄0.3克，密陀僧0.3克，轻粉2克，上药细研为末。癣干即以生油调涂，若癣湿，即用药末掺之。

5. 癣疮，瘰疬，牙疳，痔疮：以砒石少许，研细末，米汤调涂患处。

13 铅丹 Qiāndān

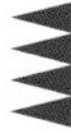

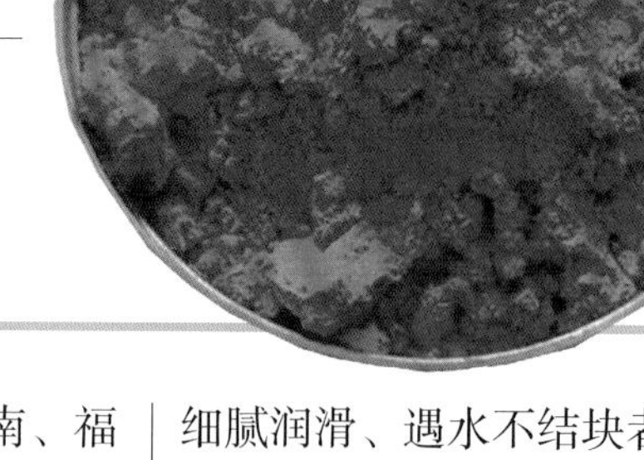

【药材来源】为纯铅加工制成的铅的氧化物（Pb_3O_4）。

【处方用名】铅丹、广丹、黄丹。

【产地采收】主产于河南、福建等地。生用或炒用。

【性状特征】本品为橙红色或橙黄色粉末。不透明；土状光泽。体重，质细腻，易吸湿结块，手触之染指。无臭，无味。以色橙红、细腻润滑、遇水不结块者为佳。

【药性特点】辛，微寒。有毒。归心、肝经。

【功效应用】

1. 攻毒化腐，生肌敛疮：用于疮疡初起红肿或脓成未溃者，可单用本品配黄明胶外贴。治痈疽溃后不敛，须与煅石膏、轻粉等同用。治疗湿疹，黄水疮，皮肤糜烂，滋水淋沥，瘙痒难忍者，常与黄连、枯矾等同用。本品为制备膏药的原料，具有较好的攻毒化腐，收敛生肌的作用。

2. 截疟：用于疟疾，因其有毒，现已很少应用。

【**用量用法**】0.3 ~ 0.6 克，入丸散服。外用适量。

【**使用注意**】有毒，用之不当可引起铅中毒，宜慎用。不可持续使用，以防蓄积中毒。

【**实用验方**】

1. 刀斧金疮：白矾，黄丹等分，为末敷之。

2. 小儿口疮：黄丹 1 克，生蜜 50 克，混合，每用少许，鸡毛刷蘸口内。

3. 外痔：黄丹、滑石各等分，上为细末，新汲水调涂。

4. 汤火伤：黄丹 5 克，樟脑 5 克，为末。以蜜调匀，涂患处。

5. 疔肿恶疮：白矾（生用）、黄丹各等分。各另研，临用时各抄少许和匀，三棱针刺疮见血，待血尽上药，膏药盖之。

6. 金疮并一切恶疮：铅丹、煅石膏细研，和令如桃花色，掺伤处。

7. 破伤水入，肿溃不愈：铅丹、蛤粉等分，同炒令变色，掺疮上水即出。

8. 蝎螫人：黄丹醋涂之。

14 炉甘石 Lúgānshí

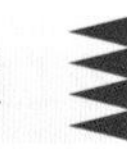

【**药材来源**】为碳酸盐类矿物菱锌矿石。

【**处方用名**】炉甘石。

【产地采收】主产于广西、四川等地。全年可采挖。有火锻、醋淬及火煅后用三黄汤（黄连、黄柏、大黄）淬等制法，研末，水飞用。

【性状特征】

1. 生甘石（菱锌矿）： 为块状或钟乳状集合体。呈不规则块状，白色，灰白色或浅土黄色，条痕灰白色至淡棕色。表面有的有凹陷或多孔隙，似蜂窝状，土状光泽，不透明，体轻，质较硬而脆，易碎，断面白色或浅土黄色，有的黄白相间似花纹状。无臭、味微涩。

2. 浮水甘石（水锌矿）： 多为白色，孔隙较多。体轻，质松软，有较强吸水性，舐之黏舌。均以色白、体轻、质松者为佳。

【药性特点】甘，平。归肝、胃经。

【功效应用】

1. 退翳明目: 用于目赤翳障，可与青矾、朴硝等分，沸水化开，温洗，治眼眶赤烂，畏日羞明，常与黄连、冰片等同用。若与海螵蛸、硼砂等分研末点眼，可治多种目疾。本品为眼科外用药中退翳除障之常用药。

2. 收湿敛疮： 用于疮疡溃后脓水淋沥，疮口不敛者，常与龙骨共研极细末，干掺患处。治湿疹、湿疮，以皮肤湿痒为主，常与煅石膏、龙骨等同用。

【用量用法】外用适量，水飞点眼，研末掺或调敷。

1. 一切目疾: 炉甘石 5 克，黄连 4 克，煮，去黄连，为末，入冰片 0.5 克，研匀，每点少许，频用取效。

2. 下疳阴疮: 炉甘石火煅醋淬 30 克，孩儿茶 10 克，为末，麻油调敷。

3. 牙齿疏，陷物: 炉甘石煅、寒水石等分，为末，每用少许擦牙，久久自密。

4. 目赤: 炉甘石、石膏各 5 克，海螵蛸 1 克，为末，煮水，入冰片、麝香各少许，混匀，点眼。

5. 目赤肿痛: 煅炉甘石 5 克，芒硝 3 克，为末，热水化开，泡洗。

6. 阴汗湿痒: 炉甘石 10 克，真蚌粉 5 克，研粉扑之。

15 硼砂 Péngshā

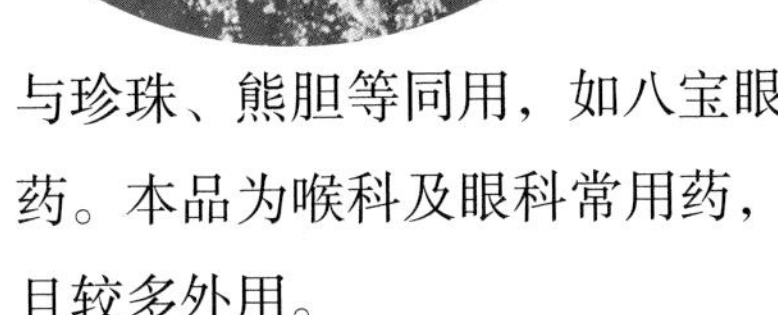

【药材来源】为天然矿物硼砂的矿石，经提炼精制而成的结晶体。

【处方用名】硼砂、蓬砂、月石、西月石。

【产地采收】主产于青海、西藏等地。全年可采制。生用或煅用。

【性状特征】由菱形、柱形或粒状结晶组成的不整齐块状，大小不一，无色透明或白色半透明，有玻璃样光泽。体轻，质脆易碎。气无，味咸苦。可溶于冷水，易溶于热水中，溶液显碱性。

【药性特点】甘、咸，凉。归肺、胃经。

【功效应用】

1. 外用清热解毒：用于咽喉肿痛，口舌生疮，常与冰片、玄明粉同用，如冰硼散。治目赤肿痛，可单用本品水溶液洗眼，或与珍珠、熊胆等同用，如八宝眼药。本品为喉科及眼科常用药，且较多外用。

2. 内服清肺化痰：用于痰热咳嗽兼有咽喉肿痛者尤宜，常与玄参、贝母等同用。本品内服兼可解毒消肿。

【用量用法】1.5 ~ 3 克，入丸散用，或化水含漱。外用适量，研极细末干撒或调敷患处。

【使用注意】以外用为主，内服宜慎。

【实用验方】

1. 咽喉肿痛：玄明粉、硼砂各 15 克，朱砂 1 克，冰片 1 克，共研极细末，吹搽患处。

2. 汗斑： 新鲜黄瓜200克，硼砂100克，将硼砂放入黄瓜内，稍搅拌后，放置3小时，过滤出黄瓜液，用消毒纱布块蘸黄瓜液，涂搽患处，每日3 ~ 4次。

3. 汗斑： 硼砂及黄瓜蒂适量，将硼砂研成细末，用黄瓜蒂蘸硼砂末搽患处。

4. 汗斑： 鲜丝瓜叶50克，硼砂、冰片各5克。将鲜丝瓜叶片捣烂后，与硼砂、冰片共调匀，外敷于患处。

5. 汗斑： 鲜韭菜50克，硼砂10克，共捣烂，涂搽患处。

6. 舌肿胀： 硼砂为细末，用生姜片蘸药揩舌肿处。

7. 鹅口疮： 白矾5克，硼砂1克，共研细末，涂疮面。

8. 咽喉肿痛： 硼砂、白梅等分，捣丸芡子大，每噙化1丸。

9. 急性腰扭伤： 硼砂药粉少许，点入两眼内、外角处。

10. 落枕： 硼砂煅制，研极细末，挑煅硼砂末少许，点两眼内眦及“龈交”，即自行流出眼泪。

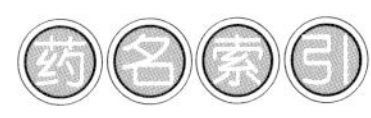

药名索引

【六画】

【七画】

【八画】

【九画】

【十画】